国家卫生健康委员会"十四五"规划教材

全国高等学校教材

供本科护理学类专业用

护理信息学

主　编　吴　瑛　崔　雷

副主编　史铁英　袁长蓉　陶子荣　张莉芳

编　者（以姓氏笔画为序）

卜宪庚（哈尔滨医科大学基础医学院）　　　张丽娜（苏州大学附属第二医院）

马影蕊（辽宁中医药大学附属医院）　　　张莉芳（右江民族医学院护理学院）

王雪娇（海南医学院第一附属医院）　　　陈　媛（厦门大学附属心血管病医院）

史铁英（大连医科大学附属第一医院）　　罗凌云（南华大学计算机学院/软件学院）

刘宏见（重庆医科大学附属大学城医院）　袁长蓉（复旦大学护理学院）

杨　涛（南京中医药大学人工智能与信息　陶子荣（中南大学湘雅医院）
　　　　技术学院）　　　　　　　　　　曹英娟（山东大学齐鲁医院）

杨如美（南京医科大学护理学院）　　　　崔　雷（中国医科大学健康管理学院）

肖　倩（首都医科大学护理学院）（兼秘书）熊真真（成都医学院护理学院）

吴　雪（北京大学护理学院）　　　　　　潘红英（浙江大学医学院附属邵逸夫医院）

吴　瑛（首都医科大学护理学院）

人民卫生出版社

·北京·

图书在版编目（CIP）数据

护理信息学 / 吴瑛，崔雷主编 . -- 北京 ： 人民
卫生出版社，2024. 10. -- ISBN 978-7-117-37084-4

Ⅰ. R47-05

中国国家版本馆 CIP 数据核字第 2024R76N18 号

人卫智网	www.ipmph.com	医学教育、学术、考试、健康，购书智慧智能综合服务平台
人卫官网	www.pmph.com	人卫官方资讯发布平台

护理信息学
Huli Xinxixue

主　　编：吴　瑛　崔　雷

出版发行：人民卫生出版社（中继线 010-59780011）

地　　址：北京市朝阳区潘家园南里 19 号

邮　　编：100021

E - mail：pmph @ pmph.com

购书热线：010-59787592　010-59787584　010-65264830

印　　刷：北京顶佳世纪印刷有限公司

经　　销：新华书店

开　　本：850×1168　1/16　印张：20

字　　数：592 千字

版　　次：2024 年 10 月第 1 版

印　　次：2024 年 11 月第 1 次印刷

标准书号：ISBN 978-7-117-37084-4

定　　价：69.00 元

打击盗版举报电话：010-59787491　E-mail：WQ @ pmph.com

质量问题联系电话：010-59787234　E-mail：zhiliang @ pmph.com

数字融合服务电话：4001118166　E-mail：zengzhi @ pmph.com

第七轮修订说明

2020年9月国务院办公厅印发《关于加快医学教育创新发展的指导意见》(国办发〔2020〕34号),提出以新理念谋划医学发展、以新定位推进医学教育发展、以新内涵强化医学生培养、以新医科统领医学教育创新,并明确提出"加强护理专业人才培养,构建理论、实践教学与临床护理实际有效衔接的课程体系,加快建设高水平'双师型'护理教师队伍,提升学生的评判性思维和临床实践能力。"为更好地适应新时期医学教育改革发展要求,培养能够满足人民健康需求的高素质护理人才,在"十四五"期间做好护理学类专业教材的顶层设计和规划出版工作,人民卫生出版社成立了第五届全国高等学校护理学类专业教材评审委员会。人民卫生出版社在国家卫生健康委员会、教育部等的领导下,在教育部高等学校护理学类专业教学指导委员会的指导和参与下,在第六轮规划教材建设的基础上,经过深入调研和充分论证,全面启动第七轮规划教材的修订工作,并明确了在对原有教材品种优化的基础上,新增《护理临床综合思维训练》《护理信息学》《护理学专业创新创业与就业指导》等教材,在新医科背景下,更好地服务于护理教育事业和护理专业人才培养。

根据教育部《关于加快建设高水平本科教育 全面提高人才培养能力的意见》等文件要求以及人民卫生出版社对本轮教材的规划,第五届全国高等学校护理学类专业教材评审委员会确定本轮教材修订的指导思想为:立足立德树人,渗透课程思政理念;紧扣培养目标,建设护理"干细胞"教材;突出新时代护理教育理念,服务护理人才培养;深化融合理念,打造新时代融合教材。

本轮教材的编写原则如下:

1. 坚持"三基五性" 教材编写坚持"三基五性"的原则。"三基":基本知识、基本理论、基本技能;"五性":思想性、科学性、先进性、启发性、适用性。

2. 体现专业特色 护理学类专业特色体现在专业思想、专业知识、专业工作方法和技能上。教材编写体现对"人"的整体护理观,体现"以病人为中心"的优质护理指导思想,并在教材中加强对学生人文素质的培养,引领学生将预防疾病、解除病痛和维护群众健康作为自己的职业责任。

3. 把握传承与创新 修订教材在对原有教材的体系、编写体裁及优点进行继承的同时,结合上一轮教材调研的反馈意见,进一步修订和完善,并紧随学科发展,及时更新已有定论的新知识及实践发展成果,使教材更加贴近实际教学需求。同时,对于新增教材,能体现教育教学改革的先进理念,满足新时代护理人才培养在知识结构更新和综合能力提升等方面的需求。

4. 强调整体优化 教材的编写在保证单本教材的系统和全面的同时,更强调全套教材的体系性和整体性。各教材之间有序衔接、有机联系,注重多学科内容的融合,避免遗漏和不必要的重复。

5. 结合理论与实践 针对护理学科实践性强的特点,教材在强调理论知识的同时注重对实践应用的思考,通过引入案例与问题的编写形式,强化理论知识与护理实践的联系,利于培养学生应用知识、分析问题、解决问题的综合能力。

6. 推进融合创新 全套教材均为融合教材,通过扫描二维码形式,获取丰富的数字内容,增强教材的纸数融合性,增强线上与线下学习的联动性,增强教材育人育才的效果,打造具有新时代特色的本科护理学类专业融合教材。

全套教材共59种,均为国家卫生健康委员会"十四五"规划教材。

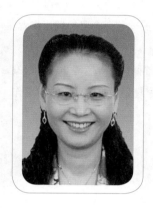

吴瑛，教授，博士生导师，北京市教学名师，享受国务院政府特殊津贴；首都医科大学护理学院原院长、临床护理学院院长，美国护理科学院院士，国际医学信息学科学院院士，欧洲心脏病学会会士，澳大利亚迪肯大学护理学院荣誉教授，美国匹兹堡大学护理学院荣誉校友。现任国务院学位委员会护理学科评议组召集人和全国医学专业学位研究生教育指导委员会护理分委员会委员，教育部高等学校护理学类专业教学指导委员会副主任委员，中华护理学会副理事长，中国卫生信息与健康医疗大数据学会护理学分会主任委员。曾任原教育部护理学专业认证工作委员会主任委员，亚太医学信息学会主席，国际医学信息学学会副主席，国际护士会理事会理事。

主要研究领域为护理信息与人工智能、心血管护理、老年护理等；主持国家自然科学基金重点项目1项、国际（地区）合作项目1项、面上项目4项，在智能护理方面有16项国家发明专利；获国家级教学成果奖二等奖、北京市教育教学改革成果奖一等奖2项和二等奖1项、中华护理学会科技奖一等奖1项；发表论文220余篇，其中在护理学顶刊上发表论文9篇；出版图书20多部，其中主编、副主编7部。

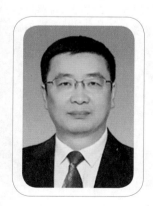

崔雷，教授，博士生导师；中国医科大学健康管理学院副院长，中国科学技术情报学会理事，中国中西医结合学会信息专业委员会副主任委员，辽宁省科学技术情报学会副理事长，辽宁省医学信息与健康工程学会副理事长。

主要研究方向为医学信息学。从事医学信息学专业教学工作35年，1998年以世界卫生组织访问学者身份在美国哥伦比亚大学医学信息学系学习；主持开发"书目信息共现挖掘系统（BICOMB）"；主编规划教材《临床信息管理》《医学数据挖掘》《简明医学信息学》《因特网上生物医学信息检索指南》等；主持国家自然科学基金课题、原卫生部与英国国际发展署和世界卫生组织课题等；发表论文200余篇。

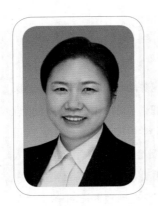

史铁英，教授，博士生导师；大连医科大学护理学院副院长、大连医科大学附属第一医院护理部主任；国家卫生健康标准委员会护理标准专业委员会委员，中华护理学会理事，中华护理学会护理伦理专业委员会副主任委员，辽宁省护理学会副理事长等；国家级一流本科课程负责人。获中华护理学会杰出护理工作者、辽宁省教学名师等荣誉。

主要研究方向为临床护理、护理教育。主持辽宁省科技厅课题等20余项，发表SCI、核心期刊学术论文150余篇，主编、副主编国家规划教材12部，主编著作11部，担任多本杂志编委。

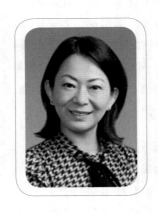

袁长蓉，教授，博士生导师；复旦大学护理学院患者体验研究中心主任；中国优生优育协会护理学专业委员会主任委员，中国生命关怀协会人文护理专业委员会副主任委员，中国卫生信息与健康医疗大数据学会护理学分会副主任委员；美国护理科学院院士；患者报告结局国际联盟中国中心负责人。

主要研究方向为癌症照护、护理信息和慢性疾病管理等。主持国家自然科学基金等各类课题20余项，发表论文320篇，其中SCI收录70篇。荣获上海市三八红旗手标兵、全国三八红旗手、复旦大学"钟扬式"好老师，连续6年入选爱思唯尔"中国高被引学者"。

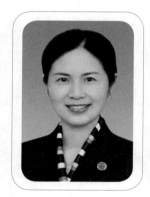

陶子荣，主任护师，硕士生导师，中南大学湘雅医院护理工作指导委员会副主任，国家二级心理咨询师；第26届中华护理学会内科专家库成员，中国卒中护理学分会委员，中国生命关怀协会人文护理专业委员会常务委员，中国微循环神经变性专业委员会护理学组副主任委员，第十届湖南省护理学会常务理事，湖南省神经科专科护士基地负责人。

主要研究方向为神经科护理、护理管理、护理信息技术。主持课题8项，发表论文30余篇，主编专著4部，副主编教材1部，参编教材2部。

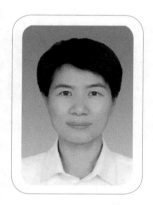

张莉芳，教授；右江民族医学院护理学院院长；百色市护理学会副理事长。

主要研究方向为护理教育、康复护理，致力于信息化背景下学生综合素质和护理教学质量提升研究、脑卒中及其他慢性失能老年人的康复护理研究。近5年主持科研项目4项、教学改革项目2项，副主编教材《护理研究》《护理教育学》；获省级教学成果奖一等奖2项、三等奖1项；带领团队开发《护理学基础》《居家护理》线上课程；获广西高校教育教学信息化大赛二等奖1项，三等奖1项。

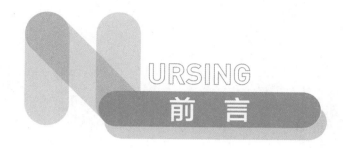

前　言

　　信息技术的快速发展，正在改变着包括医疗卫生行业在内的各行各业；同时，护理领域正在通过融合移动信息技术、云计算、大数据、人工智能等，迎接深度变革的态势。因此，信息技术和信息能力成为护士不可或缺的技能之一。

　　本教材围绕护理学专业本科生对于护理信息学知识和技能需求，确定编写内容，并打破传统护理学教材框架，融入护士在护理信息系统建设和护理信息化、智能化建设中的创新性研究成果，展示护理信息学知识和技术的创新和积累过程。

　　本教材融护理学、计算机科学、信息科学、认知科学等多学科知识和技术为一体，从护理信息学的基础知识和技术出发，系统阐述护理信息学的相关概念、理论、前沿技术和护理信息系统的架构、功能、原理、操作技能和实践发展，并结合案例进行融会贯通，培养学生良好的信息素养和信息能力。

　　本教材以建设"优秀教材""金课教材"为目标；在内容呈现上既注重内容的基础性、实用性和科学性，体现"三基""五性"，又体现前沿性、创新性和时代性；在内容组织上体现思政、知识、能力、素质的有机融合，发挥纸质内容与数字内容的融合优势，为培养学生解决复杂问题的综合能力和高级思维奠定教材基础，体现教材的高阶性、创新性。

　　本教材在编写过程中得到了各参编院校领导和同仁的大力支持，在此致以诚挚感谢。本教材编写力求概念清晰准确、内容丰富新颖、密切联系护理实践，但由于编者水平有限，难免存在不当之处，敬请读者批评指正！

吴瑛　崔雷

2024 年 5 月

目 录

第一章　绪论 ……………………………………………………………………………… 1
　第一节　护理信息学概述 ……………………………………………………………… 2
　　一、护理信息学的基本概念 ………………………………………………………… 2
　　二、护理信息学的产生与发展 ……………………………………………………… 5
　第二节　护理信息学的理论与学科基础 ……………………………………………… 8
　　一、数据-信息-知识-智慧模型 …………………………………………………… 8
　　二、知识基础模型 …………………………………………………………………… 9
　　三、护理信息学的学科基础 ……………………………………………………… 10
　第三节　护士在护理信息化建设中的角色 ………………………………………… 11
　　一、护理信息系统使用者 ………………………………………………………… 11
　　二、护理信息化建设参与者 ……………………………………………………… 11
　　三、护理信息化建设设计者 ……………………………………………………… 11
　　四、护理信息学研究者 …………………………………………………………… 12
　　五、护理信息学教育者 …………………………………………………………… 12
　　六、护理信息管理者 ……………………………………………………………… 12
　第四节　护理信息能力标准概述 …………………………………………………… 12
　　一、国外护理信息能力标准 ……………………………………………………… 13
　　二、我国护理信息能力标准 ……………………………………………………… 14

第二章　计算机与信息技术 ………………………………………………………… 16
　第一节　计算机基础知识 …………………………………………………………… 17
　　一、计算机概述 …………………………………………………………………… 17
　　二、信息表示与编码 ……………………………………………………………… 17
　　三、计算机系统组成 ……………………………………………………………… 18
　　四、信息与信息安全 ……………………………………………………………… 20
　第二节　常用信息技术 ……………………………………………………………… 22
　　一、计算机网络技术 ……………………………………………………………… 22
　　二、数据处理技术 ………………………………………………………………… 24
　　三、自动识别技术 ………………………………………………………………… 28

　　　　四、移动定位技术···30
　　　　五、云计算技术···31

第三章　健康信息标准和标准化术语·····························35
　第一节　健康信息标准···36
　　　　一、健康信息标准概述···36
　　　　二、健康信息标准分类···37
　第二节　健康信息系统的互操作性···38
　　　　一、互操作性的概念···39
　　　　二、健康信息互操作性实现路径··39
　第三节　标准化术语···40
　　　　一、护理标准化术语构建方法··40
　　　　二、临床护理分类···43
　　　　三、护理诊断分类、护理措施分类和护理结局分类··················46
　　　　四、国际护理实践分类···51
　　　　五、国际功能、残疾和健康分类··53
　　　　六、其他标准化术语···54

第四章　护理信息安全、伦理与法律法规·····················56
　第一节　护理信息安全···57
　　　　一、护理信息常见安全问题··57
　　　　二、护理信息安全保障措施··58
　　　　三、区块链与护理信息安全··61
　第二节　护理信息伦理···62
　　　　一、护理信息中的伦理问题··62
　　　　二、护理信息中的伦理规范··64
　第三节　护理信息安全相关法律法规··65
　　　　一、电子病历相关法律法规··65
　　　　二、远程医疗相关法律法规··67
　　　　三、电子健康档案隐私保护相关法律法规······························68

第五章　医院信息系统···72
　第一节　医院信息系统概述···73
　　　　一、医院信息系统的基本概念、构成及数据管理····················73
　　　　二、医院信息系统的产生与发展··75
　　　　三、电子健康记录···76
　第二节　医院信息系统架构···77
　　　　一、医院信息系统架构概述··77
　　　　二、医院信息系统架构技术及种类·······································80
　　　　三、微服务架构···83
　第三节　人机界面···84
　　　　一、人因工程学···84
　　　　二、护理信息系统人机界面框架··85

三、护理信息系统人机界面的评价方法 ···86
第四节　医院信息系统的组成 ···87
一、医生工作站系统 ··87
二、临床护理信息系统 ··90
三、护理管理系统 ··91
四、耗材管理系统 ··92
五、消毒供应管理系统 ··93
六、影像存储与传输系统 ··95
七、实验室信息系统 ··96
八、药品管理信息系统 ··98
九、门急诊管理信息系统 ··99
十、住院管理系统 ···101
十一、其他医院信息系统 ···103

第六章　临床护理信息系统 ···107
第一节　临床护理信息系统概述 ··108
一、临床护理信息系统的基本概念和发展历程 ·····································108
二、临床护理信息系统的组成与信息流向 ···109
第二节　临床护理信息流程闭环管理 ··111
一、临床护理信息流程闭环管理概述 ··111
二、临床护理信息流程闭环管理的实现 ··113
第三节　临床护理工作站 ···115
一、临床护理工作站概述 ···115
二、临床护理工作站的功能与实现 ··116
三、临床护理工作站的基本操作方法 ··118
四、临床护理工作站的常见问题与处理方法 ·······································122
第四节　移动护理工作站 ···123
一、移动护理工作站概述 ···123
二、移动护理工作站的主要功能与实现 ··124
三、移动护理工作站的基本操作 ··126
四、移动护理工作站的常见问题与处理方法 ·······································127

第七章　电子医嘱系统 ···130
第一节　电子医嘱系统概述 ···131
一、电子医嘱系统的基本概念 ···131
二、电子医嘱系统的特点 ···131
三、电子医嘱系统的发展阶段 ···132
第二节　电子医嘱系统的业务流程和功能模块 ·····································133
一、电子医嘱系统的业务流程 ···133
二、电子医嘱系统的功能模块 ···134
第三节　电子医嘱系统的闭环管理 ··141
一、医嘱闭环管理的概念 ···142
二、不同类型医嘱的闭环流程 ···143

　　三、电子医嘱系统应用的注意事项 ……………………………………………151

第八章　电子护理文书系统 ……………………………………………………152
　第一节　电子护理文书概述 ……………………………………………………153
　　一、护理文书概述 ……………………………………………………………153
　　二、电子护理文书的概念、优势、作用与意义 ……………………………155
　　三、电子护理文书数据的类型 ………………………………………………156
　第二节　电子护理文书系统的功能与实现 ……………………………………159
　　一、电子护理文书系统的概念与功能 ………………………………………159
　　二、电子护理文书系统功能的实现 …………………………………………160
　第三节　电子护理文书系统的使用 ……………………………………………162
　　一、电子护理文书系统的主要模块 …………………………………………162
　　二、电子护理文书系统的使用方法 …………………………………………162
　　三、临床电子护理文书系统的常见问题与处理 ……………………………165
　第四节　电子护理文书系统存在的不足与未来发展 …………………………166
　　一、电子护理文书系统存在的不足 …………………………………………166
　　二、电子护理文书系统的未来发展 …………………………………………166

第九章　护理决策支持系统 ……………………………………………………168
　第一节　护理决策支持系统概述 ………………………………………………169
　　一、护理决策支持系统的相关概念 …………………………………………169
　　二、护理决策支持系统的发展 ………………………………………………172
　　三、护理决策支持系统的分类 ………………………………………………173
　第二节　护理决策支持系统的主要功能 ………………………………………174
　　一、护理评估与诊断支持功能 ………………………………………………175
　　二、风险预测预警支持功能 …………………………………………………175
　　三、护理计划制订支持功能 …………………………………………………176
　　四、查对功能 …………………………………………………………………176
　　五、提醒功能 …………………………………………………………………176
　　六、警示功能 …………………………………………………………………176
　　七、患者自我管理功能 ………………………………………………………177
　第三节　护理决策支持系统的工作原理与实现 ………………………………178
　　一、临床护理专家决策的理论基础 …………………………………………178
　　二、护理决策支持系统的实现 ………………………………………………180
　　三、有效护理决策支持系统的基本要求 ……………………………………181
　第四节　临床护理决策支持系统的构建 ………………………………………182
　　一、临床护理决策支持系统的构建过程 ……………………………………182
　　二、临床护理决策支持系统的常用构建方法 ………………………………185
　第五节　常用临床护理决策支持系统与未来发展 ……………………………186
　　一、常用临床护理决策支持系统 ……………………………………………186
　　二、现有临床护理决策支持系统存在的不足 ………………………………190
　　三、临床护理决策支持系统的未来发展 ……………………………………191

第十章　护理管理系统･･････････193
第一节　护理管理系统概述･･････････194
一、护理管理系统的基本概念･･････････194
二、护理管理系统的主要作用･･････････195
三、国内外护理管理系统的发展历程･･････････196
第二节　护理管理系统的功能与实现･･････････197
一、护理管理系统的指标体系･･････････197
二、护理管理系统的功能･･････････199
三、护理管理系统的结构･･････････204
第三节　护理管理系统的使用方法･･････････207
一、人力资源管理系统･･････････207
二、财力物力资源管理系统･･････････210
三、业务资源管理系统･･････････210
四、护理管理系统使用中常见故障及解决办法･･････････214
第四节　护理管理系统的发展趋势･･････････215
一、护理管理系统将不断拓宽应用领域･･････････215
二、护理管理系统将走向标准化･･････････216
三、护理管理系统面临更深层次的数据管理･･････････216

第十一章　远程护理与移动护理･･････････217
第一节　远程护理･･････････218
一、远程护理概述･･････････218
二、远程护理的技术支持与平台架构･･････････220
三、远程护理的主要功能与优势･･････････225
四、远程护理的应用与发展･･････････227
第二节　移动护理･･････････229
一、移动护理概述･･････････230
二、移动护理的常用技术与平台･･････････231
三、移动护理的常见应用场景･･････････232
四、移动护理产品开发及推广流程･･････････236
五、移动护理面临的机遇与挑战･･････････237

第十二章　护理人工智能･･････････240
第一节　人工智能概述･･････････241
一、人工智能的概念･･････････241
二、人工智能的原理･･････････241
三、人工智能的发展进程･･････････244
四、人工智能的类型･･････････245
第二节　护理人工智能的应用场景･･････････245
一、护士助理･･････････246
二、健康管理与慢性疾病管理･･････････247
三、老年护理･･････････249
四、护理机器人･･････････252

第三节　挑战与未来发展 ···254
一、护理人工智能的挑战 ···254
二、物联网技术与护理人工智能 ·······································254
三、护理通用人工智能 ···255
四、护理机器人 ···256
五、5G 与护理人工智能 ···257

第十三章　信息技术在护理教育中的应用 ·······································259
第一节　护理教育信息化 ···260
一、教育信息化建设的内涵 ·······································260
二、护理教育信息化的发展历程 ·······································260
三、护理教育信息化建设现状 ·······································262
四、护理教育中常用的信息技术 ·······································262
第二节　虚拟仿真教育 ···264
一、仿真医学教育 ···264
二、严肃游戏教育 ···265
三、虚拟现实 ···268

第十四章　大数据技术在护理科研中的应用 ·······································272
第一节　护理大数据 ···273
一、护理大数据概述 ···273
二、护理大数据的收集和管理 ·······································274
三、护理大数据的处理 ···276
四、护理大数据的分析 ···278
第二节　护理大数据的挖掘 ·······································279
一、数据挖掘的基本概念 ·······································279
二、数据挖掘的原理及方法 ·······································280
三、护理大数据挖掘的应用 ·······································286
第三节　护理大数据的研究 ·······································287
一、临床护理大数据的研究 ·······································287
二、社区护理大数据的研究 ·······································291
三、护理管理大数据的研究 ·······································292
四、护理教育大数据的研究 ·······································293

中英文名词对照索引 ···294

参考文献 ···301

URSING

第一章

绪　论

01章　数字内容

学 习 目 标

- **知识目标：**
  1. 掌握护理信息学的基本概念，数据 - 信息 - 知识 - 智慧之间的关系及其与不同自动化程度的护理信息系统之间的关系。
  2. 熟悉数据和信息与知识获取、知识产生、知识处理、知识传播之间的关系，护士在护理信息化建设中的角色和护理信息能力。
  3. 了解护理信息学的范畴、研究内容、学科基础、产生与发展。
- **能力目标：**
  1. 能够应用数据 - 信息 - 知识 - 智慧模型对护理信息系统的自动化程度作出评价。
  2. 能够结合护理信息能力标准，对护士信息能力进行评价。
- **素质目标：**
  1. 主动探索护士在护理信息系统建设中的作用。
  2. 具有促进护理信息化建设的热情和责任感。
  3. 具有通过护理信息系统创造和获得临床护理知识的探索精神。

20世纪以来,我国的医疗卫生服务快速走向信息化、无纸化。信息技术、移动互联网、物联网、云计算、大数据、人工智能等不断成熟,改变着医疗卫生服务的各个方面,如患者治疗和护理提供方式、医疗和护理记录方式、医疗支付方式、医疗卫生和护理管理模式、医学人才培养模式等。

在临床护理领域,护士需要应用信息系统办理患者入院手续、进行患者评估、制订和实施护理计划、处理和执行医嘱、撰写护理记录和交接班报告、办理患者出院手续、进行出院指导和出院后随访等。信息技术和信息能力已成为护士完成日常护理工作、参加各类毕业后继续教育、开展护理教育和护理研究不可或缺的技能之一。

第一节　护理信息学概述

一、护理信息学的基本概念

(一) 定义

1. 信息学(informatics)　信息学来源于法语"informatique",是以信息为研究对象,研究信息的获取、收集、组织、传输、存储、控制、管理、检索、再生、处理、分布和传播的一门综合性学科。

2. 医学信息学和健康信息学

(1) 医学信息学(medical informatics):医学信息学最早来自法语"informatique medical"。随着研究的不断深入,医学信息学的定义也在不断变化和完善。1986年,美国医学院协会(Association of American Medical College,AAMC)将医学信息学定义为"一套不断发展的知识体系和技术,涉及信息的组织和管理,以支撑医学研究、教育、患者诊疗与护理"。2015年,美国学者将医学信息学定义为"一门以医疗保健和生物医学领域的认知、信息处理和信息管理为研究对象,并将信息科学和技术应用于信息处理和信息管理的学科"。

(2) 健康信息学(health informatics):信息化范畴不仅包括医院内医生的信息系统,还包括护理信息系统(NIS)、实验室信息系统(LIS)、医学影像信息系统等,以及社区、居家健康信息系统。

通常,医学信息系统被理解为医院内医生的信息系统,医学信息学被理解为医疗信息学,因此需要一个能够涵盖医疗卫生系统所有信息学的"大概念",由此,世界卫生组织(World Health Organization,WHO)提出了健康信息学的概念,定义其为"将信息技术(包括硬件和软件)与信息管理的概念和方法结合使用,为医疗卫生服务提供支持"。

目前,健康信息学已涵盖医疗、护理、口腔、药学、中医药等领域信息化的研究和开发,重点关注医疗卫生服务对象。

3. 护理信息学(nursing informatics)　护理信息学来源于信息学,是信息学在护理领域的延伸和扩展。20世纪50年代,学者们就认识到了将计算机应用于护理领域的重要性。1989年,美国学者将护理信息学定义为一门由计算机科学、信息科学和护理学组成的综合性学科,包括护理数据、信息、知识的管理和处理,为护理实践和护理服务提供支持。

1998年,国际医学信息学学会(International Medical Informatics Association,IMIA)将护理信息学定义为"在护理工作及信息处理中综合应用信息处理和通信技术,以支撑全球健康"。IMIA护理信息学特别兴趣工作组在2009年芬兰会议上给出的定义为"护理信息学的学科及实践综合了护理学、护理信息和知识,以及应用信息和通信技术(information and communication technology,ICT)对护理信息和知识进行管理,以促进全球健康"。2015年,有国际学者将护理信息学定义为"护士在护理患者过程中任何需要使用ICT的活动,包括医疗机构的管理、教育和护理人才培养、互联健康保健(connected healthcare)"。

美国护士协会(American Nurses Association,ANA)最早将护理信息学确立为护理专业的亚专业,并设立了信息专科护士的培养和认证体系。2015年,ANA发布了护理信息学的正式定义:护理信息学是综合护理学与各种信息和分析科学的一个专科领域,以确定、定义、管理和交流护理实践中的数据、信息、知识和智慧,通过使用信息的结构、信息处理流程和信息技术支撑护士、患者、消费者、跨学科医务团队,以及所有其他利益相关者在所有场所,以所有角色进行决策,以达到期望结局。2021年,ANA 将护理信息学的定义简化为:护理信息学是护理的一个专科领域,通过使用信息的结构、流程和技术进行数据、信息、知识和智慧的识别、管理和传播,以支撑护士、患者、医疗卫生消费者和其他利益相关者进行决策,达到预期结局。

从 ANA 的定义中可以看出,护理信息化技术和工具的使用者不仅仅局限于护士,而是扩大到了广大的患者和所有护理服务的对象及利益相关者,这体现了互联健康时代的护理理念。

因此,本教材结合我国国情,以 ANA 最新的护理信息学定义为基础,将护理信息学定义为"一门以护理学为中心的综合性应用学科;综合应用护理学、计算机科学、信息科学和认知科学的理论、技术及研究方法,研究护理数据、信息、知识和智慧的识别、管理和传播,设计、开发、实施和评价护理实践、管理、教育和研究领域的信息化解决方案;目的是构建和完善护理学知识体系、优化护理决策、提升护理质量和水平、保障患者安全、促进人民健康"。

(二)范畴和研究内容

1. 护理信息学的范畴 从全球范围来看,护士在数字时代的作用或角色是随着时间的推移和技术的发展不断演变的。2012年,有国际学者明确了护士在信息学中的角色,构建了"临床-管理-研究-教育的 CARE 概念框架"。

CARE 由 clinical-administrative-research-education 四个词的首字母组成,代表护理信息学的实践和研究领域涉及临床、管理、研究和教育四个领域;同时,也代表了护理的关爱和照护特性。2015年,CARE 概念框架中的 C 从原来的临床(clinical)改为了"互联健康(connected health)"(图 1-1)。

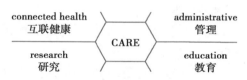

图 1-1 CARE 概念框架

互联健康是随着移动互联网和物联网的快速发展而提出的概念,指根据患者需求设计健康服务的一种健康管理模式,通过监测系统、无线移动终端和无线网络,将患者及其量化健康数据(基因、生理、心理、行为、环境)与家属(家庭)、健康服务提供者(医疗机构和照护机构)形成随时随地的联动和分享,使碎片化的被动健康模式转变为连续的主动健康管理模式,关注健康全过程;同时,这也寓含着护理信息化的范畴从医院内扩展到了院外,包括远程护理、移动护理、智慧健康管理和智慧居家护理等。

2. 护理信息学的研究内容 非常广泛,全球尚未形成统一观点。美国哥伦比亚大学护理学院教授、《美国医学信息学协会杂志》(*Journal of the American Medical Informatics Association*,*JAMIA*)主编 Suzanne Bakken 在发表的《2008—2018年护理信息学研究议程》中指出,考虑这一时期护理信息学的研究议程时,必须要结合当时的经济社会和科学技术发展背景。尤其必须要考虑 3 个背景:基因组学健康保健、研究范式的转变(强调交叉学科研究和转化研究)和社交技术的发展(出现了 Web 2.0)。Web 2.0 指用户不仅能够通过 Web 获取信息,同时可以发布信息,如各种自媒体。Bakken 教授针对上述背景提出了护理信息学的研究议程应包括交叉学科研究,基于在护理概念表达中获得的知识来处理基因组学和环境数据,指导护理实践的再造,利用新技术加强护士与患者的协作以发现新知识,开发支持复杂数据可视化、分析和预测模型构建的用户可配置软件,促进中观护理信息学理论的构建,鼓励开展以人机界面和组织环境因素为主要关注点的评估方法学创新。

从研究问题的特征分类,护理信息学的研究内容主要包括三个不同层次:第一层次为护理信息学的基础和技术研究;第二层次为护理信息处理、护理信息标准的研究;第三层次为护理信息系统(包括智慧护理系统)开发与应用研究。这三个层次的研究是逐层递进、相辅相成的,护理信息技术的研究有助于促进护理信息处理能力的提升,进而促进护理信息系统的开发;护理信息系统的功能研发进一步促进护理信息化的应用和研究。

（1）护理信息学的基础和技术研究：是以计算机为基础的护理信息技术研究，是护理信息学研究的主要内容之一，包括传统护理信息技术和新兴护理信息技术。

传统护理信息技术是研究护理信息的获取、传输和处理的一门综合性技术，包括计算机网络技术、数据库技术、软件工程技术、数据仓库与数据挖掘技术。

新兴护理信息技术包括移动互联网、物联网（internet of things，IoT）、云计算（cloud computing）、大数据（big data）、人工智能（artificial intelligence，AI）。

1）移动互联网：以移动网络作为接入网络的互联网及服务，涉及移动终端、移动网络和应用服务等要素。

2）物联网：指将各种信息传感设备，如射频识别装置、体位感受器、可穿戴生理参数监测器、红外感应器、全球定位系统及激光扫描器等装置与互联网结合起来形成的一个巨大网络，系统可以自动、实时地对物体进行识别、定位、追踪、监控并触发相应事件。

3）云计算：是一种利用互联网实现随时随地、便捷地访问共享资源池（包括计算设施、存储设备、应用程序等）的计算模式。云计算提供一种方便的使用方式和服务模式，可以以最快的速度和最少的管理工作为用户提供服务。云计算提供 3 类或 3 个层次的服务模式：基础设施即服务（infrastructure as a service，IaaS）、平台即服务（platform as a service，PaaS）和软件即服务（software as a service，SaaS）。

4）大数据：指无法在一定时间内用常规机器和软硬件工具对其进行感知、获取、管理、处理和服务的数据集合。

5）人工智能：是研究、开发用于模拟、延伸和扩展人的智能的理论、方法、技术及应用系统的一门新的技术科学。

（2）护理信息处理、护理信息标准的研究：护理信息处理的基本过程包括信息获取、信息传递、信息处理与再生、信息利用等。信息获取涉及信息感知、信息识别、信息编码等子步骤。信息传递涉及信息变换、信息传输、信息交换等子步骤。信息处理与再生涉及信息存储、信息检索、信息分析、信息加工、信息再生等子步骤。信息利用涉及信息转换、信息显示、信息调控等子步骤。基于护理信息处理方法进行护理数据分析挖掘的研究，即可以产生新的护理知识和护理理论，指导护理实践。

信息的产生、存储、传递涉及不同的应用软件系统，如果各系统采用私有的数据字典、存储格式和信息交换标准，将使系统与系统之间信息交互无法进行。如果采用信息标准化，系统就可以与所有遵循同样标准协议的其他系统进行交互，从而实现行业内的信息共享与互动。因此，信息标准化是信息化发展到一定程度时所出现的一种必然需求。研究护理标准化术语，促进护理信息系统的标准化管理，规范数据的共享体系是护理信息学研究的重要内容。

护理信息标准的研究是指研究护理相关数据的界定、表达、量化、采集、处理、解释、综合，形成国际标准化术语。这些数据涉及：护理对象（患者或健康人）由于生命周期变化、疾病、诊疗等，导致的生理、心理、行为和社会反应（即护理问题）；各种护理问题的评估（包括评估指标及判断标准）；所采取的护理措施或护理行动；护理结局。目前国际上已有的护理标准化术语包括临床护理分类、北美国际护理诊断、护理措施分类、护理结局分类、国际护理实践分类、护理诊断数据集、奥马哈系统、护理最小数据集、护理干预辞典和分类、人类与兽类医学系统术语等。

（3）护理信息系统（包括智慧护理系统）开发与应用研究：包括设计、开发、实施、评价各种护理信息系统、护理决策支持系统（NDSS）、智能护理系统、护理管理系统及各种护理应用，帮助护士进行决策，提升护理质量和效果，保障患者安全，这是目前我国护理信息学研究热门的研究方向之一。本层次的研究包括通过构建护理知识本体或护理干预措施的知识图谱，促进护理干预措施的自我学习和更新迭代，以提供精准化护理干预；通过护理教育信息化技术的设计、开发、实施和评价，提高护理人才培养质量。

3. 护理信息学的金字塔模型　为了促进护理学科知识的发展、交流和实践运用，激发和指导护理信息学的系统研究,美国学者提出了 Schwirian 护理信息学金字塔研究模型(图 1-2)。该模型旨在促进护士挖掘用户的重要信息需求,从而促进护理信息学的研究。Schwirian 护理信息学金字塔研究模型是一个由护理信息学研究的四个主要元素构成的金字塔结构,具体包括:

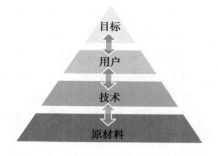

图 1-2 Schwirian 护理信息学金字塔研究模型

(1)原材料:指与护理相关的信息。

(2)技术:由硬件和软件组成的计算系统。

(3)特定环境下的用户:包括护士、学生、患者等。

(4)前述三个主要元素所针对的目标(或目的)。

该模型描述了信息、用户和计算机相互作用形成护理信息的活动。从模型中可以看出,目标位于金字塔顶端,表明护理信息学研究者在进行护理信息学研究时需牢记最终目标的重要性。另外,护理信息学研究的四个元素之间存在交互关系;其中一个元素的变化可能导致其他元素的变化。

二、护理信息学的产生与发展

南丁格尔不仅是现代护理学的创始人,还是护理信息学和数据可视化的先驱。她认为信息是健康管理的关键资源,强调临床记录标准化的重要性;可靠的数据是保障护理实践安全有效的关键要素,护理需要找到源头信息,才能对患者的远期结局进行详细分析,从而设计出有效的解决方案。

在克里米亚战场上,正是在这种数据思维的指导下,南丁格尔找到了降低伤员死亡率的方法。她通过密切观察获得伤员健康数据,并从大量军事和医疗记录中收集相关数据,通过数据清理和统计分析,采用极区图(南丁格尔玫瑰图)的数据可视化方式,展示了克里米亚战场上伤员每个月因意外和可预防原因导致死亡的人数及其占所有死亡伤员的比例,成功找到了问题的本质原因并给予针对性的处理措施,使伤员的死亡率在短时间内大量下降。自此,收集和记录数据就成为护理工作的重要组成部分,如护士测量患者生命体征、观察病情变化、采取相应的护理措施及观察护理措施实施后的效果等。

传统的护理记录采用手工记录,数据很难长期保存,也不利于数据的分析和利用。随着计算机在医疗卫生系统的大规模使用,护理记录逐渐向电子化、无纸化发展。因此,护理信息学应运而生。

(一)国外护理信息学的产生与发展

1. 护理信息学诞生前期 20 世纪 50—60 年代,计算机开始在医疗卫生领域应用。在这一阶段,全球少数护理专家联合起来,形成了促进计算机应用于护理领域的骨干力量。同时,护理专业的发展也加速了计算机在护理领域的应用。

2. 护理信息化的萌芽期 20 世纪 60 年代初,护理信息学的先驱们开始探讨计算机技术在医疗卫生和护理领域如何使用,探讨的核心问题包括为什么要使用计算机、哪些领域需要计算机化。为了回答这些问题,他们开始重新审视护理实践标准,分析护理资源,开展护理信息学的研究。当时研究的内容主要是医疗卫生领域如何能够有效应用计算机技术、哪些护理领域应该实现自动化。研究发现,护士站是信息交换的中心。因此,大量初期的计算机应用是为护士站开发的。

20 世纪 60 年代中期,护理专业发生重大变革,护理教育规模的扩大、护理教育层次的提升、护士数量的增加、护理实践范围的拓展、护理实践自主性和复杂性的不断增加等,推动了计算机技术在护理领域的应用。例如,重症监护室(intensive care unit,ICU)开始使用许多计算机化的仪器设备,如心电监护仪、呼吸机、输液泵等,需要护士能够熟练掌握。

3. 护理信息化的探索期 20 世纪 70 年代,医院开始研发基于计算机的信息系统,主要集中于计算机化的医嘱输入、药房的医嘱处理和药物准备、实验室和各种辅助检查结果的报告、ICU 系统,也有少数系统开始包含决策支持。虽然当时大多数计算机化的医院信息系统(HIS)不是专门为护理开发的,但是护士通常需要参与到 HIS 的实施过程中,这为 NIS 的发展提供了良好基础。

Note:

护理信息化的发展得益于美国公共卫生护理、居家护理和公众健康教育的出现,尤其是美国对公共卫生机构提出的自动化要求,即需要将数据收集过程标准化并提供可信的全国公民健康和活动报告。美国公共卫生服务部护理司与全国护理联盟举办了一系列关于护理信息化建设的会议,帮助公共卫生护士和居家护士了解护理数据对美国公费医疗支付的重要作用、计算机在获取和收集公共卫生护理和居家护理信息中的作用。同时,医院和公共卫生机构开始投资计算机和护理领域,这也促进了计算机技术在护理领域中的应用。护士通过参加健康信息学术会议,拓展对计算机的认知,认识到健康信息技术(health information technology,HIT)对护理实践效果和效益的影响。为了促进护士积极参与到 NIS 的设计中,国际各专业学术组织和护理学院开始举办各种护理信息培训班和工作坊,帮助那些对护理信息感兴趣的护士掌握 NIS 设计和开发的知识和技能。

4. 护理信息学的形成期　20 世纪 80 年代,护理信息学已经基本形成并在医疗卫生领域中崭露头角。随着计算机技术的进步,医院需要开发新的护理软件系统,这就要求护理专业改进实践标准和工作流程,建立护理数据标准、护理术语体系和分类体系。因此,这一时期开始出现了护理术语系统,如北美护理诊断分类系统就是最早的护理术语系统。

个人计算机(PC)的出现使计算机的使用更加方便、成本大大降低,这为 NIS 的发展创造了有利条件。PC 使计算机的应用场景从护士站扩展到患者病房,网络系统可以使各个独立的计算机与护士站的护理工作站连接在一起,实现同一网络上计算机之间的信息共享。同时,这种基于 PC 的 HIS 允许护士开发护理专用的信息软件或应用,这带动了计算机化护理仪器设备的发展,也促进了护理信息专业的形成。这一时期,医院的信息系统已经将 NIS 作为一个单独的子系统,其功能包括浏览患者的入院信息、院内检查结果,记录生命体征、病情变化,撰写护理计划、护理记录和出院计划等。

计算机技术的发展和 NIS 的出现,使护理信息逐渐成为了护理专业的一个专科领域,各种护理信息学的专业学术组织相继出现。1980 年在东京召开的国际医学信息学大会(World Congress on Medical Informatics,Medinfo)首次提出了护理信息这个概念,并将其定义为“在护理所有领域(包括护理服务、护理教育和护理科研)中应用计算机技术”。1982 年在新加坡召开的 Medinfo 上,时任国际医学信息学学会主席的 Marry Ball 教授提议成立护理信息学特别兴趣工作组;1983 年他在荷兰阿姆斯特丹召开的 Medinfo 上首次提出“护理信息学”这一概念,并正式成立了国际医学信息学学会护理信息学特别兴趣工作组(IMIA-NI),成为 IMIA 成立的第 8 个特别兴趣工作组,这标志着护理信息学的正式形成。此时,许多国家的护理学院也逐渐将护理信息学作为护理领域一个新兴专业和新兴学科,开始培养护理信息学的专门人才。

1985 年,ANA 成立了护理计算机应用委员会(Council on Computer Applications in Nursing,CCAN),出版了《计算机在护理领域应用》等专著,详细介绍了计算机技术在护理实践、管理、教育和研究方面的应用现状;同时,为了鼓励护士投入护理信息学的研究、NIS 的设计和开发,每年发布“计算机护士名录”,介绍当年投身于计算机应用和护理信息学研究的护士们。在此期间,许多护理信息学期刊和专著相继发行和出版,为护理信息学的发展注入了强大的动力。1989 年,ANA 将 CCAN 更名为数据库支持临床护理实践指导委员会(Steering Committee on Databases to Support Clinical Nursing Practice),后来又更名为护理实践信息基础设施专业委员会(Committee of Nursing Practice Information Infrastructure,CNPII)。

5. 护理信息学的成熟期　20 世纪 90 年代,美国等国家出现了医联体或医院集团,因此,需要建立跨医疗机构的标准流程,以控制医疗成本、保障医疗护理质量。同时,关系数据库和客户端/服务器构架的进步及新的编程方法的出现,为以低廉的价格构建更好的应用提供了机会,也给护理信息化发展带来了新的机遇。

1992 年,ANA 将护理信息学正式确立为护理学的二级学科。护理信息学专业有了独立的实践范畴和标准。为了培养一批信息专科护士和护理信息学的研究人员,信息专科护士的培训项目及硕士和博士层面的护理信息学学历教育也逐渐兴起。基于计算机的护理实践标准、数据标准、护理最小数据集、国家数据库和统一的护理语言,包括命名法、分类法和分类体系等迫切需要构建。1992年,国际护士会(International Council of Nurses,ICN)推出了国际护理实践分类系统。1995年,互联网的成熟促进了将信息和知识数据库的访问功能集成到临床系统中,为护理实践提供相关支持。1997年,ANA设立了护理信息和数据集评价中心(nursing information and data set evaluation center,NIDSEC),以指导NIS的开发和选择,使标准化护理术语整合到整个系统中。

6. 移动护理发展期 20世纪初,医疗卫生信息系统实现数字化、医疗机构实现无纸化,这些发展都要求护士不仅要作为信息系统的使用者,而且要成为信息系统的设计者,以适应护理工作的需求。无线互联网和移动设备(mobile device)的出现,如笔记本计算机(notebook computer)、平板电脑(tablet computer)、掌上电脑(personal digital assistant,PDA,又称个人数字助理)、智能手机(smart phone),为NIS延伸到患者的床边(point-of-care)创造了条件,解决了护理信息化建设的最后难题,同时促进了远程护理、移动护理的发展。

7. 护理信息学发展的黄金期 2010年以来,医学信息领域开始通过卫生政策和卫生标准增加健康信息系统的互操作性,提升数据的可用性,使数据产生有价值知识,从而进一步促进医疗卫生科学和技术的发展。例如,美国启动"有意义使用(meaning use,MU)"项目,即通过出台和实施一系列互相依存的法规,实现美国所有医院建立一个完整且具有互操作性的健康信息系统的最终目标。第一阶段(2011—2012年)主要针对医生的医嘱录入系统。第二阶段(2012—2015年)主要落实质量指标体系植入医院的健康信息系统中。原本第三阶段的计划是实施医疗质量结局的测量,但该部分没有按计划实施;取而代之的是在2015年颁布的医疗保险(medical insurance)准入和重新授权法案。这一法案将医生质量报告系统、价值医疗支付调整系统、医疗保险电子健康记录激励项目整合为一个基于绩效的激励支付系统(merit-based incentive payment system,MIPS),于2017年启用,目的是建立基于价值医疗模型的、以专业人员绩效积分为依据的健康保险支付系统。由此,美国建立了基于质量的医疗保险支付体系,强调质量结局的测量。这一改革,进一步提升了健康信息系统的互操作性,将不同医务人员使用的多种健康信息系统整合成一个整体的电子应用系统,给美国护理信息学的发展带来了前所未有的机遇。到目前为止,美国大多数医院成立了信息科(HIT department),至少雇用一名护士作为护理信息学的专家,帮助MU各项要求的落实。这一要求将大大提升护理信息学专家在医院中的作用和地位,并将最终影响所有医疗机构(不管是住院还是门诊)的护士,促使护理信息学成为护理服务中不可或缺的重要组成部分。

(二)我国护理信息学的产生与发展

1. 护理信息化探索期 我国护理信息学的研究和应用始于20世纪80年代末。当时,医院内的计算机是单机独立运行的系统,没有数据共享,主要用于办公室管理。为了满足护理实践和管理的需求,有些医院的护士与信息技术人员合作,开发了具有较为复杂功能的计算机应用。例如,1988年,石家庄空军医院开发的"微机辅助开展责任制护理软件",这是我国较早的护理信息化产品。这些早期的探索,为推动我国护理信息学的发展作出了贡献。

2. 护理信息学萌芽期 20世纪90年代末至21世纪初,随着宽带和多媒体技术的应用,住院护士站系统开始在医院内投入使用。1993年,"创建中国医院信息系统项目"被列为"八五"国家重点科技攻关计划。1997年,我国开始开发被称为"军事卫生一号"的"中国医院信息系统",它被公认为我国自主研发的首个综合临床医院信息系统,在大型三级医院得到了广泛应用,也是后期我国开发住院护理工作站系统的基础。这一阶段的NIS主要用于医疗护理管理,包括入院记录、财务管理和供应管理,数据局限于机构内共享。

3. 护理信息学快速发展期 移动护理信息技术在21世纪初被作为试点项目引入护理实践时,仅在少数医院开展。例如,2002年北京大学人民医院基于护理知识库和护理程序开发了"护理病历系统",这是一个具有一定护理决策支持功能的移动护理信息系统(MNIS),包括病历和护理历史数据的收集、护理计划的制订、护理记录的打印和护理知识数据库的检索四个模块。2004年,电子体温单

Note:

系统正式投入医院使用。随着护理记录、入院评估、出院计划等护理应用程序的开发，临床护理电子病历逐渐形成。尤其是 2010 年以后，随着我国 HIS 功能的不断完善，无线互联网技术的快速发展和网络速度的提升，移动终端（如平板电脑、PDA）技术的快速发展，射频集成技术、移动式护理车和移动设备的应用，移动护理信息技术得到较为广泛的应用，使 NIS 的使用从护士站延伸到患者的床边，实现了护理信息化直接为护理实践服务，减少了由于使用信息化技术而增加的中间环节和重复劳动环节，推动了我国护理信息化的快速发展。例如，移动式电子护理记录已成为我国护理实践中的重要部分之一。2005 年中国人民解放军总医院和中国人民解放军第二五一医院开始使用基于 HIS 的 PDA 和 MNIS。2011 年，北京大学第三医院使用了基于临床 NIS 的移动护理车。自此，我国大多数医院开始使用 PDA 和移动式护理车来提供床边护理。

1980 年，中国医药信息学会（China Medical Informatics Association，CMIA）成立，是亚太医学信息学会（Asia Pacific Association for Medical Informatics，APAMI）和 IMIA 的成员。2011 年，中国医药信息学会理事会讨论决定成立护理信息学专业委员会。经过 1 年多的筹备，由 48 名成员组成的中国医药信息学会护理信息学专业委员会（China Medical Informatics Association-Nursing Informatics，CMIA-NI）于 2012 年 10 月 24 日正式成立，并召开了第一届中国护理信息学大会。此后，中国护理信息学大会每年召开一次。这标志着我国护理信息学科的建立，促进了护理信息学实践和学术研究的发展。

2012 年后，我国许多学术组织相继成立护理信息学组或专业委员会，各类护理信息学和智慧护理的学术会议如雨后春笋，带动了我国护理信息学专业和学科的快速发展。

第二节　护理信息学的理论与学科基础

护理信息学以护理数据-信息-知识-智慧为研究对象，研究护理数据的界定、收集、处理、分析，设计和开发 NIS，帮助护士解决实践中的护理问题，提升护理质量和效率。

数据、信息、知识和智慧是什么？相互之间的关系是什么？与 NIS 的设计和开发有什么关系？本节将从经典的数据-信息-知识-智慧模型、知识基础模型和护理信息学学科基础回答上述提出的问题。

一、数据-信息-知识-智慧模型

经典的数据-信息-知识-智慧（data-information-knowledge-wisdom，DIKW）模型明确诠释了数据、信息、知识和智慧的概念及其之间的关系。DIKW 模型不仅仅局限于护理信息学，其他以数据和信息为研究对象的专业和学科也应用这一模型来理解数据、信息、知识和智慧的概念及其之间的关系。从护理信息学的角度，用一张复杂程度层层上升的坐标图来表达数据、信息、知识和智慧四个概念之间的关系及其与不同自动化程度（或智能化程度）的 NIS 之间的关系（图 1-3）。其中，横轴代表自动化程度（或智能化程度）程度，纵轴代表概念间的相互作用及关系。

1. **数据（data）**　是 DIKW 模型中的最小单元，通常以具体的事实呈现，是未经解释的观察产物。在护理信息学中，数据是描述患者及其环境的具体要素。

2. **信息（information）**　可以理解为"数据 + 含义"，也有学者解释为"信息 = 数据 + 时间 + 处理"。由此可见，信息必然来源于数据，但又不同于数据。信息通过对不同数据进行综合处理，使数据具有实际的意义和应用价值，可以用来回答诸如"谁""什

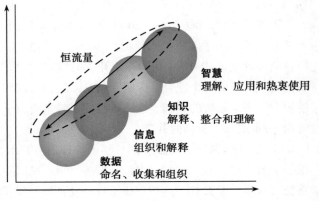

图 1-3　数据-信息-知识-智慧的关系

么""哪里"和"何时"这样的问题。

3. 知识(knowledge) 是经过综合、总结和概括的信息,界定并形成了一定的关系和相互作用,是结构化的信息。知识通常受假定和特定学科核心理论的影响,是通过对有价值信息的使用、归纳、演绎,发现不同信息之间关系的规律并结构化后而形成。因此,知识建立在数据与信息之上,用于指导决策和行动。知识用来回答诸如"为什么""如何"这样的问题。对于护理人员而言,不同信息的结合就会产生不同的判断和决策。

4. 智慧(wisdom) 在 DIKW 模型中处于最高层次,也是人类区别于其他生物的重要特征。人类在遇到问题后,通过应用知识可以得到多种解决问题的方案,但选择哪个方案就需要智慧。智慧是人类基于知识,针对现实世界产生的问题,根据获得的信息进行思考,找出最佳解决方案的能力。在护理实践中,智慧可以引导护士根据患者的价值、护士的经验和医疗护理知识对当前的问题作出判断,并综合所有因素作出采取适当护理干预或行动的决策。

综上所述,数据、信息、知识和智慧四个概念既有紧密的联系,在复杂程度上又有很大的不同。将 DIKW 模型用于指导 NIS 的设计和构建时,如果 NIS 处于数据与信息的交界处,那么说明该 NIS 仅仅能够把系统收集到的数据转化为信息,这时的 NIS 被称为护理信息系统。如果 NIS 处于信息与知识的交界处,那么说明该 NIS 能够应用知识作出判断和决策,这时的 NIS 被称为护理决策支持系统。如果 NIS 不仅拥有知识,还具有智慧,即处于知识与智慧的交界处,那么这时的 NIS 就称为护理专家系统(图 1-4)。护理专家系统是护理信息学研究要达到的终极目标,但目前的 NIS 仅能实现决策支持的功能。

图 1-4 DIKW 模型与不同智能化程度 NIS 的关系

二、知识基础模型

由 DIKW 模型可知,知识是智慧的基础,来源于数据和信息。Dee McGonigle 和 Kathleen Mastrian 于 2012 年出版的《护理信息学与知识基础》一书中首次提出了护理信息学的知识基础模型(图 1-5)。

该模型认为,人类是有机的信息系统,在其职业和个人生活中不断获取、处理、产生和传播信息或知识。该模型假设,人在工作和生活中获得的字节、数据和信息是随机分布且杂乱无章的,数量很大,构成了知识基础模型的基础,在此基础上,有价值的数据和信息聚焦形成 3 束独立的锥体形光束,分别代表了知识基础模型的知识获取、知识产生和知识传播。随着光束向上延伸,直径越来越大,3 个光束交汇后形成一个新的锥体,表示知识处理。围绕锥体形光束形成的横切面代表了循环往复的反馈过程。在知识基础模型中,光束和反馈是一个动态的过程,代表护理领域知识不断完善和增长。

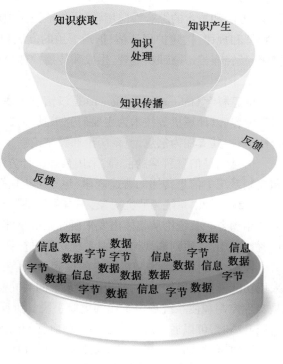

图 1-5 知识基础模型

透明的光束代表了随着护理领域知识的增加和拓展,应用知识进行决策过程将变得越来越透明,决策的可信度也将随之增加。

应用知识基础模型指导设计、构建和评价 NIS,尤其是决策支持系统和专家系统时,不仅要考虑数据和信息的获取和收集,更重要的是,要考虑使系统具有动态的知识获取、知识产生、知识处理、知识传播和反馈的能力,使系统的决策过程透明化。

三、护理信息学的学科基础

护理信息学是由护理、信息、计算机和认知科学综合而成的一门交叉性学科,是管理和传输护理数据、信息、知识和智慧的专科领域。

美国学者 James P. Turley 在 1996 年提出了护理信息学的核心要素模型(图 1-6)。该模型描述了护理信息学与其四个核心组成学科:护理、计算机、信息和认知科学之间的相互关系。该模型认为,计算机、信息和认知科学之间本身存在相互交叉的关系,而护理科学自从其创建之日起,南丁格尔就强调了数据和信息对于确定最佳解决方案的重要性,提出了可靠的数据是保障护理实践安全有效的关键,因此,护理本身就与信息和认知科学存在着交叉关系,而计算机科学的出现,促进了护理数据和信息的获取、收集、存储、处理和分析,自然与护理科学存在着交叉关系。护理与计算机、信息和认知科学交叉重叠的部分,就是护理信息学。

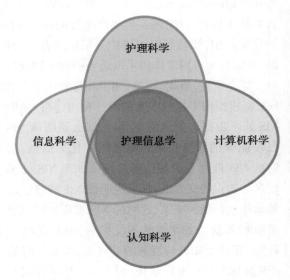

图 1-6　护理信息学的学科组成

(一) 护理科学

护理科学(nursing science)是研究人类对现存或潜在健康问题和生命周期变化产生反应的理论、知识、方法和技术的综合性应用学科,包括探讨护理对象在健康问题和生命周期变化作用下身心反应的特征和规律,构建护理评估、护理干预的方法和技术并验证其有效性,以促进健康、预防疾病、恢复健康、减轻痛苦,并获取、处理、生成和传播护理知识以促进护理学科和专业发展。

(二) 信息科学

信息科学(information science)是以信息为主要研究对象,以信息的运动规律和应用方法为主要研究内容,以计算机等技术为主要研究工具,以扩展人类的信息器官功能为主要目标的一门新兴的综合性学科,其支柱为信息论、系统论和控制论。

信息论是信息科学的前导,采用数理统计方法研究信息的度量、传递和交换规律,主要研究通信和控制系统中信息传递的普遍规律,建立解决信息获取、度量、变换、存储、传递等问题的基础理论。

系统论是以系统为研究对象,基本思想是把研究和处理的对象看作一个整体系统,与护理学的整体观相吻合。系统论从整体出发来研究系统整体和组成系统各要素的相互关系,阐述系统的结构、特点、行为、动态、原则和规律,并对系统功能进行数学描述。

控制论是关于动物和机器中的控制和通信的科学,其中信息和反馈是控制论的两个基本概念,采用功能模拟和黑箱方法,研究各种系统的共同控制规律。控制系统实质上是反馈控制系统,负反馈是实现控制和使系统稳定工作的重要手段。负反馈在人的系统中得到了完美的体现。例如,当动脉血压升高时,可以通过反射抑制心脏和血管的活动,使得心脏活动减弱,血管舒张,血压便下降;相反,当动脉血压降低时,也可通过反射增强心脏和血管的活动,使得血压上升,从而维持血压的相对稳定。反馈在 NDSS 等系统中非常重要,通常通过信息的反馈来实现对系统的控制调节。

（三）计算机科学

计算机的出现和发展，尤其是计算机算力和功能的提高、机型的小型化和成本的经济化，促进了护理信息学的起源和发展。计算机科学（computer science）是系统性研究信息与计算的理论基础，以及在计算机系统中如何实现与应用的实用技术学科，研究范围非常广泛，从抽象的算法分析、形式化语法等，到更为具体的研究内容如编程语言、程序设计、软件和硬件等。关于计算机科学的详细阐述见第二章内容。

（四）认知科学

人脑的认知过程一直备受哲学家和教育家的关注。认知科学（cognitive science）作为一个科学研究领域，是伴随着 AI 的出现而形成的一个新兴研究领域。认知科学从信息-处理的视角，研究人脑、智力和行为，探究人脑或心智工作机制。关于认知科学的详细介绍见第九章第三节。

第三节 护士在护理信息化建设中的角色

随着计算机、互联网及通信技术的不断发展，医学信息化建设逐步成为国际医疗发展的必然要求。护理信息化是医学信息化发展的重要组成部分，其发展水平对提高护理工作效率、护理安全和护理服务质量有着重要作用。在护理信息化建设的过程中，护士承担着多种角色。

一、护理信息系统使用者

护士作为 NIS 的终端用户，首先是信息系统的体验者和使用者，因此最了解护理工作对信息系统的要求。护士对信息系统的使用可分为初始使用、持续使用与深度使用三个阶段。初始使用指护士初步接触信息系统的阶段；在这一阶段，护士要逐渐熟悉信息系统的主要功能和使用方法。持续使用指护士持续、熟练使用信息系统的阶段；在这一阶段，信息系统成为日常护理工作流程的一部分，护士在不断使用信息系统的过程中，会逐步体会信息系统的优势和不足。深度使用指护士探索和利用系统更多的特征和功能去支持和完成护理工作任务的阶段；在这一阶段，护士通过逐渐积累的使用经验，自愿并有目的地探索系统的潜在用途或以超出常规使用方式、创新地使用系统，以实现系统的更大价值。

二、护理信息化建设参与者

护士作为信息系统的主要用户，应能第一时间发现问题，并通过反馈和上报相关问题，反映具体的改进需求，提出切实可行的改进建议以参与护理信息化建设。例如，对管理系统的功能设置和页面呈现提出建议，优化管理系统的适用性；对临床护理信息系统（clinical nursing information system，CNIS）的界面设置提出需求，将患者重要信息进行特殊标记，提高基础护理和分级护理的准确性；对移动健康管理手机软件应用（application，APP）的功能设置提出建议，将 APP 设为护士端、监管端与患者端，以实现多学科合作，发挥健康管理的作用。

随着参与护理信息化建设的护士群体逐渐壮大，护士作为护理信息化建设的主要参与者，逐渐深入参与到了信息系统调试和完善的各个环节，使得护理信息化建设更加切实地适用于护理工作的具体需要。

三、护理信息化建设设计者

NIS 的设计与开发是个复杂的工程，涉及很多环节，包括需求沟通、系统原型设计、系统开发、系统测试与完善等。护士是 NIS 的评判者和实际用户，能够真正理解 NIS 的业务模块和需求。NIS 从能用到易用的过程，需要护士参与甚至主导某些设计，才能更好地实现信息系统开发的目标。护士在信息系统设计中的参与程度，将影响信息系统的未来使用效果，也会影响信息系统开发的进程。由于多数护士没有接受过系统的信息学培训，很难与信息系统开发技术人员进行有效沟通，导致护士真正

Note:

参与信息系统设计的程度较低。因此,培养一批既具有深厚的护理知识功底、临床护理能力,又具有相应信息化知识的复合型护理人才十分必要。

在此背景下,护理信息师应运而生。目前,护理信息师是 NIS 设计与开发的主要参与者,负责与信息科工作人员、信息系统开发公司和工程师等积极协调、有效沟通,参与制订问题解决方案,致力于提升信息系统的可用性、数据质量和安全性等,使 NIS 发挥最佳效用。

四、护理信息学研究者

护理信息学作为一门综合性应用学科,融合护理科学、计算机科学、信息科学和认知科学的理论、技术及研究方法,研究护理数据、信息、知识和智慧的识别、管理和传播,设计、开发、实施和评价护理实践、管理、教育和研究领域的信息化解决方案。护士作为护理信息学研究者,主要聚焦于四个重点方面:

1. **护理信息学的基础和技术研究** 涉及计算机网络技术、数据库技术、软件工程技术、数据仓库与数据挖掘技术、移动互联网与物联网技术、云计算和 AI 等。例如,基于 PDA 的护理信息动态采集方法研究、基于大数据的护理网络信息安全管理研究。

2. **护理信息处理与护理信息标准的研究** 涉及信息获取、信息传递、信息处理、信息再生和信息利用研究,以及护理术语标准化体系建设、数据共享机制研究等。例如,神经系统疾病标准化护理评估术语的构建、老年长期护理与区域协同医疗服务体系中数据交汇共享研究。

3. **NIS 开发与应用研究** 涉及 NIS 的设计开发与效果评价研究等。例如,口服药使用全流程闭环管理系统的构建及临床效果评价、智能 NIS 在住院患者护理安全中的应用效果研究。

4. **护理信息理论与知识研究** 涉及护理知识图谱的建立、基于数据的护理规律与知识的形成等。例如,基于随机森林算法的产后抑郁发生规律研究、基于分娩镇痛的护理知识图谱的构建与应用研究。

五、护理信息学教育者

在当前信息化时代背景下,护士均须具有一定的信息能力,才能在以信息技术为基础的医疗护理工作中发挥作用。护士信息能力的培养,主要有两个途径:一方面,通过继续教育强化护士信息相关的知识和技能;另一方面,将护理信息学纳入护理人才培养的课程体系中,培养护理信息学方向的研究生,培养复合型护理人才。无论是继续教育,还是在校教育,均需要具有信息能力的师资承担教学与培训任务。信息能力强的护士,在为患者提供高质量护理的同时,更要发挥教育者的角色作用,培养新一代护理人才的信息素养和能力。此外,对新护士的培养也需融入信息相关内容的教育。

六、护理信息管理者

护理信息管理指护士为有效开发和利用信息资源,以现代信息技术为手段,对信息资源进行计划、组织、领导和控制的社会活动,包括信息收集、信息传输、信息加工和信息储存。高效的护理信息管理既要提高信息采集效率,节省时间和人力,也要对 NIS 的运行进行过程把控,对护理数据进行标准化采集,以便于数据的提取、加工、分析及利用。护士作为护理信息的管理者,应保证尽量少的、人为的操作失误,与技术人员合作不断优化系统,做好数据管理,提升数据质量。尤其是信息专科护士,需要掌握信息系统运维技术,参与护理质量改进项目,提供信息技术指导,通过各种形式分析护理信息问题的高风险因素并制订对策,以进一步优化 NIS 建设。

第四节 护理信息能力标准概述

《全国护理事业发展规划(2016—2020 年)》指出,"大力推进护理信息化建设""强化移动医疗设备等护理应用信息体系"。《全国护理事业发展规划(2021—2025 年)》指出,"充分借助云计算、大数据、物联网、区块链和移动互联网等信息化技术,结合发展智慧医院和'互联网 + 医疗健康'等要求,着力加强护理信息化建设。利用信息化手段,创新护理服务模式,为患者提供便捷、高效的护理服务等"。在进一步优化护理信息发展的基础上,强调深化和延伸护理服务,提高护理服务的连续性、协调性、整体性和精准性。2020 年以后,医疗卫生机构远程健康和护理信息学的快速发展,对护士信息能力提出了更高的要求,护理信息能力已成为护士核心能力的重要组成部分。

护理信息能力(nursing information competency)是护理信息学领域的术语。20 世纪 80 年代起,国外学者开始对其概念进行研究。1989 年,美国学者将护理信息能力的概念界定为护理科学和信息科学相交叉、角色准备与经验相交叉所得出的知识、理解和技能的总和。随着社会信息化快速发展,护理信息能力的内容不断更新,在不同阶段其内涵和外延也发生相应变化。2001 年,美国学者指出护理信息能力是在规定的护理实践水平内对各种护理信息活动的表现进行知识、技能和态度的整合能力。此后,加拿大护理信息学会(Canadian Nursing Informatics Association,CNIA)提出护理信息能力是与各种护理实践规定水平相匹配的,在各种护理信息活动中所表现出来的知识、技能和态度的综合能力。我国学者认为,护理信息能力指护士在充分发挥信息技术的优势提供更优质、更安全、更高效的护理服务过程中,所体现出来的护理信息相关的知识、技能和态度的整合。

虽然不同国家对护理信息能力的定义并不完全相同,但从概念的内涵分析,护理信息能力的定义均包括知识、技能、态度三个方面,这也是护理信息能力标准的重要组成部分。护理信息能力标准是衡量护理信息能力的重要依据,也是对护士进行护理信息能力培养的导向和目标。

一、国外护理信息能力标准

国外目前应用最为广泛的护理信息能力标准包括 Staggers 标准、ANA 标准和 TIGER 标准。

1. Staggers 标准 该标准在 20 世纪末构建而成,主要包括计算机技能、信息学知识、信息学技能、研究、实践、教育等多个模块,共 281 项能力指标。该标准将护理信息能力分为初级护士、经验护士、护理信息学专家和护理信息创新者四个级别,每个级别包括了不同的模块及其相应的能力指标。其中,初级护士包括计算机技能和信息学知识 2 个模块:计算机技能模块包括 8 个一级指标(管理、通信、数据存取、文献、教育、监控、基本软件、系统)和 25 个二级指标;信息学知识模块包括 4 个一级指标(数据、影响、隐私/安全、系统)和 12 个二级指标。

Staggers 标准是第一个较为系统和完整的护理信息能力标准,条目清晰、内容详尽,对护理实践中护士护理信息能力的分级具有极大的指导意义,不仅为后续 ANA 标准的完善提供了重要参考和依据,还为改进护理信息化实践和教育提供了指导框架。

2. ANA 标准 该标准由 ANA 制定,是美国护士认证中心(American Nurses Credentialing Centre,ANCC)衡量护士是否具有护理信息能力的重要标准。该标准以 Staggers 标准为蓝本,吸收了护理学科、计算机学科、信息学科的新成果,对护理信息能力标准进行了完善。ANA 标准的 3 个模块为计算机素养、信息素养、专业发展和领导。

ANA 标准除了在护理信息认证领域中使用,美国多个高校也把此标准中初级护士的标准作为护理信息课程培养目标。因此,ANA 标准不仅适用于护士信息能力的培养,也可作为护理学专业学生护理信息能力培养标准的参考。

3. TIGER 标准 该标准由美国技术信息引导教育改革(technology informatics guiding educational reform,TIGER)标准工作组进行界定,包括基本计算机技能、信息素养、临床信息管理 3 个模块,其标准均根据相关领域的权威标准制定。其中,基本计算机技能来自欧洲计算机使用认证标准,包括 108 个条目;信息素养根据美国图书馆协会信息素养标准制定,共 47 个条目;临床信息管理根据电子健康记录系统功能模型制定,共 76 个条目。

TIGER 标准跨越了从学士学位到博士学位的不同学历层级,包括从护生、注册护士到护理专家的信息能力需求及技能水平,不仅成为了护理信息能力评价指标构建的基础,还为护理信息教育提供了技术框架和指导策略,对于培养护士和护生的护理信息能力具有重要的指导意义。

二、我国护理信息能力标准

为制定符合我国国情的护理信息能力标准,规范护理人才的信息能力培养与评价,我国护理信息学学术团体,即中国卫生信息与健康医疗大数据学会护理学分会,在文献法、访谈法、问卷调查法的基础上构建了适合我国护士的护理信息能力标准,包括普通护士信息能力标准和护理信息师信息能力标准。

1. **普通护士信息能力标准** 包括 4 个一级指标、36 个二级指标。4 个一级指标为计算机和互联网基础知识、计算机及互联网操作技能、信息素养、医院信息系统操作能力(图 1-7)。

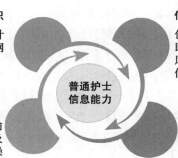

计算机和互联网基础知识
包括计算机基本术语、计算机运行的关键因素、网络术语等

信息素养
包括电子通信技术相关术语、即时通信和邮件沟通、计算机风险防范、信息检索与评价、信息分析与利用等

计算机及互联网操作技能
包括基本的计算机操作、输入和输出设备使用、安装及卸载软件、常用办公软件操作、常用文件管理等

医院信息系统操作能力
包括信息系统基本操作、问题发现与反馈、寻求解决方案、信息安全、系统访问等

图 1-7 普通护士信息能力标准

2. **护理信息师信息能力标准** 护理信息师指具有丰富临床护理经验的注册护士,经过系统的信息学培训,在跨专业团队共同完成的护理信息项目中从事项目设计、实施、协调和完善等工作,在护理实践中应用其独特的信息学知识、经验和技能,支持和帮助其他护士更好地应用数据、信息、知识和技术,以促进护理效率的提高和护理质量的提升(表 1-1)。在普通护士信息能力的基础上,护理信息师还应具有系统设计与信息管理能力(包括问题识别、分析、整合与上报,系统设计、开发、改进与优化,跨专业沟通,政策制定、推广与解释,护理信息教育、咨询与指导等)和信息相关的个性特质(包括对信息的敏感性、兴趣、工作热情、责任感、工作思路等)。护理信息师信息能力标准共 6 个一级指标、55 个二级指标(图 1-8)。

计算机和互联网基础知识
包括计算机基本术语、计算机运行的关键因素、网络术语等

信息素养
包括电子通信技术相关术语、即时通信和邮件沟通、计算机风险防范、信息检索与评价、信息分析与利用等

计算机及互联网操作技能
包括基本的计算机操作、输入和输出设备使用、安装及卸载软件、常用办公软件操作、常用文件管理等

医院信息系统操作能力
包括信息系统基本操作、问题发现与反馈、寻求解决方案、信息安全、系统访问等

系统设计与信息管理能力
包括问题识别、分析、整合与上报,系统设计、开发、改进与优化,跨专业沟通,政策制定、推广与解释,护理信息教育、咨询与指导等

信息相关的个性特质
包括对信息的敏感性、兴趣、工作热情、责任感、工作思路等

图 1-8 护理信息师信息能力标准

Note:

表1-1 护士不同角色应具有的信息能力

角色	应具有的主要信息能力
护理信息系统使用者	1. 掌握计算机及互联网基础知识(如基本术语,计算机运行的关键因素、网络术语及基本连接方法等) 2. 掌握计算机及互联网的操作技能(如开机、关机、文件录入与编辑、应用软件的安装及卸载、常见问题的识别与寻求相关部门解决等) 3. 掌握 NIS 的常用操作(如登录、运行、数据录入、查询、提交、退出等) 4. 能够有效使用 NIS 实施护理工作
护理信息化建设参与者	1. 能够清晰地表达和反馈使用信息系统时遇到的问题 2. 遇到问题,能够主动寻求解决方案 3. 能够反映具体的改进需求,提出切实可行的改进建议
护理信息化建设设计者	1. 能够协助 NIS 的设计、开发、安装与试运行 2. 能够整合信息需求,及时发现 NIS 存在的问题和差距,并参与 NIS 优化和改进工作 3. 能够进行跨专业沟通、协调和整合资源,为满足信息需求的和解决信息系统问题提供专业协助
护理信息学研究者	1. 能够收集数据、聚焦问题、参与研究,并以专业化、可理解的形式展示数据,以专业化标准撰写报告 2. 能够进行护理信息有关的研究,探索循证证据,提供临床咨询,以研究推动护理实践发展 3. 能够推进护理信息标准化,提升 NIS 终端用户的使用效益 4. 能够参与护理信息有关的政策制定、推广与解释
护理信息学教育者	1. 具有良好的跨专业知识基础,能够通过不同形式为护士提供护理信息有关的教育、咨询与指导 2. 能够对终端使用用户(护士、患者等)提供咨询和指导 3. 能够开展新兴技术设备的使用指导与咨询,提供多样化的系统操作培训
护理信息管理者	1. 能够运用医疗信息系统的访问和操作权限功能,设置信息安全保护功能,保障患者信息安全 2. 能够遵守与信息技术相关的伦理和法律问题,包括版权、隐私和保密性问题等 3. 能够合理引用、使用医院信息资源,保证患者信息不被泄露,保护患者隐私 4. 能够及时整合和分析临床数据,为护理决策支持和管理提供依据 5. 能够及时进行工作流程分析和再造,协助互联网技术人员完善信息系统,提高工作效率和护理质量

(吴 瑛 肖 倩)

思 考 题

1. 结合实例,分析数据、信息、知识、智慧之间的关系。

2. 小张作为某三甲医院内分泌科的一名护士,已工作2年。她对护理信息化建设感兴趣,想要成为一名护理信息师。她应从哪些方面进行努力? 成为护理信息师需要具备哪些能力?

URSING

第二章

计算机与信息技术

02章　数字内容

学 习 目 标

- 知识目标：
1. 掌握计算机基础知识和计算机系统组成。
2. 熟悉计算机网络技术，数据的采集、存储、传输、处理技术，自动识别技术，移动定位技术，云计算技术等常用信息技术的基本概念。
3. 了解信息技术在医疗卫生领域中的应用。
- 能力目标：
具有一定逻辑思维能力，能够将信息技术和临床护理业务结合起来。
- 素质目标：
具有应用信息技术解决问题的思维。

信息技术是计算机技术和通信技术不断发展的产物,已经融入人们生活和工作的方方面面,信息资源的共享和应用为人们的工作、生活和学习带来了便利。本章内容旨在使学生树立创新意识,提高护理学类专业学生利用信息技术解决专业领域问题的能力和素质。

第一节　计算机基础知识

计算机(computer)是人类最伟大的发明之一,是科学技术史上的里程碑,最初应用于军事方面,目前扩展应用到社会的各个层面。微型计算机的出现和计算机网络的迅猛发展,彻底改变了人们工作、学习和生活的方式,推动了人类社会的发展,把人类带入了全新的信息时代。

一、计算机概述

计算机通常指电子数字计算机,俗称电脑,是一种能够存储程序,并能按照程序自动、高速、精确地进行各种操作的现代化智能电子设备,由硬件和软件所组成。没有安装任何软件的计算机称为裸机。可分为超级计算机、工业控制计算机、网络计算机、个人计算机、嵌入式计算机等,此外还有生物计算机、光子计算机、量子计算机等。其特点是运行速度快,计算精度高,存储容量大,自动化程度高,可靠性好,具有逻辑判断能力,能够联机通信和共享资源。

1946年,世界上第一台电子计算机电子数字积分计算机(electronic numerical integrator and calculator,ENIAC)诞生于美国宾夕法尼亚州立大学。它的诞生奠定了电子计算机的基础,从此计算机技术开始了突飞猛进的发展。

按计算机系统结构中采用的主要电子元器件划分,计算机的发展经历了电子管、晶体管、集成电路、大规模集成电路计算机时代。计算机的体积越来越小,计算精度越来越高,运算速度越来越快,存储容量越来越大,耗电越来越低,应用范围越来越广。编程语言从最初的机器语言发展到汇编语言和高级语言。操作系统不断完善,功能愈加强大。应用领域从最初的科学计算和数据处理,扩展到文字处理、图形图像处理、过程控制、AI等方面。目前,计算机的发展已进入以计算机网络为特征的时代,并快速进入社会生活的各个领域,在医学领域的应用也非常广泛。

二、信息表示与编码

在计算机中,无论是数值型数据还是非数值型数据(如文字、图形、图像、声音、动画和视频等)都是以二进制的形式表示和存储的,即用0和1组成的二进制编码表示。

(一)数的表示方法

在计算机技术中,数的表示方法常用二进制、八进制和十六进制,但无论采用什么进制的数据,都需要转化为二进制才能被计算机处理。在计算机中使用二进制是因为技术上实现容易,算术运算规则简单,适合逻辑运算和易于转换。

数值型数据由数字、小数点、正负符号和表示乘幂的E字母组成,数值精度可达16位。在编程语言中,数值型数据按存储大小、表示形式与取值范围的不同,可以分为多种不同的类型,如整型、单精度、双精度、浮点数等。

(二)数据的存储单位

位(bit)是计算机中存储数据的最小单位,表示一位二进制数据,代码只有0和1。字节(Byte)是计算机信息组织和存储的基本单位,是衡量计算机存储能力的重要指标。字节通常用"B"表示,每个字节由8个位组成。计算机内存的存储容量、磁盘的存储容量等都是以字节为单位表示的。常用的存储单位有1KB(1 024B)、1MB(1 024KB)、1GB(1 024MB)、1TB(1 024GB)、1PB(1 024TB)等。

(三)字符编码

字符是用来组织、控制或表示数据的字母、数字及计算机能识别的其他符号。字符也是数据,但相对于数值型数据要复杂得多。字符包括西文字符、中文字符及其他国家字符。计算机以二进制形式存储和处理数据,字符须按照特定规则和标准进行二进制编码。常用的字符编码有 ASCII、Unicode(统一码,是计算机科学领域里的一项业界标准,包括字符集、编码方案等)、GB2312(简体中文的一种国标编码)、GBK(汉字内码扩展规范)等。

1. ASCII 字符在计算机内的二进制编码普遍采用美国信息交换标准码(American standard code for information interchange, ASCII)。每个 ASCII 用一个字节存储。ASCII 分为标准 ASCII 和扩展 ASCII。标准 ASCII 只用到一个字节的低七位,最高位闲置未用。扩展 ASCII 将字节的最高位也纳入编码中,成为八位扩展 ASCII。如字符"A"的 ASCII 为 65,字符"0"的 ASCII 为 48。

2. 汉字编码 汉字也是一种字符,需要用二进制编码才能被计算机接受。汉字是象形文字,编码处理较为复杂。首先要通过汉字输入码输入汉字信息,计算机内部通过统一的编码将输入码转换为汉字机内码进行存储和处理,最后通过汉字字形码将汉字输出显示。

(1) 汉字输入码:指通过键盘等直接把汉字输入到计算机的编码。常见的汉字输入码有区位码、拼音码、字形码。为了提升汉字输入的速度,很多新输入法不断涌现,如语音识别输入、手写识别输入、扫描识别输入等。

(2) 汉字机内码:使用不同的汉字输入方法将汉字输入计算机内时,需要将汉字转换为统一的汉字机内码进行存储和处理。

(3) 汉字字形码:是存放汉字字形信息的编码,与汉字机内码一一对应,用于汉字的输出和显示。

汉字字形的描述方法有点阵字形法和矢量表示法两种。点阵字形法是将汉字用一个 16×16 或 24×24 的点阵表示,通过每个排列的点的黑白颜色来描述一个汉字字形。矢量表示法则通过曲线来描述汉字字形的轮廓特征,一般采用数学方法描述汉字的轮廓曲线。

三、计算机系统组成

一个完整的计算机系统包括硬件系统和软件系统。硬件系统指计算机系统中由电子、机械和光电元器件等组成的各种物理装置的总称。这些物理装置按系统结构的要求构成一个有机整体,为计算机软件运行提供物质基础。软件系统是在硬件设备上运行的各种程序、相关的文档和数据的总称。计算机系统组成如图 2-1 所示。

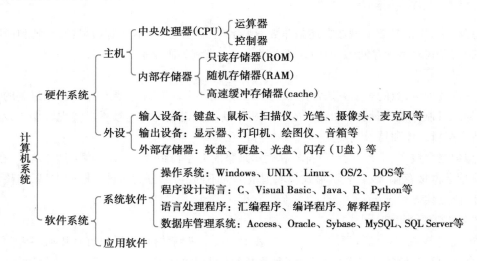

图 2-1 计算机系统组成

(一) 计算机硬件系统

1. 计算机硬件基本组成 计算机硬件是组成计算机的物理装置,是看得见、摸得着的实体,由运算器、控制器、存储器、输入设备和输出设备五个基本部分组成,如图 2-2 所示。

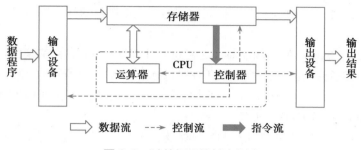

图 2-2　计算机硬件基本组成

（1）运算器（arithmetic unit）：由算术逻辑部件（ALU）、累加器、状态寄存器、通用寄存器组等组成，用来完成数据的算术运算和逻辑运算。

（2）控制器（control unit）：是整个计算机系统的控制中心，指挥计算机各部分协调工作，保证计算机按照预先规定的目标和步骤有条不紊地进行操作。控制器从存储器中逐条取出指令，并对其进行解析，完成指令所规定的操作。

控制器和运算器组成计算机的核心部分，即中央处理器（central processing unit，CPU）。

（3）存储器（memory）：指能接收数据和保存数据，并能根据指令或命令提供所存数据的装置。存储器一般指内部存储器。内部存储器又称内存或主存，直接通过总线和 CPU 相连，是计算机系统中的记忆设备，用来存放程序和数据。计算机中全部信息，包括原始数据、计算机程序、中间运行结果和最终运行结果都保存在内存中，所有程序的运行都是在内存中进行的。内存通常有以下 3 种：

1）只读存储器（read-only memory，ROM）：在制造时，信息（数据或程序）就被写入并永久保存。这些信息只能读出，一般不能写入，即使停电，这些数据也不会丢失。ROM 一般用于存放计算机的初始化程序和数据。

2）随机存储器（random access memory，RAM）：既可以从中读取数据，也可以写入数据。计算机内存容量即指 RAM 的容量。其特点是存取速度快，但是不能永久存放数据，一旦断电，内存中所存储的数据信息会全部丢失。

3）高速缓冲存储器（cache）：又称高速缓存，位于 CPU 与内存之间，起到缓冲的作用，是一个读写速度比内存更快的存储器。

存储器除了内存外，还有外部存储器。外部存储器需要通过输入输出（I/O）接口电路和主机相连并交换数据。外存储器的容量大，存取速度比内存慢，可用于长期保存数据。常用的外部存储器有只读存储光盘（CD-ROM）、软盘、硬盘、移动硬盘、磁带机、磁鼓、闪存（U 盘）、存储卡等。

（4）输入设备（input device）：是向计算机输入数据和信息的设备，是计算机与用户或其他设备通信的桥梁。键盘和鼠标是标准的输入设备。常用的输入设备还有触摸板、数字化输入板、触控屏幕、麦克风、扫描仪、条码阅读机、摄像头、数码相机等。

（5）输出设备（output device）：是计算机的终端设备，负责将计算机处理数据的最终结果，以人们能够识别的字符、表格、图形或图像等形式表示出来。标准的输出设备有显示器、打印机，常用的输出设备有音箱、耳麦、投影仪、绘图仪等。

2. 微型计算机组成　微型计算机（microcomputer）通常称个人计算机（personal computer，PC），一般由微处理器 CPU，内存储器、总线、输入/输出接口和输入/输出设备（input/output device）组成，如图 2-3 所示。

（1）主板（mainboard）：安装在主机箱内。主板上面是组成计算机的主要电路系统，

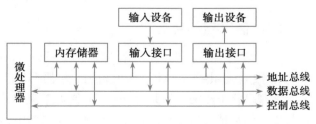

图 2-3　微型计算机组成

Note:

一般有 CPU、BIOS 芯片、I/O 控制芯片、扩充插槽等。主板质量的好坏,决定计算机硬件系统的稳定性。

(2) 输入输出接口(input/output interface):是主机与外部设备进行信息交换的纽带。主机通过 I/O 接口电路与外部设备进行数据交换。常用的 I/O 接口有串行接口、并行接口、键盘接口、磁盘接口、显卡、网卡和声卡等。绝大部分 I/O 接口电路都是可编程的,工作方式可由程序控制,一般都需要软件的支持,必须安装相应的驱动程序才能使用。

(3) 总线(bus):是一种内部结构,是 CPU、内存、输入输出设备传递信息的公用通道。按照所传输的信息类型,总线可以分为数据总线(data bus,DB)、地址总线(address bus,AB)和控制总线(control bus,CB),分别用来传输数据、传输地址和控制信号。

(二) 计算机软件系统

软件(software)是一系列按照特定顺序组织的计算机指令和数据的集合。软件包括程序、数据和文档。程序是计算机完成指定任务的指令的有序集合。文档是程序运行时所需的数据和系统帮助信息等辅助性文件。计算机软件一般可分为系统软件和应用软件两大类。

1. **系统软件**　指控制和协调计算机及外部设备、支持应用软件开发和运行的系统,主要功能是管理、监控和维护计算机硬件资源和软件资源。

(1) 操作系统(operating system,OS):是控制、管理计算机硬件资源和软件资源的大型系统软件,是计算机所有硬件和软件的组织者和管理者,能合理地组织计算机的工作流程,控制用户程序的运行,为用户提供各种服务。常用的操作系统有 Windows、Unix、Linux、OS/2、DOS 等。

(2) 程序设计语言(programming language):是用于书写计算机应用程序的语言,包括机器语言、汇编语言和高级语言。

1) 机器语言(machine language):直接使用二进制的指令代码编程,是计算机能直接识别的程序语言或指令代码,无须经过翻译。特点是运行速度快、难写、难读、难记忆、难移植。

2) 汇编语言(assembly language):对操作、存储部位和其他特征(如宏指令)提供符号命名的面向机器的语言。在不同的计算机系统中,汇编语言对应着不同的机器语言指令集,不可以移植。

3) 高级语言(high level language):是一种独立于机器,面向过程或对象的语言。高级语言是参照数学语言而设计的近似于日常会话的语言。Visual Basic(简称 VB)、Java、C、C++、Python、R 等都是高级语言。

(3) 语言处理程序:是为用户设计的编程服务软件,作用是将汇编语言或高级语言源程序翻译成计算机能识别的机器语言目标程序,以便计算机能够运行。这一转换由翻译程序来完成。翻译程序除了要完成语言间的转换外,还要进行语法、语义等方面的检查。翻译程序统称为语言处理程序,有汇编程序、编译程序和解释程序 3 种。

(4) 数据库管理系统(database management system,DBMS):是一种操纵和管理数据库的大型软件,用于建立、使用和维护数据库,对数据库进行统一的管理和控制,以保证数据库的安全性和完整性,如 Oracle、Access、Sybase、MySQL、SQL Server。DBMS 可以支持多个应用程序和用户用不同的方法建立、修改和访问数据库。

2. **应用软件(application software)**　是利用计算机解决某类问题而设计的程序的集合,是为满足用户不同领域、不同问题的应用需求而提供的软件,如 HIS、NIS。

四、信息与信息安全

(一) 数据和信息

1. **数据(data)**　是对客观事物的某些特征及相互联系的表述,是对客观事物的逻辑归纳,用来表示客观事物未经加工的原始材料。它来源于现实,可以是离散的数据,如数字、文字、符号等,也可以是连续的数据,如声音、视频等。在计算机科学中,数据指所有能输入计算机并被计算机程序处理的符号的总称。

2. 信息（information）　指数据经过加工处理后得到的有用的数据。信息是数据的含义，是人类可以直接理解的内容。信息依附于文字、符号、图像、图形、声音、动画、视频等呈现出来，这些文字符号被称为信息的载体。

3. 信息的特征

（1）传递性：如口耳相传、飞鸽传书、面对面沟通、电话和网络交流。信息传递是多样化的，能打破时空限制。

（2）共享性：信息可以被复制、传播并分享给多个用户。

（3）依附性：信息不能独立存在，信息的表示、传播、存储等都需要依附于一定的载体。相同的信息可以依附于不同的载体，如一个通知可以通过即时通信或者办公自动化平台（OA）发布。

（4）时效性：信息作为对事物运动状态和方式的反映，往往反映的只是事物某一特定时刻的状态，会随着客观事物的变化和时间的推移而变化，如天气预报、交通信息、患者体征信息等。

（5）价值相对性：信息的价值是相对的。相同的信息对不同的人而言，价值是不一样的。

（6）真伪性：信息有真实信息和虚假信息。虚假信息的产生可能是由人的认知差异或对信息的理解及所处的环境导致，也可能是信息源本身就是虚假的。

（二）信息安全

网络信息的快速发展和广泛应用，对人们的生活、工作、思维方式等产生了巨大的影响。人们在享受信息化带来的便利的同时，也面临着信息安全等许多问题。

1. 信息安全（information security）　长期以来，人们往往把信息理解为军事、政治和经济等社会生活中的情报，信息安全也往往被理解为情报的真实和保密。现代意义上的信息安全形成于电子通信技术，特别是数字技术问世之后，其内涵随着现代信息技术的发展与应用逐步丰富。信息安全是为数据处理系统建立和采用的技术及管理的安全保护，目的是保护计算机硬件、软件、数据不因偶然和恶意的原因而遭到破坏、更改和泄露。信息安全要保证信息的保密性、完整性和可用性。

（1）保密性（confidentiality）：确保信息在存储、使用、传输过程中不会泄露给非授权用户或实体。

（2）完整性（integrity）：确保信息在存储、使用、传输过程中不会被非授权用户对系统及信息进行不恰当的更改，保持信息内外部表示的一致。

（3）可用性（availability）：确保授权用户或实体对信息及资源的正常使用不会被异常拒绝，允许授权用户可靠而及时地访问信息资源。

2. 信息安全的威胁　威胁信息安全的因素是多种多样的，从现实来看，主要有以下几种情况：

（1）计算机病毒（computer virus）：是编制者在计算机中插入的破坏计算机功能或数据，影响计算机正常使用并且能够自我复制的一组计算机指令代码。计算机病毒潜伏在计算机中，达到某种条件时被激活，影响计算机系统正常运行，具有潜伏性、传染性、突发性、隐蔽性、破坏性等特征。

（2）黑客（hacker）：指那些拥有丰富的计算机知识和高超的操作技能，能在未经授权的情况下非法访问计算机系统或网络的精通计算机各类技术的计算机高手，已经成为信息安全的严重威胁。

（3）网络犯罪（network crime）：多表现为诈取钱财和破坏信息。犯罪主体将更多地由松散的个人转化为信息化、网络化的高智商集团和组织，跨国性不断增强。

（4）预置陷阱（network trap）：指在信息系统中人为地预设一些"陷阱"，以干预和破坏计算机系统的正常运行，是难以防范的一种威胁。

（5）垃圾信息（information garbage）：指利用网络传播违反法律及社会公德的信息。垃圾信息种类繁多，包括虚假信息、冗余过时信息和人们不需要的广告信息等。

（6）隐私泄露（privacy leakage）：在大数据时代，大量个人隐私数据存在于网络中。这些具有个人特征的信息碎片能汇集成细致全面的大数据集，构建个体画像。若不法分子利用各种手段获取个人信息，将会使人们受到各种伤害。

3. 信息安全技术 用于防止系统漏洞、外部黑客入侵,防御病毒破坏,对可疑的访问进行有效控制等,还包括数据灾难与数据恢复技术。典型的信息安全技术有:

（1）加密技术（encryption technique）:是利用技术手段把重要的数据变为乱码（加密）传送,到达目的地后再用相同或不同的手段还原（解密）。密码技术是信息安全的核心和关键技术。

（2）防火墙技术（firewall technology）:是一个由计算机硬件和软件组成的防御系统,部署于网络边界,是内部网络和外部网络之间的连接桥梁,对进出网络边界的数据进行保护,防止恶意入侵、恶意代码的传播等,保障内部网络数据的安全。

（3）入侵检测技术（intrusion detection technology）:是防火墙的合理补充,帮助系统对付网络攻击,可以对网络传输进行即时监视,在发现可疑传输时发出警报或者采取主动反应措施。

（4）容灾系统技术（disaster recover system technology）:指为计算机信息系统提供的一个能应对灾难的环境。当计算机系统遭受不可抗拒的自然灾难、人为灾难时,容灾系统将保证用户数据的安全性（数据容灾）。更加完善的容灾系统,还能提供不间断的应用服务（应用容灾）。

第二节 常用信息技术

信息技术（information technology,IT）是以计算机技术和现代通信技术为主要手段,实现信息的获取、加工处理、传递和利用等功能的技术总和,是一门多学科交叉的综合技术。信息技术的四大基本技术,即传感技术、通信技术、计算机技术和控制技术,互相作用、互相融合,形成了以智能信息服务为特征的大规模信息网。

一、计算机网络技术

（一）相关概念及功能

计算机网络指将地理位置不同的具有独立功能的多台计算机及其外部设备,通过通信线路连接起来,在网络操作系统、网络管理系统及网络通信协议的管理和协调下,实现资源共享和数据通信的计算机系统。计算机网络的主要功能有数据通信、资源共享和分布式处理等。

计算机网络技术（computer network technique）是通信技术与计算机技术相结合的产物。计算机网络技术把互联网上分散的资源融为一个有机整体,实现资源的全面共享和有机协作,使人们能够方便地使用资源并按需获取信息和服务。

（二）计算机网络的组成

计算机网络由网络硬件和网络软件组成。网络硬件包括主机、网络连接设备和传输介质。网络软件包括网络操作系统、网络管理系统及网络通信协议等。

1. 网络硬件

（1）主机（host）:一般分为服务器（中心站）和客户端（工作站）。服务器是为网络提供共享资源的基本设备,在其上运行网络操作系统,如文件服务器、域名服务器、Web 服务器和数据库服务器等。工作站是网络上的节点,可以有自己的操作系统,既可以共享网络上的公共资源,也可以单独工作。

（2）网络连接设备（network connection equipment）:是连接网络的各种设备的总称,包括网络适配器、集线器、交换机、路由器和网关等。

（3）传输介质（transmission medium）:是网络中传输信息的载体。常用的传输介质有有线传输介质和无线传输介质。有线传输介质指在两个通信设备之间实现的物理连接部分,主要有双绞线、同轴电缆和光纤。无线传输介质利用空间无线传输技术实现节点之间的通信,为用户提供移动通信,常用的无线传输介质有无线电波、微波、卫星信道、手机信号载波、威发（WiFi）等。

2. 网络软件

（1）网络操作系统（network operating system）:是运行在网络硬件基础上,为网络用户提供共享资源管理服务、基本通信服务、网络系统安全服务及其他网络服务的软件系统。网络操作系统是整个网络的核心,所有应用软件必须依靠网络操作系统的支撑才能运行。常用的网络操作系统有 Windows NT Server 4.0、Windows 2003 Server、NetWare、Linux、Unix 等。

(2) 网络管理系统(network management system):是一种通过软件和硬件配合对网络状态进行调整的系统,用来保障网络系统能够正常、高效运行,使网络系统中的资源得到更好的利用,可以对网络运行状况进行信息统计、报告、监控。

(3) 网络通信协议(network communication protocol):是为计算机网络中进行数据交换而建立的规则、标准或约定的集合。计算机网络由多个互联的节点组成,要做到各节点之间有条不紊地交换数据,就必须遵守一些事先约定好的规则,明确规定所交换的数据的格式和同步方式。网络通信协议由语法、语义和时序三个要素组成。

(三) 网络拓扑

网络拓扑(network topology)是计算机、网络设备及通信介质在计算机网络中的物理连接方式,即用传输介质互连各种设备的物理布局。

常见的网络拓扑主要有总线拓扑(bus topology)、环形拓扑(ring topology)和星形拓扑(star topology),以及由这三种结构衍生或组合而来的树形结构、网状结构、混合结构,还有以移动网络为基础的蜂窝网。常见网络拓扑如图 2-4 所示。

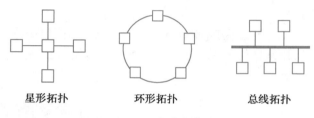

星形拓扑　　　　环形拓扑　　　　总线拓扑

图 2-4　常见的网络拓扑

(四) 网络体系结构

网络层次结构模型与各层协议的集合定义为网络体系结构(network architecture)。它指通信系统的整体设计,为网络硬件、软件、协议、存取控制和拓扑提供标准。

为了使不同厂家的计算机能够相互通信,统一标准,计算机网络分成若干层,各层之间依靠网络通信协议连接。目前广泛采用的是国际标准化组织(International Organization for Standardization, ISO)提出的开放系统互连参考模型(open system interconnection reference model, OSI-RM)。OSI-RM 将计算机网络体系结构划分为 7 层,从底层向上依次为物理层、数据链路层、网络层、传输层、会话层、表示层、应用层。每一层是一个独立的模块,具有自己的网络通信协议,用于完成某种功能。分层的体系结构具有各层之间相互独立、结构上可以分割、灵活性好、易于实现和维护、能够促进标准化工作等特点。OSI-RM 作为一种参考模型和完整体系,对今后计算机网络技术朝标准化、规范化方向发展具有指导意义。

(五) 计算机网络分类

1. 按照网络覆盖范围划分　可分为局域网、城域网和广域网。

(1) 局域网(local area network, LAN):是局部地区的一个区域网络,分布地区范围有限,可大可小,大到一栋建筑与相邻建筑之间的连接,小到办公室计算机之间的通信,可以实现文件管理、应用软件共享、打印机共享等功能。局域网通常采用光纤、双绞线作为传输介质,具有网络传输速度快、性能更稳定、框架简易、安装便捷、成本低、易扩展等特点。

(2) 城域网(metropolitan area network, MAN):覆盖范围介于局域网和广域网之间,可覆盖一个城市,通常使用光纤或微波作为网络的主干通道。

(3) 广域网(wide area network, WAN):覆盖范围更广,一般用于不同城市之间的局域网或城域网互联,覆盖范围从几十千米到几千千米;能连接多个地区、城市和国家,甚至横跨几个洲;能提供远距离通信,形成国际性的远程网络。

2. 按照拓扑结构划分　可分为星形网络、环形网络、总线网络、树形网络、网状网络、混合网络和蜂窝网络。

Note:

3. 按照传输介质划分 分为有线网络和无线网络。

(六) 互联网及其应用

互联网指由成千上万的不同类型、不同规模的计算机网络组成的世界范围的巨型网络,又被称为国际互联网。其特点是网络上的计算机(节点)全部采用 TCP/IP 进行通信。人们通常所说的因特网(Internet)可指互联网。

1. 传输控制协议/互联网协议(transmission control protocol/internet protocol, TCP/IP) 指能够在多个不同网络间实现信息传输的协议簇,是互联网中的最基本的协议,对互联网中各部分通信标准和方法进行了规定。目前,TCP/IP 参考模型逐渐取代了 OSI-RM,被认为是当今互联网的国际标准。与 OSI 不同,TCP/IP 参考模型将网络划分为网络接口层、网络互联层、传输层和应用层。

2. IP 地址(internet protocol address) 是 IP 协议提供的一种统一的地址格式,为每个连接在互联网上的主机分配的一个唯一的网络标识符。第 4 版互联网协议(IPv4)由 32 个二进制位组成,为了表示方便,通常将每个字节用与其等效的十进制数字表示,范围是 0~255,每个字节间用圆点"."分隔。

3. 域名系统(domain name system, DNS) 是互联网的一项服务,是因特网使用的命名系统,用来把便于人们使用的机器名字转换为 IP 地址,是将域名和 IP 地址相互映射的一个分布式数据库。

知 识 拓 展

物 联 网

物联网是把所有物品通过射频识别等信息传感设备与互联网连接起来,实现智能化识别和管理;通过部署具有一定感知、计算、执行和通信能力的各种设备获得物理世界的信息,通过网络实现信息的传输、协调和处理,从而实现人与人、物与物、物与人之间信息交换;具有全面感知、可靠传输和智能处理等特征,是建立在互联网上的应用扩展。

物联网关键技术涉及计算机、网络、射频识别、传感器、定位、自动识别、AI 和数据挖掘技术等,应用已经非常广泛,其中智能医疗是物联网技术的典型应用。

二、数据处理技术

数据是用于表示客观事物的未经加工的原始素材。数据处理指从大量的原始数据中提取出有价值的信息,即数据转换成信息的过程,包括对数据的采集、存储、传输、处理等全过程。数据处理技术广泛应用于医疗行业。

(一) 数据与数据类型

1. 数据与大数据 数据是描述客观事物的、存储在某种介质上能够识别的物理符号。万事万物皆可能基于不同的原理产生各种类型的数据。仪器设备、应用软件平台在与人类交互的过程中,产生大量的数据。例如护士在护理患者过程中,会产生大量的护理数据。数据是各种信息技术的基础。

如今数据不再仅仅是传统的数据,而是成为一种可协同解决各种领域问题基础资源,大数据因此应运而生。大数据(big data)指规模巨大、种类繁多、富有深度的数据集,无法在一定时间范围内用传统的常规的数据处理工具对其处理,需要新的处理模式才能捕捉、管理和处理大而复杂的数据信息。

2. 数据类型

(1) 从 IT 角度来看,数据分为三种类型。

1) 结构化数据(structured data):指可以使用关系数据库表示和存储而表现为二维形式的数据,严格地遵循数据格式与长度规范。数据以行为单位,一行数据表示一个实体的信息,每一列数据的属性是相同的。例如企业资源计划(ERP)、财务系统、HIS 中的数据库等使用的都是结构化数据。

2)半结构化数据(semi-structured data):不符合关系数据库数据表的形式,但包含相关标记,用来分隔语义元素及对记录和字段进行分层。半结构化数据中同一类实体可以有不同的属性,即使他们被组合在一起,这些属性的顺序也不重要,具有很好的扩展性。

3)非结构化数据(unstructured data):指没有固定结构的数据,也没有预定义的数据模型,是不方便用数据库二维逻辑表来表现的数据。非结构化数据其格式非常多样,标准也是多样性的,如各种文档、图片、视频、音频等。

(2)根据医护数据的表现形式,数据类型可以总结为以下几种:

1)叙述型数据(narrative data):由医生记录的内容,如主诉、病史等。

2)测量数值(numerical measurements):如身高、体重、血压、体温、化验值等。

3)编码数据(coded data):如疾病分类号、患者编号、药品编号、医技人员编号等。

4)文本数据(textual data):某些以文本形式报告的结果,如病理报告单、放射线报告单等。

5)记录的信号(recorded signals):对机器自动产生的信号记录后的数据,如心电图、脑电图等。

6)图像数据(image data):如计算机体层成像(CT)、磁共振成像(MRI)、超声图像等。

医学数据主要来源于几方面:医院临床数据,包括患者基本信息、EMR、诊疗数据、护理数据、医学影像数据、药品管理信息数据等;公共卫生数据,包括个人基本信息、主要就医医院信息、健康问题摘要、卫生服务记录数据等;移动健康医疗数据,包括可穿戴设备量化数据、互联网医疗平台数据、医学研究与疾病监测数据等。

(二)数据采集

数据采集(data acquisition)又称数据获取,即利用一种装置或程序从系统外部采集数据,并输入到系统内部。在工业领域,被采集数据是已被转换为电信号的各种物理量,如温度、水位、风速、压力等,可以是模拟量,也可以是数字量;在医疗领域,数据可以是患者的生命体征、化验指标、药品、设备物资、医护人员等信息。

数据采集是数据处理的基础,是信息管理和决策的基石。数据采集并不容易,数据被封闭在不同的软件系统中。数据源多种多样,数据量大,数据更新快。

1. 数据采集原则　要保证数据采集质量,一般要遵循以下原则:

(1)可靠性原则:指采集的数据必须是真实对象或环境所产生的,保证数据来源是可靠的,能反映真实的状况。

(2)完整性原则:指采集的数据在内容上必须完整无缺,数据采集必须按照一定的标准要求,采集反映事物全貌的数据信息。

(3)实时性原则:指能及时获取所需的数据信息。

(4)准确性原则:指采集到的数据信息的表达是无误的。

(5)自动化原则:指数据采集以自动化手段为主,尽量不使用人工录入的方式。

2. 数据采集技术　数据采集环节关注数据在哪里,如何获取数据,如何从潜在的数据源中获取数据;根据数据源的应用领域及类型,有多种数据采集的技术手段。

(1)感知设备采集技术:指通过智能仪表、传感器、监控设备、定位技术和其他智能终端,自动采集信号、图片或录像来获取数据。

(2)应用程序接口技术:指可以通过应用程序接口(application program interface,API)将其他系统中的数据采集到本系统中。

(3)互联网采集技术:指散布于互联网上的数据(如门户网站、社交平台、社区论坛等数据),可以通过万维网爬行器(Web crawler)实现自动获取。

万维网爬行器又可称网络爬虫、网页蜘蛛或网络机器人,是按照一定的规则,自动地抓取网络信息的程序或者脚本,支持图片、音频、视频等文件或附件的采集,还可以利用网络共享的资源获取数据。

(4) 批量数据导入技术:指对已有的批量的结构化数据,可以通过导入工具将其导入系统中。

(5) 直接录入技术:指对于观察、叙述和测量的数据,可以通过系统录入页面将数据录入至系统中,如患者主诉、病史、血压、体温等数据。

(6) 调研访谈技术:指采用全自动电话访谈技术取代传统的调研方式获取数据信息。例如患者术后跟踪,患者通过电话语音回答或按键来回答问题,系统会直接把信息保存在系统中;还可以通过网络调研系统运用专门的问卷链接及传输软件,自动将数据传送到系统上。

(三) 数据存储

常用的数据存储介质有磁盘、磁盘阵列、磁带等,数据存储组织方式因存储介质而异。磁盘是最常用的数据存储介质,用于长期保存各类数据,在磁盘上各类数据是以文件的形式存放的。如今数据存储技术不断更新换代,要求对数据存储时间更为长久、存储方式更为安全、存储介质更为稳定、存储成本更为低廉。数据存储技术有数据库存储技术、基于磁盘的存储技术和云存储技术三种。

1. 数据库存储技术 主要研究如何存储、使用和管理数据。数据库(database,DB)是储存在计算机内的、有组织、可共享的数据和数据对象(如表、视图、存储过程等)的集合。这种集合按一定的数据模型来组织和描述,同时能够以安全可靠的方法进行检索和存储。

数据库有数据结构化、数据共享和数据独立性等特点,可以供多个用户或应用程序共享,大大地减少了数据的冗余和不一致性,而且不会因为应用程序的变化而发生变化,便于应用程序开发和数据维护。最常见的数据库主要有关系数据库和非关系数据库。

随着应用领域的不断扩展,关系数据库已经不能有效地处理多维数据、互联网应用中半结构化数据和大量的非结构化数据,如 Web 页面、音视频等;当到达一定规模时,高并发读写性能低,所支持的容量也有限。

非关系数据库在特定的场景下可以发挥高效率和高性能优势,可作为对传统关系数据库的一个有效的补充,迅速发展起来。常用的关系数据库管理系统有 Oracle、MySQL、Sybase、DB2 等,非关系数据库管理系统有 HBase、MongoDB 和 Redis 等。

2. 基于磁盘的存储技术 对于普通用户而言,最常见的存储设备是硬盘。大部分的台式机、服务器、手机是内置存储系统,即存储器安装在设备内部,这种存储称为内部存储。目前内部存储已不能满足应用系统的需求。同时互联网的数据存储既要满足大容量的需求,又要满足快速、高效的读取和存储速率要求,对计算机网络存储技术的要求较高,因此外挂式存储应运而生。

外挂式存储技术是基于磁盘外挂的存储技术,分为直连式存储、网络接入存储、存储区域网三种技术。

(1) 直连式存储(direct-attached storage,DAS):是比较早的存储技术,是通过数据通道将存储介质和服务器直接相连,从而实现数据存储的技术。DAS 将外部的数据存储设备直接挂接在服务器内部的总线上,数据存储设备被看作是服务器结构的一部分。在 DAS 模式中,存储设备不具有操作系统的功能,只能进行数据存储。DAS 成本低,配置简单,灵活,但存储不能共享。数据量越大,备份和恢复的时间就越长,对服务器硬件的依赖性和影响就越大。

(2) 网络接入存储(network-attached storage,NAS):又称网络附加存储,全面改进了以前低效的 DAS 方式,将存储设备直接连接到网络上,网络服务器通过网络,实现数据存储和管理功能。NAS 的数据存储不再是服务器的附属,而是作为独立网络节点而存在于网络之中,可由多个网络用户共享。NAS 方式的安装和部署容易,即插即用,使用和管理比较方便。

(3) 存储区域网(storage area network,SAN):创造了存储的网络化,主要通过光纤通道将存储阵列和服务器主机连接起来,成为一个专用的存储网络。SAN 本质上是一种专门为存储建立的专用网络,独立于 TCP/IP 网络之外,扩展能力较强,并能方便、高效地实现数据的集中备份。

3. 云存储技术 是计算机技术的衍生,是一种新兴的网络存储技术。它通过集群应用、网络技术和分布式文件系统,将网络中大量的、不同类型的存储设备通过软件集合起来以进行协同工作,共同对外提供数据存储和业务访问。云存储可比作一个"云"上的巨大容量的存储池,通过互联网技术,用户可以实现随存随取的网络存储。

虚拟化存储技术、无线存储技术、动态存储技术等新型数据存储技术的研究和实现将会是未来存储技术发展的重点。

(四)数据传输

数据传输(data transmission)是按照一定的规程,通过一条或者多条数据链路,将数据从数据源传输到数据终端,实现点与点之间的信息传输与交换,是数据从一个地方传送到另一个地方的通信过程。

1. 数据传输方式

(1)按照数据传送的频带,数据传输方式可以分为基带传输、频带传输和宽带传输。

1)基带传输(baseband transmission):指数据终端输出的未经调制变换的数字信号(0 或 1)直接在信道上传输的一种传输方式。

2)频带传输(frequency band transmission):指数字信号经过调制后,将其变成了相应的模拟信号后再进行传输。频带传输适合远距离传输或无线传输。

3)宽带传输(broadband transmission):是借助频带传输,将信道链路分成两个或多个信道,每个信道分别传输不同的信号(如传送音频、视频信号等)。宽带传输中所有的信道可以同时互不干扰地传输信号,链路容量大大地增加。

(2)按数据代码传输的顺序,数据传输方式可以分为并行传输和串行传输。

1)并行传输(parallel transmission):是将数据以成组的方式在两条以上的并行信道上同时传输。并行传输相对速度更快,但成本高,适用短距离传输。

2)串行传输(serial transmission):指在一条信道上将数据一位一位地依次传输,每一位数据占据一个固定的时间长度。串行传输适用于远距离数据通信。

(3)按照数据传输的同步方式,数据传输方式可分为同步传输和异步传输。

1)同步传输(synchronous transmission):以数据块为传输单位。每个数据块的头部和尾部都要附加一个特殊的字符或比特序列,标记一个数据块的开始和结束,一般还要附加一个校验序列,以便对数据块进行差错控制。同步传输是以固定的时钟节拍来发送数据信号的,数据块与数据块之间的时间间隔是固定的,必须严格地规定它们的时间关系。

2)异步传输(asynchronous transmission):又称起止式传输,一般以字符为单位。每一个字符按照一定的格式组成一个帧进行传输,即在每个字符码前加 1 个起始位,以表示字符代码的开始,在字符代码和校验码后面加 1 或 2 个停止位,表示字符结束。

(4)按照数据传输的流向,数据传输方式可分为单工、半双工和全双工数据传输。

1)单工传输(simplex transmission):指在通信过程的任意时刻,只能沿一个指定的方向进行单向数据传输数据,从终端 A 传输到终端 B 或反向传输。

2)半双工传输(half-duplex transmission):允许在两个方向上传输数据,即从 A 端传输数据到 B 端,或从 B 端传输数据至 A 端,但不能同时在信道上进行双向传输。

3)全双工传输(full-duplex transmission):允许数据同时在两个方向上传输。

2. 数据传输信道(transmission channel) 指为数据信号传输提供的通路。不同的传输信道对数据传输速率、传输质量影响很大。

数据传输信道的种类很多,按照传输信号的类型可分为模拟信道和数字信道;按信道的使用方法可分为专用信道和公共交换信道;按传输媒体介质可分为有线信道与无线信道。有线传输信道包括明线、对称电缆、同轴电缆和光缆等;无线传输信道包括微波、短波、卫星、蓝牙、WiFi 等。

Note:

3. 常用无线通信技术

（1）蓝牙（bluetooth）：是一种短距离无线电技术，能够在 10m 的半径范围内实现点对点或一点对多点的无线数据传输。蓝牙被广泛应用于无线办公、汽车工业、智能家电、医疗设备、学校教育和工厂自动控制等领域。

（2）WiFi：是按照 IEEE 802.11 标准 [即无线局域网通用标准，是由电气和电子工程师协会（IEEE）所定义的无线网络通信标准] 实现无线局域网的技术，覆盖范围较广、传输速度更快，适合高速数据传输的业务。

（3）近场通信（near field communication，NFC）：是一种近距离无线通信技术，可以通过非接触方式，进行近距离下的电子设备身份识别或信息交换。使用了 NFC 的设备可以在彼此靠近的情况下进行数据交换。NFC 是由非接触式射频识别演变而来的，利用移动终端实现移动支付、电子票务、门禁、移动身份识别、防伪等应用。

（4）通用分组无线业务（general packet radio service，GPRS）：是一种基于全球移动通信系统（global system for mobile communications，GSM）的无线分组交换技术，使移动用户能在端到端分组传输模式下发送和接收数据的无线分组业务。

（5）卫星通信技术（satellite communication technology）：是一种利用人造地球卫星作为中继站来转发无线电波而进行的两个或多个地球站之间的通信。卫星通信具有覆盖范围广，通信容量大，传输质量好，组网方便，便于实现全球无缝链接等众多优点。

（五）数据处理

数据处理的基本目的是从大量的、可能是杂乱无章的、难以理解的数据中抽取并推导出对于某些特定人群而言是有价值、有意义的数据。

护理数据的处理一般分为两个方面，一是护理信息数据的管理和处理，二是护理资料的分析和统计。

1. NIS 技术　护理数据主要来自在医疗护理行为中产生的业务数据。护理数据从口述、记忆、纸笔记录发展到电子数据；数据类型从统计数据，发展到心电、脑电等信号数据，再发展到 CT、MRI、PET 等图像数据。对这些护理数据进行科学管理和分析后，可为医疗护理提供帮助，提高护理效率。

HIS、NIS、EMR、LIS 等信息管理系统都与护理业务密切相关，护士有必要了解和掌握。

2. 护理数据统计分析技术　对护理数据进行管理、统计和分析，是护士开展科研活动和指导临床护理实践的重要依据。目前，可用于护理数据信息统计分析的系统和软件较多。

例如 SAS、SPSS 软件等都是比较流行的统计分析软件。R 语言是一种用于统计计算与绘图的编程语言具，具有强大的统计制图功能，常用于护理数据的分析和统计。Python 语言是一种功能强大的跨平台面向对象的程序设计语言，是目前应用最为广泛的计算机语言之一，以快速解决问题而著称，提供了丰富的内置对象、运算符和标准库对象，具有简单易学、面向对象、跨平台、模块丰富等特点。Python 在云计算、图形处理、科学计算、数据库编程、Web 开发、机器学习、AI 等领域有广泛应用，并逐渐融入医疗护理之中，用于智能护理，智慧医疗、病理诊断、影像、肿瘤治疗等。

3. 大数据处理技术　数据处理是对纷繁复杂的海量数据价值的提炼，其中最有价值的地方之一在于预测性分析，即通过数据可视化、统计模式识别、数据描述等数据挖掘形式帮助专家更好地理解数据，根据数据挖掘的结果得出预测性决策。

医疗护理大数据正在迅速增长，医疗护理数据处理系统与软件技术的发展与大数据、云计算、数据安全等技术紧密结合，呈现蓬勃发展的趋势。大数据处理一般包括大数据采集、大数据预处理、大数据存储及管理、大数据分析及挖掘、大数据展现和应用等关键技术，详细内容可见第十四章。

三、自动识别技术

自动识别（automatic identification）通常与数据获取（data capture）联系在一起，所以经常被定义为自动标识与数据采集。自动标识与数据获取（automatic identification and data capture, AIDC）指应用一定的识别装置，通过被识别物品和识别装置之间的接近活动，自动地获取被识别物品的相关信息，并提供给后台的计算机处理系统，来完成相关后续处理的一种技术。自动识别技术解决了人工录入劳动强度大和数据误码率高的问题，是将信息数据自动识读、自动输入计算机的重要方法和手段。常用的自动识别技术有以下几种：

（一）条码识别技术

条码（bar code）又称条形码，是将宽度不等的多个黑条和空白，按照一定的编码规则排列，用以表达一组信息的图形标识符。其技术的核心内容是利用光电扫描设备，识读这些条码符号来实现机器的自动识别，并快速、准确地把数据录入计算机进行数据处理，从而达到自动管理的目的。条码根据排列方式，又分为一维码和二维码。

1. 一维码　是由反射率相差很大的黑条和白条（空）排成的平行线图案；或者可表述为是由平行排列的宽窄不同的线条和间隔组成的二进制编码。条码可以标出物品的制造厂家、商品名称、生产日期、医护人员、设备物资等许多信息，在医院信息管理、商品流通、图书管理、邮政管理、银行系统等领域都得到了广泛的应用。

2. 二维码　是在一维码无法满足实际应用需求的前提下产生的，是用某种特定的几何图形按一定规律的，在平面分布的、黑白相间的记录数据符号信息的图形。二维码在代码编制上巧妙地利用构成计算机内部逻辑基础的"0""1"比特流的概念，使用若干个与二进制相对应的几何形体来表示文字数值信息，通过图像输入设备或光电扫描设备自动识读以实现信息自动处理。二维码依靠其庞大的信息携带量，能够存储过去使用一维码时存储于后台数据库中的信息，直接通过阅读即可得到相应信息；有错误修正及防伪功能，增加了数据的安全性。

（二）生物识别技术

生物识别（biological recognition）指通过计算机与光学、声学、生物传感器和生物统计学原理等高科技手段密切结合，利用动物固有的生理特性（如指纹、脸像、虹膜等）和行为特征（如笔迹、声音、步态等）来进行身份鉴定的技术。生物识别比传统身份鉴定方法更加安全、保密和方便，具有不易遗忘、防伪性能好、不易伪造或被盗、随身"携带"和随时随地可用等优点。生物识别可分为：

1. 语音识别（speech recognition）　指通过分析人的声音的物理特性来进行识别的一种非接触的识别技术。语音识别涉及心理学、生理学、声学、语言学、信息理论、信号处理、计算机科学、模式识别等多个学科，具有广阔的应用前景，如语音检索、命令控制、自动客户服务、机器自动翻译等。

2. 人脸识别（face recognition）　指利用、分析、比较人脸视觉特征信息进行身份鉴别的技术。目前，人脸识别已经非常成熟，应用于门禁考勤、防盗、电子护照、身份验证、电子政务、电子商务认证和交易等场景。

3. 指纹识别（fingerprint recognition）　指通过比较指纹的细节特征点来进行自动识别。指纹识别常用于门禁、电子商务、手机，以及银行、医院等场景下的身份验证。

（三）图像识别技术

图像识别（pattern recognition）是 AI 的一个重要领域，是利用计算机对图像进行处理、分析和理解，以识别各种不同模式的目标和对象的技术。图像识别是立体视觉、运动分析、数据融合等实用技术的基础，在导航、地图与地形配准、自然资源分析、天气预报、环境监测、AI、医学诊断等领域都有着重要的应用价值。

（四）磁卡识别技术

磁卡（magnetic card）是一种磁记录介质卡片，由高强度、高耐温的塑料或纸质涂覆塑料制成，利用磁性载体记录字符与数字信息，用来标识身份或其他用途，能防潮、耐磨且有一定的柔韧性，携带方便、使用较为稳定可靠。

Note:

磁卡能够在小范围内存储较大数量的信息,磁条上的信息可以被重写或更改。磁卡可用于制作就诊卡、信用卡、银行卡、地铁卡、公交卡、门票卡、电话卡等。需注意的是,磁卡在使用中会受到诸多外界磁场因素的干扰,容易消磁。

(五) IC 卡识别技术

IC 卡(integrated circuit card)是一种将集成电路芯片嵌装于塑料等基片上而制成的集成电路卡,又称智能卡(smart card)或智慧卡(intelligent card)。IC 卡通过卡里的集成电路存储信息,采用射频技术与支持 IC 卡的读卡器进行通信。IC 卡具有体积小、便于携带、存储容量大、可靠性高、使用寿命长、保密性强、安全性高等特点,广泛应用于医疗护理中的身份证明。

(六) 光学字符识别技术

光学字符识别(optical character recognition,OCR)属于图形识别,通过电子设备(如扫描仪或数码相机),采用光学的方式将纸质文档中的文字转换成黑白点阵的图像文件,并通过识别软件将图像中的文字转换成文本格式,供文字处理软件进一步编辑加工。OCR 从影像到结果输出,须经过影像输入、影像预处理、文字特征抽取、比对识别、人工校正、结果输出等过程。

(七) 射频识别技术

射频识别(radio frequency identification,RFID)是通过无线电波进行数据传递的一种非接触式的自动识别技术。RFID 通过射频信号自动识别目标对象并获取相关数据,识别工作无须人工干预,可工作于各种恶劣环境。与条码识别、磁卡识别和 IC 卡识别相比,RFID 具有无接触、抗干扰能力强、可同时识别多个物品等优点,广泛应用于医疗卫生、交通、防伪、物流、安全防护等领域。

四、移动定位技术

移动定位技术是利用无线移动通信网络,通过特定的定位技术来获取移动终端用户的位置信息(经纬度坐标),以便为移动终端用户提供相关的位置信息服务,如导航、调度、实时监测和跟踪等。随着全球移动用户数量的增加,移动定位技术也随着计算机技术和无线通信网络技术的发展而得到广泛的应用,如紧急救助、智慧医疗、智能交通、物流管理、特定跟踪服务等领域。

(一) 常用的移动定位技术

移动定位技术一般有两种,一是基于位置服务的基站定位技术,二是基于全球定位系统(GPS)的定位技术。

1. 基于位置服务(location based service,LBS)的基站定位技术 一般通过无线终端设备(如手机)和无线通信网配合,确定移动用户的实际位置信息。利用各类型的定位技术来获取定位设备当前的所在位置,通过移动互联网向定位设备提供信息资源和基础服务。首先,用户可利用定位技术确定自身的空间位置,随后用户可通过移动互联网来获取与位置相关资源和信息。LBS 服务中融合了移动通信、互联网络、空间定位、位置信息、大数据等多种信息技术,利用移动互联网络服务平台进行数据更新和交互,使用户可以通过空间定位来获取相应的服务。

2. 基于 GPS 的定位技术 GPS 是一种将卫星定位和导航技术与现代通信技术相结合的定位系统,利用该系统,用户可以在全球范围内实现全日、连续、实时的三维导航定位和测速。GPS 通常由卫星空间、地面控制、终端设备三个核心的部分组成,这三个部分共同协调配合,完成定位工作。

GPS 虽然具有定位精准等优点,但是需要移动终端(接收机)内置卫星天线和定位芯片等模块。其定位精度受终端所处环境的影响较大,如用户在室内或在高大建筑物之间时,由于可见的卫星数量较少,定位精度将降低,甚至无法完成定位。GPS 可以用于陆地、海洋、航天、交通等应用领域,为船舶、汽车、飞机、行人等运动物体进行定位导航,为智慧医疗、智慧城市、智慧交通提供精准的定位技术保障。

北斗卫星导航系统

北斗卫星导航系统(Beidou satellite navigation system)是中国自行研制的全球卫星导航系统，也是继美国 GPS、俄罗斯 GLONASS 之后的第三个成熟的卫星导航系统。北斗卫星导航系统由空间段、地面段和用户段三部分组成，可在全球范围内全天候、全天时为各类用户提供高精度、高可靠定位、导航、授时服务，并且具备短报文通信能力。

(二) 移动定位技术的应用

1. 紧急救援　危险情况下的紧急救援十分重要。若用户的手机支持移动定位业务，用户可以拨打救援中心的电话。移动通信网络会将获得的用户位置信息和用户的语音信息一并传送到救援中心。救援中心接到呼叫后，根据得到的用户位置信息，能采取迅速、高效的救援活动，大大提高救援的成功率。

2. 交通工具导航　智能交通系统提供如车辆及旅客位置、车辆的调度管理、监测交通事故、疏导交通等服务，从而实现动态交通流分配、定位导航、事故应急、安全防范、车辆追踪、车辆调度等功能。

3. 在医疗行业的应用

(1) 医院医疗设备及医疗物资管理：指可以对绑定定位标签的固定资产实时定位追踪，紧急救援时，根据系统后台上的设备位置信息，能够就近即时调配物资，高效整合医用资源，快速进行患者救治工作；可以实时监测移动医护设备的位置信息，并通过与该移动医护设备对应的无线传输模块，传输至管理终端，管理终端对位置信息进行分析处理，并在移动医护设备超出预设监控区域时输出报警控制信号以触发报警。

(2) 对人员的监护和管理：指可以对佩戴定位标签的院内医护人员、住院患者、安保人员进行实时定位和管理；为佩戴手环的重症患者和儿童设置安全活动区域，并记录其健康数据，为治疗过程提供数据参考；如果被监护者离开安全范围，系统会及时发出报警信号，告知管理者给予及时救助；基于医护人员、安保人员的实时位置数据，可以实现紧急事件的人员快速调度响应，提高处置效率；对医护人员的历史轨迹、在岗时间等维度进行智能考核分析，可作为工作考核参考指标。

(3) 就医导航：就诊方面，患者可以通过手机实现医院室内导航，一键搜索诊室和病房，三维地图跨楼层语音指引，快速到达目的地；医院手机 APP 平台为患者就医提供挂号、就诊签到、预约检查、分诊等导航服务，减少患者时间损耗，提高就诊效率；方便医院监测每个时间段的人流情况，并根据就诊数量动态调整医疗工作，实现资源最优配置。

(4) 移动护理管理系统：指通过对临床护理的流程化、规范化管理，将护理评估、护理处置等日常业务与护士岗位管理、绩效考核结合，协同临床诊疗路径、护理路径，实现患者从入院到出院的全过程护理活动跟踪服务，有效提高护理服务质量和工作效率，量化护理操作，为护士的定岗定级和工作量统计提供数据支持。

五、云计算技术

(一) 云计算的概念及特点

云计算的概念自提出之日起就一直处于不断的发展变化之中。云计算的定义有多种，总结起来，可以这样理解云计算的概念(图 2-5)。云计算中的

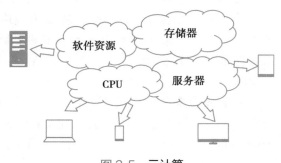

图 2-5　云计算

"云"是一种比喻的说法,指由互联网上硬件资源(如存储器、服务器、CPU 等)和软件资源(如应用软件、集成开发环境等)构成的资源池。这些资源池由云计算提供商负责管理并提供服务,用户根据需要付费获取服务(如存储空间、计算能力和信息等)。

云计算技术包括分布式计算(distributed computing)、并行计算(parallel computing)、效用计算(utility computing)、网络存储(network storage technologies)、虚拟化、负载均衡(load balancing)等技术,是计算机技术、通信技术和网络技术融合的产物。云计算的优势在于高灵活性、可扩展性和高性比等。与传统的网络应用模式相比,云计算具有如下特点:

1. 虚拟化　云计算最为显著的特点是突破时间、空间的限制。用户可以随时随地利用各种终端设备,通过网络获取来自云端的各种资源及服务,而不需要知道这些资源在哪里。

2. 高可扩展性　云计算规模可以根据用户的需要进行调整和动态伸缩,可以满足用户和应用大规模增长的需要。

3. 超大规模　"云"具有超大的规模,国内外各大公司的云计算已经拥有近千万台的服务器,能赋予用户前所未有的存储与运算能力。

4. 高可靠性　云计算使用了数据多副本容错,采用计算节点同构可互换措施来保障服务的高可靠性。

5. 按需服务　云计算采用按需服务的模式,用户可以根据需求自行购买,降低用户投入成本,并获得更好的服务。

6. 通用性好　对于特定的服务和应用,云计算在云技术的支撑下可以同时提供不同的服务和应用。

7. 价格低廉　云计算的自动化集中式管理使大量用户不需要负担高昂的管理成本,就可以享受云计算资源与服务。

（二）云计算的关键技术

1. 虚拟化（virtualization）　指将各种计算和存储资源充分整合并高效利用。它包含资源、网络、应用和桌面在内的全系统虚拟化,可以实现将所有的硬件设备、软件应用和数据隔离开,打破硬件配置、软件部署和数据分布的界限,实现信息技术架构的动态化,实现资源的统一管理和调度,使应用能够动态地使用虚拟资源和物理资源,提高资源的利用率和灵活性。

2. 分布式存储（distributed storage）　指将数据分散存储到多个数据存储服务器上,分担存储负荷,利用位置服务器定位存储信息,可以提高系统的可靠性、可用性和存取效率,还易于扩展。

3. 并行编程技术　云计算是一个多用户与多任务,支持并发处理的系统。采用并行编程模式,在同一时间同时处理多个计算任务,可以高效、快速地通过网络把强大的服务器计算资源便捷地分发到终端用户手中。

4. 大数据管理技术　处理海量数据是云计算的一大优势。云计算需要对分布在不同服务器上的海量数据进行处理和分析,而数据管理技术能够高效、稳定地管理大量的数据。

5. 云平台技术　云计算资源规模庞大,服务器数量众多且分布在不同地点,同时运行着众多应用。云平台技术能够有效地管理这些资源和应用协同工作,快速发现并且恢复系统故障,通过自动化、智能化手段,使云系统高效、稳定运行;能够帮助用户实现基础架构整合,实现硬件资源和软件资源的统一管理、统一分配、统一部署、统一监控和统一备份,打破应用对资源的独占,让云平台价值得以充分发挥。

6. 云安全技术　在云计算体系中,安全涉及很多层面,包括网络安全、服务器安全、软件安全、系统安全等。云安全技术的发展把传统安全技术提到一个新的阶段。不管是软件安全厂商,还是硬件安全厂商都在积极研发云安全技术、产品和方案。

（三）云计算的服务模式

云计算既是一种新的计算模式，也是一种新的服务模式。

1. 基础设施即服务（infrastructure as a service，IaaS） 指用户通过网络可以获得信息技术基础硬件资源，并根据用户资源使用量和使用时间进行计费的一种服务模式。基础设施包括CPU、内存、网络等计算资源，用户能够部署和运行各种软件。IaaS处于整个构架的底层，提供的是用户直接使用的计算资源、存储资源和网络资源。

2. 平台即服务（platform as a service，PaaS） 指把服务器平台或开发环境作为服务提供给用户的一种云计算服务。PaaS处于结构的中间层，利用IaaS提供的资源建立平台，为用户提供开发、测试和运行环境。用户可以创建、测试和部署应用及服务，并通过其他服务器和互联网传递给其他用户使用。

3. 软件即服务（software as a service，SaaS） 处于结构的最上层，是一种通过互联网按需提供软件的模式，用户不需要购买软件，而是通过互联网向特定的供应商来租用自己所需要相关软件的服务。

（四）云计算的部署模式

云计算的部署模式指部署云计算服务的模式，有3种，即公有云、私有云和混合云。

1. 公有云（public cloud） 指第三方提供商为用户提供的能够使用的云，核心属性是共享资源服务。这些服务多半是免费的，有的也要按需付费。独立构建、联合构建、购买商业解决方案和使用开源软件是公有云的主要构建方式。

2. 私有云（private cloud） 指为特定的组织机构建设的单独使用的云，所有的服务只提供给特定的对象或组织机构使用，可以对数据存储、计算资源、安全性和服务质量进行有效的控制。

3. 混合云（hybrid cloud） 指供给自己和其他客户共同使用的云，所提供的服务既可以供给别人使用，也可以为自己服务。

在混合云部署模式下，公有云和私有云相互独立，但在云的内部又相互结合，可以发挥混合云中所有云计算模式的各自优势。

（五）云计算的应用

云计算在全球得到迅速发展，已广泛应用于云存储、云物联、云安全、云办公、云护理等领域。

1. 云存储 指通过网络技术、分布式文件系统或集群应用等功能，将网络中数量庞大且种类繁多的存储设备通过应用软件集合起来协同工作，共同对外提供数据存储和业务访问的功能，保证数据的安全，并节约存储空间。

2. 云物联 指基于云计算技术的物理相连。云物联可以将传统物品通过传感设备感知的信息和接收的指令连入互联网中，并通过云计算技术实现数据存储和运算，从而建立物联网。目前有很多物联网产品，实现了基本的人与物、物与物交互，可以应用到安防、交通、家庭、办公室、医院和酒店等场合，无论用户身处何处，都可以使用网络、手机、平板电脑实现场景远程控制。

3. 云安全 是云计算技术的重要应用，融合了并行处理和未知病毒行为判断等新兴技术，通过网状的大量客户端对互联网中软件行为的异常进行检测，获得互联网中木马、恶意病毒的最新消息，并传送到服务器端进行自动分析和处理，最后把木马、恶意病毒的解决方案分发到每个客户端。

4. 云办公 作为信息技术业的发展方向，正在逐渐形成其独特的产业链。云办公可以提高企事业单位办公效率，降低办公成本。

5. 云护理 基于云计算的智能云护理系统正在各级医院广泛应用，即通过移动终端采集护理数据，利用电脑终端编辑护理表单并上传至云护理服务器。服务器分别进行数据采集控制和基于AI的护理应用处理。云护理服务器通过无线网络与HIS连接，实现动态的护理数据管理。

Note:

人工神经网络

人工神经网络（artificial neural network，ANN）指将大量的人工神经元经广泛互联而组成的人工网络，用来模拟人脑神经系统的结构和功能，是对生物神经的抽象与模拟。它从信息处理角度对人脑神经系统进行抽象处理，建立某种模型，按不同的连接方式组成不同的网络。它的算法模拟生物神经网络，是一种模式匹配算法，通常用于解决分类和回归问题。人工神经网络在模式识别、智能机器人、自动控制、预测估计、生物医学等领域已成功地解决了许多现代计算机难以解决的实际问题，表现出了良好的智能特性。

（卜宪庚）

思 考 题

1. 常用的信息技术有哪些？列举信息技术在临床上的应用实例。

2. 信息技术已广泛应用于临床护理工作，请阐述护士在医院各种信息管理中承担什么角色？发挥什么作用？

健康信息标准和标准化术语

03章 数字内容

学 习 目 标

- **知识目标：**

  1. 掌握健康信息标准和互操作性的概念。

  2. 熟悉各种护理标准化术语表的结构和应用。

  3. 了解护理信息标准化发展方向。

- **能力目标：**

  能够运用护理标准化术语对护理实践中的问题进行编码。

- **素质目标：**

  1. 认同健康、护理信息编码和信息系统互操作的重要作用。

  2. 养成标准化表达护理实践问题的素养。

在护理实践中,无论是采集和记录患者体温,还是为患者制订护理措施,都要涉及护理信息采集、存储和处理等。在护理信息的传递和交流中,护士所使用的语言词汇广泛、丰富,涉及多个学科,专业性强。在使用这些语言词汇的过程中,往往会出现模糊、不精确、缺乏明确定义等情况。例如,同一疾病可以有多种名称或表述(即同义词)、同一词有多种含义(即多义词)。同义词和多义词并不妨碍医护之间日常医疗活动中的信息交流,因为人们可以根据具体的语言环境判断其含义,但这种状况却给计算机在医疗护理实践中的应用带来困难。

目前,解决上述问题的有效途径是健康信息标准化。健康信息标准化不仅能为健康服务实践提供便利,更是学科发展的基础,即只有作为信息交换的元数据达到标准化才能实现信息资源的充分共享和利用。实现健康信息标准化的主要手段是创建标准术语表。一个学科领域的标准术语表可通过对信息的分类和编码来完成。

护理信息标准化包括护理术语标准化、护理工作流程标准化、护理数据标准化等。国际上对护理术语标准化的研究始于 20 世纪 70 年代,现已发展了多个标准化护理术语分类体系。取得较广泛认可的护理术语分类体系包括北美护理诊断协会(North American Nursing Diagnosis Association,NANDA)护理诊断、国际护理实践分类(ICNP)、临床护理分类(CCC)、护理措施分类(NIC)、护理结局分类(NOC)、奥马哈系统(Omaha system,OS)、围手术期护理数据集(perioperative nursing data set,PNDS)等。这些标准化护理术语分类体系是基于护理临床实践发展起来的,且各自涵盖护理实践中的某一个分支领域(如护理诊断、护理措施、护理结局等)。

目前没有能够涵盖所有护理实践领域的护理术语分类体系。因此,为扩展术语分类体系的使用范围且便于数据交换,人们采取了对不同术语分类体系之间的术语进行语义映射的方法,以此来增加彼此之间的兼容性,以更好地实现信息资源共享和利用。

第一节　健康信息标准

一、健康信息标准概述

1. **健康信息标准的含义**　标准可以简单地表述为"共同认可的行为方式"。ISO 将标准定义为:为了在一定范围内获得最佳秩序,经协商达成一致后制定并由公认机构批准,为各种活动或其结果提供规则、指南或特性,共同使用和重复使用的一种文件。在信息领域,健康信息标准的定义为:根据证据和通过协商达成的一致意见制定出的、经公认机构批准的文件,用于为健康信息和健康信息通信技术领域的活动或结果提供规则、准则或特征。

2. **实施健康信息标准的目标**　实现卫生信息和数据的兼容性和一致性,为临床实践及健康服务的管理、实施和评估提供支持。具体而言,就是促进独立系统之间的互操作性,以支持安全、有效的健康信息实践;将信息管理和信息通信技术安全有效地整合到临床实践中;对护理信息学而言,就是把护理科学与信息管理、通信技术等结合起来并应用到护理实践中,通过支持互操作性和指导安全、有效的健康信息实践,提高护理质量。

3. **标准的开发与认证机构**　在标准领域中,最大的挑战之一是标准有多种来源。各种公认机构和组织都可以发布自己的规则、指南和达成一致的行为方式。在健康信息学专业领域,各国政府、卫生部门、监管机构和其他机构都有制定自己的健康信息标准,在各自的国家和地区使用。例如,关于疾病分类信息的标准,部分国家在医疗服务中采用世界卫生组织(WHO)修订推广的国际疾病分类(international classification of disease,ICD),部分国家使用英国国家医疗服务体系和编码分类中心的临床医学术语标准化编码系统(systematic nomenclature of medicine clinical terms,SNOMED CT),即人类与兽类医学系统术语。

除了上述国家和国际专业机构制定的健康信息标准外,还有一些"默认标准"或"事实上的标准"，即在没有权威标准的情况下，事实上存在着一些没有得到官方认可或有关机构的认可记录的标准，但是因为这些标准在实践中使用效果好，故而被广泛采用。

常用国际健康信息标准开发机构见表 3-1。

表 3-1　常用国际健康信息标准开发机构

缩写	开发机构	概况
ISO	国际标准化组织（International Standards Organization）	为研制和发布国际标准的独立、非政府国际组织，组成成员为 160 余个国家的国家标准机构。近 800 个技术委员会和小组委员会制定并发布了 23 000 多个国际标准 ISO TC 215，ISO 下设的专门负责健康信息学领域标准化工作的技术委员会
CEN	欧洲标准化委员会（European Committee for Standardization）	非营利国际协会，成员为 30 余个国家的标准机构，负责制定欧洲标准（European standards，EN），并与 ISO 协调和签订合作协议以避免重复 CEN TC 251，CEN 下设的专门负责健康信息学领域标准化工作的技术委员会
JIC	全球卫生信息学标准化联合倡议委员会（Joint Initiative Council for Global Health Informatics Standardization）	解决健康信息标准化工作中存在的空缺、重叠和相互矛盾问题。委员会成员包括 ISO TC 215、CEN TC 251、HL 7、CDISC、医学数字成像和通信（DICOM）、SNOMED International 等与卫生信息相关的标准化组织
HL 7	国际健康 7 层组织（Health Level Seven International）	ANSI 认证的非营利标准开发机构，为交换、集成、共享和检索电子健康信息提供框架和标准，支持临床实践及健康服务的管理、提供和评估。由来自 50 多个国家的 1 600 多个成员组成
Open EHR	开放电子健康记录基金会（Open EHR Foundation）	非营利性公司，为开发灵活的电子医疗系统提供领域驱动的开放平台
CDISC	临床数据交换标准协会（Clinical Data Interchange Standards Consortium）	全球性、多学科的非营利性组织，开发支持临床研究数据和元数据的获取、交换、提交和存档的标准
ANSI	美国国家标准协会（American National Standards Institute）	ISO 的美国国家标准机构成员，通过认可标准开发组织的程序来促进美国国家标准（ANS）的开发，根据需要积极将国际标准设定为国家标准

我国卫生信息标准化由国家和政府主导，具体的研发工作分散在各业务机构或学术组织。相关卫生信息标准来自国家标准化管理委员会、国家卫生健康标准委员会卫生信息标准专业委员会。

二、健康信息标准分类

不同的国家、不同组织对卫生信息标准的分类维度和详略程度不同。

美国医疗卫生信息技术标准委员会（HITSP）将信息标准分为 7 类，即信息数据标准、信息内容标准、信息交换标准、标识标准、隐私与安全标准、功能标准和其他标准。我国将卫生健康信息标准分为 5 大类，即基础类标准、数据类标准、技术类标准、安全类标准和管理类标准。综合国内外标准分类，健康信息标准大致可以分为如下 5 类：

1. **卫生信息数据标准**　一般指通用数据（common data）的一致性表示，包括格式和定义。例如，目前临床最常用的 ICD 是 WHO 牵头制定的国际标准统计分类体系，用于对不同国家、地区在不同时间收集的死亡和疾病数据采用同一类标准进行系统记录、分析、解释和比较。如在 ICD-10 中规定了对疾病的编码格式为三位数的类目码（疾病种类，如 J15 表示细菌性肺炎）和四位数的亚目码（如 J15.1 表示衣原体肺炎）。

2. 卫生信息内容标准 数据能够在异构系统中进行互操作性的传输是实现信息共享的关键。无论基于哪一种网络通信协议或交换技术，信息内容的标准化表达是信息共享的核心问题。只有按照标准化的形式定义信息的内容，才能实现互操作，尤其是语义层面的互操作，即做到机器可读（machine-readable）。

以文档和消息为传输形式时的内容标准为例，为了实现文档的互操作传输，接收方必须了解发送方生成文档的格式和结构。通常要采用一组定义文档格式的协议，如指明要传输的文档是非结构化（如 PDF 或文本文档）或结构化的。文档和消息规范包括文档架构及其应用指南、模板等类型。HL 7 临床文档架构（clinical document architecture，CDA）就是 HL 7 制定的以交换为目的的、指定结构和语义的文档标记标准。

CDA 通过使用模板来实现。例如，系统 A 向 B 发送数据。系统 A 从数据库中提取出要发送的数据之后，提交给系统 A 的接口，接口端提供相应的 CDA 模板，同时根据数据映射关系将数据填入模板，形成统一格式的 CDA 文件，然后发送到系统 B 的接口端。系统 B 接口端接收到数据后，根据数据映射关系把数据从 CDA 中提取出来，存储到数据库中，如图 3-1 所示。

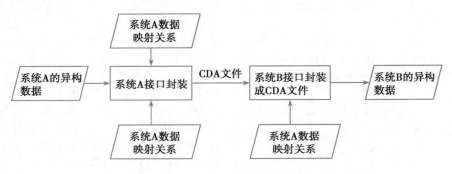

图 3-1　CDA 模板文件的作用

CDA 内容表达空间非常大，通过模板，可将 CDA 约束到某个具体的文档。CDA 模板具有由上下继承关系构成的层次结构，依次是文档模板、章节模板、条目模板等。基于文档类型限定文档段（段水平的模板）和文档段内部限定条目的模板（条目水平的模板）与信息内容的语义密切相关。

3. 卫生信息交换标准 指定义信息电子化传输的结构和语法，以达成发送和接收信息的标准方式。信息交换标准包括基于消息、基于文档的交换标准两种。以医学数字成像和通信（digital imaging and communication in medicine，DICOM）为例，该标准是一个关于生成、存储、展示、提取、查询和打印医学影像的结构化文档，用于影像设备、信息系统、影像外围设备（如阅片机、打印机、计算机监视器和工作台等）中影像数据的传输。

4. 卫生信息系统功能规范类标准 规定了系统参与者（人员和信息系统）等为了满足软件的应用所必须具有的功能及特征和业务能力。一般由领域专家和利益相关者定义要求。这些功能上的需求来自用户的业务活动需求，业务活动需求解释为什么需要一个软件应用程序，功能标准是描述该软件应用程序必须做什么。

5. 卫生信息安全与隐私保护标准 旨在确保信息安全和保密。信息安全指保护信息和信息系统免遭未经授权的访问、使用、披露、中断、修改或破坏。信息保密指确保信息只有在得到授权时才能访问。信息保密是信息安全的重要基石。

第二节　健康信息系统的互操作性

一个健康信息系统在实际运行中经常会遇到互操作问题。例如，尽管一些健康护理机构的系统整合性很好,系统中各个点之间的信息流自由,但也有如子系统之间文档格式各自不同而出现系统中各个点之间不能完全访问等问题;如果是跨单位、部门和地区的信息交流,可能面临更多互操作性问题。

一、互操作性的概念

1. 互操作性的定义　简单地讲,互操作性(interoperability)指两个或多个系统或组件交换信息和使用已交换信息的能力。从更广泛的角度定义,互操作性指不同的计算机系统、网络、操作系统和应用程序一起工作并共享信息的能力,是在互联互通的基础上基于应用级的信息交互。

从互操作性的定义可以看到互操作的本质属性:①互操作发生在两个或两个以上的实体(系统)之间。②系统间能够交换信息。③系统间能够利用所交换的信息。

互操作性最初是为信息技术或系统工程服务而提出的,是产品或系统的一种功能,其界面完全相容,因此可以和现有或以后的产品、系统互相运作,不受使用和执行的限制。

考虑到影响系统的社会、组织等因素,当前定义中的系统指任意数量的实体,包括组织、企业、人员和信息系统。从业务视角看,系统包括医院、科室、公共卫生机构、个人、家庭、社区等;从信息技术视角看,系统主要指应用程序、解决方案和组件。

在医疗保健领域,互操作性定义为不同信息系统、设备和应用程序(系统)在组织、区域和国家之内和之间,以协调的方式访问、交换、集成和协作使用数据的能力,以提供及时、无缝的信息和可移植性,在全球范围内改善个人和人群的健康。

2. 互操作性的种类　互操作的目标是实现信息的互联、互通、互用。其关键在于使正确的人,在正确的时间,在正确的环境下,发送与接收正确的信息,并使信息得到正确的使用。

按照互操作的目的,互操作可以分为功能互操作和语义互操作两类。功能互操作指无错误地可靠交换信息的能力;语义互操作指解释并有效利用所交换信息的能力。例如,HL 7开发的医疗领域不同应用之间电子传输的协议,汇集了不同厂商用来设计应用软件之间接口的标准格式,允许各个医疗机构在异构系统之间进行数据交互。

从信息的语法、语义和语用三个层面,互操作分为基础互操作、结构互操作、语义互操作、组织互操作四类。

(1) 基础互操作(级别1):指建立一个系统或应用程序,与另一个系统安全地通信数据或从另一个系统接收数据;通过互联把数据从发起者交付到接收者手中,不对数据进行解析和理解,未将数据变成信息。

(2) 结构互操作(级别2):指定义数据交换的格式、语法和组织,包括在数据字段级别进行解释;可以将数据进行初步解构,实现语法层面的可解析,但是无法解析数据的具体含义,也不能解析数据之间的相互关系。

(3) 语义互操作(级别3):指使用来自公开可用的数值集和编码词典中对数据元素使用的标准化规定,构造出通用的底层数据模型和数据安排,为用户提供对数据共同认可的理解和含义,从而实现对信息的清晰表达、理解与使用。健康信息领域的互联互通,往往指语义层面的互操作。

(4) 组织互操作(级别4):指考虑管理、政策、社会、法律和组织方面的因素,促进组织内部与组织之间、实体内部与实体之间和个人之间的安全、无缝、及时的数据通信和使用。这些组件为共享同意、信任、终端用户工作流程与工作流之间的整合提供了保障。

二、健康信息互操作性实现路径

1. 互操作结构模式

(1) 点对点互操作:系统之间通过相互之间的接口协议相互连接,系统与系统之间地位平等。优点是两个系统之间相互沟通,无须借助第三方,没有中央瓶颈或单点故障,实现简单高效的互操作;缺点是在集成多个系统时,所需的接口数量会不断增长,对于大型医院则需要上百个系统,系统之间两两相连,接口数量难以控制。这种模式很难实现任何形式的集中式服务监管。

(2) 中心式互操作:又称轴-辐式互操作或星形互操作。系统间通过一个中央枢纽进行连接。每个系统通过共同的标准连接到中央枢纽,系统仅与中央枢纽系统实现互操作。该操作模式的缺点是系统间的连接需要通过中心的中介,中心的故障将使所有的系统间通信中断。中心需要很强的处理能力与标准化适配水平。中心还需要为每一个不同系统的接入储备知识,以适配、处理、监管、分发不同的系统数据。

(3) 混合式互操作:指在医院环境中通常包括的点对点结构和中心式结构互操作的混合模式。基于 EMR 的医院信息平台是一种中心式的互操作系统,但是有些系统之间还需要通过点对点的互操作实现系统个性化的接口需求,如 LIS 与检查检验设备之间、放射信息系统与影像存储与传输系统之间。

2. 互操作集成模式 在医院信息化建设中,有三种信息共享的模式。

(1) 应用程序共享:指多个团体或组织之间共享应用程序。例如,不同的应用系统共享一个数据库,用户点击 Web 地址链接打开已经被授权的远程应用程序,就可以查看另一个系统中特定患者的相关信息。

(2) 文档交换:在健康医疗信息领域,人们经常通过交换规定格式的文档来共享 EMR。健康文档是一整套信息,记录了临床事件、状态或活动,预计将在很长一段时间内会被存储、管理和使用。当文档从一个系统迁移到另一个系统时,其格式通常保持不变。具体的文档包括评估、报告(如术后报告)、咨询和诊断文件等。

虽然文档交换在技术上比较复杂,但是比共享应用程序更加灵活。相关的外部系统无须了解文档的具体内容,只要了解和处理共享解决方案的相关细节,如什么类型的文档、谁发布的文档等。所需的信息通常是文档的"元数据"信息。复杂的文档交换方案可以使用标准结构化格式引入更为强大的语义互操作文件,如健康档案共享文档、EMR 共享文档、HL 7 CDA 等。

(3) 消息共享:与文档交换模式类似,在技术上和语义上的处理更加复杂,需要对交互的每个系统的数据元素进行意义解析和使用协调。尽管消息的内容可以保存在系统或文档中以备后用,但通常不会以发送时的技术形式来保存消息。消息共享包括患者注册登记、化验医嘱、观察和报警提示等。

第三节 标准化术语

护理语言的标准化要求术语、定义和指标(诊断性或结局性指标)均具有临床适用性。经过标准化的护理语言利用一组公认的术语,描述护理评估后作出的临床判断(护理诊断),以及与护理诊断相对应的护理干预措施和结局。标准化术语为护理实践提供了共同的知识基础,并将护理元素记录以方便数据汇集的格式保存,将护理数据汇集和整合,有助于分析本单位护理质量和成本、比较不同地区和时间段护理质量和成本。

一、护理标准化术语构建方法

信息标准化主要通过信息分类与信息编码两项工作完成。

(一) 信息分类

信息分类是将某一领域内的概念按照学科知识的体系整理后形成有序的系统。目前采用的基本方法包括线分类法和面分类法两类。

1. 线分类法 指将初始的分类对象按所选定的若干属性或特性逐次地分成相应的若干个层级类目,并排成一个有层次的、逐级展开的分类体系。

在线分类体系中,同位类类目之间存在着并列的关系;下位类与上位类类目之间存在着隶属关系;同位类类目不重复,不交叉。

线分类法的一般分类原则:由上一位划分出的下位类类目的总范围应当与其上位类类目范围相等。当某一个上位类类目划分成若干个下位类类目时,应选择一个划分标准。同位类类目之间不交叉、不重复,并只对应一个上位类。分类要依次进行,不应有空层或加层。例如,ICD 的构建就是首先根据疾病的病因、病理、临床表现和解剖位置等特性,将疾病分成传染病、肿瘤、循环系统疾病、呼吸系统疾病、消化系统疾病等大类,使得同类疾病分在一起,各种疾病分门别类成为一个有序的组合,对每一类又按照等级分类体系进一步细分。

线分类法的优点在于它的层次性好,能较好地反映类目之间的逻辑关系;使用方便,既符合手工处理信息的习惯,又便于电子计算机处理信息。线分类法的缺点也是显而易见的:结构弹性较差,分类结构一经确定,不易改动;效率较低,当分类层次较多时,代码位数较长,影响数据处理的速度。

2. 面分类法 将所选定的分类对象的若干个属性或特征视为若干个"面",每个面中又可分成彼此独立的若干类目。使用时,可根据需要将这些面中的类目结合在一起,形成一个复合类目。

面分类法的使用原则:根据需要选择分类对象的本质属性和特征作为分类对象的各个面;不同面内的类目不应相互交叉,也不能重复出现;每个面有严格的固定位置;面的选择以及位置的确定,根据实际需要而定。

面分类法的优点:具有较大的弹性,一个面内的类目改变,不会影响其他的面;适应性强,可根据需要组成任何类目,同时也便于机器处理信息;易于添加和修改类目。面分类法的缺点是这种结构不能充分利用容量,可组配的类目很多,但有时实际应用的类目不多;难于手工处理信息。

(二)信息编码

信息编码是将事物或概念(编码对象)赋予具有一定规律性的、易于计算机和人识别与处理的符号。例如,ICD 对食管自发性破裂在 ICD-11 编码为 DA20.30。信息代码的种类包括无含义代码和有含义代码两大类。

1. 无含义代码 即无实质含义的代码。此种代码只作为编码对象的唯一标识,只起代替编码对象名称的作用,而不能提供有关编码对象的其他任何信息。无含义代码包括顺序码和无序码两种。顺序码将顺序的自然数或字母赋予编码对象。例如,[1] 为男性,[2] 为女性。其优点是代码简单、使用方便、易于管理,易于添加。缺点是代码本身不给出任何有关编码对象的其他信息。无序码是将无序的自然数或字母赋予编码对象。此种代码无任何编写规律,是靠机器的随机程序编写的。

2. 有含义代码 是具有某种实际含义的代码。此种代码不仅作为编码对象的唯一标识,还能提供编码对象的有关信息(分类、排序、逻辑意义等)。

(1)系列顺序码:将顺序码分为若干段(系列)并与分类对象的分段一一对应,给每段分类对象赋予一定的顺序码。一般对分类深度不大的分类对象进行编码时,常采用这种代码。例如,WS/T 364—2023《卫生健康信息数据元值域代码》中,对健康危险因素的进一步分类时,用 CV03.00.101-199 的编码表示行为危险因素,用 CV03.00.201-299 的编码表示职业危险因素,用 CV03.00.301-399 的编码表示环境及其他危险因素。这种代码的优点是能表示编码对象一定的属性或特征,易于添加。缺点是空码较多时,不便于机器处理,不适用于复杂的分类体系。

(2)数值化字母顺序码:按编码对象名称的字母顺序排列,然后分别赋予逐个增加的数字码。例如,按英文字母顺序排列的数值化字母顺序码。这种编码方法的优点是编码对象容易归类(不存在可多处列类的现象),容易维持并可起到代码索引的作用,便于检索。但是在编制标准时,需要一次性地给新的分类编码对象留有足够的空位。因此,相对地讲,此种代码使用寿命较短,同时各类目密集的程度不均匀。

(3)层次码:常用于线分类体系,是以分类对象的从属、层次关系为排列顺序的一种代码。对产品而言,这个排列顺序可以是按工艺、材料、用途等属性来排列。代码自左至右表示的层级由高到低。以 WS/T 364—2023《卫生健康信息数据元值域代码》为例,其药物类型代码表中第一层两位分别用 01 表示抗生素类抗感染药物,02 表示非抗生素类抗感染药物;第二层两位表示具体药物类别,如 0101 表示青霉素类抗生素,0201 磺胺类药及增效剂等。这种编码方法的优点是能明确地表明分类对象的类别;有严格的隶属关系;代码结构简单;容量大,便于机器汇总。缺点是代码结构的弹性较差,当层次较多时,代码位数较长。

(4) 特征组合码:常用于面分类体系。它是将分类对象按其属性或特征分成若干个面,每个面内诸类目按其规律分别进行编码。面与面之间的代码没有层次关系,也没有隶属关系。使用时,根据需要选用各面中的代码,并按预先确定的面的顺序将代码组合,以表示类目。例如,对机制螺钉可选用材料、直径、钉头形状及螺钉表面处理状况四个面,每个面内又分成若干个类目,并分别编码,使用时,将各面的代码组合。这种编码方法的优点代码结构具有一定的柔性,适于机器处理。缺点是代码容量利用率低,不便于求和、汇总。

(5) 复合码:一种应用较广的有含义代码,常常由两个或两个以上完整的、独立的代码组成。例如,分类部分和标识部分组成的复合码是将分类编码对象的代码分成分类部分和标识部分两段。分类部分标识分类编码对象的属性、特征层次或隶属关系。标识部分起着分类编码对象注册号(即登记号)的作用,常用顺序码或系列顺序码。

复合码的优点是代码具有很大的柔性,易于扩大代码容量和调整编码对象的所属类别。同时,代码标识部分可以用于不同的信息系统,因而便于若干系统之间的信息交换。但是代码的总长度比较长。

3. 代码的表现类型　按照组成代码的标识,代码可以分成如下类型:

(1) 数字型代码:指用一个或若干个阿拉伯数字表示编码对象的代码。特点:结构简单使用方便、排序容易,并且易于国内外推广。但是对编码对象特征描述不直观。数字型代码是目前各国广泛采用的一种代码形式。

(2) 字母型代码:指用一个或多个字母表示编码对象的代码,简称为字母码。特点:字母代码要比同样位数的数字型代码容量大得多。例如,用 1 位英文字母型代码可以表示 26 个类目,1 位数字型代码最多可以表示 10 个类目。字母型代码有时还可以提供便于人们识别的信息。例如,GB 3469—83《文献类型与文献载体代码》中以单字母标识文献类型:D 表示学位论文,C 表示论文集,N 表示报纸文章,J 表示期刊文章等。字母型代码便于记忆,但是不便于机器处理信息,特别是当编码对象数目较多或添加、更改频繁及编码对象名称较长时,常常会出现重复和冲突的现象,因此,这种字母型代码常用于编码对象较少的情况。

(3) 数字与字母混合型代码:指由数字、字母组成的代码,或者数字、字母、专用符号组成的代码,简称为字母数字码或数字字母码。这类代码的特点是基本兼有数字型代码、字母型代码的优点,结构严密,具有良好的直观性,同时又有使用上的习惯;但是,代码组成形式复杂,计算机输入不方便,录入效率低,错误率高,不便于机器处理。

4. 信息编码的原则　在对事物进行编码的时候,应当遵循基本原则。

(1) 唯一性:虽然一个编码对象可以有很多不同的名称,也可按各种不同方式对其进行描述;但在一个分类编码标准中,每一个编码对象仅有一个代码,一个代码只唯一表示一个编码对象。

(2) 合理性:代码的结构要与分类体系相适应。

(3) 可扩充性:必须留有适量的后备容量,以便适应不断扩充的需要。

(4) 简单性:代码结构应尽量简单,长度要尽量短,以便节省机器存储空间、减少代码的差错率、提高机器处理的效率。

(5) 适用性:代码要尽可能地反映编码对象的特点,有助记忆,便于填写。

(6) 规范性:在一个信息分类编码标准中,代码的类型、结构、编写格式必须统一。

二、临床护理分类

本部分着重介绍目前临床应用广泛的、有代表性的护理领域的标准化语言。

(一)概述

临床护理分类(clinical care classification,CCC)是 ANA 认可的综合性护理术语编码标准。CCC 的前身是家庭护理保健分类(home health care classification,HHCC),是为记录家庭护理和门诊护理过程而设立的,旨在为护士提供一种计算机化的方法来评估和分类居家照护的过程、患者的状况,预测患者对护理资源的需求并评价患者疾病的结局状态。

由于 HHCC 不仅适用于家庭和门诊护理,还适用于社区、临床等多种情境,因此,在 2004 年,HHCC 1.0 版被更名和升级为 CCC 2.0 版。2012 年 CCC 2.5 版发布,是目前最新版本。

CCC 的产生源于对护理记录的文本挖掘。CCC 是美国乔治敦大学护理学院 Saba 等于 1988—1991 年通过对 8 900 余例患者护理记录进行分析和编码,整理出 70 000 余条护理措施和 45 000 余条护理诊断或护理问题术语,对这些术语进行整理、提炼后开发出的一套标准化编码的术语系统。因此,CCC 收集的术语涵盖了护理评估、护理诊断、护理计划、护理实施、护理评价全过程,具有适应性强、应用范围广及表达全面的特点。利用 CCC 提供的标准化术语来叙述、记录、编码及分类临床护理活动,可达到规范护理记录的目标。

(二)CCC 结构框架与编码

1. CCC 结构框架 标准术语系统中的框架结构一般指该系统对相关概念的分类组织。在 CCC 中,临床护理活动中的核心概念表述为 21 个护理要素(care component),这些护理要素向上可以归纳为 4 种护理模式(healthcare pattern)。例如,认知、心理应对、角色关系、自我意识等护理要素可以归纳为心理护理的模式;药物疗法、安全护理、健康行为等护理要素可以归纳为健康行为的护理模式。每一个护理要素还可以进一步向下解析为护理术语(nursing terminologies)。这些护理术语分为护理诊断/问题、护理干预措施两类,包括 176 个护理诊断/问题(60 个主类,116 个子类),201 种核心护理干预措施。

CCC 还包括 2 套概念限定符(concept qualifier),即 3 个结局限定符和 4 个活动类型限定符。每一个护理诊断结合 3 个结局限定符来描述预期和/或实际结局,共计 528 个护理结局。每一个核心护理干预措施与活动类型限定符结合使用形成 804 个护理措施。

因此,CCC 结构框架可以概括为由 4 层结构组成、以护理要素为核心、向上聚合成为护理模式、向下解析成为术语,如图 3-2 所示,见表 3-2。

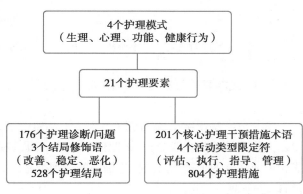

图 3-2 CCC 结构框架

表 3-2 CCC 示例——4 个护理模式和 21 个护理要素、限定符及部分术语

护理模式	护理要素	术语		限定符	
		护理诊断	护理措施	结局限定符(用于护理诊断)	活动类型限定符(用于护理措施)
生理	胃/肠	腹泻	灌肠	改善	评估或监测
	心脏	血压改变	心脏康复	稳定	直接照护或执行
	呼吸	呼吸机依赖	吸入疗法	恶化	指导或教育
	代谢	免疫改变	免疫护理		管理或转介

Note:

续表

护理模式	护理要素	术语		限定符	
		护理诊断	护理措施	结局限定符（用于护理诊断）	活动类型限定符（用于护理措施）
生理	身体调节	体温过高	体格检查	改善	评估或监测
	皮肤完整性	皮肤切开	伤口护理	稳定	直接照护或执行
	组织灌流	组织灌流改变	足部护理	恶化	指导或教育
	排尿形态	尿潴留	膀胱训练		管理或转介
	生命周期	不孕风险	生育护理		
心理功能	认知/神经	知识缺乏	行为护理		
	应对	创伤后反应	情感支持		
	角色关系	语言障碍	社会网络分析		
	自我概念	焦虑	心理健康促进		
	活动	疲惫	体能节约		
	体液容积	体液不足	入量控制		
	营养	营养过剩	特殊饮食		
	感官	味觉改变	耳垢清除		
	自我照顾	如厕能力丧失	个人护理		
健康行为	药物	用药风险	注射给药		
	安全	自杀风险	步行治疗		
	健康行为	不遵从治疗方案	送餐到家		

2. CCC 编码规则 遵循 ICD 要求,由 5 个字符组成,格式为 X.##.#.#,其中 X 是字母字符,# 是数字字符。

第一位字符用字母 A~U 进行编码,代表 21 个护理要素;第二位和第三位字符(01~99)代表护理诊断或护理措施的主要分类;第四位字符(0~9)代表护理诊断或护理措施的次要分类;第五位字符代表预期或实际的护理结局或护理措施的活动类型。其中好转 =1、稳定 =2、恶化 =3,评估 =1、护理 =2、教育 =3、管理 =4。

例如,编码 R.46.2,R 代表皮肤完整性,46.2 表示皮肤完整性受损;编码 R.51.0.1,51.0 表示压疮护理,1 表示评估。

对护理实践中遇到的问题,护士依据 ANA 推荐的护理程序的 5 个步骤(评估、诊断、计划、实施、评价),按流程依次选择来推进护理过程,通过查阅 CCC,找到表示实际护理诊断或护理措施的编码,形成最终的 CCC 编码,从而实现医疗机构对临床护理照护内容的记录、分类及编码。具体编码规则见图 3-3。

(三) CCC 的使用

以 CCC 官方网站中开发的应用程序联机编码器(online code builder)为例:对于护理诊断的编码,如果护理诊断为营养不良(malnutrition),首先考虑"营养不良"这一概念属于护理要素中的"营养"要素,"营养"要素属于"功能"护理模式。

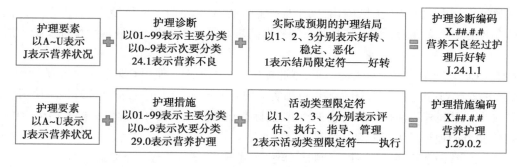

图 3-3　CCC 编码规则

根据应用程序推荐的"六步法":

第一步选择护理要素"营养",其对应的编码为 J,进入"营养"要素条目的页面,可以看到该要素分为三个主要诊断,分别是"J24.0:营养改变""J54.0:婴儿喂养模式损伤"和"J55.0:母乳喂养障碍",根据护理问题的学科专业内容,选择"营养改变"为该概念的主要诊断,"J24.0"为其编码。

第二步选择营养改变的下一级诊断,包括 J24.1 身体营养不良、J24.2 身体营养不良风险、J24.3 身体营养过剩、J24.4 身体营养过剩风险和 J24.5 吞咽损伤五个诊断。选择 J24.1 身体营养不良。

第三步确认预期结果,即在编码的时候,在 J24.1 后面增加结局限定符,包括改善、稳定和恶化三种结局。如果预期该患者经过护理后好转,则最终加上 1 表示改善。至此,完成对营养不良的护理诊断并预期改善的编码(J24.11)。

同理,如果对营养不良的护理措施编码,可以进入第四步,选择的护理措施包括 J28.0 肠道护理、J29.0 营养护理、J66.0 母乳喂养支持、J67.0 重量控制。如果选择 J29.0 营养护理措施,可以直接使用该代码。

如果有进一步明确的必要,可以继续查询浏览到营养护理措施的子类和子类代码,可以进入第五步,包括 J29.5 肠喂养、J29.2 哺乳、J29.6 肠外营养、J29.3 正常饮食、J29.4 特殊饮食。如果执行了这一措施,最后一位活动类型限定符可以选择 1 监视/评估/评估/观察、2 执行/直接护理/提供/协助、3 教学/教育/指导/监督、4 管理/参考/联系/通知。如果是执行了正常饮食,其编码为 J29.32,最后加上结局限定符,包括 1 改进、2 稳定、3 恶化。

最后,第六步编制出护理诊断"身体营养不良"且预期结局为"改善",其编码为 J24.11;护理措施为"营养护理正常饮食并结果改善",其编码为 J29.32。

(四) CCC 的特点

利用 CCC 对护理实践中的实际问题进行分类和编码,不仅可以标准化记录和表达护理诊断、护理干预措施及其结果的数据,更重要的是通过标准化术语系统达到以下目标:

1. 规范临床护理记录书写,提高护士工作效率　使用统一标准的护理语言体系用于护理记录,有利于规范护理文书,提高临床护理记录的书写质量,实现医护之间的信息共享和交流,有效提高护理文书的录入速度,在很大程度上能缩短护士处理病历的时间,提高工作效率。

大量研究表明,CCC 对护理实践中的护理问题和护理干预措施具有较强的覆盖能力,适合跨病种、跨科别及跨院区的信息化交换。例如,对不同医院环境的同种疾病,大多数患者的护理问题和护理干预措施都可以归纳入 CCC 的护理要素中。尽管 CCC 在不同专科护理环境的映射会有差异,但对大多数临床护理实践文件记录,具有可靠性和实用性。

2. 规范整体护理程序,支持患者护理的连续性　CCC 作为一种集护理诊断、措施和结局于一体的综合性护理术语分类体系,相比于其他护理术语分类体系,将复杂的护理干预措施进行编码归类,能够有效指导护士完成从评估、干预到评价的整套护理程序,使整体护理程序更加规范化。

CCC 作为护士在执行护理程序过程中可使用的标准化语言,将其应用于 EMR 系统可实现编码和分类护理诊断、护理干预措施,有助于促使护士基于护理程序的思维方法,为患者提供更完整和更有效的护理干预,从而减少护理差错并提高患者的治疗效果,促进延续性优质护理服务的开展。

例如,CCC 有助于确定老年人的需求,据此提供适当的护理。使用 CCC 开发基于护理程序步骤的交互式护理计划,为整个医疗团队提供以患者为中心的护理,支持患者护理连续性。使用 CCC 在 EMR 系统中记录在外科治疗中的药物护理措施,标准化的分类系统可以提供必要的结构,有利于护士更系统、更准确地记录用药护理过程。

3. **编码测量护理实践活动,便于预测工作量、资源需求,进行护理成本效益管理**　CCC 对临床护理进行标准化记录、编码,可以为护理管理人员提供一个标准化的框架,测量护士实施的每一种护理干预措施的时间和频率,使临床护理实践的测量、编码和计算护理成本成为可能。

以护理程序步骤为基础,护士可以使用 CCC 术语,查看 CCC 的概念和代码,从而通过总结干预/行动类型的频率和值来评估和衡量实际结果,分析护理行为,评估护理结局,使护理结局更具有可比性。CCC 通过编码将许多复杂的信息转变为可度量的真实、客观准确的数据,生成的患者护理数据可用于研究、确定质量指标、计算其他定量分析,如计算护理成本-效益、预测护理资源利用率等;还可量化护士工作量,健全护理服务收费指标。

护理管理者通过对护理 EMR 中各类信息进行查询、统计、数据分析、讨论,可追踪护理工作成果、评估临床护理工作对患者结局的影响、预测工作量、计算护理成本、建立科学的医疗护理质量评价指标和监测指标,进而构建数字化管理模型,为科学决策提供依据。

4. **为创建循证临床护理数据库,开发 NDSS 提供基础**　很多单位尝试使用 CCC 构建基于护理程序的 CNIS。采用 CCC 编码将临床护理诊断和护理措施成为计算机可读型数据,为护理信息资料的收集、存储、处理、检索和统计分析提供了基础,直接辅助支持决策,简化工作流程,提供护理指导。

护理数据不断累积,可以成为护理知识挖掘的基础资源,提供标准化临床知识库的概念,为临床应用不断积累资源,从而为护理管理者创建数据库提供基础,为下一步进行数据挖掘和知识发现做好准备。

护理管理人员可以结合护理常规活动,构建面向临床护理工作需求的在线循证护理知识库,开发智能化 NDSS,实现实时护理决策支持,为护士提供以循证为基础的、可行的护理方案,促进护理工作的规范化、透明化、系统化、科学化,全面提升医院的护理管理水平。

5. **EMR 中的应用及对护理教育者的影响**　在护理教育领域,可以通过开发基于 CCC 的应用程序并制作教育培训计划,用于指导护理学生临床实践,可以为学生提供一个学习护理术语、护理程序的简化方法,培养学生对护理程序步骤的理解,训练学生的临床评判性思维。

护理学生可以使用基于 CCC 的电子化病历来学习护理程序,帮助他们为将来遇到的 HIS 做好准备。所以,对于护理教育者而言,运用基于 CCC 的标准化、统一化的 EMR 系统不仅可以教学学生如何使用电子化护理病历,教导学生如何根据护理程序记录护理过程、如何分析护理服务对象的需求,而且可以跟踪学生的护理干预情况,在线测试和评价学生护理患者的效果,从而达到培养新时代护生综合能力的目的。

三、护理诊断分类、护理措施分类和护理结局分类

按照护理程序的工作方法,护士评估患者第一步要进行判断,即确定护理诊断;第二步为患者确定需要改进的目标,即确定护理结局;第三步是根据每一个需要达到的结局,选择适合患者的护理措施。

NNN 分类系统是有关护理诊断、护理结局和护理措施的三种护理术语分类系统的组合,包括北美国际护理诊断(NANDA international nursing diagnoses,NANDA-I nursing diagnoses)、护理结局分类

(nursing outcomes classification,NOC),护理措施分类(nursing interventions classification,NIC)。其中,NANDA-I 护理诊断由 NANDA 创建。护理结局分类和护理措施分类由美国爱荷华大学护理学院护理分类和临床效力中心的临床护理专家经过多年探索研发而成,并把这两种语言与 NANDA-I 护理诊断进行有机链接,编制出 NNN 系统-链接。目前,这些标准化护理语言已经被 60 多个国家翻译和使用。

（一）NANDA-I 护理诊断的分类体系与编码

1. NANDA-I 护理诊断概况　1982 年,NANDA 构建了护理诊断系统,后被 ANA 及 ISO 接受,翻译成近 20 种语言。根据使用者、临床护士及专家们的建议,NANDA-I 护理诊断每 3 年修订一次,每个新诊断的提出需要提供循证依据,然后提交诊断发展委员会(Diagnosis Development Committee,DDC)进行评审,最后由 NANDA 进行投票表决。

NANDA-I 护理诊断是目前国际上应用最普遍的一套护理诊断系统。NANDA-I 护理诊断作为护理诊断的标准化术语系统,为护士提供了一种交流有关健康问题、风险状态和促进健康准备情况的共享语言,以此来支持护士的临床诊断。

2. NANDA-I 护理诊断的分类体系　NANDA-I(2021—2023)共收录 267 条护理诊断名称及编码。这些护理诊断被分为 13 个领域(如活动/休息、应对/压力耐受、排泄/交换和营养等)。这些领域又被细化为 47 个类别(如健康管理、睡眠/休息等),如表 3-3 所示。

表 3-3　NANDA-I 护理诊断分类体系中的领域与类别

领域	类别
健康促进	健康察觉、健康管理
营养	摄入、消化、吸收、代谢、水电解质平衡
排泄与交换	泌尿功能、肠胃功能、皮肤功能、呼吸功能
活动/休息	睡眠/休息、活动/运动、能量平衡、心血管/肺部反应
知觉/认知	注意力、定向力、感觉/知觉、认知、沟通
自我感知	自我概念、自尊、体像
角色关系	照顾者角色、家庭关系、角色扮演
性	性身份、性功能、生殖
应对/压力耐受性	创伤后反应、应对反应、神经行为压力
生活原则	价值、信仰、价值/信仰/行动一致性
安全/保护	感染、躯体损伤、暴力、环境危害、防御过程、体温调节
舒适	身体舒适、环境舒适、社交舒适
生长/发育	生长、发育

这些领域和类别组成层级制的分类体系,其结构及编码如表 3-4 所示。

表 3-4　NANDA-I 护理诊断分类体系中的结构与诊断编码

领域 1. 健康促进

编码	诊断
00097	从事娱乐活动减少
00262	愿意加强健康素养
00168	静坐的生活方式
00257	虚弱的老年综合征

续表

编码	诊断
00231	有虚弱的老年综合征的危险
00215	社区健康缺陷
00188	有危险倾向的健康行为
00099	健康维持无效
00078	健康管理无效
00162	愿意加强健康管理
00080	家庭健康管理无效
00043	保护无效

3. NANDA-I 护理诊断对护理诊断的描述 根据护理诊断的构成要素,该术语标准系统对每一个护理诊断的诊断标签、定义、定义性特征、危险因素、相关因素、危险人群和相关情况加以描述。例如,护理诊断"有危险倾向的健康行为"护理诊断的定义与解释如表 3-5 所示。

表 3-5 "有危险倾向的健康行为"护理诊断的定义与解释

领域 1·分类 2·诊断编码 00188	
有危险倾向的健康行为	
1986 年通过,1998 年、2006 年、2008 年、2017 年修订——证据水平 2.1	
定义	
调整生活方式和/或改善健康水平的行为方式受损	
定义性特征	
未能达到最佳控制感	拒绝接受健康状况的改变
未能采取预防健康问题的行为	吸烟
健康状态改变最小化	物质滥用
相关因素	
理解不充分	对推荐的健康照护策略的负性感知
社会支持不足	社交焦虑
低自我效能	紧张性刺激
对健康照护提供者的负性感知	
危险人群	
酒精滥用家族史	经济窘迫

(二) NOC 的分类体系与编码

1. NOC 概述 护理结局源于在护理评估过程中的特定语言需求,用以描述受护理干预影响的患者结局,判断并测量与个体有关的状态,量化实施护理干预对健康服务对象的效果。

NOC 的构建始于 20 世纪 90 年代,由美国爱荷华大学研究小组采用定性和定量研究相结合的方法研制,并对每一项护理结局进行临床验证,是 NANDA 的护理措施分类的补充。NOC 是继护理诊断和护理措施分类后,护理界建立的共同认可的专业实践语言。NOC 最新版本是 2024 年第 7 版,共列出 612 个护理结局。

2. NOC 的结构 NOC 将护理结局分为 7 个领域、31 个类别,NOC 中每个结局都是一个具体概念,用于评估患者、家庭照顾者、家庭和社区各个层面的状态及评价护理措施的效果。

每项结局具体内容包括结局名、定义、测量指标和 Likert 5 级度量尺度,所有的分类学要素及度量尺

Note:

度都设置了编码。量化分值(1 分、2 分、3 分、4 分、5 分)由小到大代表指标的状态从负性到正性,各具体指标分值之和就是该项结局的最后得分。每项结局由名称、定义和量表及简短的参考文献列表组成。

这些领域和类别组成层级制的分类体系,其结构及编码如表 3-6 所示。

表 3-6　NOC 结局的领域—类别—措施体系

领域 1. 功能健康	类别:A. 能量维持 措施:0005 活动耐力 　　　0001 耐力 　　　0002 保存体力 　　　0006 精神运动能量 　　　……
	类别:B. 生长和发育 措施:0120 儿童发育,1 月龄 　　　0100 儿童发育,2 月龄 　　　0101 儿童发育,4 月龄 　　　……
领域 2. 生理健康	类别:E. 心肺 措施:0409 血液凝固 　　　0413 失血严重程度 　　　0400 心脏泵血效果 　　　……
	类别:F. 排泄 措施:0500 排便自制力 　　　0501 排便 　　　0504 肾功能 　　　……

(三) NIC 的分类体系与编码

1. NIC 概况　护理措施指基于临床判断和知识,由护士执行的用以改进患者结局的任何处置。护理措施包括直接护理措施和间接护理措施;对个人、家庭和社区的护理措施,源于护士、医生或其他医务人员的处置。NIC 包括护理措施及提供措施的护士水平的建议。

2. NIC 结构　2024 年第 8 版的 NIC 包括 614 项护理措施。这些护理措施分为 7 个领域和 30个类别。7 个领域包括:①生理,基本。②生理,复杂。③行为。④安全。⑤家庭。⑥健康系统。⑦社区。

这些领域和类别组成层级制的分类体系,其结构及部分编码如表 3-7 所示。

表 3-7　NIC 结构及部分编码

领域 1 生理:基本	类别	A. 活动和运动管理
	措施	0140 促进利用人体力学 0180 能量管理 0200 运动促进 0201 运动促进:强度训练 ……
	类别	B. 排泄管理
	措施	0550 膀胱冲洗 0410 大便失禁护理 0412 大便失禁护理:遗粪症 ……

续表

领域 2 生理:复杂	类别	G. 电解质和酸碱管理
	措施	1910 酸碱平衡管理 1911 酸碱平衡管理:代谢性酸中毒 1912 酸碱平衡管理:代谢性碱中毒 ……
	类别	H. 药物管理
	措施	2210 给予镇痛剂 2214 给予镇痛剂:椎管内 2840 麻醉管理 ……

每项措施由名称、定义和一组活动(即执行措施的行动或想法),以及简短的参考文献列表组成。例如,"排便训练(bowel training)"这一护理措施的详情如表 3-8 所示。

表 3-8 排便训练的详细解释

定义:协助患者训练排便以养成规律的排便习惯

护理活动:

与患者及相关人员共同拟订排便训练计划

与医生和患者协商肛门栓剂的使用

指导患者/家属有关排便训练的原则

指导患者哪些是增加肠道内容物体积的食物

提供增加肠道内容物提及的食物及有助患者排便的食物

确保患者摄取足够的水分

确保患者适当运动

为患者提供定时且无干扰的排便环境

保护患者隐私

必要时给予肛门栓剂

必要时用手指扩张肛门

适当时教会患者用手指扩张肛门

定期评价排便情况

必要时修改排便训练计划

(四) NNN 系统的使用

NNN 是护理程序中三个主要步骤的标准化术语系统,三者互相关联,既可以单独使用,也可以联系起来使用。

一般使用步骤,可以浏览 NNN 系统印刷版;或者将其嵌入临床信息系统(CIS)中的护理诊断、护理结局和护理措施的列表,按照临床实践中遇到的具体护理问题所对应的学科分类体系,在 NNN 三个标准化术语表中找到该概念的相应的位置,获得标准化术语的规范名称及编码,将其输入到相应的临床或 NIS 的记录中。

如果将 NNN 系统联合使用,可以在 NANDA-I 护理诊断中首先确定适合患者的护理诊断,用 NOC 筛选出适合患者的护理目标或结局,根据 NIC 找出最可能达成的护理目标或结局的护理措施。实施护理措施后,再根据患者的护理结局补充或剔除相应的护理诊断或护理措施。这样可使护理程序的每个步骤都在临床决策的基础上实现术语的标准化。

为方便 NNN 系统的联合使用,美国爱荷华大学护理学院护理分类和临床效力中心开发出"护理诊断、结局与措施:链接北美护理诊断协会护理诊断、护理结局分类与护理措施分类",具体使用的链接包括 NANDA 护理诊断和 NIC 措施之间的链接、NANDA 护理诊断和 NOC 结局、NIC 措施和 NOC 结局之间的链接。

（五）NNN 系统的应用

1. 规范护理实践中的交流和表达,提高护理质量　20 世纪 80 年代,NANDA-I 被引入我国护理领域的临床和教学中。临床护士通过学习 NANDA-I,针对所照顾个体的健康问题能有一致的认知和共识,进而能提供持续性照护,还可作为指导护士评估病情的依据。例如,很多护理领域都应用 NOC 评价护理服务的效益,通过适当的干预可以减少患者的住院日数,大大提高护理质量。

NIC 广泛应用于各种医疗机构、护理教学及其他非临床领域中,如急症护理、重症监护、居家护理、安宁疗护、长期照护和基础护理,涉及儿科、妇产科、心血管科、老年科等科。虽然整个分类描述的是护理领域,但有些措施也适合其他专业人员使用。

2. 用于护理信息化、智能化建设　护理标准化术语分类体系广泛搜集了护理临床实践中的概念以及概念之间的关系,并将其进行了规范的表达,这相当于构建了护理临床实践领域里的知识体系,使其成为开发 NDSS 及电子护理文书系统的核心理念。

一般 NDSS 往往遵循评估、诊断、目标、计划、措施、评价的护理程序顺序进行,如对诊断的决策阶段,可以从 NANDA-I 中选取与临床密切相关的护理诊断,并通过护理诊断中推荐的相关因素和影响因素制订护理诊断对应的阳性评估项,包括决定因素和影响因素;在措施阶段,基于 NIC,初步罗列出各个护理诊断对应的护理措施;在目标与评价阶段,从 NOC 中筛选与护理诊断相关的护理结局,作为该护理诊断的目标和结局。

护理标准化术语可以用于设计与研发基于 NDSS 的护理 EMR。在系统中预先定义护理诊断,以及诊断、循证干预和患者结局之间的正确联系,为护士提供决策指导,以提高护士的工作效率,保障患者安全,促进护理服务的同质化和标准化。例如,当护士通过入院评估或每日评估单录入"NYHA I 级"（NYHA 为美国纽约心脏病学会心功能分级）和"心率 110 次/min"后,根据知识库中"NYHA I 级"和"心率过快 1 级:100~119 次/min（>14 岁）"评估项是护理问题"心输出量减少"的决定因素,系统即会触发"心输出量减少"这一护理问题,并在 PC 端或 PAD 照护系统的护理计划页面呈现阳性项"NYHA I 级"和"心率 110 次/min"。在"NYHA I 级"护理问题下对应:①选择运动当量;②心功能 I 级的运动方案,有氧运动;③监测运动的反应及监测方式等共 15 条护理活动。

四、国际护理实践分类

（一）ICNP 概况

国际护理实践分类（international classification for nursing practice,ICNP）是 ICN 开发的标准化护理术语体系,是唯一被 WHO 承认并在全球推荐使用的护理术语体系。1996 年,ICNP Alpha 版发布。此后,ICNP 每 2 年更新 1 次。如今,全球有 10 多所 ICN 认可的 ICNP 研究和发展中心,致力于审查提交的新概念、开发子集和支持实施。

ICNP 提供描述护理实践的结构框架和定义,能够与现存的护理术语交互反映,可以在健康信息系统中用来描述护理实践并提供描述护理实践的相关数据。ICNP 作为国际卫生信息标准的一部分,与 WHO 分类系统交叉映射,强调护理实践和护理贡献,是一种国际通用的护理术语。

（二）ICNP 结构

ICNP 主要包括护理现象分类（nursing phenomena classification）、护理行动分类（nursing actions classification）、护理结局分类（nursing outcomes classification）3 个部分。

1. 护理现象分类　护理现象即护理焦点,指与护理实践相关的健康因素。护理诊断是由护士提出的,是对一个护理现象的判定,该现象就是护理干预的核心。护理现象的外延比护理诊断更大。现有的疾病谱尚未涉及的健康问题,都可能属于护理现象。

护理现象分类是一个多轴系的等级结构,共分为 8 个轴系。

（1）护理实践焦点（focus of nursing practice）:是护理实践所关注的领域,不仅包括职业护理所描述的专业概念,同时还包括社会需求的健康概念,如疼痛、自尊、贫穷等。

（2）评价（judgement）：指对一个护理现象的情况所提出的临床护理专业观点、评估或决策，包括护理现象所显示的强度或程度，如提高、不适当、改善等。

（3）频率（frequency）：指在某个时间段内一个护理现象所发生或重复出现的数字，如间歇的、经常。

（4）持续时间（duration time）：指一个护理现象发生所间隔的时间长度，如急性、慢性。

（5）分布（topology）：指一个护理现象的解剖区域范围或与一个中线点相关的解剖区域，如左、右、局部、全部。

（6）身体部位（body site）：指一个护理现象的解剖位置或部位，如眼、手指。

（7）可能性（likelihood）：指一个护理现象发生的概率或机会，如危险、偶然。

（8）信息表达者（bearer）：指能表达有某种护理现象的实体，如个人、家庭、社区。

一个护理诊断是由护理现象分类轴中所包含的概念组成的，即把不同轴系中某些条目进行组合来表达护理概念。其构成原则：必须包括一个来自护理实践焦点轴的条目，一个来自评价轴或可能性轴的条目，可以选择来其他轴的条目以增强或扩展该诊断，且每个轴的条目只能使用一个。例如，挑选的护理现象分类轴及挑选的条目为：

护理实践焦点：疼痛；评价：极度（非常剧烈的程度）；频率：间歇性；分布：右侧；身体部位：足。

应用INCP护理现象分类所提出的护理诊断，右足部剧烈、间歇性疼痛。

2. 护理行动分类　护理行动指护士在护理实践中所采取的行动或活动。护理干预则是针对护理诊断的行动，目的是达到相应的护理结局。护理行动的外延大于护理干预，护理干预的组成来自护理行动分类。

护理行动分类也是一个多轴系的等级结构，共分为8个轴系。

（1）行动类型（action type）：指通过护理活动所履行的行动，如教育、监测、插入。

（2）对象（target）：指受护理行为或护理行为提供的内容所影响的实体，如疼痛、婴儿、家庭服务。

（3）方法（means）：指在履行一个护理行动时所使用的实体，包括器械（履行一个护理行动时所使用的工具）或服务（履行一个护理行动时所应用的专业技术或计划），如包扎技术、膀胱训练技术、出院手续。

（4）时间（time）：指一个护理行动的时间定位，包括时间点（在一个时期内的某一时刻）和时间间隔（即一段时间，在两个事件之间的持续时间），如出院、手术期间、出生以前。

（5）分布（topology）：指与一个护理行动相关的一个解剖区域的范围或与一个中线点相关的解剖区域，如左侧、全部。

（6）位置（location）：指一个护理行动的解剖或空间方向，包括身体部位（护理行动的解剖位置或部位）和地点（执行护理行动的空间位置），如头、家庭、工作场所。

（7）路径（route）：指执行一个护理行动所使用的途径，如口服、皮下注射。

（8）受益人（beneficiary）：指由于执行某个护理行动为而获得利益的实体，如个人、群体。

护理干预由护理行为分类轴中的概念所构成。其构建方法：一个护理干预必须包括来自行为类型轴的一个条目，可以选择来自其他轴的条目以增强或扩展该干预，且每个轴的条目只能使用一个。例如，挑选的护理行动分类轴及挑选的条目为：

行动类型：缓解；对象：疼痛；受益人：患者；方法：冰袋。

应用INCP的护理行动分类所组成的护理干预：应用冰袋来缓解某患者的疼痛。

3. 护理结局分类　护理结局指在某个特定时间内，护理行为所关注的焦点在该行为影响下发生改变的结果，即根据护理诊断提出护理干预，护理结局就是对实施护理干预后要达到结果的一个预测，并作为干预后评价和调整护理诊断的标准，进入新一轮的护理程序。

护理结局使用与护理诊断相同的构成原则：一个护理结局必须包括来自护理实践焦点轴的一个条目；必须包括来自评价轴或可能性轴的一个条目；可以选择来自其他轴的条目以增强或扩展该诊断；每个轴的条目只能使用一个；必须在执行一个干预后的一个时间点产生。例如，选择的护理现象分类轴及条目为：

护理实践焦点:疼痛;评价:改善;分布:右侧;身体部位:足。

应用 INCP 的护理现象分类所提出的护理结局:右足部的疼痛改善。

（三）ICNP 的应用

ICNP 将护理实践分成护理现象、护理行动、护理结局 3 个较大的分类(轴),然后对每一个轴所涉及的概念按学科和专业知识对其进行等级排列,构成树状结构。在这里,概念用最小的、不可再分的信息单元来表达,在信息管理领域里被称为单元词。在检索各种护理实践的时候,可以对单元词进行概念组配以形成比较复杂的概念,同时也实现了护理实践表达的规范化。

ICNP 可用于描述机构和非机构在各种环境中对个人、家庭和社区的护理,可以比较临床人群、单位、地理区域和时间之间的护理数据;在护理诊断的基础上,也可以用于展示或预测提供护理服务的状况,并根据患者需求分配资源;可以被用于为 NIS 和健康信息系统中的可用数据提供编码,方便开展护理研究,提供有关护理实践的数据,以影响健康政策制定。

（四）ICNP-SNOMED CT

根据 SNOMED International 和 ICN 之间的协议,2021 年 9 月起,ICNP 全部与 SNOMED CT 整合。SNOMED International 代表 ICN 管理、生产和发布 ICNP,ICN 则对 ICNP 内容拥有管理和所有权。

使用 SNOMED CT 的国家和地区可以将 ICNP 概念无缝集成到其使用 SNOMED CT 的电子健康记录中。此外,当前同时使用 ICNP 和 SNOMED CT 的国家和地区将不再需要进行两个代码系统之间的映射活动。

将 ICNP 添加到 SNOMED CT 是迈向互操作性的一大步,因为 ICNP 概念代表了全球 2 000 万护理专业人员的实践。互操作性不仅让计算机系统可以交换具有明确和共享含义的数据,医生也可以在临床实践环境中以相同的方式理解和利用这些数据。

使用 ICNP 可以测量护理相关指标;利用这些信息来改善全球、国家和地区的卫生保健系统;这些数据也可以作为科学证据为实现卫生系统转型进而实现全球健康提供信息。

五、国际功能、残疾和健康分类

（一）ICF 概况

国际功能、残疾和健康分类(international classification of functioning,disability and health,ICF)是由 WHO 在 2001 年 5 月 22 日第 54 届世界卫生大会上正式命名并在国际上使用的分类标准。ICF 提供了能统一和标准地反映所有与人体健康有关的功能和失能的状态分类,作为一个重要的健康指标,广泛应用于卫生保健、预防、人口调查、保险、社会安全、劳动、教育、经济等方面。

（二）ICF 结构与编码

ICF 将所涉及的概念分成两大部分。第一部分是功能和残疾,下设身体功能与结构、活动和参与两个成分;第二部分是背景性因素,包括环境因素和个人因素两个成分。每一成分均可用正面或负面术语表述,每一成分由不同领域所构成。在每个领域中,类目是分类的单位。

个体的健康和与健康有关的状况可以通过选择适当的类目或编码并加上限定值进行记录,这些数字编码用以具体显示在该类目上功能或残疾的范围或程度,或显示环境因素是有利或障碍因素的程度。ICF 为临床提供一种统一和标准的语言和框架来描述患者的健康状况和与健康有关的状况;同时,运用这种标准化的通用语言可以使全世界不同学科和领域能够相互进行交流。

（三）ICF 的应用

可以通过浏览和检索两种方式,获得某一特定概念的表达方式和编码,实现对 ICF 的使用。例如,浏览"短期记忆"的功能损伤,可以根据知识分类体系,沿着身体功能—心理功能—特定的心理功能—b144(记忆功能)—b1440(短期记忆)的路线,找到短期记忆功能损伤这一概念的定义和编码,还可找到更加详细的信息,如所包含的下位概念、与之相关的其他损伤等。

ICF 为从生物、心理和社会角度认识损伤所造成的影响,提供了一种理论模式,为从身体健康状态、个体活动和个体的社会功能上探索,提供了理论框架。

ICF 将功能和残疾分类作为一种作用和变化的过程,提供多角度的方法。个体的功能状态是健康状况与情景性因素相互作用和彼此复杂的联系,干预一个项目就可能产生一个或多个项目的改变。这种相互作用通常是双向的。

ICF 作为信息组织和术语标准化的工具,可以应用于数据采集和编码(如人口研究、残疾人管理系统等);测量健康状态的结果、生活质量或环境因素;临床上职业评定、康复效果评定等;在制定社会政策中可以用于制订保障计划、构建保险赔偿系统等;作为教育工具,用于教学需求评估、课程设计等方面。

六、其他标准化术语

临床医疗活动中影响较大的标准化术语表包括国际疾病分类、一体化医学语言系统、SNOMED等,也有一些包含在 DICOM 等标准中的术语表。其中应用最为广泛的是国际疾病分类和一体化医学语言系统。

(一) 国际疾病分类

国际疾病分类(international classification of disease,ICD)是 WHO 要求各成员国在卫生统计中共同采用的对疾病、损伤和中毒及死亡原因进行统计编码的标准分类方法。在分类上是典型的线分类法,ICD-11 共有 28 个章节,疾病按其共有特点分到各类,这些特点可以是病因(如感染性疾病),可以是解剖部位(如心血管或呼吸疾病)或特定的病理过程(如肿瘤)。每一类又按照等级分类体系进一步细分。目前最新版本 ICD-11 采集信息的范畴进一步扩大,修订增加营养、疼痛、心理障碍等编码,助力绘制专科疾病谱。首次将功能评价引入分类体系,突破既往限于疾病信息的界限,着力健康数据采集,如将组织病理学编码引入分类系统,首次将中医病症纳入国际卫生统计体系等。

ICD-11 在编码上体现为字母顺序码,分成主干码和扩展码。主干码用来表明患者的主要健康状况,是在特定的线性组合中可单独使用的编码,如 DB32.20 表示中毒性巨结肠。第一位代表章节,取值为数字(0~9)或字母(O 和 I 除外);第二位取值为除 I 和 O 之外的字母;第三位为数字,取值为 0~9 共 10 个值;第四位为字母和数字。主干码的设计师为了确保每一个病例进需要一个编码时,可以从中获得最有意义的最少信息。扩展码不可单独使用,必须与主干码搭配,用于补充主干码以外的其他信息,如 XT5R 表示急性。在编码时,根据疾病具体情况,可以单独使用预组配的主干码,也可以采用后组配将主干码与扩展码连接在一起,如 NC72&XK9K 表示右侧股骨骨折。

(二) 一体化医学语言系统

一体化医学语言系统(unified medical language system,UMLS)是美国国立医学图书馆持续开发的大型医学术语系统,涵盖了临床、基础、药学、生物学、医学管理等医学及医学相关学科,2024 年收录了约 338 万个概念,这些概念来自 187 个源词汇表。UMLS 主要包括超级叙词表、语义网络和专家词典三个工具。

1. 超级叙词表 采用概念—术语—字符串三级结构模型。

UMLS 的元数据词典以概念(concept,C)为核心。各种术语(term)依据概念组织起来。概念结构的设计方法是,将同一概念(CUI)的各种名称(同义词,LUI)和变种形式(单复数、形容词等词性变体,SUI)联系在一起。一般而言,表达同一概念可以有多个专业词(即同义词),而每一个专业词又有不同的字符串(string)表达方式。在超级叙词表中,多个术语体现为同义词,不同的词串表达方式体现为词性变体。如表 3-9 所示,对于心房颤动,这一概念在超级叙词表中的概念唯一标识符是 C0004238,对应有 4 种表达方式。这 4 种表达方式被分别赋予了两个词汇唯一标识符(L0004238 和 L0004327),即 2 个同义词术语。每一种同义词又有单复数两种表达方式,因此赋予不同的字符串唯一标识符(S0016668,S0016669,S0016899 和 S0016900)。

表3-9   超级叙词表中的概念—术语—字符串三级结构

概念（CUI）	术语（LUIs）	字符串（SUIs）
C0004238 atrial fibrillation（preferred） atrial fibrillations auricular fibrillation auricular fibrillations	L0004238 atrial fibrillation（preferred） atrial fibrillations	S0016668 atrial fibrillation（preferred） S0016669 （plural variant） atrial fibrillations
	L0004327 （synonym） auricular fibrillation auricular fibrillations	S0016899 auricular fibrillation（preferred） S0016900 （plural variant） auricular fibrillations

注：CUI, concept unique identifier, 概念唯一标识符; LUI: lexical uniqueidentifier, 词汇唯一标识符; SUI: string unique identifier, 字符串唯一标识符。

2. 语义网络 指对每个概念进行分类,确定每个概念的语义类型;同时也提供概念之间的语义关系。语义类型具有树形层次等级结构特点。UMLS 以语义类型为点,语义类型之间的语义关系为链构成了语义网络。语义网络中包括 133 种语义类型及 54 种语义关系,每种语义类型和语义关系都有唯一的语义标识符(TUI)。

语义类型的最高层为实体(entity)和事件(event)两大类,采用树状等级结构扩展各种语义类型。语义类型是网状结构中的节点,而语义关系是将这些节点连接到一起的链。语义关系分为等级关系和相关关系两大类。

其中最常用概念间的语义关系是等级关系 is-a(是一个,如 Human is-a Mammal),它不仅确立了语义类型之间的等级关系,而且也能被用来决定超级叙词表中的每个概念对应的具体语义类型的分配。相关关系表示不同语义类型概念之间可能存在的语义关系,如影响(affects)、导致(brings about)等。

3. 专家词典 指提供词汇信息和用于自然语言处理的工具。

（崔　雷）

思 考 题

1. 健康信息标准对于实现 NIS 的互操作性能起到什么作用?

2. NNN 三种护理标准化术语分别是什么? 它们应用于哪些领域? 它们各自是如何构造其知识体系结构的?

3. 各种护理标准化术语对护理实践中的问题是如何进行编码的?

URSING

第四章

护理信息安全、伦理与法律法规

04章 数字内容

─── 学习目标 ───

- 知识目标:
  1. 掌握护理信息常见安全问题及护理信息安全保障措施。
  2. 熟悉区块链的概念、应用前景、问题和挑战;护理信息应用中的伦理问题和伦理规范。
  3. 了解护理信息安全相关法律法规及其发展历程。
- 能力目标:
  1. 能够识别护理信息安全问题,并采取相应措施。
  2. 能够识别护理信息伦理问题,并采取相应措施。
  3. 能够运用法律法规保证护理信息应用的合法性。
- 素质目标:
  1. 认同护理信息安全对护理信息专业化发展的重要作用。
  2. 具有遵守护理信息安全相关法律的意识。

通信与信息技术的不断成熟促进了全球医疗信息化的迅速发展。护理信息化作为医疗信息化的重要组成部分,近年来越来越受到国内外学者、护理管理者的重视,在我国逐渐普及,为护理工作带来了全新理念。护理信息化在快速发展的同时,也面临许多问题和挑战,如信息安全、隐私保护等。

第一节　护理信息安全

一、护理信息常见安全问题

(一)计算机设备安全问题

计算机设备安全是确保信息安全的基础。常见的计算机设备安全问题包括:

1. 计算机设备故障　医院计算机设备使用年限较长、老旧,线路老化,超负荷运作等问题会导致火灾等安全事故发生,严重威胁信息安全。

2. 电磁信息泄露　指计算机及其设备在工作时通过地线、电源线、信号线、寄生电磁信号或谐波将有用信息辐射出来的过程。计算机在工作时会产生不同程度的电磁信息泄露。泄露的信息一旦被拦截,通过扫描同步信号可复现信息,导致信息安全事故的发生。

3. 存储介质损坏　包括被盗和损毁。被盗会导致介质数据被非法复制,损毁会导致数据丢失,导致严重信息安全事故的发生。

(二)信息数据安全问题

1. 数据泄露　黑客可通过反汇编技术、反编译技术等逆向思维模式,获取信息系统内部的全部或部分核心控制源代码,进而从系统内部破解核心加密信息、核心机密等内容,将系统"据为己用";通过绕过护理信息系统中的访问机制,重新定义护理信息授权内容,进而绕过原有护理信息系统内部访问机制,重新分发副本后获取信息。

2. 数据篡改　黑客可通过向系统内部嵌入恶意代码,或者修改、替换部分代码,扰乱程序或绕过原有系统内部验证保护模块,从而获取信息。

3. 数据不可用　护理信息系统所使用的计算机操作系统以 Windows 为主。系统存在安全漏洞,如果不及时开发和安装补丁,黑客容易利用系统漏洞入侵系统。一旦系统被黑客入侵,黑客会对其进行恶意干扰,造成系统流程发生改变,系统运行减慢,甚至出现系统瘫痪,导致严重的信息安全事故。此外,计算机病毒可通过移动硬盘、电子邮件等途径传播,这也会造成较大范围内的网络信息安全问题。

(三)使用者行为安全问题

大多数信息安全问题来自信息系统的使用者们,主要包括使用者对护理信息系统的恶意攻击和操作不当。

1. 恶意攻击　包括用户对护理信息系统进行代码篡改和传播计算机病毒。

2. 操作不当

(1)访问控制越权:指用户角色权利的使用超出了其特定的空间和时间限制条件,即滥用或冒用。当前医院护理信息系统发展迅速,传统的基于角色的访问控制策略和静态授权模式已不能适应当前信息系统分布式和复杂化的发展趋势。基于个人计算机软硬件结构的护理信息系统也大都结构简单,缺乏可靠的访问权限审查。另外,医院护士流动较大,可能会有意或无意地滥用用户角色权利,发生越权操作行为。

(2)对于重要敏感数据,如个人信息及隐私,缺乏保护意识,擅自将电子病历信息分享给他人,使敏感数据泄露。

(3)发现信息系统或网站被攻击篡改等事件时,缺乏及时报告和处置的意识,甚至瞒报网络安全事件,造成巨大的信息安全隐患。

Note:

（4）其他严重危害护理信息安全的行为，如明知他人从事危害护理信息安全的活动，还为其提供技术支持、广告推广、支付结算等帮助行为。

（四）信息安全管理问题

1. 相关政策和法律法规有待完善　"十三五"期间，《"健康中国2030"规划纲要》将医疗卫生信息化建设确定为国家信息化发展的重点。随着互联网＋医疗服务、AI、大数据等信息技术的应用，进一步健全卫生信息安全体系、完善相关法律法规已成为卫生信息化建设的重中之重。

2018年《国家健康医疗大数据标准、安全和服务管理办法（试行）》发布，遵循政策引领、强化监督、分类指导、分级管理的原则，旨在指导健康医疗大数据标准管理工作，一定程度上为规范护理信息安全相关的电子健康记录采集、存储、传输和应用等各个环节提供了政策指导。2022年《医疗卫生机构网络安全管理办法的通知》发布，指出应建立数据安全管理组织架构，明确业务部门与管理部门在数据安全活动中的主体责任。这为规范医疗机构在数据安全管理全生命周期当中的权责提供了良好的外部环境。

护理信息安全相关法律法规有《中华人民共和国民法典》《中华人民共和国医师法》《中华人民共和国网络安全法》等，基本能覆盖护理信息安全涉及的相关领域，后续有待针对具体的护理信息安全事件不断完善相关细则，从法律层面规范护士的信息安全行为，以及进一步结合法律法规，以及所在地区的实际护理工作流程和护理信息安全需求，由省级卫生行政部门负责指导和监督在本省域内落地执行护理信息安全相关管理计划和办法。

2. 管理责任落实有待提高　随着信息安全管理问题日益为我国医疗机构所重视，各大医疗组织机构按照信息安全管理体系（information security management system, ISMS）相关标准的要求，制订信息安全管理方针和策略，采用风险管理的方法，进行信息安全管理计划、实施、评审检查、改进，很大程度上保障了医疗机构的信息安全。

然而，受主体医疗组织架构所限，护士在医院信息安全管理体系中的角色尚不突出，大部分医疗机构的护理信息安全相关管理职责有待进一步明确，且缺乏系统的培训体系，导致护士信息安全相关知识不够全面。护士在医疗机构中扮演着重要角色，需要明确并落实护士在信息安全管理中的具体职责，开展相关规范、系统的培训，制订监管与奖惩机制，以提升护士的信息安全保护意识，规范化管理护士信息安全相关行为，从而提高护理信息安全管理的效果。

二、护理信息安全保障措施

护理信息安全保障的目标包括维护护理信息的机密性、维护数据的完整性，以及保障信息系统、数据的可用性。为保障护理信息安全可采取以下措施：

（一）计算机设备安全相关措施

1. 物理安全　做好计算机设备定期养护、防盗、防毁、抗电磁干扰等保护工作；保护计算机设备免遭地震、水灾、火灾等环境事故。

2. 设备安全　采用低泄射产品、电磁干扰器、电磁屏蔽室、滤波等技术或产品防止电磁泄露带来的安全隐患。

3. 存储介质安全　做好防盗、防霉和防砸工作，密切保护存储介质的安全。介质数据废弃后需要进行物理销毁（介质粉碎）和数据销毁（消磁），防止数据删除后因被恢复而泄露信息。

（二）信息数据安全相关措施

保障信息数据安全的核心在于网络安全，确保网络安全的相关措施包括主动保护措施（如防火墙）和被动防护措施（如入侵检测与防护）。

1. 防火墙　是一种较早使用、实用性很强的隔离本地网络与外界网络的防御系统，可阻挡对网络的非法访问和不安全数据的传递。防火墙已广泛应用于计算机网络信息安全的构建之中，发挥着"保护层"的重要作用。防火墙可对外部网络访问进行有效限制，进而为内部网络构建保护层，确保内部网络的安全访问。防火墙还可以通过对网络访问进行统计记录,对恶意行为或可疑动作进行有效监视并预警。

2.入侵检测与防护

(1)入侵检测系统(intrusion detection system,IDS):注重网络安全状况的监管,通过监视网络或系统资源,寻找违反安全策略的行为或攻击迹象,并发出报警。因此大多数 IDS 是被动的。

(2)入侵防御系统(intrusion prevention system,IPS):倾向于提供主动防护,注重对入侵行为的控制。设计宗旨是预先对入侵活动和攻击性网络流量进行拦截,避免其造成损失。IPS 是通过直接嵌入到网络流量中实现这一功能的,即通过一个网络端口接收来自外部系统的流量,经过检查确认其中不包含异常活动或可疑内容后,再通过另外一个端口将它传送到内部系统。

(3)安全扫描:包括漏洞扫描、端口扫描、密码类扫描(发现弱口令密码)等,是最有效的网络安全检测工具之一,可以自动检测远程或本地主机、网络系统的安全弱点及所存在的可能被利用的系统漏洞。

(三)使用者行为安全相关措施

行为安全强调的是过程安全,可以通过密码技术来限制和规范使用者对系统的操作授权,以保证信息系统的安全可控。

1.访问控制　指通过文件访问控制来限制对数据的操作,利用文件密钥,分组加密并结合访问控制实现文件加密,保证文件的安全性,在护理 EMR 中可通过访问控制来限制和规范护士对 EMR 的操作权限和范围,以确保文件的安全性。

通过访问控制中特有的双重加密算法,可以对护士访问护理电子病历的行为进行分级管理(哪些用户具有何种权限),再结合完整性标识(一种密钥消息认证码)的维护,可以有效防止非法用户(或非权限范围内用户)对访问控制模块的篡改。

2.单点登录　为应用系统提供集中统一的身份认证,实现"一点登录,多点访问"。登录系统采用基于数字证书的加密与数字签名技术,基于统一的用户身份认证和授权控制功能,对用户实行集中统一的管理和身份认证。实施强认证方法,不允许一个未经授权的用户对数据库进行操作。

3.数字加密　主要分为对称加密和非对称加密。

对称加密使用私有密钥(又称对称密钥)对信息进行加密,加密和解密信息时使用同一个密钥。典型代表为数据加密标准(data encryption standard,DES)算法。优势是加密速度快,但密钥分发复杂。

与对称加密不同,非对称加密(又称公开密钥加密)的基本特点是加密与解密的密钥不同,基于公钥密码体制。典型算法为 RSA(Rivest Shamir Adleman,由 3 名提出者姓氏的首字母组成),优点为安全性高。

在实际应用中,可利用对称加密和非对称加密各自的优点,采用对称加密系统加密文件,采用非对称加密系统加密"加密文件"的密钥(会话密钥),即采用混合加密系统。它较好地解决了运算速度问题和密钥分配管理问题。数字加密技术已被广泛应用于防代码篡改领域,以保证数据的真实性、可逆性和无损性。

4.数字签名及验证　数字签名是信息发送者用其私钥对从所传报文中提取出的数字摘要进行 RSA 算法加密操作,当信息接收者收到报文后,就可以用发送者的公钥对数字签名进行验证,解决的是文件传输中的有效性、防篡改性和收发不可抵赖性问题。

5.匿名化保护　适用于各类数据和众多应用,算法通用性高,能保证发布数据的真实性,实现简单,如聚类、k-匿名性(k-anonymity)、l-多样性(l-diversity)等。

匿名化过程不可逆,本质上是损失数据精度和数据隐私的折中,即如果数据是匿名的,则数据的接收者无法识别数据主体。数据匿名处理涉及删除任何可识别个体的信息,或者任何可单独或与其他信息一起用于识别个体的信息。在匿名化过程中,取消身份验证通常是一项重要且艰巨的环节,包

Note:

括采取必要步骤,以确保匿名数据无法单独或与其他信息一起用于个体识别。可能需要采用各种统计技术来确保成功进行身份识别,即确保将身份重新识别的风险降低到可接受的水平。

6. 可信计算 是基于密码的运算与防护并存的主动免疫的新计算模式,计算全程可测可控,不被干扰,还能及时识别"自己"和"非己"成分,从而破坏与排斥进入机体的有害物质。其核心是可信赖平台模块(trusted platform module,TPM)。TPM 可为主机提供三大可信计算基本功能:一是身份认证功能,用于赋予信息终端唯一可信身份,确保其内部运行程序的合法性,确立互联网终端节点可信;二是安全度量功能,从技术上保障信息终端内部软硬件环境不被非法篡改或利用,有效预防底层固件的蠕虫攻击;三是密码服务功能,提供数据加密服务,使云端存储、云端数据交换等服务成为可信任的安全应用。可信计算可广泛应用于具有计算能力的设备,如服务器、台式电脑、笔记本电脑、平板电脑、智能手机、打印机、手写板等。

(四) 护理信息安全管理相关措施

1. 加强人员管理,明确管理职责 许多安全事件大多由内部人员引起,因此人员的素质和管理十分重要。护理信息安全管理中,人员管理的核心是要确保有关护士的思想素质、职业道德和业务素质,要加强人员审查。

人员审查必须根据信息系统所规定的安全等级确定审查标准。所有人员应明确其在安全系统中的职责和权限。所有人员的工作、活动范围应当被限制在完成其任务的最小范围内。对于人员管理的人事安全审查,要求对某人是否适合参与信息安全保障和接触敏感信息进行审查以判断是否值得信任。同时,开展系统、规范的信息安全相关培训,全面提高信息系统相关人员的技术水平、道德品质和安全意识等,以保证信息系统安全。

另外,要明确护理信息安全管理组织架构、护理信息标准化建设需求及各层级网络安全管理职责。具体职责应包括认真贯彻执行与护理信息安全相关的法律法规,建设符合信息安全等级要求的信息安全设施,建立统一的信息系统标准,标准化护理信息术语,落实上级行政主管部门关于信息安全决策部署,定期召开信息安全工作会议,研究解决护理信息安全重要事项,强化护士维护信息安全意识,督促落实护理信息安全责任等。

2. 制定管理规范

(1) HIS 使用加密认证和权限管理:根据工作性质、使用范围、人员身份和身份级别设置权限,采取分级授权的方式授权使用。采取实名制,护士妥善管理和使用自己的账号和密码,根据授权登录使用。护士应对自己的操作行为负责,准确录入信息,严禁超授权范围使用,严禁将账号和密码泄露给第三方。

(2) 规范医院数据导出和提取的流程:采取分层管理、分级审核的机制,制订完善的医院信息数据提取流程,规范医院信息数据共享。

(3) 建立信息问责制:明确责任,严肃问责。医院各部门或个人、第三方利用信息系统违规从事危害网络安全的行为,视其行为造成的影响与损失,依据院纪院规、签署合同条款给予相应处罚。对于触犯国家法律法规的,移交司法部门追究民事或刑事责任。

3. 建立应急处理对策 建立完善的信息安全管理应急预案,医院各部门应确保应急预案的执行有足够的资源保障。例如,在网络安全事件发生后(如黑客入侵导致数据泄露),相关责任人应立即向领导小组办公室及应急办公室报告,并按照医院相关应急预案启动应急程序。根据网络安全形势,不定期出具"网络安全风险分析报告",及时预警可能发生的网络安全事件。不定期召集院内相关部门,开展应急演练,至少每年 1 次。根据信息资源系统建设进展,持续完善应急预案,做好培训记录,进行考核。

4. 逐步完善相关法律法规 随着信息技术与医疗卫生的深度融合,医疗卫生信息数据共享和应用的需求逐渐增大,我国与信息安全相关的法律法规正逐步完善。例如,2012 年 12 月 29 日起施行《全国人民代表大会常务委员会关于加强网络信息保护的决定》,保障网络时代公民个人信息安全;2021

年9月1日起施行《中华人民共和国数据安全法》,规范数据处理活动,保障数据安全,促进数据开发利用,保护个人、组织的合法权益,维护国家主权、安全和发展利益等;2021年11月1日起施行《中华人民共和国个人信息保护法》等;2022年8月8日起施行的《医疗卫生机构网络安全管理办法》又进一步强调了建立数据安全管理组织架构,明确业务部门与管理部门在数据安全活动中的主体责任的重要性。

三、区块链与护理信息安全

(一) 区块链概述

1. 区块链的定义　区块链(blockchain)是一种由多方共同维护,使用密码学保证传输和访问安全,能够实现数据一致存储、难以篡改、防止抵赖的记账技术,又称分布式账本技术(distributed ledger technology)。典型的区块链以块-链结构存储数据。作为一种在不可信的竞争环境中低成本建立信任的新型计算范式和协作模式,区块链凭借其独有的信任建立机制,正在改变诸多行业的应用场景和运行规则,是未来发展数字经济、构建新型信任体系不可或缺的技术之一。

区块链的发展主要经历了两个阶段,即以比特币为代表的区块链1.0和以智能合约为代表的区块链2.0,目前正处于区块链3.0发展阶段。

知 识 拓 展

区块链的发展

区块链的发展主要经历了两个阶段,即以比特币为代表的区块链1.0和以智能合约为代表的区块链2.0,目前正处于区块链3.0发展阶段。

区块链1.0:起源于2008年关于加密数字货币及相关金融基础设施的应用,包括支付清算设施、跨境支付设施等。

区块链2.0:起始于2013年具有智能合约功能的公共区块链平台"以太坊"项目的推出,主要特征是区块链应用超出了加密数字货币和金融基础设施的范畴,并在金融领域得到更加广泛地运用。

区块链3.0:被认为是基于区块链且更为复杂的智能合约,超越了货币、金融领域的范畴,与云计算、大数据等前沿技术深度融合、集成创新,在社会各行各业得到深入应用,表现形式为可编程的社会经济活动。

---

2. 区块链的本质　区块链是一种基于密码学原理构建的分布式共享数据库,本质是通过去中心化和去信任系统的方式集体维护一个可靠数据库的技术方案。该技术方案允许系统内的所有节点都备份当前区块链的一个完整副本,区块链的任何变动都会依托整个系统的消息广播,实现全网区块链副本的更新。区块链具有分布式对等、去信任、集体维护和无法篡改四大特点。

(二) 区块链在护理信息安全中的应用前景

区块链凭借其独有的信任建立机制,为卫生健康数据安全流通、价值释放提供了基础。首先,区块链数据防篡改特性可保障卫生健康数据的流通安全。其次,区块链多采用私钥授权模式,可确保用户敏感数据的合法流通和使用。近年来,我国将区块链应用于卫生健康行业多个领域,如医疗服务、公共卫生服务、药品供应保障、医疗保障等。

区块链技术在护理信息安全领域的应用前景主要体现在其能够确保护理信息的机密性、完整性和可用性。通过利用区块链的分布式账本特性,可以实现护理信息在传输过程中的透明性和不可篡改性。这将显著降低数据被恶意篡改的风险。

此外,区块链技术的智能合约功能可用于自动化执行护理相关协议和流程。例如,智能合约可以自动验证患者的护理计划和保险资格,确保符合条件的请求得到执行,从而提高护理服务的效率并减少人为错误和欺诈的可能性。

在跨机构协作方面,区块链技术提供了一个安全可靠的平台,使得不同医疗机构能够在保护隐私的前提下共享关键护理信息。这种协作模式有助于打破信息孤岛,优化医疗资源的配置。

在患者隐私保护方面,区块链技术通过加密手段确保患者信息的安全。每个患者都拥有一个独一无二的加密密钥,只有持有该密钥的人才能访问其护理信息。这种加密机制不仅保护了患者的隐私,还赋予了患者对自己数据的控制权,使他们能够决定谁可以访问其信息以及在何种条件下访问。

最后,在护理信息安全中应用区块链技术还可以提高数据的可追溯性。在发生医疗纠纷或需要审计时,区块链可以提供一个不可更改的记录,帮助追踪护理信息的每一个变更历史。这不仅有助于提高护理服务的透明度,还能够增强患者对医疗机构的信任。

(三) 区块链应用于护理信息安全的问题和挑战

1. 技术有待进一步成熟　　目前,区块链在系统稳定性、应用安全性、业务模式等方面有待进一步成熟。从性能上看,区块链技术如要发挥作用需要同时满足"高效低能""去中心化""安全"这三个要求,目前区块链上可进行的操作吞吐量还需提高,以满足更多高频次业务需求。从能耗上看,区块链共识算法能源消耗大、成本高,这使得区块链需要大量全网计算力和财力。从生态上看,区块链产品成熟度还需要提升,有待进一步开发、集成和运维体系。从安全上看,隐私保护、有害信息上链、智能合约漏洞、共识机制和私钥保护、密码学算法等方面需要加强安全性能。

2. 行业专业人才稀缺　　区块链的技术研发主要集中在 Go、JavaScript、C 和 C++ 等编程基本语言,新型的智能合约采用 Haskell、Ocaml、Rholang 等新型函数式编程语言,全球人才市场中具有相关语言资深研发经验的技术人才有非常大的缺口。与研发技术人才相比,区块链底层系统架构设计人才需要掌握多项交叉学科的专业技能,并深入理解区块链底层设计原理,兼备系统架构设计的经验,更要懂得应用场景的具体业务逻辑。虽然目前已有部分高等院校开展相关学科教育,但专业人才在市场上仍旧稀缺。

3. 相关法律法规有待完善　　2019 年,国家互联网信息办公室发布了《区块链信息服务管理规定》,对区块链技术的治理、监管和标准等起到重要作用。但是值得注意的是,区块链的链上规则并不十分明确,在区块链参与者的语境中,代码即"法律",但"法律"不是代码。与法律上规定权利义务的方式不同,区块链技术规则直接决定了区块链系统的安全性和稳定性,并直接影响着每一个参与者的权利和义务。由于链上规则的不明确,可能会引发关于智能合约漏洞、个人信息保护等系列问题。未来有待补充基于链上规则的规定信息安全相关的权利和义务,从而进一步起到保障信息安全的目的。

因此,要想将区块链技术应用于护理信息安全领域,需要客观理性地看待区块链价值。一方面,要充分认识到区块链技术对于建立信任机制、传递信息和价值的重要意义;另一方面,要避免盲目夸大区块链技术对于传统行业的颠覆作用,警惕泡沫日趋膨胀。

第二节　护理信息伦理

一、护理信息中的伦理问题

(一) 信息隐私问题

信息隐私问题是十分常见的伦理问题。健康医疗信息的保密性、隐私性、安全性等一直是被关注的重点。每个人的病情和健康状况被看作私人信息和秘密,医疗机构和从业人员有保密的义务;同时患者也有隐私权,即不受任何形式的外来侵犯的权利。

随着互联网医疗的发展,人们可以通过互联网获取健康信息,如与医生在线交流、在线问诊、建立电子健康档案和电子病历、应用远程医疗监护等,这虽然减少了人们在医院排队就诊的时间,提高了医务人员的工作效率,但也带来了隐私泄露问题。

《信息安全技术　个人信息安全规范》(GB/T 35273—2020)中把健康生理信息与身份证件号码等归为个人敏感信息。个人敏感信息指一旦泄露、非法提供或滥用可能危害人身和财产安全,极易导致个人名誉、身心健康受到损害或歧视性待遇等的个人信息。个人健康信息指电子病历信息和患者产生型健康医疗数据,如病理报告结果、基因信息等,这些健康信息的泄露会导致当事人声誉或者工作生活受到严重影响,还会影响其家属。在大数据背景下,基因信息中的隐私问题更为复杂,亟须给予基因信息隐私伦理辩护和法律保护。

在护理信息化管理中,可能存在互联网隐私保护级别低,访问权限管理不够严格,缺乏对患者信息查阅的严格权限分级制度,医务人员隐私保护意识不强等问题。这些问题均可能导致信息泄露,如涉及患者个人病史、疾病发展、诊疗状况等隐私方面的医疗护理相关信息被无关人员在医院内网上下载和查阅。护士作为与患者接触最密切的人群之一,在做好护理工作的同时,对患者隐私信息的保护具有关键作用。因此,如何保护隐私则成为亟待解决的伦理问题。

(二)信息失真问题

信息失真指信息偏离了客观事物的真实状态与一定的衡量标准。在信息反映过程、传输过程和理解过程中,都有可能造成信息失真。在护理工作中,护理信息的记录、储存、处理等与医嘱信息或患者的真实情况不一致、不完整和不及时等会导致信息的精确度下降,甚至丧失。

目前我国各地区、各医院所应用的医疗数据采集系统呈现多样性,不同技术水平的系统彼此之间的体系结构差异较大,且数据来源也可能存在一定的差异,在数据处理过程中,也会影响到信息数据的质量、完整性及数据的共享。NIS 在提高护理质量和护理管理效率中发挥了重要的作用,但同时也存在电子信息记录更加容易获取且更加容易被篡改,容易出现电子信息记录数据失真等问题。信息失真会影响护理工作的质量和成效,也容易导致护患纠纷,影响护患关系,严重者会影响患者的治疗和康复,甚至危及患者的生命安全。

(三)知情同意和信息自主权问题

知情同意及信息自主权指人们在知悉自己个人信息为何种目的、以何种方式、在何种程度上被使用后,个人自主作出同意与否的决定。知情同意和信息自主权是患者拥有处理自己个人健康信息权利的体现,也是个人信息隐私保护中的一项基本原则。

在大数据时代,信息利用过程主要分为信息收集和信息处理两大环节。个人信息保护中强调知情同意须基于个人对于其信息收集、利用和充分知情。健康医疗大数据的种类繁杂、数量庞大,获得每一位数据对象的授权同意,这是一项挑战。

个人信息自主权,即个人对其个人信息的控制权,包括决定信息的收集、存储、处理和分享等环节,是个人隐私权的核心要素,对于维护个人尊严与自由具有至关重要的意义。

然而,众多企业与组织通过智能设备、互联网服务及应用程序等手段,悄然进行数据收集,而这些数据可能涉及身份信息、位置数据、浏览习惯及购物偏好等敏感内容。尽管此类数据的利用在某些情境下能够提升便利性与效率,但在未获得个体明确知情同意的情况下,这种行为无疑侵犯了其知情权与选择权。

缺乏知情同意的数据收集与应用不仅可能导致隐私泄露,还可能被用于不当目的,如精准广告、价格歧视及身份盗窃等。此外,这也可能引发公众对技术公司与政府机构的不信任,进而对社会的和谐与稳定产生负面影响。

(四)信息安全问题

信息安全问题在信息伦理领域中占据举足轻重的核心位置,这一点在当今数字化时代背景下尤为突出。随着信息技术的飞速发展,信息安全问题对于信息系统的安全保障具有至关重要的意义。任何可能引发数据被非法删除、篡改或窃取的风险,都将对个人隐私权造成深刻影响,同时可能严重干扰业务流程的正常运行,进而给组织和个人带来不可估量的损失。因此,我们必须从信息伦理的高度出发,充分认识到信息安全问题的严峻性,切实加强信息安全保障工作,确保信息系统的稳定运行和数据的安全可靠。

在数字化时代,信息的传播和存储变得异常便捷,但这也使得信息安全问题变得更加复杂和多样化。黑客攻击、病毒传播、网络诈骗等安全威胁层出不穷,给信息安全带来了前所未有的挑战。这些威胁不仅可能侵犯个人隐私,泄露敏感信息,还可能对企业的商业机密构成威胁,甚至影响国家安全。因此,信息安全已经不再是一个单纯的技术问题,而是一个涉及伦理、法律和社会责任的综合性问题。

二、护理信息中的伦理规范

护理信息化建设的过程中,信息技术的应用与医学数据的共享仍需伦理的引导和监管,护理信息需要遵循护理伦理、医学伦理的基本原则。

(一) 尊重原则

尊重原则是最基本的伦理原则。在大数据时代,特别体现为尊重他人,时刻注意自己的言行是否有违伦理道德,加强涉及敏感信息的个体保护。保护患者信息的隐私性、安全性和保密性,履行知情同意,不仅是法律规定的内容,也是护士职业道德的基本要求。在信息化社会,不能把患者仅仅视为一个有各种数据标签的"虚拟个体"。在护理活动中,护士与患者都是作为个体存在的,两者之间彼此尊重、真诚相待、相互配合以实现护理目标;对涉及患者利益的行为,护士应事先征求患者的意见。

尊重更重要的是表现在对个体信息的隐私保护。医疗机构在对患者进行数据收集、处理和共享的过程中需要充分保障患者信息数据的隐私性、安全性和保密性。在相关部门不断完善相关法律法规的前提下,医疗卫生机构应不断加强数据、网络的安全管理,制订规范的信息安全管理制度,及时升级和优化信息系统平台,更新杀毒软件,加强防火墙技术、数据加密和认证技术等,实行院内外网络物理隔离等来防止 NIS 中的个人信息受到病毒侵害、黑客入侵或被盗等。在护理实践中,限制未获授权人士查阅患者资料,防止无关人员对医疗信息数据的下载、查阅和篡改。护士要按规定定期修改使用密码,离开电脑时及时退出或关闭电脑界面,不能将患者信息带离医院等,提升保密意识,保障 NIS 数据的安全。

尊重原则还体现在知情同意的履行上。护士在护理信息化相关数据的收集、存储、使用、分析、解释等过程中,均需获取数据主体的知情同意,原则上应采取明示同意,即护士让患者知道自己的信息被采集或利用,并知晓后果,然后由患者自主决定是否同意被采集或使用自己的信息。这实际上是一种授权行为。无论是临床护理工作,还是获取医学科学数据,应依据法律和医学伦理的要求,必须履行知情同意,这是数据共享中尊重个体参与者自主权的重要体现。

(二) 有利原则

有利原则指护士始终把患者健康利益置于首位,作为护理行为的首要标准。有利原则要求护士从有利患者的角度出发,选择最优方案,提供最佳护理服务,尽力减轻患者受伤害的程度,一切服务于患者的健康利益。在互联网和大数据时代,护理信息化数据共享成为必然趋势。在护理信息化数据管理中,需要遵循安全、可靠、可控的原则,树立全面的利益观,综合、慎重考虑自身的信息行为是否会对患者、他人及社会带来伤害。有利原则是护士必须遵循的伦理责任。

(三) 不伤害原则

不伤害原则是护士在为患者提供护理服务时,不使患者的身心受到伤害。在护理信息化数据管理中,应对不同风险的数据进行分类分级别,并相应采取不同的数据安全管理标准和技术保障标准,特别是已完成的业务数据。护士要重视患者的利益,培养为患者利益和健康着想的动机与意识,坚决杜绝责任伤害;在护理信息的使用上,可以在不涉及个人隐私和敏感信息并去识别的前提下促进数据共享和再利用,以提高护理信息化程度;对患者开展评估并选择最佳护理措施,确保任何信息技术的应用不伤害人身安全。

(四）公正原则

公正指公平正直。护士应公正对待每一位患者,使有同样护理需求和支付能力的患者得到同样的护理待遇。在大数据时代,应在数据共享和使用中均衡数据收集者、数据持有者和数据使用者的权益,提供公平竞争的共享环境,做到利益的公平分配,不能因年龄、性别、外貌、贫富、地域等的不同而区别对待。在护理信息化管理过程中,公正原则可表现在对数据主体公开透明,开放数据共享,禁止秘密处理个人健康医疗数据,数据主体有权查询其个人数据等。

综上所述,在护理信息化发展和管理的过程中,信息化背景下的伦理问题越来越受到重视。在国家不断完善信息安全相关法律法规的前提下,护士须主动加强对信息伦理的学习,医疗卫生机构也需要对护士定期开展和普及信息伦理教育,并积极将伦理原则落实到具体的信息化管理活动中。

第三节 护理信息安全相关法律法规

一、电子病历相关法律法规

电子病历作为医疗卫生信息化的重要组成部分,对于提高医疗质量和工作效率具有重要的作用。电子病历的法律效力对于电子病历的推广与应用有深远影响。电子病历要得到法律认可,是一个复杂的法律和技术的混合问题。为实现电子病历合法化,我国主要从以下三方面构建相关法律体系和标准规范:

1. 在卫生系统电子认证方面 《中华人民共和国电子签名法》是为规范电子签名行为,确立电子签名的法律效力,维护有关各方的合法权益而制定的法律。

2. 在电子病历管理方面 国家卫生健康委员会于2017年2月印发《电子病历应用管理规范(试行)》,为电子病历的建立、使用、保存、管理提供了直接依据。

为进一步强化医疗机构病历管理,维护医患双方的合法权益,使病历管理满足现代化医院管理的需要,原国家卫生和计划生育委员会、国家中医药管理局制定《医疗机构病历管理规定(2013年版)》。该规定明确指出电子病历与纸质病历具有同等效力,体现了医药卫生体制改革有关精神,体现了新形势下病历管理工作的新要求,并与近年出台的相关法律法规等做衔接。

3. 在电子病历技术规范及标准化建设方面 原卫生部开展了电子病历相关技术规范标准的科技攻关和试点应用工作,《电子病历基本架构和数据标准(试行)》《基于电子病历的医院信息平台建设技术解决方案(1.0版)》等为卫生信息化建设奠定了良好的支撑。

电子病历功能标准化进一步推进,2017年后,电子病历相关的业务规范与管理性行业标准陆续印发与更新,如《电子病历应用管理规范(试行)》《电子病历系统应用水平分级评价管理办法(试行)》等。其中,以《电子病历系统应用水平分级评价标准》为依托开展的"电子病历系统应用水平分级评价"工作最为广泛。《电子病历系统应用水平分级评价管理办法(试行)》旨在进一步完善工作机制和明确工作流程,保证电子病历系统应用水平分级评价工作公正、透明、规范、有序开展,以及有效引导医疗机构积极开展以电子病历为核心的信息化建设。

为强化全国医院信息平台标准化建设,国家卫生和计划生育委员会2016年发布《医院信息平台应用功能指引》,2017年发布《医院信息化建设应用技术指引(2017年版)》,2018年,国家卫生健康委员会发布《全国医院信息化建设标准与规范(试行)》,2019年发布《全国医院数据上报管理方案(试行)》。

随着电子病历应用的不断推进,医疗卫生领域对医疗数据的共享需求不断增加。国家卫生和计划生育委员会2016年8月印发《电子病历共享文档规范》,2017年2月印发《电子病历应用管理规范(试行)》。其中《电子病历共享文档规范》旨在借鉴国内外成功经验,建立起一套适合中国国情的、科学规范的电子病历共享文档规范,从而为卫生信息互联互通标准化成熟度测评提供数据标准支持,进一步提升区域卫生平台的建设质量。

Note:

　　为指导各地区域卫生和医院信息标准化建设，推进健康医疗信息互联互通和共享协同，规范区域和医院信息互联互通标准化成熟度测评工作开展，国家卫生健康委员会印发《区域全民健康信息互联互通标准化成熟度测评方案(2020年版)》《医院信息互联互通标准化成熟度测评方案(2020年版)》。按照"以测促建、以测促改、以测促用"的原则，互联互通标准化成熟度测评工作自2021年启动以来，得到社会普遍关注和一致好评，已经成为各级医疗卫生机构指导和开展区域卫生(医院)信息化建设的有力工作抓手和科学技术指南。

　　为促进智慧医院建设发展，适应医院信息化工作需要，2023年7月国家卫生健康委员会制定《医疗机构临床决策支持系统应用管理规范(试行)》，旨在规范医疗机构临床决策支持系统应用管理，提升医疗安全和质量，保证医患双方合法权益。

　　我国现有电子病历相关法律法规概览如表4-1所示。

表4-1　我国现有病历相关法律法规概览

相关法律法规	相关条款	相关问题
《医疗事故处理条例》	第8条、第9条	医疗机构病历保管要求
	第10条	患者复印病历要求
《中华人民共和国民法典》	第一千二百二十二条	病历相关医疗过错
	第一千二百二十五条	病历书写要求
《处方管理办法》	第28条	医生利用计算机开具、传递普通处方时，应当同时打印出纸质处方
《病历书写基本规范》	第7条、第8条、第31条、第33条	病历修改要求
		病历多处签名要求
		病历修改签名要求
		打印病历签名要求
《中华人民共和国电子签名法》	第4条	举证责任倒置
	第70条	证据证明力
《最高人民法院关于民事诉讼证据的若干规定》	第3条	知情同意问题，"约定使用"的电子签名才具有合法效力
	第4条至第6条	满足法律法规规定的数据电文原件形式要求及文件保存要求
	第8条	电子病历作为证据的真实性
《电子认证服务管理办法》	第13条、第14条	可靠的电子签名与手写签名或者盖章具有同等的法律效力以及电子签名具有法律效力的条件
	第16条至第24条	电子病历电子签名提供认证服务的条件、服务规则
	第27条至第33条	电子签名相关法律责任
	第5条至第14条	电子认证服务机构的条件
	第15条至第22条	电子认证服务要求
	第28条至第31条	电子签名认证证书
WS/T 500—2016《电子病历共享文档规范》	第58条	医疗机构侵权责任
	第61条	医疗机构病历记录保管要求
	全部	电子病历信息共享的标准

续表

相关法律法规	相关条款	相关问题
《医疗质量管理办法》	第 32 条	电子病历相关医疗质量管理与控制
《电子病历应用管理规范(试行)》	第 12 条至第 25 条 第 26 条	电子病历的应用 电子签名的定义
《电子病历与医院信息平台标准符合性测试规范》	全部	电子病历与医院信息平台共享标准
《医院信息化建设应用技术指引(2017 年版)》	全部	医院信息化建设应用技术要求
《医疗机构管理条例实施细则》	第 53 条、第 54 条	病历保存要求
《全国医院信息化建设标准与规范(试行)》	全部	医院信息化建设的建设内容和建设要求
《国家健康医疗大数据标准、安全和服务管理办法(试行)》	全部	健康医疗大数据服务管理
《电子病历系统应用水平分级评价管理办法(试行)》《电子病历系统应用水平分级评价标准(试行)》	全部	以电子病历为核心的信息化建设要求
《全国医院数据上报管理方案(试行)》	全部	全国医院数据报送管理要求
《全国基层医疗卫生机构信息化建设标准与规范(试行)》	全部	基层医疗卫生机构信息化建设的基本内容和要求
《中华人民共和国基本医疗卫生与健康促进法》	第 49 条	健康医疗数据技术标准
《全国公共卫生信息化建设标准与规范(试行)》	全部	公共卫生信息化建设和应用的主要业务服务和管理要求
《医疗机构临床决策支持系统应用管理规范(试行)》	全部	医疗机构临床决策支持系统应用管理

二、远程医疗相关法律法规

远程医疗 20 世纪 50 年代起源于美国,最初的作用是为那些没有可能获得常规医疗服务的人群提供必要的医疗保障。我国远程医疗的探索始于 20 世纪 80 年代。20 世纪 90 年代后期,远程医疗逐步走向实际应用,某些医学院附属医院都成立了远程会诊中心,与全国上百家医院相继开展了各种形式的远程医疗工作。

目前,我国在远程医疗方面还没有具体的立法。2018 年,国家卫生健康委员会发布《关于促进"互联网 + 医疗健康"发展的指导意见》,允许依托医疗机构发展互联网医院,一些常见病、慢性病可线上复诊并开具处方,线上问诊的行为规范、收费、医保支付等政策将配套支持。远程医疗作为医疗服务的一种,应当遵循已有的医疗卫生法律法规,包括《中华人民共和国医师法》《医疗机构管理条例》《护士条例》《医疗技术临床应用管理办法》等,一旦出现医疗事故,按照《中华人民共和国民法典》《医疗事故处理条例》认定医患双方的法律责任及责任程度大小。

为贯彻落实《国务院办公厅关于促进"互联网 + 医疗健康"发展的意见》,进一步推动远程医疗服务持续健康发展,国家卫生健康委员会、国家中医药管理局于 2018 年印发《互联网诊疗管理办法(试行)》《远程医疗服务管理规范(试行)》《互联网医院基本标准(试行)》。

我国现有远程医疗相关规范性文件概览如表 4-2 所示。

Note:

表 4-2　我国远程医疗相关规范性文件概览

文件名称	相关条款	主要内容
《互联网医疗保健新服务管理办法》	第二条	开展远程医疗会诊咨询、视频医学教育等互联网信息服务的,按照原国家卫生部相关规定执行
《关于推进医疗机构远程医疗服务的意见》	全部	首次允许医疗机构为机构外提供远程医疗服务
《国务院关于积极推进"互联网+"行动的指导意见》	全部	鼓励互联网企业与医疗机构合作建立医疗网络信息平台
《中华人民共和国网络安全法》	全部	网络信息安全
《关于促进"互联网+医疗健康"发展的意见》	全部	互联网+医疗健康相关线上服务要求
《关于深入开展"互联网+医疗服务"便民活动的通知》	全部	远程医疗服务覆盖要求、数据互联要求
《互联网诊疗管理办法(试行)》	全部	开展互联网诊疗活动的相关管理办法
《远程医疗服务管理规范(试行)》	全部	开展远程医疗服务的管理规范
《互联网医院基本标准(试行)》	全部	互联网医院建设标准
《关于规范家庭医生签约服务管理的指导意见》	全部	家庭医生签约服务管理要求
《关于公立医院开展网络支付业务的指导意见》	全部	公立医院网络支付业务的指导意见
《关于开展"互联网+护理服务"试点工作的通知》	全部	试点省份开展网约护士服务
《深化医药卫生体制改革2019年重点工作》	全部	互联网诊疗收费和医保支付政策文件制定
《关于完善"互联网+"医疗服务价格和医保支付政策的指导意见》	全部	特定互联网+医疗服务首次纳入医保报销范围
《中华人民共和国药品管理法实施条例》	全部	特殊管理的药品不得在网络上销售
《关于进一步推动互联网医疗服务发展和规范管理的通知》	全部	规范互联网诊疗和互联网医院准入
《中华人民共和国基本医疗卫生与健康促进法》	第30条、第31条	实行分级诊疗制度、家庭医生签约服务
《关于以新业态新模式引领新型消费加快发展的意见》	全部	积极发展互联网医疗健康服务

为确保远程医疗与互联网医疗合法性,国家相关部门正逐步完善相关法律体系和政策保障及规范化管理,包括确立电子资料的证据效力,确定各方法律关系与法律责任,加强事前准备,保障远程医疗及互联网医疗合法性,规范事中操作,保障判断依据明确,改善事后处理,保障责任认定公正性等,引导我国远程医疗及互联网医疗行业的良性发展。

三、电子健康档案隐私保护相关法律法规

在卫生信息化发展过程中,电子健康记录的隐私保护至关重要。在提供健康档案服务过程中,保护隐私权的意义不仅在于维护当事人的合法权益,更有利于发挥健康档案的社会价值。

在国家一系列的政策推动下,我国电子健康档案建设发展迅速。根据我国现行法律法规,从保护个人信息和隐私的角度,对健康数据的保护也有一定的规定。但随着健康数据的使用增多,电子健康档案隐私保护仍然存在诸多问题,须尽快完善健康数据保护法律体系,强化健康数据保护的监督与管理。

随着互联网技术的广泛应用和迅猛发展,互联网领域信息安全问题日益突出。2012 年《全国人民代表大会常务委员会关于加强网络信息保护的决定》发布。这为保护网络信息安全,保障公民、法人和其他组织的合法权益,维护国家安全和社会公共利益提供了立法依据。自此,我国逐渐建立数据产业、数据规范等相关法律体系。

为了保障网络安全,维护网络空间主权和国家安全、社会公共利益,保护公民、法人和其他组织的合法权益,促进经济社会信息化健康发展,2016 年 11 月《中华人民共和国网络安全法》颁布,自 2017 年 6 月 1 日起施行。为规范数据处理活动,保障数据安全,促进数据开发利用,保护个人、组织的合法权益,维护国家主权、安全和发展利益,2021 年 6 月《中华人民共和国数据安全法》颁布,自 2021 年 9 月 1 日起施行。为了保护个人信息权益,规范个人信息处理活动,保障个人信息依法有序自由流动,促进个人信息合理利用,2021 年 8 月《中华人民共和国个人信息保护法》颁布,自 2021 年 11 月 1 日起施行。《中华人民共和国数据安全法》和《中华人民共和国个人信息保护法》的颁布不仅加强了我国在数据安全和个人信息保护方面的法治建设,也为数字经济的规范化发展提供了法律保障,同时对国际数据安全治理和个人信息保护规则的制定贡献了中国智慧和中国方案。

我国现有健康信息隐私相关立法、政策文件概览见表 4-3。

表 4-3　我国现有健康信息隐私相关立法、政策文件概览

法律名称	相关条款	主要内容
《中华人民共和国宪法》	第三十八条、第四十条	提出中华人民共和国公民的人格尊严不受侵犯。禁止用任何方法对公民进行侮辱、诽谤和诬告陷害。中华人民共和国公民的通信自由和通信秘密受法律的保护
《中华人民共和国民法典》	第一千二百二十六条	规定医疗机构及其医务人员应当对患者的隐私和信息保密
	第 2 条、第 62 条	提出公民民事权益包括隐私权。明确要求医疗机构及其医务人员应当对患者的隐私保密,造成损害的,应当承担侵权责任
《最高人民法院关于审理名誉权案件若干问题的解答》	第 26 条、第 29 条	规定禁止侵害他人隐私,隐私收集应当征得本人同意
	第 7 条、第 8 条	明确提出通过侵害造成名誉损害的构成犯罪。通过名誉权保护隐私
《医疗机构管理条例》	第 31 条	规定相关证明文件管理
《最高人民法院关于确定民事侵权精神损害赔偿责任若干问题的解释》	第 1 条、第 3 条	首次明确在法律中可以以侵权为由,请求司法救济
《中华人民共和国民事诉讼法》	第 66 条、第 120 条	在民事诉讼中,可以因为隐私而不公开审理。凸显隐私保护的地位
《中华人民共和国刑事诉讼法》	第 85 条、第 152 条	刑事诉讼中,关乎个人隐私的和未成年人的案件,不公开审理
《中华人民共和国未成年人保护法》	第 39 条	禁止披露未成年人的个人隐私、通信隐私
《计算机信息网络国际安全保护管理办法》	第 4 条	禁止利用国际联网危害公民的合法权益
《计算机信息网络国际联网管理暂行规定实施办法》	第 10 条、第 11 条	禁止利用国际联网危害公民的合法权益
《护士条例》	第 18 条	护士应当尊重、关心、爱护患者,保护患者隐私
《中华人民共和国传染病防治法》	第 12 条、第 68 条、第 69 条	疾病预防控制机构、医疗机构不得泄露个人隐私

法律名称	相关条款	主要内容
《艾滋病防治条例》	第 39 条	未经本人或者其监护人同意,任何单位或者个人不得公开艾滋病病毒感染者、艾滋病患者及其家属的姓名、住址、工作单位、肖像、病史资料以及其他可能推断出其具体身份的信息
《医疗机构病历管理规定(2013 年版)》	第 6 条	要求未经授权不得查阅患者病历,医疗机构不得泄露患者隐私
《中华人民共和国传染病防治法实施办法》	第 43 条	医务人员未经县级以上政府行政部门批准,不得将就诊的淋病、梅毒、麻风病、艾滋病患者和艾滋病病原携带者及其家属的姓名、住址和个人病史公开
《中华人民共和国母婴保健法》	第 34 条	从事母婴保健工作的人员应当严格遵守职业道德,为当事人保守秘密
《乡村医生从业管理条例》	第 24 条	乡村医生在执业活动中应当尊重患者,保护患者的隐私
《医疗美容服务管理办法》	第 21 条	美容医疗机构和美容科室的从业人员要尊重就医者的隐私权,未经就医者本人或者监护人同意,不得向第三方披露就医者病情以及病历资料
《江苏省信息化条例》	第 24 条、第 43 条	任何单位和个人不得非法披露所采集的信息,违反规定提供或获取信息的都要追究法律责任。罚款金额单位最高 50 万,个人最高 5 万
《中华人民共和国精神卫生法》	第 23 条、第 47 条	心理咨询人员应当尊重接受咨询人员隐私,并为其保守秘密;精神障碍患者病历资料管理
《人口健康信息管理办法(试行)》	全部	人口健康信息管理
《医疗质量管理办法》	第 24 条	医疗机构及其医务人员开展诊疗活动,应当遵循患者知情同意原则,尊重患者的自主选择权和隐私权,并对患者的隐私保密
《电子病历共享文档规范》	全部	电子病历共享管理
《关于促进和规范健康医疗大数据应用发展的指导意见》	全部	加强健康医疗大数据安全保障
《电子健康档案与区域卫生信息平台标准符合性测试规范》	全部	电子健康档案标准化管理
《中华人民共和国网络安全法》	全部	网络安全管理
《国家健康医疗大数据标准、安全和服务管理办法(试行)》	第三章	医疗大数据安全管理
《中华人民共和国基本医疗卫生与健康促进法》	第 92 条	国家保护公民个人健康信息,确保公民个人健康信息安全
《关于落实卫生健康行业网络信息与数据安全责任的通知》	全部	进一步明确网络信息与数据安全责任,增强安全意识,推进全民健康信息化建设,防范网络信息与数据安全事件发生
《关于加强全民健康信息标准化体系建设的意见》	全部	加强网络安全标准化建设

续表

法律名称	相关条款	主要内容
《职业病诊断与鉴定管理办法》	第45条	所有参与职业病诊断鉴定的人员应当依法保护当事人的个人隐私、商业秘密
《职业卫生技术服务机构管理办法》	第31条	职业卫生技术报告涉及个人隐私的规定
《中华人民共和国数据安全法》	全部	数据安全管理
《中华人民共和国个人信息保护法》	全部	个人信息保护
《关键信息基础设施安全保护条例》	第15条	专门安全管理机构具体负责本单位的关键信息基础设施安全保护工作履行个人信息和数据安全保护责任,建立健全个人信息和数据安全保护制度
《医疗卫生机构网络安全管理办法》	第三章	各医疗卫生机构应按照有关法律法规的规定,参照国家网络安全标准,履行数据安全保护义务

（潘红英）

思 考 题

1. 某医院为提高护士工作效率,提升护理管理质量,正准备上线一套与某公司合作研发的MNIS,目前正在系统测试上线阶段。在上线MNIS之前,你作为MNIS的用户,应该从哪些方面提出保障护理信息安全的建议及相关保障措施?

2. 某医院正在进行门诊叫号系统的升级改造。在系统改造过程中,门诊护士小张主动提出,叫号屏幕上应对患者全名进行打码处理。请问这样的系统设计遵循了信息伦理中的什么原则,涉及哪些相关法律法规?

Note:

第五章

医院信息系统

05章　数字内容

———— 学 习 目 标 ————

- 知识目标：
  1. 掌握医院信息系统的基本概念和构成，人因工程学的概念，护理信息系统人机界面框架、人机界面评价标准内容，医生工作站、护士工作站的流程，护理管理系统的工作内容。
  2. 熟悉国内外医院信息系统的产生与发展，医院信息系统架构、主要技术，耗材管理系统的管理模式，消毒供应管理系统的操作流程，实验室信息系统的功能，门急诊管理信息系统的主要功能模块。
  3. 了解人因工程学未来的发展趋势，影像存储与传输系统、药品管理信息系统、基层医疗卫生机构信息管理系统的功能模块。
- 能力目标：
  1. 运用医院信息系统基本架构及技术知识完善信息化操作。
  2. 熟练运用护理管理、耗材、消毒供应管理、医学影像、实验室、门急诊管理、药品管理、住院管理等信息系统。
- 素质目标：
  1. 了解信息技术在临床护理工作中发挥的重要作用。
  2. 培养信息化思维，能应用医院信息系统为患者提供优质护理服务。

医院信息系统是医学信息化建设的重要组成部分,是促进医院实现现代化建设的基础支撑平台。本章旨在提高学生的信息化认知,培养信息化思维,进而借助信息化推动医院整体护理服务质量提升。

第一节 医院信息系统概述

一、医院信息系统的基本概念、构成及数据管理

(一) 基本概念

信息化建设的发展对医疗卫生行业的发展起着重要作用。医院信息化建设作为社会信息化建设的一个重要组成部分,是医疗卫生工作现代化的重要指标,包括对医院所有医疗活动中涉及的全部信息进行以患者为中心的信息数字化管理和利用。

医院信息系统(hospital information system,HIS)是帮助医务人员准确有效地处理信息的系统。从临床的角度看,HIS 最重要的功能是给医务人员提供临床数据通信支持,以便于其方便地获取、解释、使用患者数据,以支持医务人员的临床医学决策工作。

美国医学信息学院(American college of medical informatics,ACMI)将 HIS 定义为:利用电子计算机和通信设备,为医院所属各部门提供患者诊疗信息和行政管理信息的收集、存储、处理、提取和数据交换的能力,并满足所有授权用户的功能需求。

(二) HIS 的基本构成

HIS 是一个复杂的大系统,具体构型、分系统和子系统的划分、功能和规模的大小及实施途径是多种多样的。从功能及系统来讲,HIS 一般可分为 3 部分:①满足管理要求的管理信息系统,包括财务、设备、药品、出入院患者等;②满足医疗要求的临床医学信息系统,如病案系统(医疗机构针对前来诊疗的患者进行临床救治及指导干预,实施数字化服务的完整记录);③满足以上 2 种的综合信息服务系统,各系统又可划分为若干子系统。此外,各部分还可建立相应的 AI 系统,即专家系统。

2001 年卫生部修订的《医院信息系统软件基本功能规范》根据数据流量、流向及处理过程,将整个 HIS 划分为临床诊疗部分、药品管理部分、经济管理部分、综合管理与统计分析部分、外部接口部分。

1. 临床诊疗部分 主要以患者信息为核心,将整个患者诊疗过程作为主线,医院中所有科室将沿此主线展开工作。患者在诊疗过程中产生的各种类型数据和信息,都将被收集与处理。整个诊疗活动主要由各种与诊疗有关的工作站来完成,并将这部分临床信息进行整理、处理、汇总、统计、分析等。此部分包括门诊医生工作站、住院医生工作站、护士工作站、实验室检查系统、输血管理系统、影像存储与传输系统、手术麻醉管理系统等。

医生工作站是 HIS 中的重要组成部分,是协助医生完成日常医疗工作的计算机应用程序,主要任务是处理诊断、处方、检查、检验、治疗处置、手术、护理、卫生材料,以及会诊、专科、出院等信息。本子系统与其他子系统之间通过数据库表、视图、存储过程进行数据传输。病区医生工作站与其他子系统关系如图 5-1 所示。

护士站是协助病房护士完成住院患者日常护理工作的计算机应用程序。其主要任务是协助护士核对并处理医生下达的长期和临时医嘱,对医嘱执行情况进行管理,同时协助护士完成护理及病区床位管理等日常工作。本子系统与其他子系统之间通过数据库表、视图、存储过程进行数据传输。

医院住院系统的主业务流程如图 5-2 所示。

2. 药品管理部分 主要包括药品的管理与临床使用。在医院中药品从入库、出库到患者的使用,是一个比较复杂的流程,贯穿于患者的整个诊疗活动。这部分主要处理的是与药品有关的所有数据与信息。其共分为两部分,一部分是基本部分,包括药库、药房及发药管理。另一部分是临床部分,包括合理用药的各种审核及用药咨询与服务。住院药品的入、出主业务流程如图 5-3 所示。

Note:

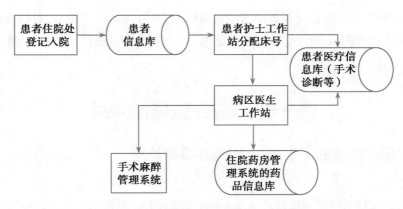

图 5-1　病区医生工作站与其他子系统关系

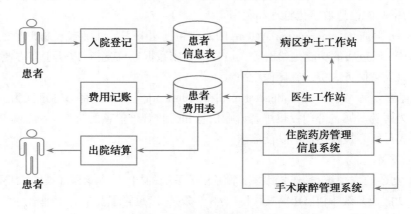

图 5-2　医院住院系统的主业务流程

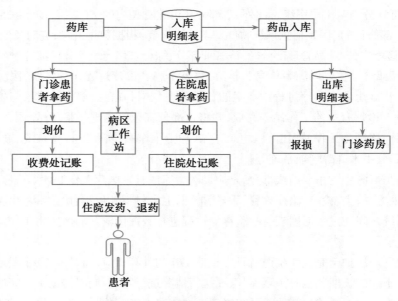

图 5-3　住院药品的入、出主业务流程

3. 经济管理部分　属于 HIS 中的最基本部分,与医院中所有发生费用的部门有关,处理的是整个医院中各有关部门产生的费用数据,并将这些数据整理、汇总、传输到各自的相关部门,供各级部门分析、使用,并为医院的财务与经济收支情况服务。其包括门急诊挂号,门急诊划价收费,住院患者入院、出院、转院及住院收费,物资、设备、财务与经济核算等。门诊划价收费子系统与其他子系统关系如图 5-4 所示。

4. 综合管理与统计分析部分 主要包括病案的统计分析、管理,并将医院中的所有数据汇总、分析、综合处理供决策使用,包括病案管理、医疗统计、院长综合查询与分析、患者咨询服务等。

5. 外部接口部分 提供了 HIS 与医疗保险系统、社区医疗系统、远程医疗咨询系统等接口。

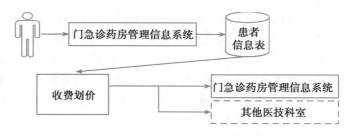

图 5-4 门诊划价收费子系统与其他子系统关系

除 HIS 以外,专科系统、商务决策信息系统(business intelligence system,BIS)、质量管理系统等近年被开发出来,这些系统借助大数据技术对医疗数据进行了更为全面的处理、分析与管理。

(三) HIS 的数据管理

HIS 是为采集、加工、存储、检索、传递患者医疗信息及相关的管理信息而建立的人机系统。医院数据库是以患者医疗数据为主,包括相关的各种经济数据,以及各类行政管理、物资管理等数据的完整集合。数据库应包含医院全部资源的信息,便于快速查询,数据共享。

数据库管理系统的选择应依据医院数据量的大小、医院的经济实力,以及医院今后的发展方向来确定。同时,数据库的设计和使用必须确保数据的准确性、可靠性、完整性、安全性及保密性。在网络环境下,需要使用多种技术保护中心数据库的安全。关于数据的安全性与保密性应符合《中华人民共和国保守国家秘密法》《中华人民共和国计算机信息系统安全保护条例》等国家相关规定。为保证数据安全,HIS 应做好严格的保密安全防范措施。

1. 必须有严格的权限设置功能 为方便用户,应尽可能地灵活设置。

2. 确保数据安全 应具有保证数据安全的功能,对于重要数据,系统只能提供有痕迹的更正功能,预防利用计算机犯罪。

3. 遵守国家保密制度 对于重要数据资料,要遵守国家有关保密制度的规定,从数据输入、处理、存储、输出各方面进行严格审查和管理。

4. 数据加密保存 对于重要的保密数据,要对数据进行加密处理后再存入机内,对存储磁性介质或其他介质的文件和数据,系统必须提供相关的保护措施。

二、医院信息系统的产生与发展

(一) 国外 HIS 的产生与发展

1. 美国 20 世纪 60 年代初,美国开始了 HIS 的相关研究。20 世纪 70 年代中期至 80 年代中期,很多大学医院及医院中心纷纷开发 HIS,为医药信息学的发展奠定了基础。20 世纪 90 年代,HIS 在应用和硬件设备的速度、级别、数量和清晰度等方面明显提高,尤其是诊疗相关系统的应用。2004 年,医学影像信息系统、LIS、临床路径等新技术已被美国各大医院广泛应用,成为医疗服务质量提高的重要保障。21 世纪起至今,HIS 经历着小型化、智能化和集成化改造的过程,以电子病历、计算机辅助决策、统一医学语言系统、专业范围临床信息共享等方面的开发为主,现已成为汇聚大量临床患者数据的信息系统。

2. 日本 20 世纪 70 年代初,日本开始开发 HIS,20 世纪 80 年代开始进入应用阶段,且规模庞大、发展迅速;随着数字化技术的发展,HIS 更加高效和人性化,其诊疗功能也进一步增强。目前 HIS 自上而下发展,系统化、网络化和综合性并举,使用大型机作为中心支撑整个系统工作,并采用微机和网络技术,已成功实现数据从发生源直接输入计算机的目标。

3. 欧洲国家 20 世纪 70 年代中期至 80 年代初期,多数国家开始重视初期卫生保健,以实现区域医疗信息化系统;20 世纪 90 年代后,大型医疗设备商加入信息化研发中,影像存储与传输系统等大批医疗信息系统软件投入市场,且不断升级、更新,加速了医疗信息化的发展。在实现部分区域卫生信息共享的基础上,欧洲国家开始探索国家层面上共享卫生信息模式的规划,2000 年以后,其战略

Note:

卫生信息化网络工程开始,为了共享各医院信息,英国、法国、意大利、德国等国的许多公司都参与了该项工程,在分布式数据库系统和开放网工程方面做了大量工作。其中,英国设立了国家卫生服务战略的目标,即建立每个人的终身电子健康记录,凡具有医疗资质的临床医生均可从网上得到患者记录和最佳临床治疗方面的支持。德国 HIS 建设体系健全,硬件设备规模层次高,软件一般以大公司 HIS 为基础,把几十家厂商的不同子系统集成一起;同时,资源共享、数据字典的建立和软硬件之间的接口也体现了标准化的要求。

(二) 国内 HIS 的产生与发展

国内医院信息化发展主要分为三大阶段:第一阶段是发展医院行政办公管理系统;第二阶段是进一步开发深入医疗信息领域的管理信息系统,如患者挂号、诊疗、化验、住院等系统;第三阶段将发展重点放在医学影像处理、一体化医学语言系统、患者计算机化病案等方面的信息系统上。

20 世纪 90 年代,国内大型软件企业单位逐步研发我国自主的 HIS,在系统功能上具有基本特征,但我国医疗信息在数据信息和业务流程没有统一标准,系统开发的难度和复杂性较大,各医院医疗信息资源共享相对较难。因此,我国在医院信息化建设的过程中,应增加资金投入来完善医院信息标准化,加强卫生部门、医疗保障部门和其他相关机构之间的合作,制定出我国统一的一体化数字医疗系统标准,避免医疗信息系统的大量低水平重复开发,同时完善医院与外部机构的信息接口,以实现医院信息一体化。

三、电子健康记录

(一) 电子健康记录的概念

目前,国内外对电子健康记录(electronic health record,EHR)尚无明确的概念界定,就其内容而言,主要指对于健康相关活动的电子化记录,不仅包括人们接受医疗服务的记录,还包括免疫接种、接受保健服务、参与健康教育活动等相关记录。

美国医疗卫生信息与管理系统协会(health information management systems society,HIMSS)在 2005 年提出,EHR 是一种深度数字化的、上下文相互关联的患者终身医疗记录,从时间跨度上覆盖个人从出生到死亡整个生命周期,从内容上强调个人信息。美国卫生组织(united states department of health and human services,HHS)将 EHR 定义为,一份具有安全保密性的且记录在卫生体系中关于个人健康历史与服务的终身档案。

EHR 所涵盖的范围广泛,是一种包含过去、现在或未来就诊人员生理与心理的病患状况记录,是经电子化方式获取、传送、接收、存储、取回、联结与处理的多媒体材料,主要用于协助医疗或相关服务。EHR 是以个人治疗、保健为中心的数字健康记录,是个人终身健康档案,能在不同信息提供者和使用者间实现信息交换和共享。

(二) 电子健康记录的发展轨迹

EHR 经过 30 多年的发展,从最初以存储图像为基础的计算机化病历记录发展到以数字化为特征。1980 年初期,计算机化病历记录(computer-based patient record,CPR)基本是将纸张病历用电子形式替代,即通过扫描将病历文档转换为数字图像进行存储,其应用受到一定的限制,不能进行有效的信息检索和利用,但能实现病历的电子化并保留了病历的原始形式。1990 年后,以满足临床需求为目的的 EHR 应运而生,其以数字形式获取患者的各种医疗信息并加以管理和利用,如进行各种医疗数据的查询、统计和操作等,并以"医疗"为中心,根据医院诊疗业务流程和需要设计,满足了医院业务和管理的需求。目前,欧洲等地区已发展到建设全民 EHR 阶段,我国正在积极探索全民 EHR。

(三) 电子健康记录的标准化

建设 EHR 是为了实现医院内部系统以及医疗机构间的信息集成与共享。因此,解决标准化问题是实现 EHR 信息共享的首要环节。美国、加拿大、欧洲、澳大利亚等地区的 EHR 研究与开发已排在前列,与电子健康记录相关的标准相继出台,如 ISO TC215、CEN TC215、openEHR、UML、HL 7、IHE、

DICOM。欧洲较早开展的欧洲健康记录（Good European Health Record, GEHR）项目是目前一些主要 EHR 研究项目的先行者,之后的澳大利亚 EHR 项目在 GEHR 项目上有了新的突破,产生了基于澳大利亚 GEHR 项目的 open EHR 项目和最后成为国际标准的 HL 7 CDA 项目。

第二节　医院信息系统架构

一、医院信息系统架构概述

任何信息系统的运行都依赖其底层架构。架构是一类特殊的构件,可视为框架。一个框架由一组协作构件组成,阐明整个设计、构件间依赖及成员构件的责任分布。这些成员构件通常是子框架、类树或类,大多以抽象的形式出现,以实现细节放在具体子类中,构成一个抽象设计,不同的具体子类可产生对设计的不同实现。

HIS 架构包括基础架构和软件开发设计架构两大类。架构的硬件及软件平台的参数不完全统一,具体参数取决于系统的复杂程度及级别。服务器需为 Web 服务器和 SQL Server 数据库服务器。Web 服务器主要用于网络信息的发布。SQL Server 数据库服务器主要是处理 HIS 和 CIS 的业务信息。数据库是 HIS 的核心和支柱,系统的运行需要频繁访问系统数据库。目前,HIS 普遍采用的是客户端、服务器模式。这种模式的应用可以划分为客户端/服务器架构和浏览器/服务器架构两类。两种架构的实现都可以划分为客户端层、应用服务器层和数据库服务器层。

（一）C/S 架构模式

1. C/S 架构模式简介　客户端/服务器（client/server, C/S）就是独立的服务器和客户端通过某种方法合作完成一项任务。客户端向服务器发出请求,服务器按照一定的调度策略完成请求并返回执行结果。关键点在于"一分为二",即客户端与服务器分别运行在不同的计算机上,通常情况下服务器可以通过网络向一个或多个客户端提供服务。

在 C/S 三层架构中,客户端层是用户界面层,表示逻辑,负责用户界面和外部接口;应用服务器层处于客户端层和数据库服务器层的中间。客户端层的请求通过应用服务器层集中处理后,转化成数据库服务器层可以识别的请求。同时,应用服务器层可以对从数据库服务器层返回的结果进行进一步的分析处理,转化为友好的、易于客户端显示、管理的结果。数据库服务器层负责执行数据访问逻辑,负责读取、更新、修改、存储和备份 HIS 中流通的数据。C/S 架构的三层结构概括如图 5-5 所示。

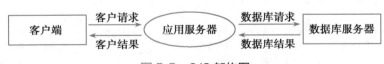

图 5-5　C/S 架构图

2. C/S 架构模式的优点

（1）性能高:服务器有一个完整且高效能的数据库管理系统。服务器只负责数据库里面数据的插入、修改、删除、查询等工作,不需要了解客户端的逻辑事务和操作流程,并且支持并发控制,可以在同一时间里面处理多个客户端的数据请求,同时处理多个表以及多个行、列数据。

（2）能够方便灵活地对系统进行扩充和升级:客户端、服务器的任务分离使得应用程序对硬件平台、软件平台的依附性减少。即便用户变换了操作系统、计算机硬件等,应用程序都不需要变动。这样既可以减少因为硬件或软件环境的改变而导致的系统升级,又可为用户使用提供一种低消耗且能逐一更新设备的方法。

（3）加速系统的开发:开放式后台数据库具有超强的数据管理能力。开发者也可以在前端使用多种常见的计算机工具来进行应用程序的开发工作。

Note:

3. C/S 架构模式的缺点 C/S 架构基于 LAN 环境下,具有较强的数据操作和事务处理能力,对数据的安全性和完整性要求较高。但互联网的快速发展、HIS 规模的扩大和分散化布局等因素使 C/S 的缺点更加明显。其主要缺点包括封闭性、开发成本高、兼容性差、扩展性差、维护烦琐、升级困难、用户界面混乱等,这些极大地阻碍了医院信息化系统发展的步伐。而浏览器/服务器的出现为这些问题提供了有效的解决办法。

4. C/S 架构的选用原则 费用的收费窗口、护士站放置的电脑建议使用 C/S 架构。C/S 架构可以实现医疗过程中费用的严格管理,防止他人蓄意篡改或破坏;可以加快服务器运行速度,减轻客户端及服务器负担。

(二) B/S 架构模式

1. B/S 架构模式简介 浏览器/服务器(browser/server,B/S)以 C/S 架构为基础,客户端是标准的浏览器,服务器为标准的 Web 服务器,协同应用服务器响应浏览器的请求。B/S 架构在管理信息系统中大量应用,并逐步形成了一种主流技术。

B/S 架构其实是一种典型的三层体系结构,即在客户端与数据库间增加一个中间层。三层不指物理上的三层,不是简单地放置三台机器。三层指逻辑上的三层,即几十个三层放置到一台机器上。三层体系结构的应用程序将业务规则、数据访问、合法性校验等工作放到了中间层进行处理。通常情况下,客户端不直接与数据库进行交互,而是通过与中间层通信建立连接,再经由中间层与数据库进行交互。在基于 B/S 架构的三层体系结构中,表示层、中间层、数据层被分割成三个相对独立的单元。

第一层是表示层,是用户与整个系统的接口。它位于客户端,一般没有应用程序,借助于 Java Applet(即一种用 Java 语言编写的应用程序)、Actives、JavaScript(即一种基于原型编程、多范式的动态脚本语言)、VBScript(即一种微软环境下轻量级的解释型语言)等技术可以处理一些简单的客户端处理逻辑。它负责由 Web 浏览器向网络上的 Web 服务器发出服务请求,把接收传来的运行结果显示在 Web 浏览器上。

第二层是中间层,是用户服务和数据服务的逻辑桥梁。它负责接收远程或本地的用户请求,对用户身份和数据库存取权限进行验证,运用服务器脚本,借助于中间件把请求发送到数据库服务器,把数据库服务器返回的数据经过逻辑处理并转换成超文本标记语言(hypertext markup language,HTML,即一种可以说明文字、图形、动画、声音、表格等内容的标记语言)及各种脚本传回客户端。

第三层是数据层。它位于最底层,负责管理数据库,接受 Web 服务器对数据库操纵的请求,实现对数据库查询、修改、更新等功能及相关服务,并把结果数据提交给 Web 服务器。

B/S 架构的三层结构概括如图 5-6 所示。

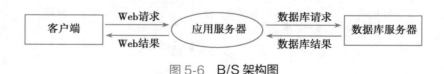

图 5-6 B/S 架构图

2. B/S 架构模式的优点

(1) B/S 架构的三部分模块各自相对独立,其中一部分模块的改变不会影响其他模块,系统改进变得相当容易。因为合法性校验、业务规则、逻辑处理等放置于中间层,当业务发生变化时,只需要改中间层的某个组件,而客户端应用程序不需要做任何处理,有的甚至不必修改中间层组件,只需要修改数据库中的某个存储过程,减少了程序设计的复杂性,缩短了系统开发周期。

(2) B/S 架构的数据访问是通过中间层进行的,客户端不再与数据库直接建立数据连接,这样建立在数据库服务器上的连接数量将大幅度减少,因此客户端数量将不再受到限制。同时,中间层与数据库服务器之间的数据连接通过连接池进行连接数量的控制,动态分配与释放数据连接,因此数据连接的数量将远远小于客户端数量。

（3）B/S架构将一些事务处理部分都转移到中间层,客户端不再负责数据库的存取和复杂数据的计算等任务,只负责显示部分,充分发挥了服务器的作用。

（4）B/S架构的用户界面都统一在浏览器上,浏览器易于操作、界面友好,不需要再学习使用其他软件,方便用户使用。

3. B/S架构模式的缺点　超文本传送协议(hypertext transfer protocol,HTTP)是基于TCP/IP的。HTTP的固定格式是HTML文件形式,这种文件传输量比较大,会影响数据的传输效率,程序代码的维护和数据的备份虽然可以在服务器进行,但客户端每次要求获得数据和反馈信息时,都要经过网络才能与服务器联系,会增加对网络宽带的要求。此外,HTML毕竟是文本格式,难以加密,容易被窃密和截获,信息系统的安全性很难保证。

4. B/S架构模式的选用原则　信息系统架构有专用查询的工作站,故可以在基于B/S架构的环境下进行编辑制作,如患者住院费用查询、医嘱查询、财务查询等用B/S架构模式能够较好地实现"随时查看"这项功能,所有的查询都是在中间层进行操作,当然也可以将其与数据库进行连接。在进行查询操作时,不会占用窗口动态表的读写时间,极大地减轻了动态数据库的读写时间,同时减轻了CPU负担,使整个系统运行速度更加快速。

（三）B/S和C/S架构的区别

B/S和C/S架构在系统维护、对客户端能力的需求、对通信的要求、客户端配置更改、硬件环境、安全要求、程序架构、软件重用和用户接口等方面具有一定程度的差异(表5-1)。

表5-1　B/S和C/S架构的比较

内容	B/S架构	C/S架构
系统维护	更加方便,升级版本时只需要更新服务器的内容即可	需要同时更新服务器和客户端的内容
对客户端能力的需求	对客户端能力的需求不高	对客户端的处理能力(如CPU速度、内存、硬盘大小等)要求较高
对通信的要求	有的页面均从服务器下到客户端,数据量巨大,且交易过程中网络通信需要保持稳定,对于无线传输方式难度大	数据传输很少,对通信的要求很低
客户端配置更改	临时更改客户端配置以实现非规范化任务时,B/S架构的统一性将阻止事件的发生,尤其是小批量多品种类型的生产单位。当一个客户联系系统管理员,系统管理员将会对服务器进行适度的权限或内容开放,将对客户端的稳定性造成很大的影响,管理员也比较被动	只需更改客户端某几个配置文件
硬件环境	一般建立在广域网上,具有更强的适应范围,一般客户端只要有操作系统和浏览器即可	一般建立在企业局域网上,局域网之间通过专门服务器提供连接和数据交换服务
安全要求	建立在广域网之上,面向不可知的用户群,系统对安全的控制能力较弱	面向相对固定的用户群,对信息安全的控制能力比较强
程序架构	对系统安全性和访问速度考虑较多,是软件系统发展的趋势	注重程序流程对权限多层次校验,对系统运行速度考虑较少
软件重用	重用性较好	重用性一般
用户接口	一般建立在浏览器上,与用户交流的方式更加丰富和生动,难度较低	一般建立在Windows平台上,对程序员要求较高

二、医院信息系统架构技术及种类

(一) HIS 架构技术

一个合理设计的 HIS 架构将确保数据的高可靠性和安全性,减少数据丢失和泄露的风险同时,HIS 架构的合理性将保证系统的稳定性,减少系统崩溃和故障的可能性,提高医院信息系统的运行效率。其次,HIS 的架构设计对于医疗信息系统的扩展性和灵活性有着至关重要的影响。医疗机构在不同阶段和发展过程中,对系统功能和性能的需求是不断变化和增加的。一个合理设计的 HIS 架构能够满足不同阶段的需求,在保证系统功能完整性的基础上,能够方便地对系统进行扩展和功能升级。同时,一个灵活的 HIS 架构也能够方便医院根据自身需求进行定制化开发,满足医疗机构特定的业务需求。因此,医疗机构在建立和完善医疗信息化系统时,应高度重视 HIS 架构技术在 HIS 的设计与优化中的重要作用。

1. Struts2 技术　是将 JSP 技术(一种应用于前端开发的动态网页开发技术)、Servlet 技术(一种基于 Java 语言的动态 Web 网页开发技术)、JavaBean 技术(一种用来执行复杂的计算任务或负责与数据库的交互及数据提取等,是一种软件组件模型)等进行整合,共同搭建的一个完整系统框架,主要负责控制业务的流转,来获得系统配置文件中的配置信息。系统模型层由系统业务逻辑组件与实体 Bean(持久数据组件)组成。系统视图由自定义标签与 Struts 框架提供的标签库组成。Struts2 技术是 MVC 模式下,即模型(model)、视图(view)和控制器(controller)的产品,主要包括三大部分,分别是逻辑组件、视图组件及控制器组件。

(1) 逻辑组件:主要作用在于进行业务逻辑和数据库的基本处理。一般属于 action 类型(接口),来源于 action support 类型(action 接口的一个实现类),能够借助 servlet response(响应对象)、servlet request(响应要求)和视图组件对所传输的数据进行接收并发送处理结果。

(2) 视图组件:主要作用在于让客户进行交流互动。客户借助视图组件可以对已经提交的数据查询、修改、增删等,然后利用控制器组件再将处理结果发送回来。在视图组件中,最为常用的是 JSP 页面,也能通过文件形式返回。

(3) 控制器组件:主要作用在于利用 Web.xml(网络程序中一个很重要的配置文件)以及 Struts.xml(Struts2 框架的核心配置文件)来实现配置及定义工作。控制器组件包括核心控制器与业务逻辑控制器两部分。核心控制器可以按照视图组件所提供的信息来对应相应的 action,一般又称过滤器。业务逻辑控制器用来对应自定义类型的 action,可以接收视图组件提交来的数据,然后将其对应到自定义逻辑组件当中并加以处理。

2. Spring 技术　是使用相当普遍的 Jakarta EE 轻量级架构。Spring 技术因能集成不同框架的开源特性、促进其他框架融合和高效完成系统测试等优点,已被广泛使用在应用过程开发中。此外,因 Spring 技术具有强大兼容性,可被用来开发功能完备的业务应用程序,是 Jakarta EE 领域一个相当好用的技术框架,具有良好结构设计能力及对其他各种框架应用工具的良好支持能力。

Spring 技术的核心机制从传统的手动控制对象创建和管理方式逐步演变到控制反转(inversion of control,IOC)机制。控制反转机制实际上是系统程序内部所有组件都交由容器控制的机制。采用 Spring 架构的程序执行不需要再按照过去由类控制、在程序中直接访问的方式,而是由容器生成,系统中的所有类都必须在容器中进行注册,此时需要调用系统类时只需要使用容器中的注册名即可,由容器生成需要的系统类同时将其注入调用的方法,即由容器直接取得所需的系统业务逻辑组件,这样做大大减少了系统组件间的耦合。

Spring 架构技术由 7 个独立的功能模块组成,各功能模块都有着明确的定义与功能。核心(Spring Core)容器模块是 Spring 的核心组件,包括 IOC 容器与 Spring 的基础工具类,其他模块也经常会引用该核心组件。抽象层(Spring DAO)模块负责对底层数据的访问。对象关系映射(Spring ORM)模块负责实现面向对象编程语言里不同类型系统数据间的转换,同时集成了对 Hibernate(一个开放源代码的对象关系映射框架,可自动生成 SQL 语句操纵数据库)、Mybatis(一个半自动映射框架,在查询关联对象或关联集合对象时,需要手动编写语句来完成)等的支持,能与 Spring DAO 模块共同协作,从而保证应用数据的完整性。面向切面编程(Spring AOP)是 Spring 框架提供的一个关键特性,用于增强现有 Java 代码的能力。应用上下文(Spring Context)模块是 Spring 框架的核心部分,提供强大的 IOC 容器和依赖注入功能,使应用程序开发更简单、灵活和可维护。Spring Web 属于 Web 应用模块,能与大多数 Web 框架共同协作。

3. Hibernate 技术　Hibernate 处于数据库和应用程序之间,通过使用配置文件和 XML 映射文件,将数据库中表的内容映射到持久化对象(persistent objects),只要操作相应的持久化对象,就可以在应用程序中完成对数据库的操作。另外,Hibernate 可以自动生成 SQL 语句,自动执行,既可以在 Java 的客户端程序使用,也可以在 Servlet 或 JSP 的 Web 应用中使用。Hibernate 架构的设计大大提高了数据库访问层的开发,通过对数据访问中资源的各种数据缓存调度,实现更佳的性能。其优点体现在以下方面:

(1)良好的移植性:基于 Java 的跨平台特性,电子商务系统可以在不同操作系统之上进行完整的移植,但由于数据库之间存在一些差异,系统在数据库平台间的移动会受到一些限制。

(2)具有良好的性能:提供了优秀的性能优化机制,支持内置预编译语句缓存、数据缓存、数据库连接池等。优化机制对于上层架构是完全透明的,无须关心其中复杂的实现细节,便可享用更优越的性能提升。

(3)更加面向对象的设计:大多已经建立在面向对象的设计思想上,对象关系映射为系统的设计提供了自然的实现环境和方法。

(4)减少重复及易出错的代码:程式化的编码帮助减少了重复性工作和潜在的错误,使开发人员能够更专注于业务逻辑的实现,提高了开发效率和代码质量。

(二) HIS 架构种类

1. SOA 架构　面向服务的体系结构(service-oriented architecture,SOA),即面向服务架构,是一种包含服务提供者、服务请求者和服务中介,并且遵照开放的互操作协议来实现服务共享和组合的软件体系结构。将不同的服务通过定义良好的接口和协议联系起来,这使服务可以以一种统一和通用的方式进行交互,独立于硬件平台、操作系统和编程语言。

SOA 架构主要有三个重要的组成部分,分别是服务提供者、服务注册中心和服务使用者(图 5-7)。

(1)服务注册中心:记录了服务提供者所提供的有关服务的所有描述,接收被服务提供者封装完成的服务相关描述进行注册,服务使用者可以在服务注册中心找到相关的服务来获得服务调用方法。

(2)服务使用者:本质上是一个组件集,由服务提供者对服务进行封装并提供接口,通过接口使用服务。

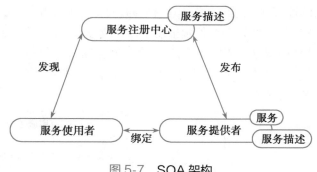

图 5-7　SOA 架构

(3)服务提供者:是组件集,封装的服务按照预定方式以无状态的方式实现输入和输出的数据信息。

2. ESB 架构　是一种服务间的连接框架,集成了消息转换、智能路由、服务容器等功能,用于支持异构、分布系统的集成与整合,在支持复杂的数据传输能力时,通常包括基于内容的路由和过滤功能,并可提供一系列的标准接口,是传统中间件技术与可扩展置标语言(XML)、万维网服务(Web Service)等技术相结合的产物。ESB 架构的组件组成见图 5-8。

（1）异质消息（heterogeneous message）：涵盖多种消息形式，如电子邮件（E-mail）、Java 消息服务、原始数据、XML、简单对象访问协议（SOAP）和消息适配与转换等。

（2）动态转换（dynamic transformation）：指基于消息内部或头部信息进行动态服务选择。

（3）可配置的路由（configurable routing）：指基于XQurey（一种专门针对 XML 数据的查询语言）或可扩展样式表语言转换（XSLT）策略路由，支持自动路由配置和多种传输协议，如文件传输协议（file transfer protocol，FTP）、HTTP、JMS、邮局协议（POP）和简单邮件传送协议（SMTP）等可靠消息路由。

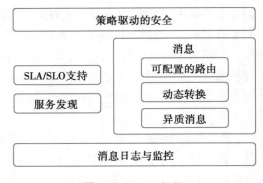

图 5-8　ESB 架构

（4）消息日志与监控：记录日志统计消息状态，通过测试工具实时监控和动态负载均衡。

（5）服务发现（service discovery）：通过存储元数据，如服务、schema（元数据的一个抽象集合）、网络服务描述语言（WSDL）等，集中管理和分布访问，进行服务版本管理。

（6）服务等级目标和服务等级协议支持（SLA/SLO support）：支持基于性能、容量和事件的服务等级目标和服务等级协议。

（7）策略驱动的安全（policy-driven security）：WS-Security（一种在 Web 上提供安全方法的网络传输协议）认证，加密和数字签名等多种安全模型。

3. J2EE 架构　J2EE 的多层结构可以包括客户层、表示层和业务逻辑层的 J2EE 应用服务器、运行在经理信息系统（executive information system，EIS）服务器上的企业信息系统层。

客户层能稳定运行于客户端，同时作为连接用户和系统的纽带，把来自系统的信息显示给用户，如浏览器、桌面应用的操作窗口等。

表示层和业务逻辑层是在 J2EE 应用服务器上运行的组件。表示层是用户在使用系统时所见界面。Web 容器可以解析 Java 服务器页面（Java server pages，JSP）、小服务程序（servlet）的内容。Web 组件在 J2EE 中有 JavaBean、小服务程序、Java 服务器页面，主要负责交互 Web 客户端。小服务程序会在用户访问系统后，对用户的请求进行响应返回相应内容。业务逻辑层是通过对数据层的操作来实现业务功能。企业 JavaBean（Enterprise Java Bean，EJB）容器主要提供生命周期管理、代码产生、持续性管理、安全、事务管理、锁与并发行管理等服务。EJB 提供了一种将业务逻辑组件化、模块化的方式，主要的 EJB 组件包括用于储存业务数据的实体 EJB、与 Web 层建立通信的会话 EJB 和用于接收用户请求并处理 JMS 消息的消息驱动 EJB。

企业信息系统层主要职责是运行好企业信息系统软件，主要涵盖了数据库、ERP 和其他遗留系统等，见图 5-9。

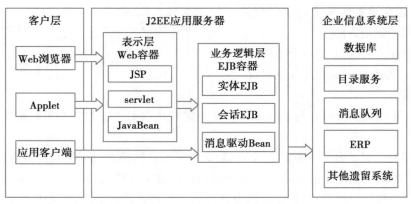

图 5-9　J2EE 架构

超融合技术

超融合技术又称"超融合架构技术",指在单个一体化基础架构中同时具有计算、存储、网络和虚拟化等资源和技术的架构;打破了传统服务器、网络和存储的孤立界线,将 CPU、内存、存储、网络、虚拟化技术整合在一台设备上。每一台设备作为一个单元节点,多节点通过网络聚合实现模块化的无缝横向扩展,形成统一的资源池。

超融合技术以标准 X86 服务器为基础,通过集成计算、存储、网络及虚拟化技术,汇聚单台服务器的存储形成跨多个节点统一存储池的集群,提供更好的性能和扩展性;通过增加集群中的节点数量,即可扩展整个集群的计算性能和存储容量;通过集群各节点间彼此的数据复制与备份,提供服务高可用性与数据保护能力。

三、微服务架构

如今信息化、数字化成为医疗卫生领域的重要内容,医务人员需要移动化更强、更具专业性、能够模拟场景并实践的医院信息服务平台。近年来,微服务架构因其具有动态扩展能力强、可以独立部署各类服务的特性,为医院信息服务平台设计应用提供了新思路和新方法。

(一)微服务概述

微服务是"微"型的服务,"微"这个概念是由拆分服务来实现的。微服务是一个可以独立部署、独立伸缩和独立测试的小应用程序,职责单一。其体系结构风格是一种将单个应用程序拆分为一组小型服务进行开发的方法,每个服务都在自己的进程中运行,并使用轻量级的通信机制。这些服务是围绕业务功能构建的,可以由完全自动化的部署机制独立部署,并且可以对这些服务进行集中管理,可以用不同的编程语言编写,使用不同的数据储存技术。

微服务强调将复杂系统拆分成独立的服务,而在某些情况下,随着系统规模的增长或复杂度的变化,可能会考虑将微服务重构为单体式架构,以简化管理和降低复杂度。单体式架构是将整个 Web 系统的所有功能模块及数据库都作为一个整体,对整个庞大的体系统一地进行程序设计、系统开发、系统打包及部署。主要优势在于易部署、测试及功能水平扩展。然而,随着软件应用程序变得庞大而复杂,业务需求不断变化,单体式架构的劣势越来越明显,主要问题有可靠性低、持续部署困难、技术线一经开发后期采用新技术或框架困难等。

(二)微服务架构概述

微服务架构在 2015 年被系统性地提出,可以对各项服务同时开发构建、调整与检测,不需要像单体开发模式那样一个项目影响其他项目,开发周期短,能够敏捷部署,拓展性强,可以根据自身需求快速进行服务项目调整,项目间互不干扰,对于开发人员、使用者更加开放、便捷(图 5-10)。

微服务架构具有服务独立,职责独立,部署独立,功能独立,轻量级通信等优势。开展这些服务需要在一个统一的微服务架构下进行。该架构可以对各类服务进行单独的部署、升级、运行、拓展等管理,并且要保证运行过程安全可靠,容易维护。微服务架构设计过程中涉及以下问题,如服务数据来源、服务注册和发现、路由器设置、安全性与可靠性认证和授

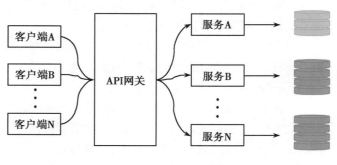

图 5-10 微服务架构

权、服务场景开发和设计、通信方式同步或异步等。

一般而言,微服务架构分为五个层次。

1. **数据层** 为系统搜集数据,管理数据来源和存储数据。

2. **基础层** 用于管理服务的发现与注册、路由器与 API 网关管理、数据容器调度、权限角色与认证、系统运行健康监控、安全与可靠性保障等方面的基础功能。

3. **服务层** 用来确保微服务系统统一,以一致的形式向外界用户提供服务。

4. **业务层** 用来管理系统业务,确保各个层面的服务可以共同协作,完成一项任务。

5. **表示层** 以可视化、直观的形式,将服务结果呈现在客户端,由用户检视。

微服务架构相对于单体式架构的优势可以概括为以下几点:

微服务架构将系统按照业务模块划分,不同的服务负责不同的、独立的功能,可以将不同的服务分配给不同的开发小组,不同的开发小组可以采用自身小组具有优势的开发技术、平台,避免受到单体式架构必须采用统一开发技术的限制。

每个服务可以被单独部署、更新,实现可持续性集成与交付。

单体式架构的某段程序一旦运行出现问题,会导致整个系统的崩溃,而微服务架构的每个服务独立运行,单个服务出现故障只会造成系统的单个业务模块下线,并不导致其他模块的运行障碍,可减小由于突发故障带来的损失。

微服务是独立部署,可实现系统动态按需实时扩展。

微服务架构可以将服务单独部署运行在 Docker 容器(应用容器引擎)中实现敏捷开发以及敏捷部署,更加适合创新发展。

第三节 人机界面

一、人因工程学

(一) 人因工程学概述

人因工程学(human factors engineering,HFE)是一门新兴的交叉性学科,是探究人、机器及其工作环境之间相互作用的学科。《辞海》对人因工程学的定义:人因工程学是一门新兴的边缘学科。它是运用人体测量学、生理学、心理学和生物力学及工程学等学科的研究方法和手段,综合地进行人体结构、功能、心理及力学等问题研究的学科。它涉及的领域也十分广泛,在制造业、服务业、信息技术业等领域都得到了飞速发展。

人因工程学的学科特点不同于其他工程技术学科,主要有:

1. 以人为中心,强调人在作业中的健康性、舒适性、安全性和有效性。

2. 考虑个体化差异,意识到人体能力上的差异,且充分考虑个体差异对设计产生的影响。

3. 依靠科学方法,强调客观数据和评价的重要性,推出人类行为方式的基础数据。

4. 用系统观点思考问题,意识到事物、过程、环境和人都是相互联系的。

(二) 人因工程学的研究内容与方法

人因工程学是一门应用型学科,在自身发展过程中打破了各个学科间的界限,融合了各学科相关理论,形成学科自身的理论体系和研究方法等。

1. **研究内容**

(1) 人体特性的研究:主要研究内容是在工业工程中与人体有关的问题,如人体的工作行为、人的感知特性、人的反应特性及人在劳动中的心理特性等。目前,国内各医院和系统开发商将逐渐重视结合人因工程学完成软件开发的重要性,并且更加注重人机界面的细节设计,关注色彩因素对人的影响,以及提升软件功能的灵活性。这种趋势将促使系统设计者深入探究医务人员在工作中的人体特性,从而更好地运用人因工程学原理,优化和改进医疗软件的设计和使用体验。

(2) 人机系统的总体设计:人机系统的工作效率主要取决于它的总体设计。设计分类主要体现在人机系统与不同应用方向如何结合。人与机器的功能特点各自不同,在总体设计中,利用人机系统理论指导设计,充分利用医务人员和信息系统各自的特点,对两者各自的功能特点进行合理分配,并对设计出的人机系统进行可靠性分析。人机系统应可靠性高且经济合理,以实现最佳的人机系统设计。例如,医院信息开发团队在系统开发时,需引入人因工程学,挖掘出能促进人与信息系统的协调因素并加以关注,使医务人员不再被动去适应信息系统,而是与信息系统共同完成工作目标,从而获得最佳效能。

2. 研究方法 人因工程学以人及相关的设备、环境为研究对象,具有十分多样的研究方法,并且还在不断出现新的研究方法。从研究手段来看,研究方法可分为实验性和非实验性两类。前者是研究者控制、干预了某些因素,通过实验测试一些特定的因素影响;后者则是通过观察法、调查法、测试法等方法来开展研究。从研究结果来看,研究方法通常被分为 3 类,即描述性研究、实验性研究、评价研究。在实际的研究过程中,研究方法往往涉及多个类别。

(三) 人因工程学研究的新趋势

1. 学科交叉 随着信息化技术、全球经济的发展,人因工程学研究也受到了信息技术等大环境的影响。人因工程学科边界逐渐模糊化,将更多吸收最新的技术和学科成果,如生物力学、运动力学等先进的测量手段,仿真模拟、系统分析、模糊数学等研究方法,为该学科领域服务。同时,该学科大量的知识、理念也融入其他学科,影响人们工作生活的方方面面。

2. 研究问题 人因工程学的初衷是更好建立合理且可行的一套方案,在舒适安全的环境中,提升人的能力,达到提高功效的目的。未来人因工程学所研究的问题将更具体,更注重实践;研究重点将逐渐转向新兴领域,如信息技术、特殊行业的人因问题;研究对象分类也将更细致,问题解决也将更有针对性。

二、护理信息系统人机界面框架

(一) 人机界面的设计原则

人机界面又称用户界面或使用者界面,是人与计算机之间传递、交换信息的媒介和对话窗口,一般以人为主要的一方。人机界面的设计需要应用人因工程学原理,根据人接受信息的感觉通道的不同,可将显示界面分为视觉显示、听觉显示和触觉显示。

视觉显示主要传递复杂抽象的信息或含有文字、图表、公式等的信息,如患者的各项指标、生命体征等数据化信息。视觉显示在设计时应根据人因工程学理论,考虑界面的简化。例如,在设计人机交互的环节中,应注意系统界面要素重点突出,一目了然;减少操作步骤,严格控制提示窗口的弹出数量;尽量将不同窗口中的工作内容都集成到一个窗口内,归并操作内容,以减少护士频繁切换窗口、避免交叉作业、减少出错或避免增加人的疲劳度;合理运用色彩,因为色彩产生的视觉冲击力会对人的思维活动、心理情绪产生影响;为提醒护士注意,在界面设计中,如时间到期、检验结果危急值、皮试阳性、欠费信息等,可适当采用红色等具有鲜明对比的警惕色,达到视觉上的警告作用。听觉显示主要传达较短无法延迟的信息、简单但要求快速传递的信息及所处环境不适合通过视觉传达的信息。例如,患者的呼叫、危急值的提醒等,通过听觉传达更为合适。触觉显示多用于传达视听觉通道负荷较重的场合、需要快速传达的信息。例如,当护士身处嘈杂的环境时,随身携带的信息设备开启震动提醒,可便于知晓所管患者的目前情况。

人机界面设计需把握以下原则:

1. 以用户为中心的基本设计原则 在系统设计过程中,设计人员要抓住用户的特征,发现用户需求。例如,护士在不同医疗环境中(急诊、门诊和住院部)使用人机界面,其需求是不同的。设计者在最初可能未全面考虑,需在护士使用过程中对系统进行调整。

2. 顺序原则 按照处理事件顺序、访问查看顺序设计用户使用的主界面和二级界面。设计者需深入调研护士的工作流程,使人机界面易于护士的使用。

3. 功能原则 系统的设计需按照用户应用功能和环境需要,当设计人机界面时,需要考虑多级菜单、分层提示信息以及多项对话框等功能,从而使用户易于分辨和掌握交互界面的使用规律和特点,提高界面的友好性和易操作性。NIS 人机界面可有更多的交互设计,对功能的操作使用带有提示、引导功能,使护士在工作中能够快速掌握信息系统的使用方法。

4. 一致性原则 NIS 的设计应色彩一致,操作区域一致,文字一致。一方面,界面颜色、形状、字体的设计可使整个界面的视觉感受较好;另一方面,界面的显示要与用户所在行业领域的国家、国际或行业通用标准相一致。

5. 频率原则 应按照管理对象的对话交互频率高低,设计人机界面的层次顺序和对话窗口菜单的显示位置等,将用户常使用的功能排列在用户方便的位置。

(二) 人机界面的组成

NIS 人机界面设计一般分为 4 个部分。

1. 患者信息管理 允许护士随时查询患者信息,检索医嘱或实验室检验及结果。同时,系统会及时更新患者信息,帮助护士了解所管患者的病情,做好护理计划。

2. 医嘱检查执行 允许护士检查校验医嘱,并记录执行时间。一些人机系统可以实现:当护士进行输液等护理操作时,扫描患者输液标签和腕带后,系统自动记录护士执行操作的具体时间。

3. 护理记录 护士可以记录护理操作执行情况,及时记录患者生命体征、病情变化并签名。移动系统所写的护理记录,与医院健康信息系统是相互衔接的,2 个系统的数据可以相互交换并及时更新。

4. 护理计划 通过整理患者住院信息,可以帮助护士实现患者动态化管理,制订连续的护理计划,并能实现患者转科、出院及病情咨询等。系统还可以以图形化的方式显示患者管理统计信息,使护士能够更加直观地观察患者在不同时间节点的病情变化。

在整个界面的设计中,需运用人因工程学的方法和理论,充分考虑人体特性来协助和指导护理人机界面的设计工作,以取得护士与人机界面的协调。例如,应围绕护士的工作需要来设计功能板块,了解护理的工作流程来设计主界面和二级界面,以便于护士的操作等。同时,考虑到护理工作环境的不稳定性,人机界面也需多考虑非视觉显示的设计。在界面设计完成后,设计人员需要不断跟踪护士的使用感受,促进人机界面的改善,更好地辅助护士的工作。

三、护理信息系统人机界面的评价方法

(一) 人机系统评价的方法

人机系统的评价方法通常分为三类,即实验法、模拟装置法和实际运行测定法。它们有各自的优缺点。

实验法有较高的准确性,可限定实验条件,也可限定实验范围,找出系统存在的关键问题;但也有它固有的缺点,同实际情况相比较,实验室的作业条件是人为的,具有不完全性。实验法最适用于剖析科学现象。

模拟装置法同实验法相似,能在实际或逼真的装置上进行真实作业,有效模拟系统特有的问题;但同样存在因为环境等因素的限定,不能在很宽的范围内改变变量,难以得出一般性结论。

实际运行测定法有较强的真实性,能得到非常有用的实验数据,但与前两种实验方法相比缺少再现性,不能重复设定环境条件和实验条件。

一般来讲,对人机系统进行评价一般会采用几种评价方法相结合的方式,结合各种方法的优点,组成最优组合来对人机系统进行评价。

人机界面作为人机系统中的一部分,也常用这几种方法来进行评价:

目前,人机界面的评价分为事后评价、阶段评价和实时评价三大类。目前采用最多的是事后评价,即在产品生产出来之后,邀请专家、用户进行评价。但这种方法存在设计周期长、费用高,而且易受评价人员个人喜好、经验影响。为了弥补事后评价的不足,阶段评价和实时评价应运而生。阶段评价在设计和开发过程中进行,能够早期发现并解决问题,提高设计质量。尽管实时评价有潜力改善用户反馈的及时性,但尚未形成统一的标准,因此阶段评价作为一种补充和改进措施,能够在各个阶段对设计进行调整和优化,以减少后期的修改和用户不满意。

（二）人机界面的评价方法

人机界面的评价主要考虑界面实用性、便利性和美观性,一般用检查表进行评价,这是一种较为普遍的、初步定性的评价方法。本节对检查表的编制要求和人机界面系统分析检查表做简单介绍。

1. 检查表的编制要求　根据人机界面使用人群的需求,有针对性地编制检查表,要求尽可能详细和系统。

（1）检查表应由人机界面设计师、生产技术员和面向对象（即护士）共同编制。

（2）检查表格式多样,有提问式、叙述式、评分量表等。

（3）检查表从人因工程学基本的"人、机、环境"因素考虑,系统化地判断人机界面是否适合于对象人群的操作,结合人因工程学原理,集中分析问题;以各种规范、规定、标准等为依据,充分收集有关资料、采集目标用户习惯的交互方式和同类产品的信息。

2. 人机界面系统分析检查表对人机界面评价具体指标

（1）作业操作信息是否能得到充分的指示。

（2）信息显示的条目数多少才合适工作人员的操作。

（3）工作人员常用的功能模块及提示紧急情况的窗口,是否位于操作者的视野中心。

（4）作业界面各项操作标志记号是否简洁、意思明确。

（5）信号和显示装置的种类、数量是否符合信息的特性。

（6）作业界面显屏的清晰度是否达到工作环境和对象的要求。

（7）作业界面对于不同行业领域专业上的要求是否达到人机协调,如统一的国际单位、公式等。

（8）作业界面的版面规划、字体、配色等是否合理、美观与便于工作人员操作。不同的操作模块是否在形状、大小、颜色上做好区分,是否有刺眼或不协调的颜色存在。

目前针对人机界面的评价没有统一标准,应根据不同操作对象、操作环境等条件,灵活地制订评价标准,每个界面的完善,都需要通过用户的反馈来不断改进。

第四节　医院信息系统的组成

HIS 主要由硬件系统和软件系统两大部分组成。硬件方面,需要由高性能的中心电子计算机或服务器、大容量的存储装置、遍布医院各部门的用户终端设备及数据通信线路等,组成信息资源共享的计算机网络。软件方面,需要具有面向多用户和多种功能的计算机软件系统,包括系统软件、应用软件和软件开发工具等,以及具有各种医院信息数据库及数据库管理系统。按功能及系统细分,HIS 一般可分成 3 部分:一是满足管理要求的管理信息系统;二是满足医疗要求的医疗信息系统;三是满足以上两种要求的信息服务系统,各分系统又可划分为若干子系统。此外,许多医院还承担临床教学、科研、社会保健、医疗保险等任务,因此在 HIS 中也应设置相应的信息系统,各系统间的关系如图 5-11 所示。本节将主要介绍医院常用的信息系统。

一、医生工作站系统

（一）概述

医生工作站（doctor workstation,DW）是协助医生完成日常医疗工作的应用程序。医疗工作是医

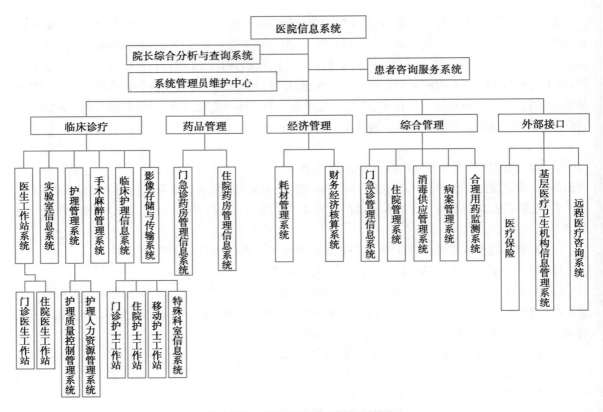

图 5-11 HIS 及各子系统关系示例图

院的主体工作。在医疗工作中,医生是各项医疗工作的发起者。医生可根据患者的诊断需要,开具各项辅助检查申请,由检验科等辅助科室配合完成;根据患者病情,开具用药、护理、治疗等各类医嘱,护士根据医生开具的医嘱执行护理操作,药房、手术室、供应室等科室根据医嘱完成相应的物品供应,划价收费部门进行收费。医生也是医院主要的信息记录者和提供者,从最初收集患者资料和进行相关辅助检查得出诊断,到通过这些信息的传递使各部门协同工作,医生都扮演着重要信息的记录者和提供者。

根据临床业务特点,医生工作环境既需要在门诊又需要在病房,因此医生工作站也相应分为门诊医生工作站和住院医生工作站。虽然都提供临床信息服务,但由于功能和需求不同,两种医生工作站的设计结构和工作流程有较大的区别。

(二)门诊医生工作站

门诊医生工作站的主要功能包括帮助门诊医生规范、高效地完成日常处方、病历的书写和维护;能够自动审核医嘱的完整性和合理性,对医嘱修改痕迹提供跟踪功能;提供医嘱的备注功能;能够自动核算费用,给患者提供实时的费用信息等功能。

1. 叫号 在就诊患者中,叫号系统自动根据患者挂号的先后顺序排序,并通过多媒体形式提醒患者入室就诊;对于已叫号、但未就诊的患者设为过号患者,在分诊的大屏幕显示,该患者会排在等候队列的后面,等待医生下一次叫号。

2. 获取患者信息 从患者挂号、分诊开始,患者的就诊信息就被传输到门诊医生工作站,使门诊医生可以了解到患者(复诊患者)既往就诊记录、病史、用药记录与用药禁忌、检查与检查结果等。门诊医生工作站还提供信息检索功能,可以多种直观的方式来检索患者的资料,如按时间顺序展示患者医疗活动或指定一个检验项目进行检索等,对以往病历的回顾,可为当前患者的医疗方案提供参考。

3. 医嘱处理 门诊医生在开具医嘱的过程中,系统能够提供词库、医嘱模板等各种便利手段;医嘱完成后,系统自动提供专业知识库对医生的医嘱进行审核,以提高门诊医生的接诊效率和准确性。为了规范医生的操作,医生对医嘱的任何增改均需要签名确认,且一旦保存后不允许修改,只能下达停止医嘱并新开。医生根据患者当前的病情、各种检查结果等记录病历,作出相应诊断,制订合适的治疗方案,并将本次的就诊信息录入、存档。

4. **统计查询** 门诊医生根据患者的病情和需要,帮助患者查询床位与预约;可提前进行药品、诊疗项目、患者费用等查询,以避免信息重复及无效的流动。

5. **医疗质量管理** 包括重复医嘱判断,开具药品库存量判断,药物适应证判断,限制某些药物的用量,限制处方的条数,根据上次就诊医嘱用量限制本次用量,限制本次的医嘱费用,成组医嘱的自动匹配等。

除此之外,医院还可根据需要设置门诊的绿色通道。门诊医生工作站信息流示意图见图 5-12。

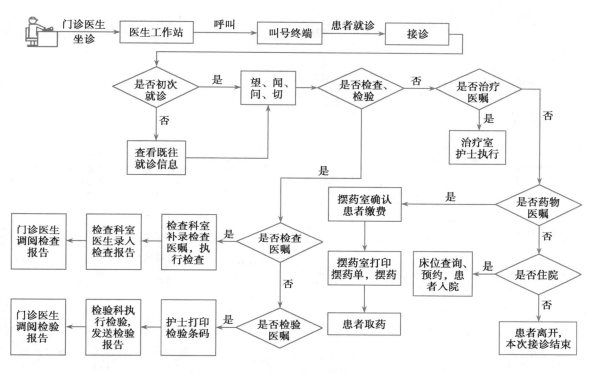

图 5-12 门诊医生工作站信息流示意图

(三)住院医生工作站

为满足业务需要,住院医生工作站应能够自动获取患者信息;自动审核医嘱的完整性和合理性,并提供痕迹追踪功能;支持授权医生查询患者既往就诊相关信息;支持自动核算费用、当地医保结算等。住院医生工作站的功能包括:

1. **获取和更新患者信息** 住院医生工作站对患者信息进行整理,使患者信息以更加方便、直观、符合医疗需要的形式展现,方便医生对患者的诊疗。住院医生工作站从入院处获取患者的就诊信息,医生可以了解患者的既往史、用药记录和既往的检查报告等,有利于节省医生的时间,确保资料完整。住院医生工作站提供全面展现患者各类信息的功能,这些信息包括病案首页、病史、病程记录、医嘱、护理记录、检验结果等,包括文字信息,也有图像等检查信息。该系统也可根据患者的病情变化更新患者信息,如疾病状态、自理能力等。

2. **医嘱处理** 住院医生工作站的医嘱需要传达到护士工作站、检验科、药品和材料供应部门等。住院医嘱处理过程:

(1)医生将开具的医嘱录入住院医生工作站中,此时医嘱可以修改,并没有生效,且病区护士和其他执行科室看不到此条新医嘱。

(2)待医生检查无误,进行提交并签名后,医嘱开始生效,此过程为医嘱开具。

（3）新医嘱传达到护士工作站，生成各类执行单。护理医嘱由护士完成，用药医嘱则传送到药房进行配药，检查医嘱传达到相应的检查科室。

3. 记录病历 包括门诊医生工作站需记录的内容，同时还需完善住院病历、入院记录、病程记录、出院记录等。

4. 统计查询 内容同门诊医生工作站。

5. 医疗质量管理 内容同门诊医生工作站。

住院医生工作站信息流示意图见图 5-13。

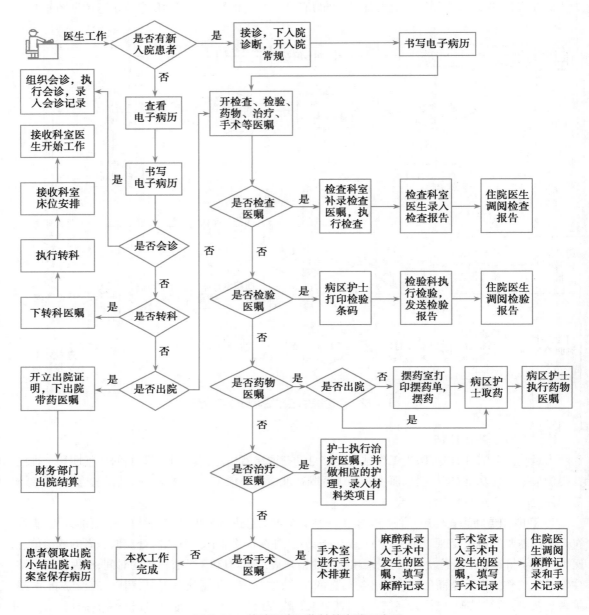

图 5-13 住院医生工作站信息流示意图

二、临床护理信息系统

（一）概述

NIS 与健康信息系统相伴而生，发展大体可分为两个阶段。第一阶段：NIS 主要用于支持护士完成日常护理记录、护理操作，如医嘱输入、体温单、护理记录单的输入及打印，护士可在数据库环境中建立个人的护理计划,但护理数据检索问题没有得到很好的解决。第二阶段:NIS 的研究方向主要是护理语言的规范化和护理决策的支持,不再仅是记录护理工作,更是能通过把临床原始数据转化成更易利用的格式来帮助护士更好地作出临床决策。

近年来,NIS 的发展方向为护理专家系统、医院护理一体化管理信息系统、远程护理系统、延续性护理系统等。

临床护理信息系统(clinical nursing information system,CNIS)指用于临床护理过程中的系统,包括门诊护士站、住院护士站、移动护士站,以及各个专科护理系统,如急诊护理系统、重症监护系统、手术护理系统等。CNIS 能收集和加工大量的临床数据,克服纸质护理记录的不足,符合系统化护理的需要,提高护士的工作效率,有效减少护理差错,是 NIS 重要组成部分。

(二) 门诊护士工作站

门诊护士站主要功能有预检分诊系统、健康管理系统等。

预检分诊系统可自动获取患者的基本信息、诊疗护理信息(如病史、症状、体征、检查、诊断、护理、治疗等)和费用信息。

健康管理系统包括慢性疾病管理、孕期管理等。例如产科门诊护士站系统可自动将孕妇分为建档和非建档。非建档孕妇由护士进行呼叫,并在护士站建立孕期档案、测量体重、血压录入,系统同步至门诊医生工作站,实现信息共享。同时产科门诊护士根据孕妇心理状况、健康状况及心理需求,来开展孕期健康教育。

(三) 临床护理工作站

临床护理工作站功能较多,处理事务更加复杂。其主要任务是协助护士完成日常护理及病区床位管理等工作。具体内容见第六章。

(四) 特殊科室的信息系统

1. **手术室信息管理系统**(surgery information management system,SIMS)　主要用于完成手术各个环节的护理记录,进行手术标本处理、手术费用及手术耗材的管理,能直接在术中随时查阅该患者的病历、医学影像检查结果、当日手术患者及每间手术间的动态情况,由此来了解整个手术室的运作,提高手术室的管理效率与护理质量。

2. **急诊患者管理系统**(emergency patient management system,EPMS)　不仅拥有输入患者数据、查询患者信息、统计急诊工作、数据库索引等基本功能,还能显示急诊患者的候诊时间、就诊情况、每个诊疗过程的具体时间,极大地方便了急诊科的管理。

3. **消毒供应器械跟踪管理系统**(sterile instrument tracking system,SITS)　指将新的护理管理理念与医院信息化建设相结合,通过对每件器械、每个环节及其人员的行为进行编码、扫描等,实现供应室管理与条码技术、信息系统成功结合,以能形成对消毒供应室的处理全过程的数字化跟踪管理。

4. **重症监护室微机管理系统**(intensive care unit microcomputer management system,ICUMMS)　不仅能对 ICU 住院患者的各种病情变化进行记录,也能对过去在 ICU 住院的患者的各种资料进行查询、统计。目前国内系统已具备自动采集患者的生理参数和体征数据的能力。例如,可以直接从不同厂商的监护仪、呼吸机、输液泵等床边设备上实时自动采集心率、血压、体温、血氧等指标,并由信息系统处理,采集的间隔和频率可根据患者的情况随时设置,并直接转抄至护理记录单上,减轻录入工作量。

三、护理管理系统

随着信息技术的发展,医疗服务中采用信息技术已非常普遍,为解决护理管理中存在的问题,护理管理信息系统(nursing management information system,NMIS,又称护理管理系统)逐渐发展而来,对护理工作中涉及的人员、技术、设备进行科学的计划、组织、协调和控制,以提高护理工作的效率和质量。

Note:

护理管理系统的核心是护理质控管理系统和护理人力资源管理系统,对护理质量检查(简称质检)、意外事件、人力资源、差错分析等信息进行统计更新。对于护理管理系统的研究主要集中在系统优化,使该系统更加符合护理管理者的需求。例如基于 PDCA 理论,即计划(plan)、执行(do)、检查(check)、调整(action),构建护理管理系统,有利于护理管理的标准化、科学化。护理管理系统具体内容见第十章。

四、耗材管理系统

(一) 概述

医用耗材是医院开展诊疗、科研等工作的重要物质基础。耗材管理系统满足了医院对医疗、财务、物资管理的需要。所有科室的耗材申请领用均在系统上完成,后台系统进行自动判断,判断库房是否有足够的申请物资。如有,系统将申请信息发至库房安排发货;如没有,系统则将信息发送给耗材管理部以安排采购。对于一些使用量大、周期较为固定的耗材,如输液器、留置针、胶带、敷贴等,系统可通过科室耗材使用情况、历史采购情况和设定的采购周期进行数学模型分析,自动生成补货申请单,采购人员确认后,再生成正式的采购订单。自动补货功能和临床主动申领相结合,减轻了物资管理人员的工作量。耗材管理系统信息流示意图见图 5-14。

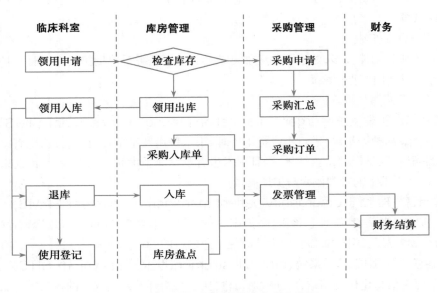

图 5-14　耗材管理系统信息流示意图

医用耗材有普通耗材和高值耗材,大部分医院根据这两类耗材的不同特点分别进行管理。

(二) 普通耗材的管理

1. 普通医用耗材　指医疗机构在开展医疗服务过程中使用,按国家相关法规纳入医疗器械注册管理或取得上级行政主管部门许可并具有医疗特征的单价不高的消耗性卫生材料,包括一次性及可重复使用的医疗器械及低值易耗品等。普通医用耗材覆盖面较广,如高分子材料、放射造影耗材、辅料类耗材、试剂类耗材、胶片类耗材等,各医院对于此类耗材有不同的管理方式。

2. 普通耗材管理系统功能设计　普通耗材监管系统主要针对耗材领用后的使用和消耗监管,并为耗材采购提供依据,主要包括以下几个功能模块:

(1) 院级耗材出入库数量对比:主要指统计耗材采购入库和出库的数量对比。当其数据差值为正并超过预警值时,应停止采购;反之,当其数据差值为负且超过预警值时,应补充采购。

(2) 科室耗材领用与计价的数量对比:主要针对无故损耗的耗材进行监管。系统计算在一段时间内科室每种耗材领用数量,与实际计价数量进行对比,为每种耗材设定自然损耗值。当对比的差值大于自然损耗值时,系统将自动提醒,科主任或相关管理人员对超过预警值的耗材进行盘点和去向核对。

(3) 科室耗材领用与计价金额对比:主要计算在一定时期内耗材领用与实际计价总金额情况,分别统计同名称、同规格型号耗材的领用与计价金额并进行对比,以及相同名称耗材、不同规格型号耗材的领用与计价金额并进行对比,从中分析是否存在同名耗材不按型号计价的问题。

(三) 高值耗材的管理

1. 高值耗材 对高值耗材,国家目前没有明确的分类标准,一般指价格比较昂贵的消耗性医疗器材,主要分为血管介入类、非血管介入类、骨科植入类、起搏器类、体外循环及血液净化类等类别。

2. 高值耗材的信息化管理 在现有的 HIS 基础上,优化工作流程,将每个高值医用耗材进行扫描产生唯一的条码,与医生工作站、收费系统进行数据对接。同时,上级部门可对该系统操作流程进行监管。

(1) 系统操作流程

1) 采购验收及入库:高值耗材到货后,质检员负责验收核对采购订单和送货订单。耗材与订单不符,则拒收。确定无误后耗材入库,每个耗材打印专属的条码,粘贴在耗材外部,同时核对耗材信息。

2) 申领环节:根据各科室需求及高值耗材的使用情况,统计需要申领的数量和种类,将申请资料交给总务处。所有高值耗材在验收后,会产生产品唯一的条码(包括产品的名称、厂家、规格型号、有效期、生产批号)。将生成唯一条码的耗材发往各科室的二级库房。

3) 二级库房管理:高值耗材需科室专管人员与库房人员双人核对无误后,进行实物条码接收。根据科室实际耗材消耗情况进行出库确认,再生成科室成本消耗。

4) 使用环节:医生同意使用后,护士进入 HIS,扫描耗材唯一条码,记录耗材各项信息,同时进行计价收费,完成收费后,系统自动减除耗材的二级库存,并将使用信息同步到 EMR 中。

5) 医疗器械不良事件的上报:在科室设立医疗器械不良事件上报模块,如耗材使用前检查发现外包装破损、包装内有异物、耗材形状结构缺损等问题,须由医护人员拍照上传至系统,并将详细信息填写在表格中,进行上报。

(2) 质控监管流程

1) 耗材质量与数量监管:一般由库房专职人员进行库房管理,库房设有专柜,根据耗材特点进行存放,并定期检查耗材的质量。同时,专职人员通过高值耗材管理系统查询耗材每日的使用数量,以掌握库存耗材的详细信息。

2) 使用过程与耗材信息记录的监管:使用前医生需填写高值耗材的使用单,专管护士根据使用单提前准备好耗材并记录;使用时,医生、护士、患者三方进行核查,确保耗材使用无误;使用后,再次核对条码,并将条码粘贴在病历、记录单及耗材使用明细单上。护士长每周通过综合管理模块,对高值耗材使用明细与使用记录本进行核对。

3) 条码保存的监管:护理部将定期对高值耗材质量管理进行质控检查,如检查耗材使用记录本与 EMR 记录是否一致;使用过程中条码粘贴是否规范;规格型号与记录是否一致等。

4) 跟踪管理与不良事件的监管:通过实时查询医生工作站,对高值耗材实现全程跟踪管理,包括追踪患者的姓名、住院号、使用日期、生产批号和来源等所有信息。

五、消毒供应管理系统

(一) 概述

消毒供应管理系统可对消毒供应中心器械消毒灭菌处理及配送的各个环节进行有效记录,以条码信息化质量追溯管理系统,回溯各个环节产生的质量问题,以提高消毒供应中心管理的水平,从而对医院感染事件进行预防和控制。消毒供应管理系统信息流示意图见图 5-15。

Note:

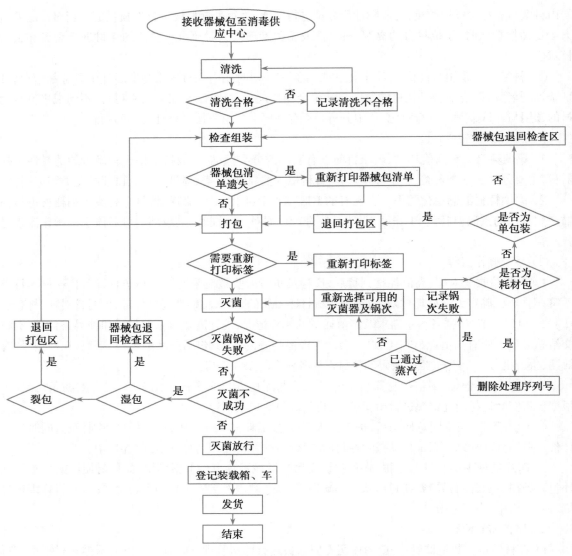

图 5-15　消毒供应管理系统信息流示意图

（二）操作流程

该系统根据不同的器械处理内容设定有不同模块，对于不同器械的管理，应开启相应的界面，以实现相应的功能。

1. **申领**　科室打开系统终端，选择需要使用的回收包，消毒供应中心的工作人员收到信息后，携带移动终端回收单到相应科室进行物品回收。

2. **回收**　消毒供应中心的工作人员进入科室对器械进行回收，在回收过程中通过移动终端上的信息以及回收单上的信息进行核对。若为特殊器械，使用的频次较少，工作人员则根据器械的图像信息进行核对。

3. **清洗**　在清洗器械过程中，输入或扫描器械条码，查看器械所需要装载的部件，使消毒供应中心的工作人员按照要求对器械进行摆放和核对。消毒供应管理系统也可根据器械包内所记录的具体器械数量，对清洗顺序进行合理的安排。清洗完成后，工作人员可借助系统中器械图像，对清洗后的器械进行清洗质量和数量检查。

4. **器械检查**　工作人员将器械全部清洗完毕后，再次检查清洗效果，确认无误后登录系统，对出现缺损的器械名称进行登记，补全缺损器械的数量及添加缺损器械类型。系统将对器械出库进行记录，同时对相应科室的器械分配数量进行自动记录。

Note:

5. **包装** 系统要求工作人员对清洗质量审核合格的器械选择合适的包装,系统会自动生成和打印条码以标识器械。通过信息化追踪管理系统将各个器械摆放图像数据进行展示,依靠标准器械摆放开展操作,使工作效率与质量得到有效提高,降低器械包装的差错率。医务人员可依靠系统检查器械与灭菌指示卡,了解器械的消毒灭菌效果。对同一类型器械包进行信息标签粘贴时,需确定统一固定的位置,方便医务人员存放与取用。

6. **灭菌** 开展灭菌操作时,灭菌人员对灭菌器械包信息进行扫描,系统会显示该批次待灭菌处理的手术器械包图像,消毒供应中心的工作人员对消毒包具体信息和灭菌要求进行直观查看,同时按照相应要求实施装载,提高灭菌的安全性。

7. **器械入库与发放** 器械包完成灭菌后,系统自动对灭菌包进行检查,对灭菌日期、编号、批次、装载物品、处理人员等进行自动记录。负责器械存放的人员可依靠系统查看入库器械信息,同时记录发放时间、科室等信息。

消毒供应管理系统对器械处理的各个环节进行监督和把控,提高了各环节的完成质量,提升了消毒供应中心的管理水平。

六、影像存储与传输系统

(一) 概述

影像存储与传输系统(picture archiving and communication system,PACS)是近年来随着计算机技术和网络技术的进步而迅速发展起来的,以解决医学影像的获取、显示、存储、传输和管理为目的的综合系统。它的主要任务是将医学影像信息数字化保存起来,同时还具有影像诊断和影像管理功能。

在临床工作中,影像学检查为临床医生对疾病的诊断和治疗提供更多的信息。大量的影像资料对医院的管理提出更高要求。PACS 是应用于医院影像科室的信息系统,与 CIS、放射信息系统(radiology information system,RIS)等共同属于 HIS。PACS 信息流示意图见图 5-16。

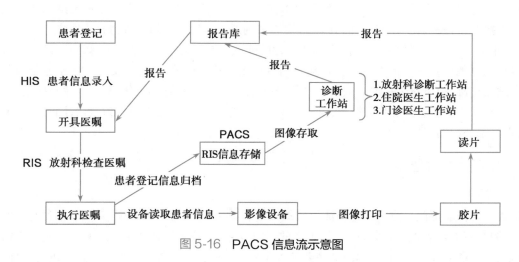

图 5-16 PACS 信息流示意图

(二) 功能

1. **影像采集** 影像质量是影响 PACS 功能发挥的主要因素之一。影像质量由影像采集决定。影像采集系统主要包括数字化成像设备和模数转换(A/D)设备。数字化成像设备能直接输出数字化影像,如计算机 X 射线摄影(computed radio-graph,CR)、数字 X 射线摄影(digital radiography,DR)、计算机体层成像(computed tomography,CT)、磁共振成像(magnetic resonance imaging,MRI)、数字减影血管造影(digital subtraction angiography,DSA)、超声(ultrasound)等。A/D 设备是将 DICOM 影像转换为数字影像的设备,如胶片数字化仪和视频转换系统。

2. **影像储存管理** 数据分为影像数据信息和辅助病案信息,两者以患者影像拍摄号码建立相对应的关系。影像数据信息以文件的形式进行单独的储存,病案辅助信息(如患者姓名、医生信息、影像费用、诊断分析等文本信息)以记录形式存放。该系统中的存储服务器可将医院各种影像设备传来的信息按照医院实际查询要求进行有序存储,并建立搜索目录,以便医生快速检索所需影像资料。该系统支持影像数据的长期储存管理和短期存储管理,提供系统服务器、磁带库和光盘库等存储介质。

3. 影像显示和处理 影像工作站是影像科医生执行医学影像诊断过程的人机界面和影像拷贝的显示界面,对计算机显示屏分辨率有较高要求。影像的灰度阶越高,可获取的信息就越多。

美国放射学会(American College of Radiology, ACR)的显示分辨率标准主要有两类。①大矩阵影像(large matrix image),影像要求 2048×2048×12bits,适用于 CR、DR 及胶片数字化仪产生的影像。②小矩阵影像(small matrix images),影像要求 512×512×8bits,适用于 CT、MRI、射频(Radio Frequency, RF)等。

影像服务器能够自动分发影像到各个科室的工作站,提供多种书写报告诊断的方式,同时还能够自动调阅健康信息系统中患者的病历、医嘱、检验结果等相关信息,并从系统的存储板块中逐级调阅实时患者影像、历史影像及相关信息。影像后处理工作站通过 PACS 的授权,可利用多方显示和三维重建等方式,经计算机影像处理后辅助医生诊断。

4. 影像拷贝输出 胶片作为 PACS 数据输出方式之一,会存在很长一段时间,即使目前大部分医院实现了无胶片环境,但也需考虑外院会诊需要和患者要求拷贝影像等因素。影像打印服务器基本功能包括影像胶片打印、影像注释打印、多信息打印(患者、影像、检查)和纸张打印等多种打印方式。

5. 影像传输 PACS 是一个传输医学影像的计算机网络系统,可实现医院各部门影像信息共享。影像服务器提供与其他应用程序的接口,实现与影像设备或影像工作站之间的联系,同时也通过工作列表将患者信息直接发送到影像设备,实现 DICOM 的文件和影像的传送、接收、转发和调度等功能,并且还提供定时自动备份功能。

影像传输的特点是传输数据量大,以及传输的影像学资料具有隐私性。数据量大需要对影像文件进行压缩,并选择合适的传输码流,便于对方接收。对于隐私性,当影像传输系统察觉到医生工作站请求链接时,首先应检索服务器的 IP 地址列表来判断该医生工作站是否为合法用户。若为非法用户,则拒绝请求;若为合法用户,则接受该请求,并开辟一个新的线程,分配一个新的端口来和医生工作站进行数据的传送。一般医学影像传输采用点对多点的传输模式,可以支持影像服务器与多个医生工作站相连接。护士对于 PACS 的应用主要体现在影像中心登记处的工作,与之前手写申请单相比,应用 PACS 减轻了登记护士的工作量,也避免了一些因字迹不清而造成的人为差错,同时优化了工作流程,提高了登记的正确率和效率。

七、实验室信息系统

(一) 概述

随着医院检验部门先进自动化检测设备的大量引进,临床检验形式逐渐多样化,信息时代的到来也对检验科室的运行和管理模式带来了重大的影响,由此实验室信息系统应运而生。实验室信息系统(laboratory information system, LIS)的主要任务是协助检验技师对检验申请单及标本进行处理,如检验数据的自动采集或录入、检验数据处理、检验执行的审核、检验报告的打印和查询等。LIS 将标本检验的全过程置于计算机的监管下,通过检验数据仪器接口,经运算整理,形成检验报告发送到各个临床科室。医生根据患者的检查结果,提出检验诊断和处理,同时为远程会诊及其他交流活动提供了便利。LIS 信息流示意图见图 5-17。

(二) 功能模块

1. 实验室模块

(1) 结果查询:实现实验室数据的接收、存储、分析、结果输出等日常的业务流程。

(2) 结果复查:可以对实验室管理软件的检验结果进行复查,并同时显示多次复查结果。

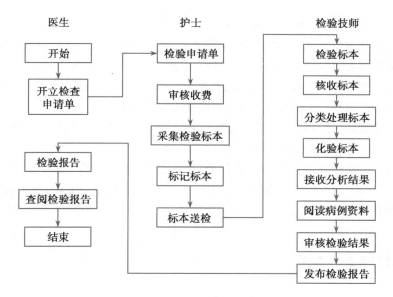

图 5-17　LIS 信息流示意图

(3) 结果确认：系统提供全程的监督和控制（包括结果的修改、失控项目、危急值）。

(4) 检验回执：门诊患者通过刷卡或扫描申请单条码进行检验结果的打印。

(5) 标本签收：对于住院标本的签收，送检护士提供本次送检标本的签收单，系统同时进行自动签收计费。

(6) 项目转机：将一台仪器中未完成的标本转到另一台相应仪器继续进行检验，只对标本未完成的项目继续进行实验，结果自动传回，无须重复录入患者资料。

(7) 报告合并：可以提供同一患者不同时间检测项目的测定分析结果。

(8) 危急值的处理：系统可将极度危险的检验结果标红，以提示检验人员，并将结果迅速传送到临床医生桌面（有醒目标识提醒）。

(9) 预设项目稀释度：通过检验信息系统软件系统可临时修改标本的稀释倍数，对一些指定标本进行修改，其他没有指定的标本不受影响。

(10) 手工审核结果：检验人员可对比跟踪前几次检验结果，可选择项目进行复查，保留复查结果，并选择其中一次作为最终结果。

(11) 其他：如漏收费的保护及不合格标本的退回功能。

2. 检验系统医生申请模块

(1) 复诊开单：提供平诊和急诊选项，提供复诊的开单方式，在医生勾选复诊选项后，系统允许医生发出相同项目的检查单。

(2) 试管分配：根据医生开具的申请，系统自动判别样本类型，并按照样本类型自动分配试管。

(3) 开单模板：医生可根据科室、个人的实际需求，建立灵活的开单模板。

(4) 查询打印：医生模块提供检验单查询及打印功能。

3. 检验样本采集、传输模块

(1) 样本采集：门诊样本和住院样本采集有所不同，对于门诊患者，扫描患者化验单条码时，系统会自动判定该患者是否缴费。未缴费患者该系统不能提取该患者的检验项目，这种方式有效杜绝了漏费发生。

(2) 样本传输：从医生开出申请单，到护士采集样本，再到传输样本到检验科等一系列操作，都有完整的记录。

4. 检验单自助打印模块
目前门诊及住院医生工作站都能打印检验报告，但因门诊工作流程，门诊患者领取报告需要自行到集中报告领取中心领取或到自助打印机自己打印。住院患者的检验报告可传送至医生和护士工作站,由主管医生或护士查看并打印。

5. **质控**　建立相关校准标准,实现异常结果分离,确保检验结果的准确性;提供基于患者检验数据的质控分析;提供多种质控分析图;有失控分析与处理等多种质控方式。

6. **统计分析**　系统提供了灵活多变的统计功能,可以组合患者住院号、姓名、性别、身份证号等信息进行查询,也可以根据仪器设备或工作人员信息进行检索。

7. **数据安全与管理**　包括系统数据的维护、数据的备份、删除整理和封存功能,以及提供网络断开后的单机运行模式、检验数据的溯源等功能。

在 LIS 的发展中,从标本的采集、签收到检验,都有无纸化条码管理。医生生成检验类医嘱后,护士打印条码并采集标本、执行医嘱。在执行过程中,护士要注意在扫码前检查待用的标本试管是否正确,采集过程中保持标本条码的完整性,采集结束后逐一扫描标本试管条码,以避免差错事故的发生,确保医疗护理的安全。

八、药品管理信息系统

(一) 概述

药品管理信息系统是 HIS 的重要组成部分,是基础性系统。医院的药品管理信息系统分为门急诊药房、住院药房管理信息系统,主要包括库房管理、门诊业务、数据维护、数据查询四大模块。药品管理信息系统信息流示意如图 5-18 所示。

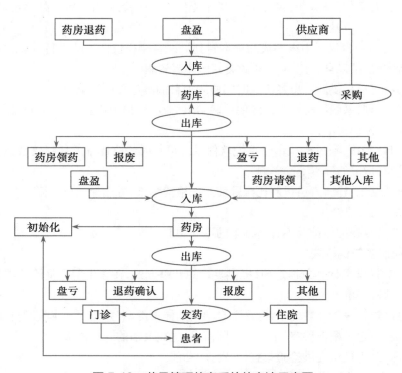

图 5-18　**药品管理信息系统信息流示意图**

(二) 门急诊药房管理信息系统

门急诊药房业务包括门急诊发药、门急诊退药和药品估价。门急诊发药指药房直接为患者发药。发药人员接收患者处方,核对处方中的药品与门急诊收费处传来的患者处方药品信息,发给患者核对清楚的药物。管理系统确认发药后自动更新药品库存量。门急诊退药指对患者已经收费的药品进行冲减,冲减后系统自动更新库存量,并建立退药药品账单及明细。药品估价指患者对医生所开的药到药房进行估价。

门急诊药房管理信息系统的设计本着以患者为中心、以提高药房内部管理水平的原则,主要包括门急诊药房系统和药房发药系统两大系统。门急诊药房系统包括入库、盘点、报损、调拨,以及报表打印和查询功能;药房发药系统可极大地方便患者取药,有效减少患者排队次数和等待时间。

(三)住院药房管理信息系统

住院药房管理信息系统对病区药房进行药品管理、药品申领、药库领用、药库退药、出库处理和盘点管理;接收病区传来的药物类医嘱,进行摆药管理,即生成摆药单,支持按日期、科室、发药类型等多种摆药方式;使药品费用信息自动传送到住院结算系统,自动扣除住院押金等;提供住院发药、手术发药和医嘱冲减操作。目前很多医院采用自动摆药机进行摆药,避免人工摆药的错误发生。

针对药品的出入库,住院药房管理信息系统通过录入(扫描药品条码)医院入库药品的品种、规格、效期、批号、厂家、数量等基本信息,为药品建立电子账册。出库处理模式具有系统设置药品有效期预警提示功能,如为近效期药品,按照先进先出、按批号出库等原则,系统将会自动预警提示更换。药房管理人员通过登录系统对近效期药物申请退库,改变以往的手工表逐级审批模式,提高了工作效率。住院药房管理信息系统还可利用全院各类药品消耗量及库存量,进行统计分析,生成药品采购计划,规范药品的采购行为。

药品管理信息系统与临床应用关系紧密,不是单独的一个系统,而是对各类药品的流通和相应的财流形成一体化管理。目前,医院住院药房中多采用追溯性闭环管理体系,护士将科室用药清单整理好后,下发给药房备药;使用药品二维码标识和单独包装药物,便于药房工作人员准确将药物分发给护士,同时护士利用药物及患者手腕二维码进行核对发放药物;匹配成功才可使用药物,大大降低了药物分发失误率。在药物使用后,系统可实时生成患者姓名、发药时间、药包条码、发药药师、发药护士、服用时间、药品名称、数量、规格、计量单位、发放状态等信息,可对各个药包实施全程监控,提高监管质量。

九、门急诊管理信息系统

(一)概述

门急诊管理信息系统主要是用于门急诊患者挂号、排队、划价收费、输液管理、体检管理等的一体化服务信息系统,又称门急诊信息管理系统。该系统是医院主要的服务窗口,在医院提供服务的过程中扮演着重要的角色。很多患者常通过医院门急诊的服务来评价医院,患者对医院的评价直接关系着医院的发展。

(二)门急诊业务特点

1. **门诊量大,高峰集中** 我国大型综合性医院的日门诊量大约在数千人次到超万人次,且就诊高峰多集中在工作日上午。

2. **就诊环节、流程烦琐** 门诊就诊环节较多,并且要求在短时间内完成,涉及挂号、排队候诊、问诊及查体、缴费、取药、检查及检验、结果查询、治疗等多个环节,流程较多。因此管理系统的设计需要以患者为中心,使各个环节手续简便、直观和实用。

3. **患者流动量大,医生变换频繁** 管理系统的设计需要考虑到这一特点,方便医生调阅患者既往病史和诊治过程,同时也要求操作简便。

4. **服务时间不间断** 门诊服务时间长,要求全日不间断提供服务,对管理系统安全性要求较高。

(三)主要功能模块

各医院对门急诊患者的信息管理各不相同,但门急诊的业务管理流程大体相似。患者就诊前首先需要进行身份信息登记,医疗机构需给患者发放就诊卡,该就诊卡为患者在医院唯一的身份标识。患者进行身份信息登记后,通过挂号排队候诊。医生通过询问患者病情,进一步检查、诊断并开具门诊医嘱。患者根据医生开具的医嘱缴费,完成检查、治疗等过程。门急诊管理信息系统信息流示意图见图 5-19。

门急诊管理信息系统不仅包括前面讲到的门急诊医生工作站、门急诊护士工作站,还包括挂号、

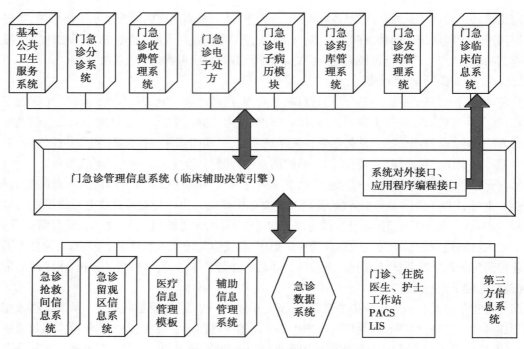

图 5-19　门急诊管理信息系统信息流示意图

交费、取药、检查等功能模块。

1. **初始化模块**　属于门诊护士工作系统,能够为患者创建唯一信息化、数字化的标志,包括患者的姓名、性别、身份证号、民族、籍贯、婚姻、职业、血型等基本信息,生成患者专属就诊卡,还需注明公费医疗、医疗保险或其他记账证明。

2. **挂号分诊模块**

(1) 挂号、预约子模块:患者领到自己的就诊卡后,通过刷卡可查询基本信息,选择挂号科室和相应的医生进行挂号,同时还提供患者预约挂号的功能,包括网上预约、现场预约和电话预约等方式。挂号成功系统自行扣费。

(2) 转科子模块:操作员输入患者的就诊号码,系统自动显示患者最新的挂号情况,操作员将就诊票据上科室名称更改,不需要重新打印就诊票据。

(3) 退号子模块:主要针对医生未接诊患者的退号处理。操作员输入患者就诊号码,确认收回患者相应的票据,系统自动退还患者挂号费和诊疗费用。

(4) 报表及查询子模块:主要支持操作员统计当日挂号收费情况,还可查询每位患者挂号明细和退号明细。

3. **医生诊室模块**　主要包括门诊医生工作站、叫号和接诊系统、药品处方要求系统、检验系统等其他子系统。叫号系统一般以多媒体形式提醒患者入室就诊;接诊环节,患者进入医生诊室后,接诊环节开始进行。医生运用门诊医生工作站根据患者具体情况,在门急诊管理信息系统中输入各种申请单,如检查申请单、输入医嘱等,系统自动将申请单传达到医院各个科室。

4. **门诊收费模块**　包括收费、退费及查询相关内容。收费主要支持患者的处方、检查单和检验单进行划价和收费,系统支持各种支付方式,收费后打印相应的收费收据。退费主要针对已收费的处方进行退费处理,操作员需要输入退费发票号码,检查单可直接退费,药房退费需先退药,操作员才能进行退费操作,若没有拿药则可直接退费。

5. **药房发药模块**　患者在门诊缴纳相应的诊疗费用后,药房工作人员登录工号进入系统,将医生开具的处方打印出来(电子处方发药单),工作人员进行配药,配好药后,门急诊管理信息系统会通过显屏或语音的方式提醒患者取药。

6. 标本采集模块　患者就诊后,若患者需要检验,缴费后到标本采集处采集标本。医院门急诊医务人员根据医生诊室自动发送到检验工作站的检验单,进行物品准备,系统自动生成诊断、标本类别等明细,通过电脑打印标本标签,粘贴在容器上作为特殊标志,交给医院检验科处理。在指定时间内,患者可取检验报告单及网上查询检验结果。

（四）门急诊应急系统

门急诊应急系统主要是门急诊管理信息系统出现重大故障时使用,如网络故障。应急系统为单机版的门诊划价收费系统,可以支持电子处方、诊疗项目划价收费功能。平时应急系统处于待命状态,每日从健康信息系统数据库中更新收费信息,以保证出现重大故障时应急数据库中的数据是最新的。在应急系统中录入的收费数据,待门急诊管理信息系统恢复后,可导入门急诊管理信息系统中,满足各项工作需求,减少工作人员工作量,为医院的正常运行提供保障。

门急诊应急系统可将就诊卡（identification card,IC）、挂号、缴费程序所涉及的字典表、业务表建立本地小型数据库,并裁剪程序部分功能,留下主体功能;通过切换开关,可以灵活进行在线程序和应急程序间的转换;操作界面、操作模式、数据结构都遵循在线程序的规则,降低开发难度及工作量,并保证了数据的一致性。在线版本和应急版本使用同一套代码,在后续在线版本升级改造过程中,可以同步维护应急版本代码,保证应急信息系统持续可用性。

十、住院管理系统

（一）概述

住院管理系统是用于采集和管理住院患者的各种信息,面向患者、面向医务人员、面向医院管理的一个计算机应用程序,也是 HIS 为临床服务的集中表现。由于住院管理流程繁多,涉及医院部门较多,住院患者病情一般比较复杂,导致现代医院病房诊疗工作越来越复杂,对住院管理系统提出了越来越高的要求。该系统应具有数据准确及时、系统功能完善、界面简洁、操作方便等特点。

（二）功能模块

该系统结构包括系统维护、床位管理、患者管理、账户管理、查询、报表等功能模块。住院管理系统信息流示意图见图 5-20。

1. 系统维护模块

（1）初始化:主要是对系统参数进行设置,清除住院处管理所有业务数据等。

（2）用户管理:主要对使用该系统的用户组及用户进行设置,如医院使用该系统各个部门的医务人员;根据各部门的使用权限,系统建立不同的组别。

（3）数据字典维护:主要支持对医院涉及的数据字典进行维护,包括缴费方式、收费项目、核算项目等字典。

2. 床位管理模块

（1）床位分配:主要支持对已入院,但还没有安排床位的患者进行床位分配。

（2）转科:主要是针对住院患者科室之间的床位变动,以及涉及科室之间住院费用的变动,影响科室经济核算。

（3）转床:主要指在本病区内患者的床位变动,不涉及科室之间费用的变动。

（4）床位使用率统计:主要支持对各科室病区的床位使用情况进行统计。

3. 患者管理模块

（1）患者档案管理:主要支持对患者的档案进行新建、修改、注销和查询等操作。

（2）入院登记:主要是帮助医护人员办理患者的入院手续,是为了建立患者主索引和本次住院信息,包括上级卫生主管机构规定的病案首页内容。

（3）预约登记:主要支持当科室床位已满,对即将要来住院的患者提供预约服务功能,并对其档案进行管理。

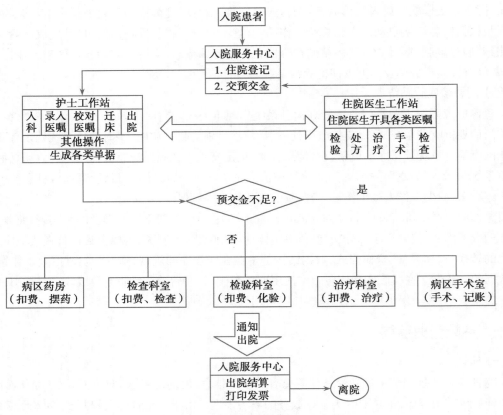

图 5-20　住院管理系统信息流示意图

（4）入院调整：主要是支持已入院患者进行入院日期的调整。

4. 账户管理模块

（1）账户建立：帮助住院患者建立住院账户。在住院期间,患者所有的医疗费用都通过该账户结算。

（2）缴款管理：支持住院患者缴款录入和查询。

（3）退款管理：接收到住院患者要求退款的项目,将已做过结算的缴款项目作废,并进行退款处理。

（4）催款管理：通过系统先前规定的公式进行计算,找出催款对象,打印催款单,通知患者缴费,为避免患者欠费提供了有力的辅助手段。

（5）费用记账：主要负责住院患者所产生的住院费用的录入,包括药物费用、检查费用、护理费用等。

（6）结算管理：为住院患者进行费用的结算,一般对住院时间较长的患者或患者在办理转科手续时进行中途结算。

5. 查询模块

（1）患者档案查询：支持查询所有患者的基本信息及住院情况。

（2）住院患者查询：支持查询所有在院患者和出院患者的基本信息及费用情况。

（3）预约患者查询：支持查询所有预约患者的信息,包括患者基本信息、预约科室目前床位信息以及预计等待时间等。

（4）在院患者费用查询：支持查询在院患者的费用产生情况。

（5）历史结算查询：支持统计某段时间内各类结算类型患者的费用情况。

（6）票据查询：支持统计某段时间内票据的使用情况。

Note:

6. 报表模块

（1）患者流动统计报表：主要统计各科室入院人数、出院人数、转入转出人数，在模块中选择特定的时间形成日报、月报、年报。

（2）住院收费统计报表：主要是以收费窗口或住院处为统计单位，以日、月、年为统计时段，可产生日报、月报、年报。

（3）财务收入核算报表：包括患者结算报表、科室应收报表、科室实收入报表、执行科室核算报表等；具有灵活的自定义报表功能，满足医院未来扩展报表的要求；可以实现医院、科室业务表单的灵活设计，也可自定义高级查询。

（4）单位费用统计报表：支持统计各个科室及患者的实际费用情况，用于相关部门对账。

十一、其他医院信息系统

（一）手术麻醉管理系统

1. 概述　手术麻醉管理系统（anesthesia information management system，AIMS）是专门面向医院手术麻醉科的信息系统，用于管理与手术麻醉相关的信息，最重要的任务是麻醉师在术中对患者进行麻醉监测及麻醉记录，同时对所有信息数据进行存储。设计目标主要包括：

（1）为手术室人员服务，实现手术流程的计算机管理，将人员从繁重的手工工作中解脱出来。

（2）为经济管理服务，患者手术发生的费用信息可自动划价产生，避免漏费和欠费的发生。

（3）为麻醉医生服务，减轻了麻醉医生文书书写的压力，同时让麻醉医生术前能方便地查询与患者相关的资料，制订更加科学的麻醉方案，术中能集中精力在患者的麻醉操作本身，术后能对麻醉进行科学的评估，以利于总结麻醉经验。

（4）为医疗管理服务，使管理部门能更加准确地了解该科室工作的效率和质量。

2. 业务流程

（1）人员安排：指医生开具手术申请单，经过审核提交到 AIMS，安排麻醉师。

（2）术前访视：指麻醉师对患者进行术前访视，了解患者的身体情况，进行术前麻醉评估。系统进行手术安排，申请手术的医生可以在系统中查询患者的手术安排。

（3）术中记录：指将术中使用的临床设备产生的数据自动采集到数据库的服务器中，同时调动健康信息系统、检验检查等系统数据。

（4）术后记录：指术后在系统里完成各种记录的书写，以及麻醉总结。

3. 功能

（1）麻醉师访视记录：该系统提供麻醉术前访视记录单，并可自动获取患者病情情况、检查信息、治疗方案等信息，辅助麻醉医生为患者制订合适的麻醉方案。

（2）知情同意书确认：该系统已录入知情同意书模板，并且支持自定义编辑，支持手术可能会发生的危险情况描述，支持麻醉医生、患者及其家属的电子签名。

（3）麻醉安排：根据系统提供的手术申请和麻醉医生排班计划为每一台手术安排麻醉医生和麻醉助手，合理调配麻醉医生资源。

（4）设备数据采集：患者术中使用的麻醉呼吸机、心电监护等设备通过数据交换接口与该系统连接，自动采集术中患者的生命体征，并将数据储存至麻醉管理系统。

（5）术中麻醉记录：与设备数据采集相似，通过数据交换接口对患者麻醉信息进行采集，并生成电子麻醉记录单，同时对各项生命体征具有报警功能。

（6）术中给药管理：包括麻醉用药、输血补液、术中使用药品等。

（7）麻醉复苏：提供护士从手术间到麻醉复苏室患者的交接登记、去向跟踪，指导麻醉医生记录术后患者的用药、补液等情况。

（8）术后总结：手术结束后通过系统对患者麻醉过程的各项总结，提供苏醒评估、出室情况和注意事项等内容。

(9) 麻醉质控:该系统提供麻醉工作量的统计、术后镇痛项目的汇总等,通常以季度或年份进行统计,并且支持饼图、柱状图等多种图标方式表现出来。

4. 科室管理及主任工作站 建立主任工作站的目的是科室管理人员在不进入手术室的情况下了解手术室的运作情况,包括即时查阅麻醉工作记录,提供各种统计报表,总结一段时期的手术用药情况、全院麻醉方式统计等信息。主任工作站还包括科室人员排班功能,对全科麻醉医生进行一周的工作安排,并支持休假、请假等状态的设置。该系统具有排班记录回顾及自动延续的功能,自动将上周的工作安排延续到新一周,仅需做少量的调整即可完成科室人员的排班。

(二) 合理用药监测系统

合理用药监测系统(prescription automatic screening system,PASS)是临床安全用药监测计算机应用系统,运用信息技术对科研前沿的医药学及相关学科知识进行整合,实现学科信息的标准化和结构化,支持医嘱自动审查和医药信息在线查询。当医生开具的医嘱存在药物禁忌时,系统自动弹出预警窗口,预防不良事件的发生,促进临床合理用药。

合理用药监测系统主要嵌入在门诊医生工作站、住院医生工作站、护士工作站、门诊药房管理系统、静脉输液配制工作站等平台,对用药进行实时监控,监测药物的相互作用、注射液体剂量、患者的药物过敏史、药物的禁忌证及不良反应、重复用药、给药途径、特殊病种或人群用药等,实时给予警告和提醒。

该系统对用药进行监测的同时,也对监测的数据结果进行自动采集和保存,并提供全面的审查结果的统计和分析,显示问题医嘱发生频率、常见错误、严重程度等;定期开展数据的反馈,可提高全院用药的安全性。

(三) 基层医疗卫生机构信息管理系统

1. 概述 "互联网 +"的快速推进,为医疗卫生系统更好地面向大众提供了有力的支持,特别是区域基层医疗卫生系统的构建。基层医疗卫生机构信息管理系统由县域内各医疗卫生机构建设的业务信息管理系统、县级区域卫生信息平台(协同)组成,使机构间能实现业务协同和数据共享。区域医疗卫生协同管理系统信息流示意图见图 5-21。

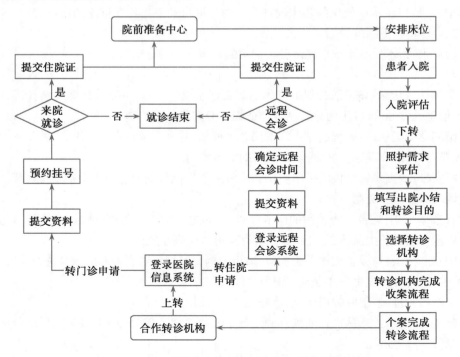

图 5-21 区域医疗卫生协同管理系统信息流示意图

2. 功能模块

（1）公共卫生服务：基本公共卫生服务指由疾病预防控制机构、城市社区卫生服务中心、乡镇卫生院等城乡基本医疗卫生机构向全体居民提供的服务，是公益性的公共卫生干预措施，主要起疾病预防控制作用（图5-22）。

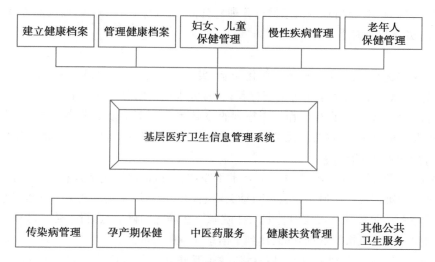

图5-22 基层医疗卫生信息管理系统架构图

1）建立健康档案：使用统一的系统软件，编制标准的健康档案电子表格，将原有的纸质档案输入其中，建立出完善的居民电子健康档案，形成一套完整的健康信息系统，实现档案的网络化管理，从而提高卫生服务效率。

2）管理健康档案：包括社区档案、家庭档案、个人健康档案；按照条件进行查询，分权限进行查看；支持档案的封存（注销）、迁入、迁出，数据批量导入、导出；支持报表自动生成等功能。

3）妇女、儿童保健管理：对孕产妇建档，采集孕程中重要的检查信息，对复查对象有提醒功能；对高危孕产妇建立专案；对产后访视进行管理；适龄妇女进行乳腺癌、宫颈癌筛查、管理。儿童保健管理从孕产妇管理模块或健康档案中筛选新生儿、儿童进行保健或采取走访登记的方式进行筛选，采集基本信息和健康管理信息；对适龄儿童进行疫苗接种管理，管理接种疫苗和相关冷链设备等。

4）老年人保健管理：支持对老年人健康体检项目、检查次数的自动计算、提示和预约的功能；支持老年人自理能力评估，根据评估结果形成自我能力管理报告。

5）慢性疾病管理：为慢性疾病患者建立健康档案，系统支持自动提示功能，实现对慢性疾病患者转入、转出、双向转诊等操作。

6）传染病管理：基层医疗卫生系统与各级医疗机构的信息互联互通，基层医院一旦发现传染病患者应立即上报。

7）孕产期保健：为妇女在孕前及孕早期提供增补叶酸服务，预防神经管缺陷发生，为准备怀孕夫妇提供健康状况评估与指导，发现影响生育危险因素，指导夫妇采取有效预防措施。

8）中医药服务：实现中医门诊的病历信息管理、门诊中医非药物疗法（针灸、推拿等）的全流程信息管理、提供中药煎药服务，实现中药煎药服务的全过程信息化管理等。

9）健康扶贫管理：实现国务院扶贫办建档立卡人员名册中因病致贫返贫家庭的入户核准操作及建档立卡贫困患者救治过程的信息管理。

10）其他公共卫生服务：支持健康教育管理、计划生育服务、重型精神病患者管理、卫生监督管理、突发公共卫生事件管理等。

（2）基本医疗服务

1）门诊和住院医疗服务：围绕就医流程，支持医生通过工作站开展接诊、病历录入等工作；可调

Note:

阅患者的健康档案,实现对法定传染病、孕产妇和婴幼儿死亡等患者的提示功能,快速链接到相关的上报系统。

2) 护士工作管理:对患者入出科及病床安排进行管理,执行长期和临时医嘱,采集护理相关信息,形成护理记录,支持各种单据和治疗单的打印。

3) 药房药库管理:对药品基本信息进行管理,支持多种入库、出库方式;对药品库存、药品调价等信息进行管理;实现多种统计查询功能。

3. 意义

(1) 实现基本医疗与公共卫生服务一体化功能:实现对部门、科室、人员进行信息采集,保证人事、统计、业务管理等综合监管,数据实时动态更新;患者健康档案信息与就诊信息自动关联、合并,如患者在综合医院门诊就诊,门诊医生工作站采集到的检查、诊断信息同步到健康档案中,档案实时更新,避免基层医务人员重复录入数据;居民到社区接受公共卫生服务时,医生可从健康档案中查阅患者历次就诊记录,利于连续无缝诊治。

(2) 提供了数据互联互通和信息共享的技术手段:医疗机构以推送形式将数据上传至区域平台,患者就诊记录与健康档案在区域平台实现自动关联、合并,最后以索引形式上传到省级平台。门诊病历的数据传输与医疗服务的开展实时、同步,住院病历在病案归档后,进行上传。区域平台访问省级平台,实现了跨区域、跨机构的数据互阅,达到了信息共享的目的。

(3) 有效推进跨系统、跨机构、跨区域就诊:数据互联互通和信息共享的技术问题使得患者跨系统、跨机构、跨区域就诊得以实现,患者能持一张健康卡到不同医疗机构就诊,医生也能在一份档案中看到患者的基本信息和健康相关信息。

(史铁英　熊真真)

思 考 题

1. 某医院为了满足自身业务需求,进行"以患者为中心"的信息数字化管理,准备上线一套 HIS。在上线 HIS 前,作为未来 NIS 的主要使用者,应从哪些方面考虑以满足数据技术规范要求?

2. 某医院为了进一步推进医疗卫生领域信息化数字化,基于微服务架构上线了一款能够模拟场景并实践的医院信息服务平台。那么,与单体式架构相比,微服务架构的优势表现在哪些方面?

URSING

第六章

临床护理信息系统

06章 数字内容

— 学习目标 —

- **知识目标：**
  1. 掌握临床护理信息系统的概念，临床护理工作站的功能、基本操作方法、常见问题及解决方案，移动护理工作站的概念、主要功能、基本操作方法、常见问题及解决方案。
  2. 熟悉临床护理信息流程闭环管理的基本架构和工作原理。
  3. 了解临床护理信息系统的发展。
- **能力目标：**
  1. 能够运用临床护理信息系统完成护理工作。
  2. 能够识别临床护理信息系统使用过程中常见的简单故障及原因。
- **素质目标：**
  1. 认识临床护理信息系统对护理专业发展的重要作用。
  2. 具有一定的数据思维及应用临床护理信息系统提升护理工作效率的意识。

患者,女,31 岁,因"腰痛伴双足麻木 11d、四肢无力 6d"收入院。责任护士使用临床护理信息系统为其办理入院手续,并进行入院评估、治疗及相关护理文书的书写,动态记录患者的病情变化,以保障患者住院期间护理的安全。

请思考:

1. 临床护理信息系统应具有哪些功能?

2. 如何实现这些功能?

临床护理信息系统的应用是护理工作适应社会发展需求的必经之路,也是护理学科发展的方向,使护理工作在提高效率及安全性的基础上,帮助护士了解患者病情,实现个性化护理,提升医院的临床护理质量。

第一节　临床护理信息系统概述

一、临床护理信息系统的基本概念和发展历程

(一) 基本概念

临床护理信息系统(clinical nursing information system,CNIS)指在实施各项临床护理工作过程中所使用的信息系统,其功能包括床位管理、医嘱管理、患者管理、病历管理、辅助管理和系统管理等,用于实现护士业务工作的流程闭环。CNIS 的应用有助于护士实时掌握患者病情,保证信息传达畅通有效,使护理工作得以有序推进,同时促进医疗团队之间的沟通,提高医疗质量和工作效率。

(二) 发展历程

20 世纪 60 年代,CNIS 的雏形已初步产生,随着系统化整体护理的发展,以及计算机、网络、信息技术的推广应用,CNIS 进一步发展,从固定的临床护理工作站发展到移动护理工作站。护理语言从非结构性文本描述为主发展为结构性文本描述为主。护理知识库和文本库的构建和不断完善,使护理信息的交流与传递得以实现,护士可以准确地进行护理评估,形成科学护理诊断,并制订具有针对性的护理措施。

1. 以临床护理工作站为中心的发展阶段　欧美国家的 CNIS 起步较早。早期国外 CNIS 大多只建立部分功能模块,如医嘱录入系统、电子病历系统等。20 世纪 70 年代,美国率先开始建设 CNIS;日本医疗机构也开始了护理信息化的研究与应用。此后,加拿大、韩国等国先后涌现出一系列计算机化的护理应用项目。

20 世纪 80 年代初,我国患者生命体征采集、护理病历书写、医嘱核对、患者身份识别等大部分护理工作处于手工操作阶段,护理信息的处理手段相对落后,信息的采集、储存和传输尚未实现电子化。1988 年,石家庄某医院研制的"微机辅助开展责任制护理"软件是计算机在我国护理领域的开拓性应用。随着医学的快速发展和医院管理模式的转变,尤其是互联网技术的快速发展及计算机在我国的第一次普及高潮,临床护理工作理念发生了巨大转变。临床护理工作站的各项功能不断完善,结构化数据录入不断普及,使得护士工作效率明显提高。但临床护理工作站在使用过程中也面临许多问题。例如,临床护理工作站安装在病区护士站计算机上,护士从患者床旁获取的信息需要返回护士站使用计算机录入系统,信息转录错误的可能性增大,且增加了护士在病房与护士站之间的往返频率,影响工作效率且易导致医疗差错的发生。

2. 以移动护理工作站为中心的发展阶段　随着护理信息教育的日趋完善,移动护理工作站实现在医疗行业中多领域的应用,可提供就诊提醒、疾病监测、传染病监控等服务。20 世纪 90 年代后期,

欧美国家开始利用移动护理工作站收集临床资料。进入 21 世纪,我国的移动护理工作站随着无线网络的广泛应用而蓬勃发展。2002 年,北京市在护理工作中试运行移动护理工作站,将无线网络和移动终端系统紧密结合,通过条码扫描识别进行患者身份核实、使用 PDA 在床旁进行患者生命体征的采集和医嘱执行。此后,移动护理工作站在国内顺利应用,实现了临床护理工作站向患者床边的扩展与延伸,护士可在病房的任一位置查看、录入患者信息,实现了护理模式的改变及护理质量的实时监控。这一时期的临床护理工作站不仅是电子档案柜和传送信息的设备,还可对输入系统的信息加以利用,把原始数据转化为更易利用的格式,帮助护士作出临床决策。

在我国深化医药卫生体制改革的大背景下,互联网 + 护理服务等涌现而出,智慧医疗正在逐步应用。CNIS 将融入更多的 AI、传感技术等高科技,推动医院护理一体化管理信息系统、护理专家系统、远程护理发展,使护理服务更加人性化、个体化、智能化。

二、临床护理信息系统的组成与信息流向

CNIS 以 HIS 作为数据源,主要包括临床信息系统(clinical information systems,CIS)、LIS、PACS、医疗信息系统(medical information system,MIS)等,通过数据仓库技术对数据进行抽取、转换、加载至 CNIS。

CNIS 包括通用的临床护理工作站系统和增加部分特殊功能的临床专科 NIS。护士通过临床护理工作站系统进行床位管理、医嘱管理、病历管理、费用管理、统计查询和系统管理等,并可对数据进行多维分析、即时查询、报表下载、手持终端显示;可以与医生、临床业务部门紧密联系,及时进行评价反馈。护理管理人员可通过该系统科学管理护理工作。维护人员可以进行用户权限、数据质量和数据接口管理等。CNIS 架构如图 6-1 所示。

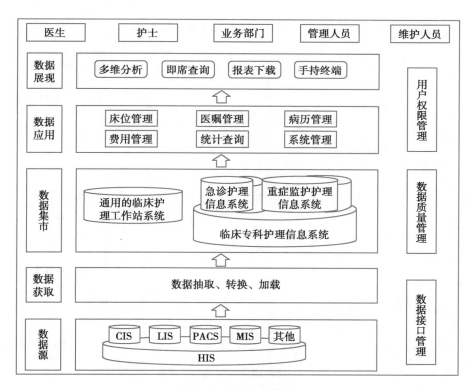

图 6-1　CNIS 架构图

CNIS 在与其他科室的相互联系中,实现了院内层面的医、药、放、检等各部门信息交互。同时,针对临床问题进行 PDCA 质量提高,从发现问题,到护理评估、护理诊断、护理计划、护理措施、护理评价的信息流程管理形成质量闭环监测,形成以患者为中心的双环信息管理模式,从而保障患者安全。临床用血、辅助检查、标本检验、手术信息流向示意图分别如图 6-2 至图 6-5 所示。

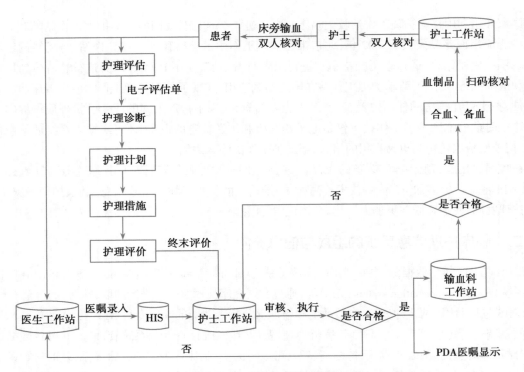

图 6-2 临床用血信息流向示意图

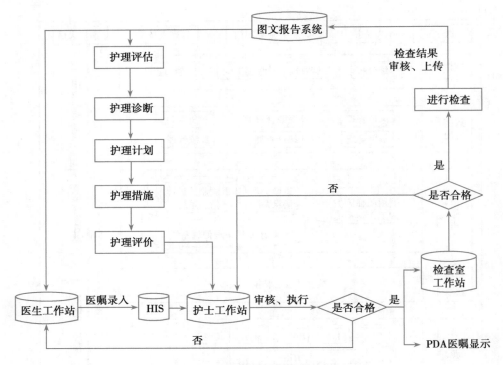

图 6-3 辅助检查信息流向示意图

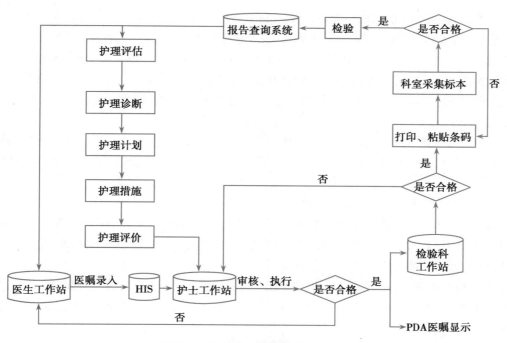

图 6-4　标本检验信息流向示意图

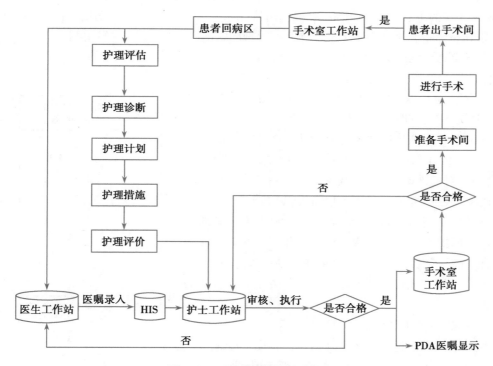

图 6-5　手术信息流向示意图

第二节　临床护理信息流程闭环管理

一、临床护理信息流程闭环管理概述

（一）临床护理信息流程闭环管理的概念

闭环的概念来自自动控制,指输出信号会被取出用来作为输入的一部分反馈,输出结果也会影

Note:

响到系统的输入。例如,医嘱闭环管理(closed loop management of physician order)就是护士在执行医嘱过程中,利用PDA,通过扫描患者手腕带,实现信息的确认和交互,从而实现了闭环这一流程。

临床护理信息流程闭环管理是以提高电子临床护理信息在下达、校对、执行各环节信息的完整性和准确性为抓手,通过移动终端设备、自动摆药机、实验室自动化系统等信息化工具,在各临床系统之间建立并遵循既定的数据约束和接口原则进行信息集成,使临床护理信息得到全流程的记录、监控和反馈,从而保证临床护理信息的准确执行和患者安全。

临床护理信息流程闭环管理以患者为核心,以特定输出信号为基准,每一环节的输出均与之匹配,检查各项的执行是否正确,把整个医疗行为的各个环节和链条有机地链接在一起,实现操作过程的精细化。

（二）临床护理信息流程闭环管理的优点

1. 借助信息化手段,形成医疗信息闭环 在闭环管理的HIS中,患者的就医流程从预约挂号、门诊看病、医生开具检查检验申请单,到住院进行治疗、住院期间的护理和进一步的诊疗等,各种医疗护理信息的下达和传输都在信息系统完成,这为形成医疗信息闭环奠定了基础。

2. 避免医疗差错 条码扫描身份识别替代了传统的感官识别和呼叫姓名的方式,可以避免患者意识不清或精神状态有问题时进行身份识别可能导致的错误,消除人为因素的干扰,确保身份识别的准确性。

3. 医嘱执行全过程准确记录可追溯 通过移动护理终端(如PDA)实时准确记录执行人、执行时间、执行内容和执行结果,医嘱执行各环节完整可追溯,真正实现临床护理5R管理,即正确的时间(right time)、正确的患者(right patient)、正确的药品(right medication)、正确的剂量(right dose)和正确的给药方式(right route)。医嘱执行任何一个环节出现问题都可以及时发现并可追溯。

4. 对医嘱管理信息实时质控 质控人员可以实时查看全院各科室医嘱的执行情况,综合评价各环节操作人员的工作情况,进行医嘱执行各环节质量统计分析。同时,医生也可以随时在医生工作站查看医嘱的执行状态和执行情况,并可即时获取医嘱执行结果。

在临床上采用临床护理信息闭环管理模式,借助信息化辅助手段、全程条码化管理及医嘱执行时人-物扫描确认,提高了核对的准确率,有效减少医疗差错。移动设备联合的使用多方位地满足了临床护理需要,提高了工作效率。数据同步传输信息,减少人工记录不准确及人工记录的时间误差。临床护理信息闭环管理使信息化流程与业务流程统一结合,提升了管理质量。医院拓展移动护理建设、构建临床护理信息流程闭环管理模式,是提高医疗护理质量的有效方法。

（三）临床护理信息流程闭环管理的应用

1. 医嘱的闭环管理 临床护理信息流程闭环管理常应用于医嘱的闭环管理,以医生下达的电子医嘱为输入,护士审核确认扫码执行药物类医嘱,检验、检查科室扫码核对患者执行相应医嘱等环节与之相匹配,将执行医嘱全过程及对药物疗效观察的所有数据录入HIS中,进行全流程数据跟踪及医嘱闭环管理,使医嘱管理的各个环节紧密衔接,提高医嘱信息的完整性和执行的准确性。医嘱闭环执行流程如图6-6所示。

2. 护理的闭环管理 由护士内部发起和执行的闭环管

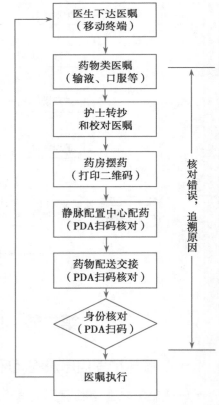

图6-6 医嘱闭环执行流程

理,即护理评估、护理诊断、护理计划、护理实施和护理评价,循环往复,实现护理流程的闭环管理,不断提高护理质量,保障患者安全。

此处以护理不良事件闭环管理为例进行说明。护理不良事件指在疾病医疗过程中因诊疗活动而非疾病本身造成的医疗异常事件,即非正常过程结局,分为不可预防和可预防的护理不良事件。护理不良事件闭环管理指从不良事件发生后上报、调查分析、整改发布、到措施验证与反馈的闭环管理。护理管理者对不良事件进行归因分析,并在流程上提出改进方案,杜绝类似或同类事件发生。改进方案在病区实施一段时间后,验证实施效果并反馈。护理的闭环管理流程如图 6-7 所示。

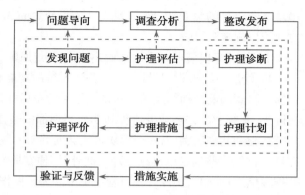

图 6-7 护理的闭环管理流程

同时,针对某个临床问题而开发的临床护理信息流程闭环管理系统正在涌现。例如,ICU 医疗器械相关性压力性损伤闭环管理系统,通过判读评估结果、触发高风险预警、推送临床护理决策方案、建立会诊及不良事件报告,并形成月、季度、年度分析报告等,有利于护理管理者及时掌握危重患者 ICU 医疗器械相关性压力性损伤预警和发生情况,实现风险的关键点监控、全程监控,以及闭环管理。再例如,信息化闭环在骨科外来器械与植入物管理中的应用,通过多部门联合协作,实施统筹管理,优化流程,分工协作,责任到人,采用信息化技术实现外来医疗器械和植入物全程信息追溯,每份器械包都有二维码,可查询到该器械或标签的信息,并追溯每一步的流程及其操作时间、工作人员等信息,从而实现各个环节的精细化和规范化管理。

二、临床护理信息流程闭环管理的实现

(一) 功能设计

1. 设计原则 临床护理信息流程闭环管理的设计需遵循智能、以人为中心、通用、可用、有用和基于标准等原则,确保开发的临床护理信息流程闭环管理能够实现安全、高质量的护理任务。

2. 设计方法 闭环管理的系统设计要构建宏观策略,在系统分析的基础上,按照逻辑模型的要求,科学合理地进行系统的总体设计和具体物理设计等。总体设计包括分子系统、代码设计、设计规范制订,信息系统流程图、功能结构图和系统物理配置方案设计等。具体物理设计包括数据存储文件、输出、输入等设计,编写程序模块设计说明书等。设计时应满足以下要求:

(1) 系统性:系统作为统一整体存在,整个系统代码要统一,设计规范要标准。

(2) 灵活性:对环境的变化有很强的适应性,尽量采用模块结构,提高各部分的独立性。

(3) 可靠性:系统受外界干扰时具有较强的抵御力与恢复能力。

(4) 经济性:在满足以上要求的基础上,尽量经济。

(二) 实施流程和信息流设计

1. 设计原则

(1) 闭环管理实施流程设计原则

1) 勾勒功能结构图:功能结构图是按功能从属关系画成的图表,图中每一框称为一个功能。闭环管理各个实施流程可看作是系统目标下面的第一层功能。每一个功能还可以继续分解为第二层、第三层,甚至更多的功能。上层功能包括(或控制)下层功能。功能分解的过程就是一个由抽象到具体、由复杂到简单的过程。

2) 模块化:把护理流程设计成若干模块的方法称为模块化,目的是把一个系统分解为一些规模较小的、功能较简单的、更易于建立和修改的部分。通常把复杂系统中由计算机完成的某项具体工作

的部分称为一个功能模块。功能模块可以根据具体情况分得大或小一点。最小的功能模块可以是一个程序中的某一部分,而较大的功能模块则可能是完成某一具体任务的一组程序。一方面,各个功能模块都有自己的独立性;另一方面,功能模块之间的相互关系(如信息交换、调用关系)可通过一定的方式予以规定和说明。

(2) 闭环管理信息流设计原则:遵循三步走原则。

1) 信息系统流程图设计:不仅关注系统的功能架构,更关键的是展示数据在不同功能模块间的流转。尽管功能结构图能够展示系统组件的布局,但它通常不会描绘出数据存储和交换的详细路径。实际上,系统中的许多业务流程和功能实现都依赖数据存储介质,如数据库或文件系统,来实现信息的持久化和共享。例如,一个模块可能会向共享的数据存储中写入信息,而另一个模块则需要从同一存储中读取这些信息以继续处理。此外,即便在原始的数据流程设计中两个功能模块并未直接通过数据存储进行交互,实际开发过程中也可能为了操作的便捷性或性能优化,在它们之间引入一个临时的中间文件来实现数据的临时存储和传递。信息系统流程图的设计正是为了全面地捕捉和表达这些数据流转和存储的关系,从而为系统的开发和维护提供清晰的视图和指导。

2) 处理流程图设计:信息系统的处理流程图是系统流程图的展开和具体化,其内容更为详细。系统流程图对每一个处理功能只是列出其名称,而处理流程图则使用各种符号具体规定了处理过程内的各个步骤(包括程序名和文件名)。

3) 制订设计规范:完成处理流程图后,整个系统有多少程序、数据文件等比较清晰,但是系统内程序、文件、处理方法的种类极多,如不统一标准,将对系统的使用、操作、管理造成混乱。为此,必须从系统的角度,全面考虑,切实制订好设计规范。

2. 设计方法

(1) 闭环管理实施流程设计方法:可遵循结构化分析与结构化设计方法进行研制。该方法借助变换与事务分析技术得到程序结构,有鲜明的层次感,与应用密切配合,是一种较为成熟与完善的方法,在国内普遍使用。该方法的分析步骤包括:①通过调查研究,获取现行系统的"具体模型";②由现行系统的"具体模型"抽象出现行系统的"逻辑模型";③分析目标系统与现行系统的差异,建立目标系统的"逻辑模型";④为目标系统"逻辑模型"作出补充。此外,其他研制方法,如Jackson结构化程序设计方法、Jackson系统开发方法、信息工程法、原型法等也各有所长。尤其是信息工程法,它是一种以数据模型为核心的方法,不随部门职能的划分和业务需求的变化而改变。

(2) 闭环管理信息流设计方法

1) 信息系统流程图的绘制:首先画出数据关系图,如图6-8所示。这是数据关系图的一般形式,反映了数据之间的关系,即由什么输入数据,产生什么中间输出数据,又得到什么输出信息。然后,把各个处理功能的数据关系图综合起来,形成整个系统的数据关系图,即信息系统流程图。绘制信息系统流程图应当使用统一符号。

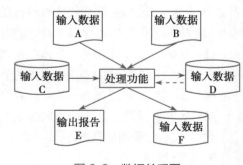

图6-8 数据关系图

2) 处理流程图的绘制:各个处理功能有自己的输入和输出,其设计过程也需要从输出格式开始,进而进行输入格式、文件等的设计,并画出较详细的各处理功能的处理流程图。

3) 设计规范:具体规定了文件名和程序名的统一格式、编码、代码结构、统一的度量名称等。例如,程序名格式为GAABBX。G表示程序文件;AA表示文件类型,由两个拼音字母组成;BB表示文件做何种处理,由两个英文字母组成;X由一位数字组成,用以区分同类型程序,可以省略。

(三) 用户界面设计

用户界面(UI)设计指人机交互、操作逻辑、界面美观的整体设计,即非功能性需求。对临床护理信息流程闭环管理系统而言，其非功能性需求设计主要依据以下原则：

1. 简洁清晰　让护士便于理解和使用，并能减少发生错误选择的可能性。界面应重点突出、主题明确，避免页面中出现与护士决策和操作无关的干扰因素。界面设计应简洁清晰，去掉可有可无的功能装饰和冗余文字，以减轻用户的阅读负担。界面引导信息应明确清楚，为护士提供必要的行动指引和提示信息。界面中的功能性描述应与实际操作情况一致，符合护士的心理预期，一致性的实现应注意产品描述性用语的规范和准确。

2. 安全可控　安全、可信赖是产品的核心构成要素。系统使用过程中会涉及个人信息、隐私内容等安全性问题，产品设计应从保护安全隐私层面出发，结合最新技术，营造出安全可控、可信赖的产品应用环境。

3. 程序易用　易用就是易见、易学和易懂。易见是指护士很容易找到操作的位置，所以不宜将各种功能操作藏得太深；易学是指通过在线帮助、导航、向导等各种方式保证护士在有问题时可先选择自学方式加以解决；易懂的重点在于使用软件后护士能较快、较准地理解各项操作的要求和意义，快速适应各项操作。易用性同时涉及美工、人因工程、交互式设计、心理学、用户行为模式等多方面的知识。

4. 优秀的界面设计

（1）设计的一致性：界面视觉效果的统一规范是用户界面设计的基本准则。一致性原则贯穿于产品设计的全过程，在产品设计开发阶段，遵循一致性原则制订和执行统一的设计规范，能有效缩短开发时间，节省开发成本。

（2）黄金分割：指将整体一分为二，较大部分与整体部分的比值等于较小部分与较大部分的比值，比值约为 0.618。在用户界面设计中，运用黄金分割，页面会呈现出更为赏心悦目、美观大方的视觉效果。

（3）六三一原则：是空间设计颜色搭配原则，具体的颜色配比为主色占 60%、辅助色占 30%、点缀色占 10%。在界面设计中，六三一原则可平衡界面整体的颜色配比，保障产品界面颜色的协调性。

（4）设计的流程

1）产品定位与市场分析阶段：了解产品的市场定位、产品定义、用户群体、运行方式等。

2）用户研究与分析阶段：分析目标用户的使用特征、情感、习惯、心理、需求等，提出用户研究报告和可用性设计建议。

3）架构设计阶段：界面交换与流程的设计，根据可用性分析结果制订交互方式、操作与跳转流程、结构、布局、信息和其他元素。

4）原型设计阶段：根据进度与成本，将原型控制在"手绘-图形-动画-视频"几个质量范围。

5）界面设计阶段：根据原型设计阶段的界面原型，进行视觉效果的处理。

6）界面输出阶段：确定整个界面的色调、风格、界面、窗口、图标、皮肤的表现。

7）可用性测试阶段：开展一致性测试、信息反馈测试、界面简洁性测试、界面美观度测试、用户动作性测试、行业标准测试。

8）完成工作阶段：对于前面 7 个阶段的设计工作进行细节调整。

9）产品上线：检验前面界面设计的成果是否符合市场及用户群体需求。

10）分析报告及优化方案：了解整个界面设计的优缺点。

第三节　临床护理工作站

一、临床护理工作站概述

（一）概念

临床护理工作站又称护士工作站或桌面工作站，是协助护士对门诊、住院患者完成日常护理工作的计算机应用程序,主要目标是协助护士核对并处理医生下达的长期和临时医嘱,对医嘱执行情况进行管理,完成门诊、住院患者的治疗和护理工作,同时协助护士完成病区床位管理等日常工作。

临床护理工作站能够通过住院登记和医生工作站等多个系统获取患者信息,同时提供手动录入和打印功能,如生命体征、护理记录单等信息的录入及打印;产生的信息也能够同步到医生工作站、药房、检验、检查等系统。

(二)组成

临床护理工作站主要包括数据交换平台、网络传输平台及系统应用前端,基础设施依托于医院网络环境,在医院数据中心配置应用服务器、数据库服务器,提供 CNIS 的应用和数据库服务。在医院现有的局域网基础上,系统应用前端配置电脑终端或移动查房车,采用中间件技术建立面向服务的通用数据交换平台,整合医院的各个信息子系统,实现临床医护信息的快速、准确处理和资源共享。

数据交换平台的数据兼容性和流畅运转是临床工作的迫切需求。中间件技术保证了各系统的模块化、兼容性和拓展性,能够屏蔽硬件平台的差异性和操作系统、网络通信协议及各个系统接口的异构性,是使应用软件能够在不同平台上平滑运行的技术。例如,HIS 包括 CIS、LIS、PACS、MIS、BIS 等数据库服务,通过中间件技术,完成数据的抽取、转换和加载,使各个系统之间更好地完成通信,使医疗服务人员更高效地使用相关信息。

临床护理工作站系统架构如图 6-9 所示。

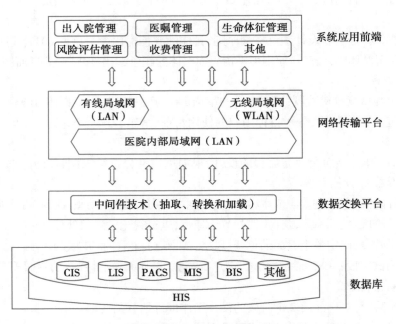

图 6-9 临床护理工作站系统架构图

二、临床护理工作站的功能与实现

(一)功能模块

临床护理工作站通过与医院现有数据库连接,协助护士完成各项临床护理工作。该系统可根据医院的具体业务需求设计出不同的功能模块,并随着临床具体使用需要,对系统功能模块进行进一步的完善与创新。目前国内医院常用的功能模块主要包括床位管理模块、医嘱管理模块、患者管理模块、病历管理模块、辅助管理模块和系统管理模块。每个模块中包括的具体业务如下:

1. 床位管理模块　主要提供包括患者入院、转入、出院、转科等操作,同时还能够完成床头卡、一览卡等标签及腕带的打印工作,查看并处理当前工作单元内的床位信息,方便护士及时了解患者的基本信息。

2. 医嘱管理模块　分为医嘱审核、医嘱执行、医嘱打印、医嘱查看等。临床护理工作站可以接收医生下达的医嘱,然后对医嘱审核,审核后进入执行阶段。护士可以通过该模块随时查看、打印患者的各种医嘱单,如输液单、领药单、医嘱执行单等。

3. 患者管理模块　主要涉及患者的生命体征录入、风险评估和护理记录。生命体征录入用于记录患者的体温、脉搏、血压、呼吸等生命体征数据。风险评估主要是根据患者现况进行跌倒、非计划拔管、压力性损伤、静脉血栓栓塞症等风险的评估。护理记录是护士对患者病情和治疗过程的详细记录,以便于及时记录并掌握患者的病情变化与康复状况。

4. 病历管理模块　住院患者的病历模块包括病历详情和集成视图。病历详情显示患者的病案首页、诊疗记录、检查、检验、手术记录等相关信息。集成视图显示患者住院期间的所有体征记录、诊疗记录、检查检验视图等信息。

5. 辅助管理模块　支持的业务主要有查询统计、药品说明等。查询统计主要用于查看患者的基本信息、护理信息等。药品说明可以快速查询某一药品的商品名、规格、用法及不良反应等详细说明。

6. 系统管理模块　主要提供个人设置、系统锁定和系统退出等功能。

(二) 数据库设计

为实现以上临床护理工作站功能,数据库既要包括患者一般资料与病情信息,也要设置知识库系统。患者信息数据库旨在帮助护士完成患者管理、病情评估、护理措施的实施与效果评价等。知识库系统为护士提供拓展内涵的空间,对护理科研、临床护理的可持续发展有重要作用。

数据库设计指根据用户需求,在某一具体的数据库管理系统上,设计数据库的结构和建立数据库的过程。临床护理工作站的数据库设计可采用以下步骤:

1. 用户需求分析　目的是形成具体的数据库概念模型,以了解和分析护士对数据的功能和应用需求,是整个设计过程的基础。

2. 建立概念模型　是整个数据库设计的关键,根据用户需求设计并形成一个独立于具体DBMS 的数据模型,可用 E-R 图(又称实体-联系图)来表示,其中必须有确定目的的实体、相关的概念属性和联系的实际类型,按照数据范式要求,对初始模型进行深度优化,剔除多余和可能的错误。

3. 建立数据模型　包括数据库结构创建阶段、应用行为设计与实现阶段,指根据数据库的概念模型创建数据库、表、索引、聚簇等。

4. 实施与维护数据库　数据库应用系统经过试运行后即可投入正式运行,在运行期间还需要做好后期维护和日常备份工作。

以患者信息为例,某医院通过对临床护理工作过程的内容分析,将患者信息的数据项设计为姓名、性别、年龄、病案号、身份证号、出生日期、现居住地、联系电话;根据规划设计出的实体,可以形成实体的 E-R 图、实体和实体之间的关系 E-R 图,并建立概念模型,如图 6-10 所示。

创建数据库逻辑结构,即可根据逻辑分析得到表的关系,创建数据库和数据表。示例见表 6-1。

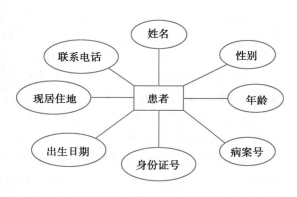

图 6-10　患者信息 E-R 图

Note:

表 6-1 患者信息表

字段名	数据类型	长度	说明	描述
name	char	8	不空	姓名
sex	char	2	不空	性别
age	char	3	不空	年龄
bah	char	10	不空,主键	病案号
sfzh	char	18	不空,唯一约束	身份证号
csrq	char	8	不空	出生日期
xjzd	varchar	20	不空	现居住地
lxdh	char	15	不空	联系电话

注:char,固定长度字符串;varchar,可变长度字符串。

三、临床护理工作站的基本操作方法

目前临床护理工作站没有统一的界面和模块功能划分标准,各医院 CNIS 的功能和操作有所不同。本处以某医院为例,以常用模块分类和操作界面介绍临床护理工作站的基本操作。

1. 床位管理 是临床护理工作站中非常重要的一个环节。登录临床护理工作站,主界面显示所在科室所有患者基本信息,包括床号、住院号、姓名、性别、年龄、医保类型、入院时间、入院日数、住院医生、入院诊断等,为护士提供充足的患者信息和便捷的操作方式,方便护士在临床工作中对患者信息进行综合管理。护士可在系统中完成患者入院、转入,患者出院、转科和标签维护等床位管理操作。患者床位安排界面如图 6-11 所示。

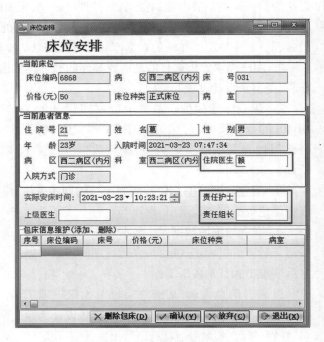

图 6-11 患者床位安排界面

(1)患者入院、转入:患者入院、转入后,护士在病区接待患者,核对患者基本信息,根据患者的性别、主管医生和病情安排床位。护士在临床护理工作站将患者信息安置到相应床位,并录入患者住院医生、责任护士、过敏药物等内容,系统默认操作时间即为患者入院、转入时间,即为患者入院、转入办理成功。

(2)患者出院:医生下达出院医嘱后,护士完成医嘱审核及执行,系统会自动出现床位选择界面,汇总出院患者信息,包括患者住院号、姓名、性别,填写完善后,床位即可置空,即为患者出院办理成功。

(3)患者转科:当患者因某些原因需要转至其他科室时,由主管医生下达转科医嘱,护士完成医嘱审核及执行,执行前护士要认真核对转科患者信息,包括住院号、姓名、性别、年龄、入院时间、当前归属病区、住院医生,录入转入归属病区及转入科室,系统默认操作时间即为患者转科时间。转出科室临床护理工作站发出申请后,由转入科室临床护理工作站安排接收,当转入科室将患者信息确认并安

置到本科室床位后,即为患者转科办理成功。患者转科操作界面如图6-12所示。

(4)标签维护:患者办理入院手续后,临床护理工作站可抓取患者的姓名、性别、年龄、科别、住院号、入院日期、过敏药物等相关信息,制成护士站一览卡和患者床头卡,由护士打印出来放置在护士站和患者床头位置,部分医院已采用电子显示屏的形式自动展现。患者腕带打印界面如图6-13所示。同时,护士需打印以住院号编码的条码腕带,佩戴于患者腕部作为身份标识,便于护士在执行各项护理操作时使用智能终端对患者进行身份查对。

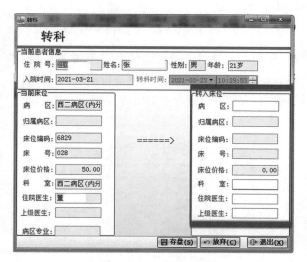

图6-12　患者转科操作界面

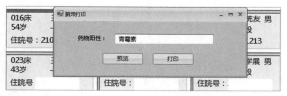

图6-13　患者腕带打印界面

2. 医嘱管理　护理涉及的医嘱管理工作主要包括医嘱审核、医嘱费用关联、医嘱执行、医嘱打印、医嘱查看。

(1)医嘱审核:医生下达医嘱后,由护士进行医嘱审核工作,主要目的是保证医嘱正确性。审核内容一般包括患者姓名、床号、住院号、医嘱类型、医嘱内容、费用关联、药物药房关联等内容是否正确。医嘱审核无误方可进行医嘱执行。

(2)医嘱费用关联:护士在医嘱审核过程中,需要检查每一项医嘱的费用关联,如相关费用关联不正确,可以选择在医嘱审核中直接修改错误费用,或在药物类医嘱关联收费项目维护中选择相应条目进行费用修改,以保证患者住院期间费用收取正确无误。

(3)医嘱执行:护士完成医嘱审核后,即可进行医嘱执行。医嘱执行信息包括患者姓名、床号、住院号、医嘱下达时间、医嘱类型、医嘱内容、医嘱种类、医嘱执行时间、执行科室、医嘱下达医生等内容,可以根据实际需要进行医嘱执行。

(4)医嘱打印:医嘱信息作为患者病历的重要内容,应满足病历打印及复印的要求,因此,临床护理工作站一般兼具医嘱打印功能。进入医嘱打印界面后,在检索框内输入患者信息,核实患者病区、住院号、姓名、床位后,根据具体需求选择打印医嘱单类型,如临时医嘱、长期医嘱、输液治疗单、口服单、注射单、护理处置单等,还可以选择在院患者、出院患者、未结账患者医嘱单进行打印。

(5)医嘱查看:护士可以在系统中查询医嘱,医嘱查询的内容包括患者姓名、床号、住院号、医嘱类型、下达时间等内容。医嘱查询操作主界面如图6-14所示。

3. 患者管理模块　主要涉及住院患者的体征录入、风险评估和护理记录。

(1)体征录入:可以通过2种方法实现。第1种是针对某位患者的单独录入模式;第2种是在某一时间点,护士将测量的生命体征批量录入。

1)生命体征录入:患者各项生命体征,如体温、脉搏、心率、呼吸、血压、血氧饱和度、疼痛级别、血

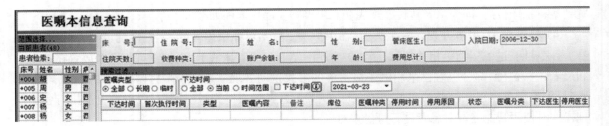

图 6-14　医嘱查询操作主界面

糖等,均可在此界面中进行录入。

2)出入量录入:患者出量主要包括尿量、大便量,还包括各类引流量、痰液等。入量来源除静脉入量以外,还包括经口摄食、饮水等,护士可在体征采集页面对出入量的时间及量进行记录,也可通过"小结""总结"功能实现各班次及 24h 出入量累计。尿量、大便量记录界面如图 6-15 所示,引流量记录界面如图 6-16 所示。

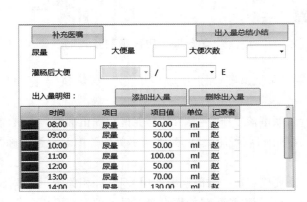

图 6-15　尿量、大便量记录界面

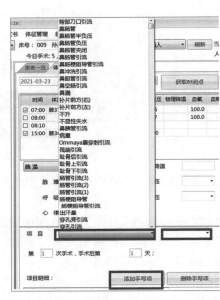

图 6-16　引流量记录界面

3)打印体温单:体温单是患者入院时间、手术时间、体温变化趋势、脉搏变化趋势、血压、疼痛、大便次数、出入量信息、体重变化、住院时长等重要信息的集中展现,能够使护士迅速了解患者的基本健康与治疗情况。体温单一般需打印后随病历保存,护士也可以通过预览打印体温单的功能对患者相关信息进行快速查询。

(2)风险评估

1)跌倒风险评估:以成人跌倒风险评估为例,护士可以根据患者个体情况进行跌倒风险评估,并根据实际情况选择相应的预防措施,为患者提供个体化跌倒预防措施,还可实现跌倒的高风险预报、效果评价等功能。

2)非计划拔管风险评估:护士可以对患者所携带的管路进行非计划拔管风险评估,依次选择患者评估时间、导管类型、导管名称、意识状态及管路情况,各项得分累计后,得出风险等级;根据患者个体情况,选择相应的干预措施,为患者提供个体化预防措施。

3)压力性损伤风险评估:以成人 Braden 压力性损伤风险评估量表评估为例,根据患者实际情况,从患者的感觉、皮肤潮湿、移动、活动能力、营养状况、摩擦力和剪切力 6 个方面进行评估,计算出总分以判断压力性损伤发生风险,并根据实际情况选择相应的预防措施,预防压力性损伤发生,还可实现对压力性损伤风险预报、效果评价等功能。

4）静脉血栓栓塞症（venous thromboembolism，VTE）评估：以 Caprini 评分为例，该评估需要医生和护士合作完成。护士根据患者实际情况在 VTE 评估页面及时准确地勾选出相关风险因素，得出 VTE 风险等级，医生对护士的评估结果进行确认，并立即对高风险患者采取相应的治疗和护理措施，从而保证干预措施的及时、有效。

（3）护理记录：护士对患者发生的病情变化和特殊处理应及时、客观、真实、准确、完整地进行记录。目前，护理记录单常采用"结构化护理记录"形式，对于常见的病情变化及处理，可设立常用的记录模板，当类似事件发生时，护士选择相关的记录模板，只需填写具体事件、发生时间、数值即可，方便护士使用，减少录入工作量。护士也可选择"手动编写"模式，对非结构化护理事件进行详细记录。

4. 病历管理模块 为方便护士查询患者的住院医嘱、病程记录、手术记录、检验结果等病历信息，HIS 将医生工作站的部分内容关联至 CNIS，护士登录临床护理工作站即可查询相关信息。

护士可通过录入患者个体化信息，如姓名、住院号、住院医生等，对住院和出院患者进行精准检索，也可在一览表页面对某位住院患者进行快速查询。功能键快速检索界面如图 6-17 所示。

护士可随时查看病历资料中的全部内容。病案首页查询视图呈现患者入院基本信息，包括姓名、性别、年龄、籍贯、户口所在地、联系人姓名、入院途径、出入院时间、住院日数、门诊诊断等重要信息。在病程记录查询视图中，护士可从中获取医生查房记录、术前讨论、麻醉前小结、麻醉后记录等全部病程记录，并且可根据时间进行检索。在手术记录查询视图中，护士可直观获取患者手术过程的全部信息，如术前、术后诊断、手术名称、麻醉方式、手术者，以及手术经过、术中出现的情况及处理的详细记录。在检查信息查询视图中，护士可查询患者的检查项目、检查结果等重要信息。

5. 辅助管理模块 支持信息查询、药品说明书查询等业务。

（1）患者基本信息查询：护士能够查看所有住院患者的基本信息，如床号、住院号、姓名、性别、年龄、所在病区、入院情况、护理级别、收费种类、住院医生、账户余额和预交押金等。该功能界面通过应用不同颜色展现患者的具体情况，清晰明了，方便护士快速查看、掌握和统计病区内所有患者的相关信息。住院患者信息集中查询界面，如图 6-18 所示。

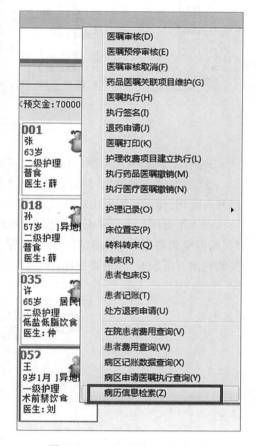

图 6-17 功能键快速检索界面

（2）患者护理信息查询：能够查看住院患者的住院号、性别、年龄、住院医生、住院诊断、护理级别、护理饮食、病情状况等，主要用途为方便护士快速了解患者的护理信息。

（3）药品说明书查询：可以查询到某一药品的药品名、商品名、成分、性状、适应证、规格、用法用量、不良反应、禁忌证等信息。

6. 系统管理模块 为护士提供个人设置、系统锁定和退出等功能。

（1）个人设置

1）界面风格：护士可根据个人喜好自主选择窗口界面风格。

2）密码和输入法：选择输入法，以及更改个人账号的密码。

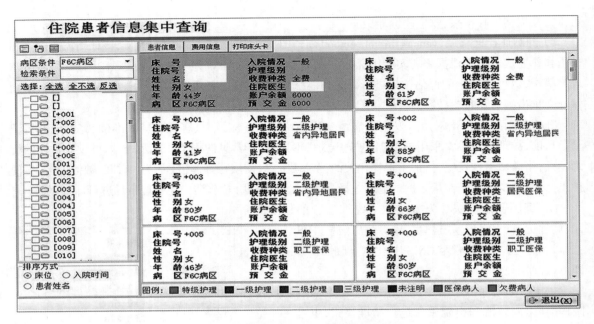

图 6-18　住院患者信息集中查询界面

3) 个人参数：可进行默认输入码及模糊音设置。

（2）系统锁定和退出：使用系统锁定功能后，系统会自动锁定，在锁定界面再次输入密码后才能重新开启使用；使用系统退出功能后，若再次使用则需要重新登录系统，如图 6-19 所示。该功能的作用：防止他人擅自使用自己账号进行操作，导致不良事件的发生；在护士离开电脑时保证系统不会被随意打开，以免患者隐私信息泄露。为了确保信息安全，避免泄露患者隐私或信息数据被篡改，当护士需要暂时离开电脑时，应务必使用该功能锁定或退出系统。

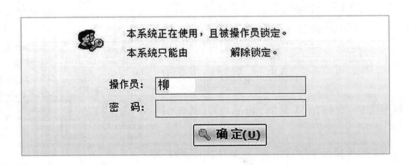

图 6-19　系统锁定界面

四、临床护理工作站的常见问题与处理方法

（一）常见故障问题与处理方法

1. 网络不通或联机失败

（1）常见原因

1) 操作系统原因：如没有用网络登录方式登录 IP 地址，服务器和网关等网络参数设置有错误。

2) 安装一些网络代理软件导致无法访问网络。

3) 硬件原因。

（2）处理方法：首先查看网卡的指示灯是否处于闪烁或常亮状态，然后检查网络线是否已接好，如果网络线接好则重新启动计算机。如仍然不能解决,联系医院网络信息专业维护人员。

2. 临床护理工作站卡顿

(1)常见原因

1)电脑配置较低。

2)系统运行程序需要进一步优化。

3)未定时清理电脑缓存。

(2)处理方法:升级电脑配置,关闭占用 CPU 的进程,优化系统软件。如果系统卡顿或计算机对鼠标和键盘无任何反应,按键盘 Ctrl+Alt+Delete,出现对话框后选择"结束任务";如仍无效果则关机重启。及时清理电脑缓存,定时使用杀毒软件查杀病毒。如仍然不能解决,联系医院网络信息专业维护人员。

3. 保存数据失败

(1)常见原因

1)数据处理和访问软件平台故障。

2)操作系统的设计漏洞。

3)系统硬件故障。

4)人为操作失误。

5)网络内非法访问者的恶意破坏。

6)网络供电系统故障等。

(2)处理方法:数据保存失败时,首先检查是否人为操作失误,若是人为操作失误,应加强人员培训。若排除人为操作失误,立即停止操作,记录系统出现的故障或保留现场,尽快联系医院网络信息专业维护人员,从后台查找数据记录。

(二)其他问题与处理方法

1. 患者隐私保护问题 临床护理工作站要求护士工作时使用自己的账号、密码进行登录,但在临床实际工作中,可能存在护士因忙于其他工作而忘记退出账号的情况,导致患者信息泄露,甚至出现患者信息被他人篡改的风险。

处理方法:护士严格执行网络安全规定,明确操作权限和流程;不得擅自违章操作,避免数据篡改或丢失;使用系统时应严格按规定使用指定账号登录系统,必要时采用数字证书进行身份验证,个人账号、密码严格保密,离开电脑前应及时锁定或退出系统;未经科室负责人允许,不得随意使用 U 盘等移动存储介质连接电脑;防止电脑受到网络病毒攻击,而使患者信息盗取、丢失或篡改,甚至影响医院正常的工作秩序。

2. 客户化开发 我国医院信息化建设的覆盖面正在逐年递增,但鉴于各医院在规模、业务流程、技术水平及人员素质上的多样性,现有软件功能可能未能充分适应个别医院的特定需求。这限制了信息系统在流程优化、效率提升和管理辅助等方面的优势发挥。

处理方法:加强软件优化,新系统上线初期,为确保上线工作的顺利进行,在每个模块上线前制订相应的工作计划。在临床护理工作站上线初期,收集运行中出现的问题,并将问题列入需求表中,编辑成册,分类管理,逐条解决。

第四节 移动护理工作站

一、移动护理工作站概述

(一)概念

移动护理工作站指使用移动手持智能终端设备,配合无线局域网(WLAN)载体,与包括 Oracle 在

Note:

内的多种数据库进行数据交互,结合二维条码技术,对患者和药品条码进行读取,自动识别完成医疗系统中的核对工作。同时,该工作站实现了患者信息的便捷管理,包括浏览、采集、传输、提取等。

(二)组成

移动护理工作站主要包括移动护理查房车和移动护理终端(如PDA)。移动护理查房车是一台高度整合及机动的医护终端设备,终端自带电源,可使用WiFi、5G等无线联网方式,真正实现无线工作。PDA集成了条码、RFID码读取、指纹识别、高分辨率摄像头等多种输入输出设备,支持护士床旁医嘱查阅、患者信息查阅、体征采集、药品识别等护理工作的执行,支持护理医嘱执行跟踪工作。PDA示意图如图6-20所示。

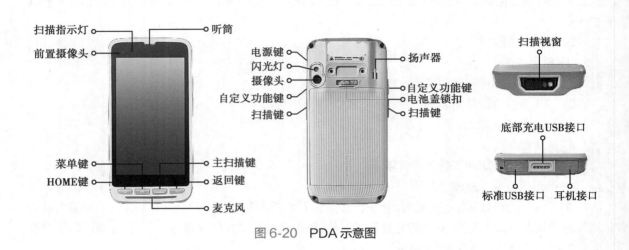

图6-20 PDA示意图

二、移动护理工作站的主要功能与实现

(一)主要功能

1. **建立患者身份标识** 患者入院后,佩戴以住院号为编码的条码腕带,作为住院期间的身份标识。护士可用移动护理工作站终端扫描腕带上的条码自动识别并核对患者,以进行临床治疗操作;通过移动护理工作站查看患者的住院号、所属科室、床号、姓名、性别、年龄、入院时间、主治医生、诊断、护理级别和费用等基本信息。

2. **生命体征实时采集** 移动护理工作站能自动提示患者生命体征信息的采集时间,护士直接在床头采集生命体征数据,通过无线网络传输到护士工作站,生成体温单、生命体征观察单和护理记录单等报表并打印出来。

3. **出入量的录入、统计** 移动护理工作站可录入的项目包括大便次数、尿量、各种输入液量、各种引流出量等,并可进行出入量的自动统计。系统设有补充项目设定功能,能根据医院的需要添加各种特定的入量或出量项目。

4. **医嘱的查询、执行和统计** 移动护理工作站将医嘱按照执行时间的顺序进行拆分,只显示下一时段需要执行的患者医嘱。执行医嘱时,执行护士只需通过扫描医嘱对应的条码,即可在核对正确后完成该条医嘱的执行,同时记录执行人和执行时间。

5. **护理评估与记录** 护士随身携带移动护理工作站终端,可随时以精确的时间记录患者的测量结果、病情、治疗和护理等情况,通过无线网络直接回传到HIS中,并显示在护士工作站中。

6. **字典库与常用工具** 移动护理工作站中设立了护理工作中常用的护理数据字典库,方便护士录入护理记录,避免录入大量繁杂文字和重复录入。常用工具内设置护士工作中常用的计算公式、各种评估表等,方便使用。

（二）技术架构

1. 系统架构　系统采用 Java 开发,遵循分层架构原则,实现业务逻辑的清晰分离。核心技术基于现代化的微服务架构,支持容器化部署,以提高系统的可扩展性和可维护性。

（1）容器层:利用容器技术,实现微服务的快速部署和隔离运行。每个容器作为一个独立的运行环境,确保服务之间的相互独立性。容器间的通信通过消息中间件和基于表述性状态转移架构风格的网络应用程序接口实现。容器层同时承担基础设施的角色,提供服务器节点管理、容器编排调度、消息传递、接口通信等基础服务,并确保系统的高可用性。

（2）中台层:由一系列微服务构成,每个微服务负责执行一组特定的功能。这些微服务协同工作,共同支持数据的处理流程,包括数据的生成、处理和输出。中台主要由业务中台、数据中台、技术中台组成。业务中台主要包括患者中心、医嘱中心、床位中心、工作项中心、文书中心等。数据中台包括统计、科研、决策、预警等。技术中台包括应用性能监控(application performance monitoring,APM)软件、运维平台、机器学习、智能语音等。

（3）业务层:通过接口引擎,与医院现有业务进行数据同步,基于中台能力,提供各种前端应用,如PDA、小程序端等。

移动护理工作站系统架构如图 6-21 所示。

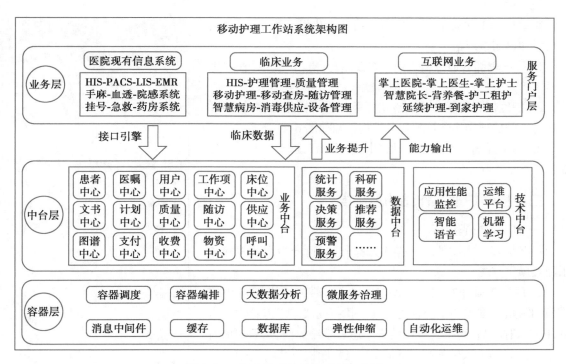

图 6-21　移动护理工作站系统架构图

2. 网络信息架构　指将医院无线网、有线网、传感网三层网络架构相互结合,实现移动护理的功能。

其中护士站的电脑和患者的床头呼叫器通过有线网络进行连接,PDA 和移动护理查房车通过物联网的无线联网方式进行连接。这些设备的连接,充分利用了医院现有的无线网络和有线网络,并在现有网络的基础上,更新 5G 等先进通信技术,进行改进和扩展。

通过移动设备,可以进行的操作包括患者身份核对、医嘱核对、记录单填写、标本采集时间记录等,实现与医院现有应用服务器数据通信、护士对患者护理过程的服务管理。

病区内部实现无线网络全覆盖,利用物联网、二维码技术,进行数据实时对接,做到了将护理工作

Note:

延伸到患者床旁,实现患者身份的智能识别、体征实时记录、医嘱执行过程监控等功能。

移动护理工作站网络信息系统架构如图 6-22 所示。

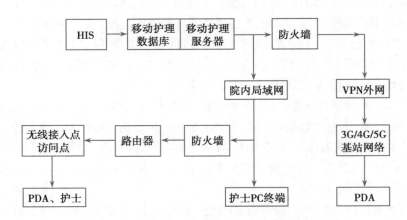

图 6-22 移动护理工作站网络信息系统架构图

（三）用户界面

移动护理工作站的用户界面遵循扁平化设计风格,将简洁的功能和界面呈现给护士。

1. **登录界面** 通过输入用户名及密码,点击"登录"按钮进入系统。

2. **护理任务界面** 通过点击任务栏中的操作名称,护士可完成对应的护理操作。护理任务操作界面如图 6-23 所示。

3. **退出界面** 通过点击设置中的"退出",护士可退出当前账号。

三、移动护理工作站的基本操作

（一）PDA 扫码执行

移动护理工作站的统一操作是扫码执行,分为用药类和非用药类操作方式。

1. **用药类操作方式** PDA 扫描患者腕带二维码→PDA 扫描药物瓶贴二维码→系统智能核对→执行完成。以静脉输液为例,PDA 扫描患者腕带二维码后进入患者系统界面,然后扫描输液瓶贴二维码进入输液执行界面;系统智能核对药物类医嘱信息和患者身份信息;两者匹配则自动执行完成。

2. **非用药类操作方式** 进入患者任务卡片→扫描患者腕带二维码→系统智能核对→进入该任务界面→填写并保存执行完成。以样本采集为例,进入样本采集界面,点击执行时,系统弹窗提示"请扫码患者腕带",扫码患者腕带后,PDA 扫码样本标签,即执行完成。

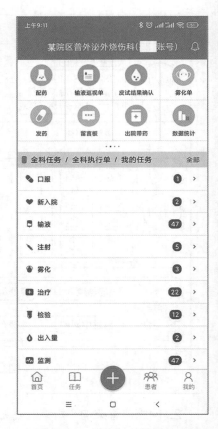

图 6-23 护理任务操作界面

（二）使用查询功能

1. **查询患者基本信息** 住院基本信息包括病历号、床号、姓名、性别、年龄、是否新患者、入科时间、临床科室、诊断、主治医生、是否病危、饮食、是否新生儿、护理级别、是否分娩、体重、身高、手术时间、过敏症状、医保类别等基本信息。患者基本信息来源于患者入院登记时所录入 HIS 的数据,采用中间件技术进行数据抽取,实现对患者基本信息的自动获取。

2. 查询医嘱信息　护士通过医嘱界面可以对患者的历史医嘱和变更医嘱进行浏览,也可以根据护士自身需要的医嘱分类,实时获取当前想要的医嘱信息,进行检索。医嘱信息的顶部显示患者的病历号、床位、姓名和性别。姓名用颜色区分护理级别和是否欠费。医嘱由医嘱类型、药名、开始时间、用法、频度、每日剂量、备注、医生等信息组成。当选中一项医嘱时,高亮显示,以便进行"执行医嘱、停用医嘱、复制医嘱"操作。信息超过屏幕时使用上下翻页的功能进行查看。医嘱信息的获取是实时的,医生开立了任何医嘱,病区护士都可以随时获知最新的医嘱信息和变更信息,从而使患者获得更好的治疗和护理。

3. 查询患者检查报告　通过 PDA 扫描患者的腕带条码,能快速定位患者所做的检查记录,及时浏览到检验科室反馈回来的报告数据,为医护人员的临床治疗提供必不可少的支持。相对于以往医护人员往返于病床和护士站的过程,移动信息的引入避免了从检验(查)科反馈的报告不能第一时间被医护人员获知的问题。

4. 查询患者生命体征　在护士平常的巡视过程中,可以通过扫描患者的腕带条码,快速定位到当前的患者,并浏览患者的体征信息,避免了以往护士在巡视过程中,如果不携带病历夹,就无法及时获取患者体征信息的问题,提高了医疗质量和护士的工作效率。

（三）生命体征录入

在无线网络覆盖的区域,移动护理工作站可实现床边患者生命体征信息的录入。录入患者的生命体征信息系统提供两种输入方式。

1. 针对单个患者录入的模式　仅针对重症患者的单独护理的工作场景。

2. 针对多个患者集中录入模式　集中时间点测量生命体征,可采取整体录入模式。例如,某护士 15:00 负责全病区患者生命体征的测量,可以选择由患者列表整体录入生命体征信息,保存后即连接到每个患者的体温单。

（四）医嘱执行

责任护士使用移动护理终端设备分别扫描患者的腕带条码、待用药物条码或二维码,此时系统自动比对查验该患者的基本信息和医嘱内容,并自动在后台记录当前执行人员的工号及操作时间点。如果发现身份或药物信息不一致,将在终端设备向护士发出警示,从而提示护士再次核查,以阻止潜在的给药错误,减少不良事件的发生。

（五）入院评估

登录系统后,选择要评估的患者点击入院评估。基本信息和入院诊断信息直接从患者入院资料中提取,生命体征和评估评分由护士按患者实际情况输入。

（六）备注事件

系统登录后,进入患者列表,选中需要录入事件的患者,右键打开菜单,选择相应项进行事件录入。这类事件存在一定生命周期,如留置针 4d 后自动失效,4d 后该留置针记录会被自动结束。备注事件在满足设定时限后,PDA 会自动报警和振动,提醒护士完成先前设定的内容。护士收到事件提醒后,可以马上处理该事件,也可以选择推迟 5min 后处理该事件。5min 后,系统会再次发送事件提醒,直到护士点击确定结束按钮。

四、移动护理工作站的常见问题与处理方法

（一）常见问题

1. 交叉感染　键盘、鼠标、PDA 设备常隐藏着大量致病菌,如耐万古霉素肠球菌(vancomycin resistant enterococcus,VRE)和耐甲氧西林金黄色葡萄球菌(methicillin resistant staphylococcus aureus, MRSA)等,这些细菌可在这类设备上存活 24h 甚至更长时间,并且可通过这类设备转移到护士手、工作服、笔等地方,成为细菌可能的传播途径,造成院内感染甚至患者死亡。

2. 无线网络的局限性　PDA 利用无线网络与服务器进行通信,无线网络的稳定性与其覆盖的范围及接入的终端数量有关。PDA 对网络连接质量的要求较高,身份核对、医嘱执行、标本采集等需与服务器进行实时通信,当 PDA 位于无线网络信号较弱的区域时,PDA 会表现不佳,出现刷新较慢、等待时间较长的情况,影响临床护理工作效率。

3. PDA 缺乏安全管理　PDA 配备红外扫描头,用于腕带身份识别、药物标签信息核对、检验标本采集等,扫描设备有固定的参数设置,临床使用过程中,常常因为误操作而改变相关参数,导致在使用过程中无法识别条码,影响临床护理工作。

4. PDA 配置不足和 PDA 开发利用水平参差不齐　配置 PDA 需花费大量成本。各医院对 PDA 的开发属于自主开发利用,缺乏专业的研发机构,软件开发水平参差不齐,且缺乏统一的 PDA 录入标准,这也是限制 PDA 在国内推广的原因之一。

5. 技术引发性差错(technology-induced error)　是一种由于引入新的卫生信息技术而产生的意外后果。医疗护理差错往往可导致患者不良结局的发生,甚至引起患者死亡。信息系统的应用通过可视化的工作流程,提供预警提醒等措施,可降低医疗护理差错的发生率。然而,若信息系统设计不合理,则会增加医疗差错的发生,或者导致其他类型差错发生。

技术引发性差错可能产生于以下环节:①技术的设计和开发;②技术的实现和定制;③技术操作和新技术的应用;④技术的维护;⑤用于提供或支持医疗服务活动的 2 种或 2 种以上技术的接合。这类问题的发生可能导致不良结局的发生。

（二）处理方法

1. 加强手卫生,定期擦拭消毒　目前避免交叉感染的首要方法是在接触患者前和接触物品后有效的手卫生。其次,还需要增加听诊器、笔、工作服的清洗及消毒频率,减少个人物品的使用和接触患者,每日使用 1∶500 的含氯消毒剂擦拭 PDA 表面 1~2 次。

2. 采用半离线式的交互模式　无线网络是否畅通直接影响临床护理工作效率。一方面,医院应加强网络硬件设施建设,在网络信号不佳的地点增设无线接入点(AP)或敦促运营商进行信号调优;另一方面,在 PDA 软件架构上进行改进,降低系统运行对网络的实时性要求,采用半离线式的数据交互模式,根据临床护理数据计划性的特点,提前将待执行的医嘱、待测体温任务等数据下载到 PDA 的本地缓存。这样在进行床旁护理时,即使没有网络,也可以流畅地进行操作,并将数据记录到本地,事后再将数据上传到服务器。在这种模式下,仅需在下载计划的护理数据和上传已执行的护理数据时,依赖无线网络,实现了软件系统与无线网络的松耦合。

3. PDA 增设桌面管理　为防止护士因误操作改动系统设置或删除应用软件而无法正常使用 PDA,可将每台 PDA 进行桌面安全管理设置,只有通过密码访问才可对系统设置进行修改。密码统一由信息科进行管理。

4. 医院给予政策支持 PDA 发展　成立专门的 PDA 研发团队,规定统一的录入标准,保证数据信息的权威性、正确性、有效性。应用质量管理评价系统对 PDA 实施的效果进行循环评价和改进。

5. 减轻和消除技术引发性差错　目前,世界各地的研究人员用于识别、减轻和消除技术引发性差错的方法大致包括:①安全的卫生信息技术设计;②安全的卫生信息技术实施路径;③技术引发性差错报告;④技术引发性差错分析;⑤卫生信息技术风险管理。为了避免信息系统技术引发性差错的发生,系统开发者还应进行全面的用户测评。

（曹英娟　陶子荣）

思　考　题

1. 某护士在接待某位长期卧床的老年女性患者入院时,发现患者骶尾部有一 2.0cm×3.0cm 的皮肤破溃,伤口呈粉红色,有少量渗出液,伴疼痛感。护士判断患者在家卧床期间发生了压力性损伤。

请根据所学知识分析,该情况下护士需要在 CNIS 中进行哪些操作?

2. 患者,男,56 岁,因"慢性支气管炎急性发作"收入院,医生为其下达医嘱,0.9% 氯化钠溶液 + 青霉素 800 万 U,静脉滴注。护士从接到医嘱到为患者实施用药的过程中需要在 CNIS 中完成哪些操作?

3. 某护士在检查患者体温单时发现,某患者体温单中只显示大便、入量,没有尿量信息。请根据所学知识分析,该系统出现此问题的可能原因有哪些?应如何解决?

URSING

第七章

电子医嘱系统

07章 数字内容

学习目标

知识目标:

1. 掌握住院电子医嘱系统的业务流程和主要功能;药品类、检验类医嘱闭环流程。

2. 熟悉电子医嘱、电子医嘱系统、医嘱生命周期、医嘱闭环管理的概念;手术类、检查类、输血类医嘱的闭环流程。

3. 了解门急诊电子医嘱系统业务流程;会诊类、其他类医嘱闭环流程;电子医嘱系统的特点和发展阶段。

能力目标:

1. 能够运用医嘱闭环流程模型分析药物类、检验类医嘱执行过程中的安全行为。

2. 具有分析和处理电子医嘱系统常见问题的能力,并能够在老师的指导下完成药物类、检验类医嘱的电子执行。

素质目标:

树立电子医嘱系统闭环设计的理念,不断提升对患者安全的认识。

电子医嘱系统是 HIS 的核心,为临床医护人员对患者进行有效的诊疗活动提供了便捷,对病种分析、医疗大数据管理、居民健康档案管理等具有重要意义。电子医嘱系统通过接口关联各临床系统,为医院进一步实施互联互通的信息化建设奠定了基础;结合临床知识库、临床路径等临床辅助决策系统,可为医护人员提供更为精准的诊疗参考方案。

第一节　电子医嘱系统概述

一、电子医嘱系统的基本概念

(一) 电子医嘱的概念

医嘱(physician order)是医生根据患者的病情,在诊断和治疗过程中,在指定的时间段内对患者的药品、检查、检验、护理、手术、诊疗等方面的指示,内容包括针对什么人(who)执行医嘱、执行什么(what)、如何执行(how)、执行时间(when)及执行地点(where)等信息。从医嘱下达开始,医嘱信息相继传递到各执行部门(如护士站、药房、影像科、检验科、手术室、输血科等),医嘱接收者进行医嘱信息的处理,直到完成医嘱执行的全过程,被称为医嘱生命周期(lifecycle of physician order)。医嘱执行过程中的各个环节和状态构成了医嘱生命周期的基础。

电子医嘱(computerized physician order)指将传统的医嘱开立、核对、计费、执行的人工模式,转变为电脑开立、核对、计费、执行的电子化模式。根据医嘱诊疗属性的不同,《电子病历基本数据集 第14部分:住院医嘱》(WS 445.14—2014)将电子医嘱分为药品、检查、检验、手术、处置、材料、嘱托、输血和其他类。其中,嘱托医嘱(instruct order)指医生在诊疗过程中对患者或诊治过程的嘱咐,一般情况下是自由文字,不涉及收费,如"少量下床活动"。

(二) 电子医嘱系统的概念

电子医嘱系统(computerized physician order entry,CPOE)又称计算机化医嘱录入系统。随着医嘱闭环管理理念的引入和医学信息技术的发展,CPOE 已经不再是简单地将医嘱电子化录入,而是在各类医嘱下达的同时,自动将医嘱信息传到下游系统(如药物管理系统、PACS、LIS、RIS 等),并与临床决策支持系统(CDSS)相关联,对照医嘱安全规则进行实时监测和反馈,从而将医嘱生命周期的相关人员联系起来,以保证医嘱开立、执行的准确性。因此 CPOE 又可称电子医嘱管理系统(computerized provider order management,computerized prescriber order management,CPOM),"P"指医生(physician)、提供者(provider)或开立者(prescriber)。

CPOE 不是一个简单的独立系统,而是紧密围绕医嘱流程、关联各临床系统的医嘱相关功能模块的组合,与医院各个系统包括医生工作站、护士站、HIS、RIS、LIS、PACS、手术麻醉管理系统(AIMS)、移动护理信息系统、静脉配置管理系统、药房管理系统、耗材管理系统、收费系统等都紧密相连。它们以医嘱流程为纽带,以集成技术为链接方式,以提高医疗质量为最终目标,共同形成了 CPOE 闭环的有机整体,同时将医生、护士、药师、技师、麻醉师、康复师及其他人员联系起来。从医嘱流程来看,医嘱下达是起源,该功能模块主要涉及医生工作站;医嘱校对,即核对医嘱内容后提交下游系统,是所有住院医嘱流程必不可少的环节,该功能模块主要涉及护士站。医生工作站、护士站共同构成了 CPOE 的核心。基于医嘱流程的 CPOE 与 HIS 的关系如图 7-1 所示。

二、电子医嘱系统的特点

(一) 规范性

规范化的医嘱术语和结构化表达、准确的费用对照关系、医嘱规范管理流程的制度化,是实现完善的 CPOE,特别是实现闭环医嘱管理的基础,否则将会影响 CPOE 的深度应用。国家卫生健康委员会于 2023 年 10 月发布《卫生健康信息数据元目录》,包含 34 项推荐性卫生行业标准、编号和名称。其

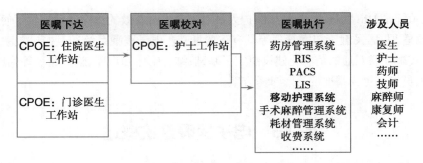

图 7-1 基于医嘱流程的 CPOE 与 HIS 的关系

中第 12 部分"计划与干预"标准,规定了临床诊疗、妇幼保健、疾病预防控制过程中计划与干预相关数据元的公用属性和专用属性描述,成为完善、规范医嘱字典,进行医嘱信息交换与共享的重要依据。

（二）可扩展性

CPOE 在建设时通常考虑采用开放式的系统软件平台、模块化的应用软件结构,从而确保系统可以灵活地扩充其业务功能,方便地进行软件的客户化,包括软件模块的修改、增减、合并与分拆,从而满足业务种类增加和业务流程变化的需求。CPOE 所采用的软件平台和体系结构,均须严格遵循国际标准、国内标准、国际通用惯例或计算机领域的通用规范,从而保证数据能顺利应用和流转。

（三）安全性

CPOE 的设计首先要符合信息安全相关标准规范的要求,并具有一定的安全设置,从而确保信息系统的安全。在医嘱流程实现方面,要逐步增强决策支持功能和集成功能。例如,自动进行合理用药核查,及时向医生作出提醒,提供更为精准的诊疗建议和参考数据,从而使 CPOE 从源头上避免医疗差错,保证患者安全。

三、电子医嘱系统的发展阶段

CPOE 最早可追溯到 20 世纪 70 年代。20 世纪 80 —90 年代,随着美国布莱根和妇女医院（Brigham and Women's Hospital）和埃尔卡米诺医院（El Camino Hospital）对 HIS 系统的成功应用和推广,CPOE 逐渐受到重视。在美国医学研究所（Institute of Medicine, IOM）2000 年发布的文章《人皆犯错》（*To Error is Human*）、2001 年发布的文章《跨越质量的鸿沟》（*Crossing the Quality Chasm*）,以及之后 10 年发表的一系列关于预防医疗差错的研究中,CPOE 被一致推荐为保证患者安全的有效工具,它不仅能有效预防手写医嘱可能造成的辨识错误,保证医嘱开立的准确性,在过敏核查、交互检验、药物剂量监控等方面也独具优势,还能直接降低患者死亡率,具有显著的社会效益和经济效益。2009 年美国《健康信息技术促进经济和临床健康法案》通过,各医疗机构开始着眼于电子健康记录（electronic health record, EHR）的应用和挖掘,对 CPOE 的开发也有了新的视角,CPOE 已经不只是医嘱管理系统的核心,也成为标准化诊疗、最佳临床实践和高级临床决策支持系统的基础。

国内电子医嘱系统的研究与应用开始于 20 世纪 90 年代中期,早期以解决手工医嘱开立、核对、计费为需求的设计架构,一定程度上影响了电子医嘱库的规范性。20 世纪 90 年代末,卫生部公布《医院信息系统软件基本功能规范》,国内 CPOE 逐步完善,医嘱库也更加规范。2002 年,北京协和医院开始试行移动护理信息系统,初步实现了医嘱的闭环管理,此后国内多家医院也陆续上线移动护理信息系统。

随着越来越多的国内医院的引入,CPOE 逐渐实现了对药物、检查、手术、输血等医嘱流程的闭环管理,大大地提高了医嘱执行信息的可追溯性,从而进一步提升了电子医嘱执行的安全性。同时,随着医院对临床业务数据应用需求的不断提升,原来以计费为基础的 CPOE 架构开始逐步被具有医嘱、计费、病案首页、电子病历记录等多种功能为一体的电子病历系统所取代。

CPOE 作为电子病历系统的基础功能模块之一,正向着信息共享、数字智能的方向发展。

综上所述,CPOE 的发展总体而言分为四个阶段:第一阶段,为满足医嘱执行的计费管理需求,主要用于解决住院患者的收费问题;第二阶段,逐步从 HIS 模块中分离出来,形成真正独立的 CPOE;第三阶段,伴随移动技术、物联网技术的发展,PDA、RFID 等技术的引入,移动护理信息系统逐步实现了护理床旁化,使医嘱执行环节的可追溯性大幅提升,CPOE 真正实现了医嘱闭环管理,并逐步达到医嘱执行全流程、精细化管理。第四阶段,CPOE 在团队合作医疗、出院后服务、患者互动等方面将被挖掘出更大的效能,包括提供药物咨询、康复指导、延续护理、智能决策、远程交互等,从而为患者提供更为精准、全程的医疗照护。

知识拓展

CPOE 的分级

根据 CPOE 智能决策支持水平,有学者将 CPOE 分为三级,即基础水平、中等水平和高级水平。

基础水平的 CPOE 集成医嘱输入和基本的决策支持功能,如过敏史、药物配伍禁忌核查。目前大多数国内医院的 CPOE 处于该水平。

中等水平的 CPOE 在医嘱开立时会自动提供与该条医嘱相关的患者参数,医生可以直接参考该参数。

高级水平的 CPOE 则代表更为先进的医嘱管理水平,以指导医嘱开立(guided ordering, mentored ordering)的形式向医生提供更为复杂的决策支持。

第二节　电子医嘱系统的业务流程和功能模块

CPOE 的主要目标是实现医嘱流程的电子化、标准化,并形成有效闭环,因此其功能设置首先要基于电子医嘱系统的业务流程和需求。

一、电子医嘱系统的业务流程

(一)门急诊电子医嘱系统业务流程

门诊电子医嘱系统业务流程和急诊电子医嘱系统业务流程总体相近。通常情况下,门诊医生登录门诊医生工作站,从患者列表中呼叫患者;接诊后医生查看患者既往就诊病历,并对患者进行体格检查,作出初步诊断;然后可以直接下达诊疗医嘱,如西药、中药、治疗、手术、检验、检查、转诊等。系统将根据医嘱类型自动将信息流转到下游业务系统。下游系统或相关人员接收到患者缴费信息后便可执行医嘱。例如,门诊药师或自动摆药机根据门诊药房管理系统的生成信息进行摆药、发药;预约中心人员根据进入预约系统的检查项目安排预约检查;影像科或超声科人员根据 PACS 及登记信息执行检查;检验中心人员根据 LIS、RIS 信息进行标本采集和检验;手术室根据 AIMS 的手术申请进行手术排程;输液室护士根据移动输液系统的信息执行给药、治疗等。

下游系统执行后会将结果信息反馈到门诊医生工作站。如果有开立检查、检验项目,医生需在患者完成诊察项目后查阅报告,进一步验证诊断,然后再下达诊疗医嘱,并书写门急诊电子病历。完成相关治疗后患者离院。如果医生判断患者的病情需要住院,则同时开立住院医嘱,患者继续入院治疗。门诊电子医嘱系统业务流程见图 7-2。

急诊电子医嘱系统业务流程和门诊电子医嘱系统业务流程的主要区别在于:

1. 急诊是为紧急救治和抢救患者而设置的专门区域,尤其是当有急救需要的患者进入急诊抢救室后,急诊室护士会完成大量的给药、治疗、抢救、标本采集、输血、转运等医嘱的执行和配合。

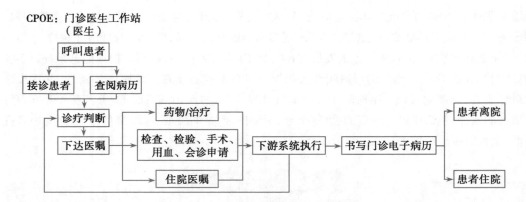

图 7-2 门诊电子医嘱系统业务流程

2. 急诊电子医嘱的类型相对较多,除药物、治疗、手术、检查、检验外,还有输血、会诊等。

3. 急诊电子医嘱系统流程为保证急重症患者优先诊治,常设有绿色通道。例如,部分检验类医嘱直接流转到急诊检验系统,药物类医嘱流转到急诊药房,输血医嘱流转到血库管理系统等,所有涉及急诊医嘱的执行环节都充分体现"急诊优先"的原则。

(二) 住院电子医嘱系统业务流程

住院医生登录住院医生工作站后,从住院患者列表中选择所分管床位的患者。医生通过查看既往住院病历、检查检验报告,进行体格检查或查房,对患者作出诊疗判断;继而直接下达或进入临床路径下达医嘱,包括常规医嘱、病重病危、嘱托医嘱、检验、检查、西药、中药、治疗、手术、输血、营养等;或者根据患者恢复情况和病情变化,下达出院、转科、转病区、迁床、会诊等。医嘱下达后均集中流转到护士站由办公室护士进行校对。护士核对提交后,与门诊 CPOE 相同,系统会根据医嘱类型自动将信息流转到下游业务系统,并由相关人员执行。下游系统执行后,结果信息将分别反馈到住院医生工作站、护士站。住院电子医嘱系统业务流程见图 7-3。

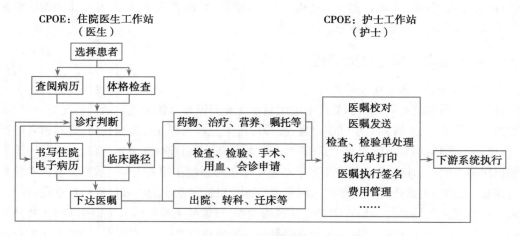

图 7-3 住院电子医嘱系统业务流程

由于住院患者病情更为复杂危重,诊疗项目多,医嘱涉及部门范围广,从医嘱执行安全的角度,病区常会安排一名办公室护士专门负责集中、批量处理医嘱,从而提高医嘱核查及执行的效率。

二、电子医嘱系统的功能模块

围绕以上业务流程,CPOE 的架构通常采用开放式、模块化的系统软件设计,基于 Oracle 数据库、C/S 架构、.NET 等技术,以接口的形式与医院各系统紧密相连(图 7-4)。

CPOE 根据功能需求,分成不同的模块,但目前尚无统一的模块数和模块名。CPOE 的主要功能

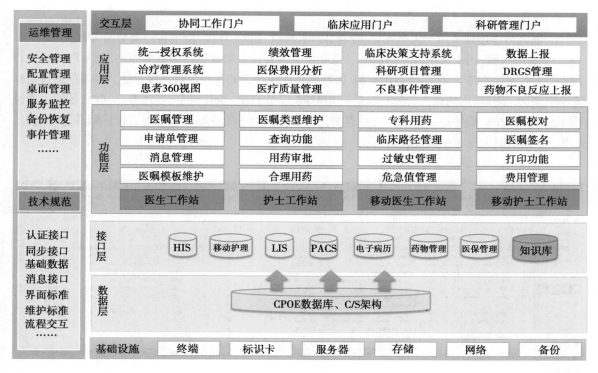

图 7-4 CPOE 的架构示意图

模块包括医生工作站的医嘱管理模块、申请单管理模块、查询功能模块、消息管理模块、医嘱模板维护模块、医嘱类型维护模块、用药审批和抗菌药管理模块、合理用药模块、专科药物管理模块、临床路径管理模块、过敏史管理模块、危急值管理模块等;护士工作站的医嘱校对模块、医嘱签名模块、打印功能模块、查询功能模块、费用管理模块、医嘱维护模块、查询功能模块等,见图 7-5。

　　本节重点介绍医生工作站及护士工作站的常用功能模块,其他医嘱相关模块在本章第三节具体介绍。

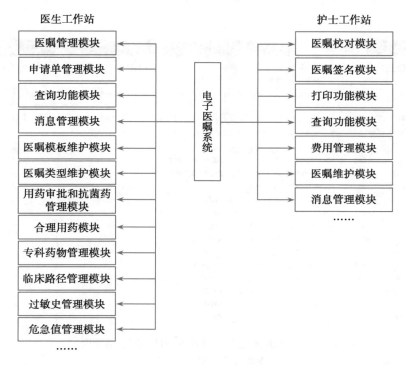

图 7-5 CPOE 的功能模块

（一）医生工作站常用功能模块

1. 医嘱管理模块 用于医生开立、查看、停用、修改、删除、作废、取消各种类型的医嘱。

（1）新增医嘱：用于医生开立新医嘱。该功能能支持直接编辑或选择医嘱类型后编辑，以首个拼音字母或汉字进行关键字索引，或利用复制、医嘱模板等快捷方式选择医嘱直接开立。医嘱信息包括医嘱名称、用法、用量、用药频次、是否皮试、开始时间、开立科室、执行科室、备注等。其中，备注主要说明滴速、执行时间、顺序等。开立完成后点击保存、提交，护士工作站就可以查看该医嘱并进行校对、处理。界面示例见图 7-6 和图 7-7。

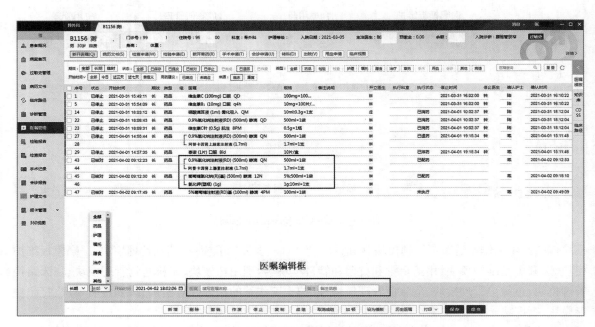

图 7-6 住院医生工作站医嘱管理长期医嘱界面

QD：每日一次；q4h：每 4h 一次；QM：上午；QN：每晚；12N：中午 12 点；4PM：下午 4 点。

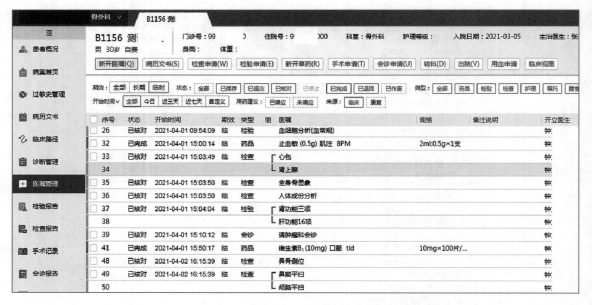

图 7-7 住院医生工作站医嘱管理临时医嘱界面

8PM：下午 8 点；tid：一天 3 次。

Note：

（2）查看医嘱状态：用于医生查看医嘱处理的具体状态。根据护士是否完成核对、提交，医嘱状态分为已保存、已提交、已校对、已退回、已停止、已执行。已保存指医嘱开立后已点击保存但尚未提交至护士工作站；已提交指医嘱已提交至护士工作站但护士尚未完成校对；已校对指护士已核对并提交该医嘱至下游系统；已停止主要针对长期医嘱，指该医嘱已停止执行；已执行主要针对临时医嘱，其有效期为 24h，且只能执行一次。

不同的软件开发商可能采取不同的方式显示医嘱状态，如设置成不同的颜色状态或加以标识，或者直接按医嘱状态分类列表呈现，以便医生及时查看。

（3）修改、删除、作废医嘱：用于医生对医嘱进行修改、删除或作废。不同状态的医嘱，其操作有所不同。对于已保存、已提交的医嘱，医生工作站可以直接删除或撤销。对于已校对的临时医嘱，由于医嘱信息已经在护士工作站生成相应的电子执行单，或被发送到下游系统，要中止继续执行，医生须向护士工作站提交申请取消该医嘱。护士查看下游执行状态为未执行，方可执行取消申请，将医嘱退回至住院医生工作站，医嘱状态继而变为已退回，此时医生可进行修改、删除或作废操作；如果护士查看执行状态显示已执行，则医生不得更改。长期医嘱已校对且需更改，医生只需要直接取消或停止该医嘱。

（4）医嘱成组、取消医嘱成组：主要用于医生开立 2 种及以上药物、检查或检验类医嘱的组合医嘱，如呼吸科常用的生理盐水 250ml 加氨茶碱 0.25g，即可做成成组静脉输液医嘱，以方便医生开立。但如果需要停止或取消其中一种药物、检查或检验项目，则需先停止或取消整组医嘱，再重新开立，一般不允许只取消或停止其中的某一项。

2. 申请单管理模块　该模块通常以开立相关医嘱时跳转至相应申请（表）单界面的形式实现，涉及医嘱类型包括出院、转科、检查、检验、手术、输血、会诊等，共同特征是医嘱包含大量的相关信息，要让下游系统及人员准确执行，需以表单形式逐一告知，从而起到标准化沟通的作用。不同类别的医嘱申请单内容各不相同。各申请单填写提交后将在长期医嘱单或临时医嘱单上直接生成简易描述的医嘱项目，如出院、转科、某检查名称、某检验名称、某手术名称、输血成分名称及输血量、会诊等。

（1）出院、转科申请单：用于计划性地开具出院、转科医嘱。一般开立前，医生应先停止所有在用医嘱。申请单内容包括患者出院或转科的具体时间、离院类型、转入科室、转入病区等，从而为护士合理安排出院宣教、出院带药、转科交接及接收下一位患者做好准备。

（2）检查申请单：用于开立检查类医嘱。申请单内容包括检查类别、部位、具体的检查项目、检查目的、检查要求和特殊备注、患者基本信息、转运方式、空腹情况、临床诊断、病史摘要等。

（3）检验申请单：用于开立检验类医嘱。申请单的检验项目通常进行分类展示，包括检验项目的类别、组套或子项目，以提高开立效率。如需紧急检查，则选择名称带有"紧急"的检验项目。

（4）手术申请单：用于开立手术类医嘱。申请单内容包括预计主手术和其他手术的名称、部位、手术时间、预计时长、手术类型、手术等级、切口等级、体位、麻醉方法、有无特殊感染、术前诊断、病情描述、运送方式、术中用药等，以便手术室安排手术间、麻醉师、洗手护士和巡回护士。申请单开立的同时，系统将生成手术知情同意书，医生打印后完成术前谈话并由患者或家属签字。

（5）输血申请单：用于开立输血医嘱。申请单内容包括预定输血时间、输血性质（急用或备用）、血液制品种类、申请数量、患者诊断、输血目的、特殊说明、既往输血史、归属地、生育史，以及是否完成输血前检查和具体结果等。界面示例见图 7-8。

（6）会诊申请单：用于开立会诊类医嘱。申请单内容包括会诊类型、会诊目的、入院诊断、病情摘要、会诊科室、会诊医生、会诊时间、会诊地点等。

3. 查询功能模块　医生工作站和护士工作站都有查询功能模块，其汇集各种查询需求，目的是方便医护人员快速查看相关内容，包括检查结果查询、检验结果查询、会诊意见查询、病历查询、手术预约查询、检查预约查询、用药清单查询、费用清单查询等。护士工作站的查询功能模块还增加了医嘱查询界面，可以汇总查询全部医嘱、变化医嘱、有效医嘱等。界面示例见图 7-9。随着自助设备的普及，相关费用信息已可以通过自助系统由患者自行查询。

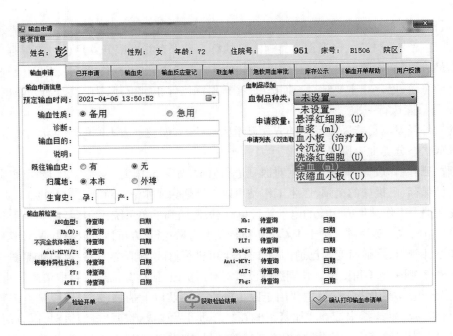

图 7-8 住院医生工作站输血医嘱申请界面

ABO 血型:ABO 血型系统;Rh(D):Rh 血型因子;Anti-HIV1/2:人类免疫缺陷病毒 1 型和 2 型抗体;PT:凝血酶原时间;APTT:活化部分凝血活酶时间;Hb:血红蛋白;HCT:红细胞压积;PLT:血小板;HbsAg:乙型肝炎表面抗原;Anti-HCV:丙型肝炎病毒抗体;ALT:丙氨酸转氨酶;Fbg:纤维蛋白原。

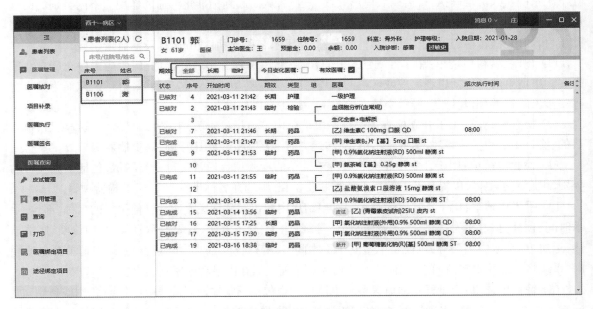

图 7-9 护士工作站医嘱查询界面

QD:每日一次;st:立即执行。

4. **消息管理模块** 用于医生工作站和护士站接收或发送各类型医嘱相关的消息,涉及出院、转科、危急值、检查预约、手术预约、输血、会诊等消息管理。例如,在转科医嘱中,接收科室护士工作站确认准备好接收患者后,向申请科室医生工作站和护士工作站发送接收转科信息,申请科室医生、护士确认后,双方做好转运、交接安排;在会诊类医嘱中,受邀科室予以安排会诊后,向申请科室医生工作站发送会诊具体安排和会诊医生姓名、工号等。

5. **医嘱模板维护模块** 医嘱模板是将药物的常用或固定规格、剂量、用法直接保存为成组医嘱,或者将标准化诊疗方案涉及的共性医嘱项目组合并保存为套餐的功能。医嘱模板维护主要涉及组合医嘱项目,便于医嘱开立时直接调用、提高效率。

6. 用药审批和抗菌药管理模块　用药审批是落实医生处方权分级管理制度和抗菌药管理制度的具体体现。医务管理部门在系统设置医生处方权等级后,医生只能开出其权限范围内的药物类医嘱;不具有授权的医生,如需开立高于其处方等级的药物,则需要向上级医生提出申请,审批后方可开立。

7. 临床路径管理模块　临床路径体现标准化诊疗方案,根据路径设置开出的医嘱将分别自动录入长期医嘱单或临时医嘱单中。一体化集成的临床路径通过知识库管理和信息接口方式,实现医生工作站的路径管理和智能提示功能。

（二）护士工作站常用功能模块

护士工作站即临床护理工作站,详见第六章第三节相关内容。本节补充介绍电子医嘱相关的其他常用功能模块。

1. 医嘱校对模块　主要用于护士对变化医嘱(包括新增、修改、停止、取消)进行逐项或批量核对、提交,包括医嘱核对、医嘱提交两个步骤。

（1）医嘱核对:用于护士进行医嘱核对。随着 CPOE 智能决策支持水平的提升,护士核对医嘱的主要内容逐渐转变为医嘱开立是否符合患者病情、是否有特殊备注及医嘱费用是否正确。如果发现明显问题,应及时与医生确认,修正后再核对。界面示例见图 7-10。

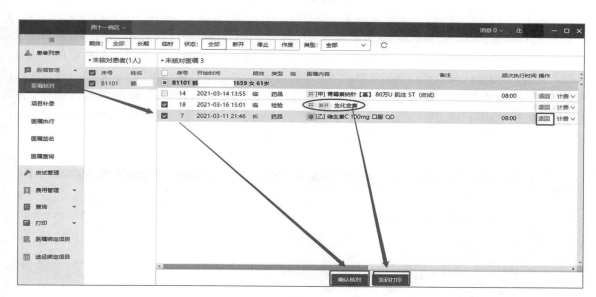

图 7-10　护士工作站医嘱核对界面
st:立即执行;QD:每日一次。

（2）医嘱提交:指护士完成核对后提交医嘱的动作。该动作根据医嘱类型不同,直接生成相应电子执行单;或者自动将该医嘱分解,分别发送到相应功能模块或下游系统继续执行,因此有时也被广义地称为医嘱执行或医嘱生成发送。例如,护士提交药物类医嘱后即生成口服药执行单、静脉执行单、输液瓶签、治疗执行单等,一方面发送到药房或静脉配置中心,由药师执行药物核对、发药、摆药、配药等;另一方面发送到打印功能模块及移动护理信息系统,由主管床位护士执行给药、治疗等。

2. 医嘱签名模块　是护士按医嘱完成操作后进行签名确认的过程,包括 3 种方式。①护士按医嘱完成操作后,使用 PDA 再次扫描患者腕带条码进行核查时自动完成电子签名。②在护士工作站PC 端录入执行护士工号和密码进行电子签名。③在打印出的执行单上手写签名。后两种方式主要用于尚未实行移动护理信息系统的医疗机构。如果需取消签名,则点击相应医嘱进行取消。护士工作站医嘱签名界面示例见图 7-11。

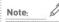

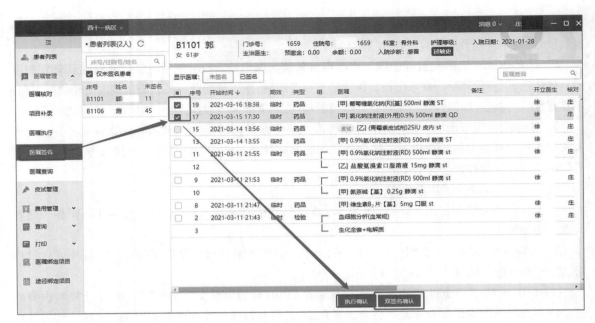

图 7-11　护士站医嘱签名界面
st:立即执行;QD:每日一次。

3. 打印功能模块　指按医嘱类型,汇集不同医嘱开立、执行过程中所产生的各种表单,并根据医护人员的具体需求提供打印选择,具体包括:医嘱单的成套打印或连续打印,包括长期医嘱单和临时医嘱单;执行单以病区或患者列表形式显示明细进行打印,包括口服药执行单、输液执行单、静脉输液瓶签、治疗单、饮食护理单等;检验条码以不同状态进行选择性打印,包括未打印、已打印、已退回、已接收、已取消、已执行、已报告、已作废,或者住院类、药物试验类、科研类项目等;检查预约单按患者单项打印,以及腕带打印等。护士工作站检验条码打印界面示例见图 7-12。

图 7-12　护士站检验条码打印界面
EDTA:乙二胺四乙酸;C-P(餐后 2h)+INS(餐后 2h):餐后 2h 血糖 + 餐后 2h 胰岛素。

4. 费用管理模块　是与医嘱收费相关的功能集合。随着医嘱规范化程度的提高,费用维护字典越发清晰,护士在收费环节的工作量逐渐减少,但是护士仍有必要了解医嘱的执行和收费的相关流

Note:

程。住院收费流程和门诊有所不同。门诊收费一般是在医生开立医嘱时即生成付费金额,患者付费后生成支付信息,各部门凭支付信息执行医嘱。如果要取消诊疗项目,则实行退费。住院收费则分为3种方式:

（1）护士在核对、提交医嘱时根据费用对照直接产生收费,如床位费、护理费、氧气费、治疗费等。

（2）零星计费,如根据患者使用留置针及敷料情况直接收取材料费。

（3）终端计费,一般由下游业务系统及人员执行后再计费,如静脉配置中心药师执行药物医嘱后确认收取静脉配置费和药物费等,手术室、导管室护士执行手术医嘱后确认收取手术费和材料费等,影像技师、超声医生执行检查医嘱后分别确认收取影像检查费、超声检查费等,检验技师执行检验医嘱后确认收取检验费等。

同样地,在停止医嘱或取消医嘱时即可完成退费,或者直接根据项目进行退费。医嘱执行时,系统还会自动对患者住院费用情况进行检测,如欠费超过一定额度,系统会发出相关提醒。

本节护士工作站费用管理模块主要介绍退药功能。当药物类医嘱需要更改时,就会涉及退药管理,包括消药、退药和修改批次。消药指护士已经核对并发送的药物类医嘱,如果药房尚未发药,则可以进行消药;退药指药房已经将药品发送至病区,病区接收到药品后进行退药操作;修改批次是护士对已经发送的药物类医嘱发放批次进行修改,以明确用药时间。界面示例见图7-13。

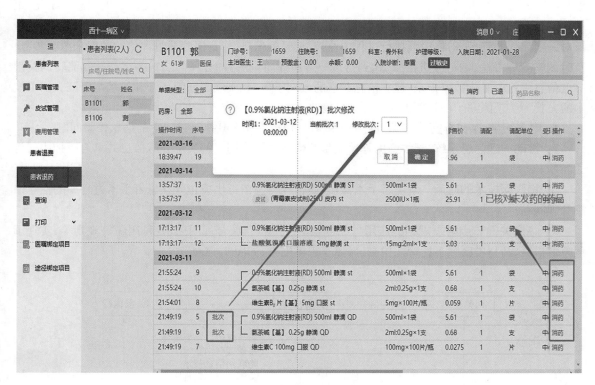

图 7-13 护士工作站退药管理修改批次界面

st:立即执行;QD:每日一次。

第三节 电子医嘱系统的闭环管理

 ———————————— 导入情境与思考 ————————————

某三级医院尚未引进移动护理信息系统。某日上午10点病房护士小李听到24床孙某的铃声,便从治疗室拿起同病房23床患者杨某的药液至床边,仅口头询问了患者姓名,没有核对输液标签便更换了药液。后被护士长发现,好在两位患者使用的是同一名称和剂量的抗生素。护士长立即处理并安置患者,对小李进行批评教育,上报护理不良事件。

请思考:

1. 如何理解医嘱闭环管理?

2. 如何能够形成并实现医嘱闭环管理?

闭环管理理念是指通过反馈机制,在管理过程中不断收集数据、监测过程、识别问题、进行调整,最终实现持续优化的管理模式。该理念被引入临床护理信息管理领域后,医嘱闭环管理成为临床护理信息闭环管理的重要内容之一,在优化医嘱流程、防止医疗差错方面发挥了重要作用。

一、医嘱闭环管理的概念

医嘱闭环管理(closed loop management of physician order)以提高电子医嘱在下达、校对、执行各环节信息的完整性和准确性为抓手,通过移动终端设备、自动摆药机、实验室自动化系统等信息化工具及在各临床系统之间建立并遵循既定的数据约束和接口原则,进行信息集成,使得医嘱得到全流程的记录、监控和反馈,从而保证医嘱准确执行和患者安全的过程。其具体应用包括两个方面:一是针对参与医嘱执行的医生、护士、其他相关人员或信息系统,通过对执行的每个关键步骤的信息电子化、集成化,形成反馈路径,最终以优化医嘱执行流程的方式,预防或及时纠正执行过程中发生的差错;二是针对医嘱流程的管理者,将医嘱执行过程中监控、记录的信息,作为医疗质量评价的数据来源和参考,及时调整管理方法,制订改进措施,达到持续改进医疗质量的目的。因此,对各类型医嘱流转的关键节点信息进行电子化数据记录,建立信息共享的数据子集,是实现医嘱闭环管理的基本保证。以下技术的完善为实现医嘱闭环管理提供了更大可能:

1. **电子腕带、条码标签的应用** 解决了患者身份校验和医嘱执行过程中的信息校验问题。

2. **移动护理信息系统、无线查房等移动互联网技术的应用** 解决了临床信息共享与医护协同沟通问题。

3. **物联网技术的应用** 解决了手术器械、高值耗材及消毒供应包等在患者手术过程中的信息追溯管理问题。

4. **临床关键节点触发规则的应用** 如危急值、过敏药物、合理用药、专科用药等规则等,实现了危急值报警、药物类医嘱下达智能检测,保障了患者安全,如图7-14所示。

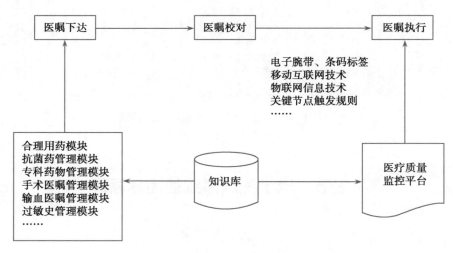

图 7-14 医嘱闭环管理

综上所述,护士在执行电子医嘱时,能够接收到来自信息系统的精确核查和监测反馈至关重要,否则很容易造成闭环缺陷而导致护理不良事件的发生。因此,移动护理信息系统对于医嘱闭环管理不可或缺,与医生工作站、护士工作站共同构成了医嘱闭环的基本要素。研究显示,医嘱闭环管理能明显提高护理质量和患者安全。对于尚未采用移动护理信息系统的医院,身份确认等核对环节均由护士人工完成,护士在执行医嘱时必须更为审慎。

二、不同类型医嘱的闭环流程

(一)药物类医嘱的闭环流程

药物类医嘱根据用法不同分为输液、注射、口服药医嘱。3 种用法的药物类医嘱流程基本相近,本节以输液医嘱为例,重点介绍闭环流程,注射、口服药医嘱有特殊时另予说明,如图 7-15 至图 7-17 所示。

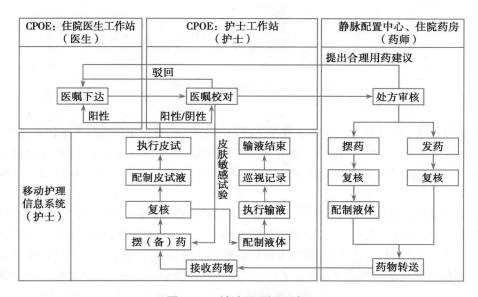

图 7-15　输液医嘱闭环流程

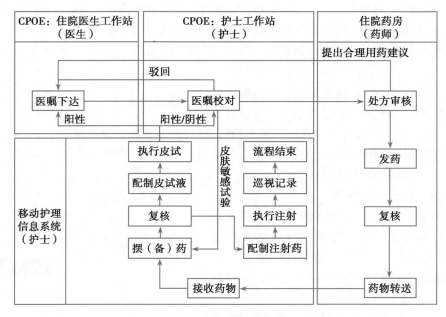

图 7-16　注射医嘱闭环流程

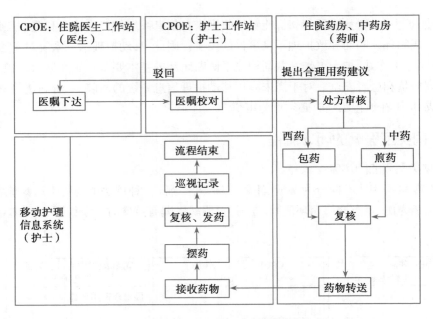

图 7-17　口服药医嘱闭环流程

1. 医生开立医嘱　医生在住院医生工作站下达输液医嘱,经合理用药监测系统核查是否存在配伍禁忌、药物用法用量错误、重复用药等。如果核查通过将提交至护士工作站;如果存在问题,则提示医生修正医嘱。如果用药前需要做皮试,则医生先开立皮试医嘱。口服药除特别注明,一般不需要皮试。

2. 办公室护士校对医嘱　办公室护士在护士工作站校对医嘱,核对后提交摆药申请到静脉配置中心或住院药房。如果发现明显问题,应及时与医生沟通,必要时将医嘱返回医生工作站修正,医生重新开立后,护士再次校对、确认、提交摆药申请到静脉配置中心或住院药房。如果医嘱用药需要做皮试,则校对后提交到移动护理信息系统由主管床位护士执行。如果皮试结果为阳性,办公室护士通知医生更换药物;如果皮试结果为阴性,则直接提交摆药申请到静脉配置中心或住院药房。

3. 药师核对处方、摆药、配药　静脉配置中心或住院药房的药师在药物管理系统中再次对处方进行合理用药审查,包括是否存在配伍禁忌、药物用法错误、重复用药等。如果发现问题,则将结果返回医生工作站,并给出合理用药的意见和建议,医生修正医嘱后重新下达。

药师通过处方审核后,启动摆药机或药房机械手自动启动摆药、封装。条码或 RFID 技术的引入将摆药结果与患者关联,可有效防止药物分发错误。摆药后,核查药师进行复查,核对无误后送入静脉配置系统操作配置台,由药师或护士配制液体。注射药物类医嘱则由住院药房发药,由主管床位护士摆药、配置。口服药分为中药和西药,其中西药一般由包药机包药,中药则由中药房发药或煎药。

4. 主管床位护士执行医嘱

(1) 药物皮试:主管床位护士采用 PDA,在床边执行药物皮试后填写、提交皮试结果,结果将返回住院医生工作站和住院护士工作站皮试管理模块,用于医嘱下达时的核查。护士工作站皮试录入界面示例见图 7-18。

(2) 接收药物、配制液体:主管床位护士在接收液

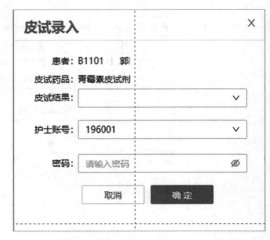

图 7-18　护士工作站皮试录入界面示例

体和药物时,采用 PDA 扫描液体标签和药品标签,并与输液执行单核对,防止遗漏、错取。如果是静脉配置中心工作时间以外的静脉输液,需要主管床位护士自行配药。例如,q.12h. 的第 2 次用药、q.8h. 的第 3 次用药、q.4h. 的第 4 次用药等,相关药物会连同配制好的液体经专门的转运箱送至病区。由一名护士自行打印输液标签并摆药,另一名护士核对无误后配制液体。

(3) 执行医嘱:主管床位护士使用 PDA 分别扫描患者的腕带、待用药物的条码或二维码,此时系统自动比对查验该患者的基本信息(姓名、性别、住院号等)和医嘱内容(给药时间、药物名称、剂量、给药方式、给药频次等)。如果发现身份或药物信息不一致,将在终端设备向护士发出警示,从而提示护士再次核查,以阻止潜在的给药错误。

在输液过程中,主管床位护士须每隔一段时间巡视患者,用 PDA 记录用药反应,及时更换液体。输液完成后拔针,输液流程结束。在此期间,药品不良事件监控系统监控给药处理流程,及时获得药品不良事件报告,提交医生、护士进行医疗处置干预,以减少事故损害。

(二) 检查类医嘱的闭环流程

检查类医嘱的闭环流程分为影像检查、超声检查,其闭环的关键是通过医学信息交互集成的方法,将检查申请提交 RIS 和 PACS,后者又把信息共享给 CPOE,从而使医生能及时了解检查医嘱的执行状态,并查看检查图像和报告,见图 7-19。

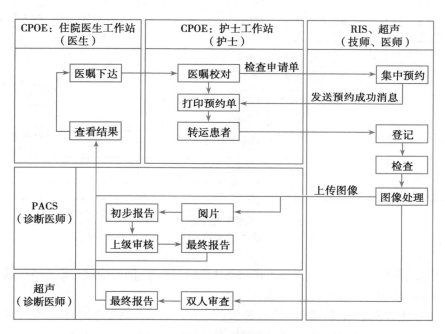

图 7-19 检查类医嘱的闭环流程

1. **医生开立医嘱** 医生在住院医生工作站下达检查医嘱,同时生成与检查医嘱号相关联的申请单,医生填写检查申请单信息后,提交护士工作站。患者检查完成后医生可以直接在工作站查看检查图像和报告结果,从而进一步制订诊疗方案。

2. **办公室护士校对医嘱** 办公室护士在护士工作站校对医嘱,提交后通过集成平台向 RIS 发送检查申请预约消息。预约中心工作人员进行集中预约后发送预约成功的消息至护士工作站。

3. **主管床位护士执行医嘱** 主管床位护士在护士工作站打印检查预约单,根据预约信息提示和检查要求,协助患者做好检查前准备,并根据具体检查项目和患者病情,安排患者自行前往检查科室,或预约转运中心协助转运,或亲自转运患者,或与医生一起转运患者完成检查。

4. **技师、诊断医生检查、诊断、报告** 患者到达检查科室后,技师扫码核查患者信息,包括患者身份、检查时间、检查项目、检查部位、费用等。患者完成检查后,RIS 或超声系统将检查结果图像上传至 PACS。影像数据上传成功后,影像科诊断医生进行阅片,书写初步检查报告,经上级医生核对后检查报告变为最终报告状态,反馈给医生工作站和护士工作站。超声检查则由超声诊断医生双人审查,现场作出诊断报告并打印,检查图像和报告结果同时反馈至医生工作站。

（三）检验类医嘱的闭环流程

检验类医嘱的闭环流程的闭环关键是需结合移动技术、物联网技术完成检验医嘱执行过程的核对,并通过集成技术,实现 LIS 信息反馈到 CPOE,见图 7-20。

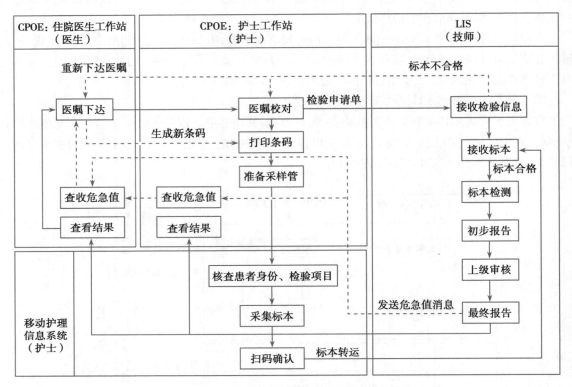

图 7-20　检验类医嘱的闭环流程
长虚线为危急值处理流程;短虚线为标本不合格时的处理流程。

1. **医生开立医嘱**　医生在住院医生工作站下达检验类医嘱,同时生成与检验类医嘱号相关联的申请单,连同检验类医嘱提交到护士工作站。

2. **办公室护士校对医嘱、打印条码**　办公室护士在护士工作站校对医嘱,提交后通过集成平台向 LIS 发送检验申请消息,同时打印生成的检验项目条码并粘贴在样本容器上。

3. **主管床位护士标本采集**　主管床位护士到床边进行标本采集时,先用 PDA 扫描患者腕带上的条码和检验项目条码,以核查患者信息与检验项目。采集完成后再次采用 PDA 扫描核对、确认,防止标本错采、漏采。

4. **检验技师核查标本质量、进行检验**

（1）标本转运、接收:转运人员在转运标本前扫描检验项目条码,以确认转运标本信息、转运时间,保证标本转运环节的可追溯性。检验技师接收标本时扫描检验项目条码,在 LIS 中核查与检验申请单的一致性,并检查标本质量。如为不合格标本,则将其退回病房,医生取消原医嘱,重新开立医嘱生成新条码,护士打印新条码后重新采集、送检。

（2）标本检测、报告:检验技师对合格标本进行检测,在 LIS 形成初步报告,报告上传至上级技师进行核对。如果结果出现异常值,则分析原因,必要时退回标本重新采集、检测。如果上级技师核对无不合理数据,则形成最终报告,发送至住院医生工作站和护士工作站。

5. 危急值及其处理 危急值指检查或检验结果与正常参考范围偏离较大。出现这种情况时，患者可能正处于生命危险的边缘状态，如果不能得到及时处理可能失去最佳抢救机会、危及生命。CPOE 中的危急值管理极为重要。危急值管理闭环的关键是危急值触发规则的建立，其模块功能包括危急值通知和危急值查询。

（1）危急值通知：检验、检查科室从 LIS、RIS 向住院医生工作站和护士工作站发出危急值消息后，系统必须确保医生、护士能够及时接收并处理。系统一般以护士工作站和医生工作站分别出现浮动弹窗的形式进行通知，首个点击确定查收的护士负责汇报医生并登记，否则在没有得到护士或医生确认之前，弹窗始终不会消失。如果在规定时间内均没有得到护士或医生的电子确认，则检验、检查科室电话通知病区。危急值信息将自动录入相应患者的电子病历。

（2）危急值查询：为便于追踪危急值管理质量，系统会自动记录危急值处理过程的时间节点和执行人等信息，包括床号、姓名、住院号、项目名称、项目值、报告人员、报告时间、接收护士、护士接收时间、接收医生、医生接收时间等。进入医生和护士危急值查询界面即可分别搜索历史危急值及其处理情况。

（四）手术类医嘱的闭环流程

手术类医嘱的闭环流程关键在于通过移动技术确认患者身份、进行手术核查，通过物联网技术进行器械、敷料等的核查，见图 7-21。

1. 医生开立医嘱 医生在住院医生工作站下达手术类医嘱，同时生成与手术类医嘱相关联的手术申请单及手术知情同意书，医生将信息补充完整后提交到护士工作站。

2. 办公室护士校对医嘱 办公室护士在护士工作站校对医嘱，提交后通过集成平台向 AIMS 发送手术申请消息。

3. 手术室护士排程 AIMS 接收到手术申请后，通常由手术室人工排程或系统自动排程，并将结果信息返回到护士工作站和住院医生工作站，包括手术时间、手术间、手术台次号、麻醉师、麻醉方式等。

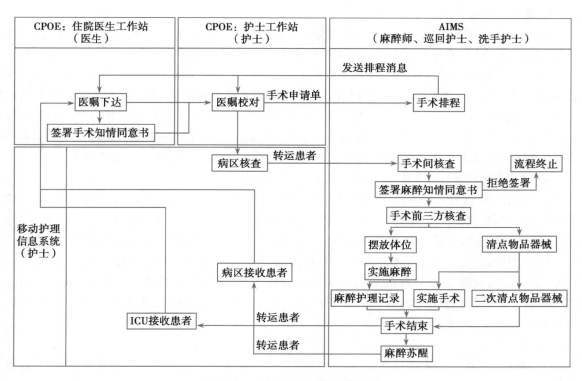

图 7-21　手术类医嘱的闭环流程

4. 主管床位护士送、接手术患者　主管床位护士接班时确认当日拟手术患者的状态是否适合手术,如有无发热、高血糖、月经来潮、手术知情同意书是否有患者或家属签名等。接手术患者时,采用 PDA 扫描患者腕带上的条码信息,以确认是按手术排程来接正确的患者,系统自动记录患者的出科时间和转运人员信息。主管床位护士还须对照手术室患者交接单进行逐项核查,以确认术中需携带的物品如术中用药、影像胶片及其他手术安全事项等。完成病区核查后患者被送往手术室。手术结束后,一般情况稳定的患者直接送回病房,必要时送 ICU。主管床位护士采用 PDA 扫描患者腕带条码,确认患者入科,并执行术后医嘱。

5. 手术室护士配合术前三方核查　患者到达相应的手术间后,手术室护士采用 PDA 扫描患者腕带条码,再次确认患者信息。在手术间为患者摆放手术体位前、麻醉前、手术划皮前,落实手术安全核查制度,分别由巡回护士、麻醉师、手术医生轮流组织进行术前三方核查,以再次核对、确认手术患者的姓名、住院号、手术名称、手术部位等。医生、护士完成术前准备、麻醉师实施麻醉后,手术正式开始。

6. 洗手护士配合手术,清点器械、布料、耗材　术前洗手护士逐一扫描手术器械包条码、耗材条码,以便将患者材料使用情况录入耗材管理系统;清点手术器械、纱布等,为术后物品清点核查做好准备。手术结束前,洗手护士再次清点器械、纱布等,确保和术前清点结果一致、无遗漏。

7. 麻醉师实施麻醉、监护　麻醉师在正式实施麻醉前与患者现场签订或确认已经签订过(部分在术前访视或麻醉门诊已签)麻醉知情同意书。手术过程中,麻醉师负责在 AIMS 监测患者生命体征及麻醉水平,定时记录麻醉记录单中的相关参数。实施全身麻醉或需要进一步观察的患者被送入麻醉苏醒室苏醒、监测生命体征,待苏醒、一般情况稳定后被送回病房或 ICU。

(五)输血类医嘱的闭环流程

完整的输血医嘱流程包括输血前检查、血型检测、交叉配血、输血前用药和输血。输血前检查,即乙肝病毒、人类免疫缺陷病毒、梅毒螺旋体等抗原抗体的测定,属于检验类医嘱;输血前用药属于药物类医嘱,两者在此不再介绍。此处重点介绍血型检测、交叉配血医嘱和输血核查闭环。其中输血核查是关键,总体分为两个阶段进行阐述,见图 7-22。

1. 血型检测和交叉配血

(1)医生开立医嘱:医生在住院医生工作站下达血型检测、交叉配血医嘱,同时生成与输血医嘱相关联的输血申请单和输血知情同意书,医生将信息补充完整后提交到护士工作站。

(2)办公室护士校对医嘱:办公室护士在护士工作站校对医嘱,提交后生成血型和交叉配血血样条码,办公室护士打印条码并粘贴在采样管上,同时通过集成平台向血库管理系统发送输血申请消息。

(3)主管床位护士标本采集:主管床位护士至患者床旁采用 PDA 完成标本采集,步骤同检验类医嘱。护士必须注意的是:每次到床边只能携带一个患者的血型和交叉配血采样管,且只能采集该患者一个人的血样;采集前必须核查确认患者已经签署输血同意书;采集后采样管应和输血申请单一同送检。

(4)血库技师核查标本质量,进行血型检测、交叉配血试验。

1)标本转运、接收:标本转运流程同检验类医嘱。血库技师在血库管理系统接收血样标本,扫描采样管上的条码,以核查与输血申请单的一致性,并检查标本质量。如为不合格标本,则退回病房,办公室护士告知医生取消原医嘱,重新开立医嘱生成新条码,护士打印新条码后重新采集。

2)血型检测、交叉配血:血库人员接收标本、确认标本质量合格后,即检测血型并进行交叉配血试验。如果配血失败,血库管理系统将向住院医生工作站发送配血失败的消息,医生重新制订输血方案。如果配血成功,则血库管理系统向医生工作站、护士工作站发送配血成功的消息,并向病区转运带有患者信息和出库单条码的血袋。

2. 执行输血

(1)医生开立输血医嘱:医生在住院医生工作站收到配血成功的消息后,下达输血前用药、输血医嘱。

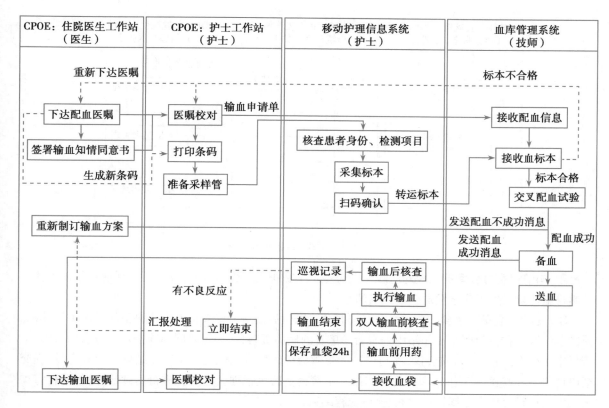

图 7-22 输血类医嘱的闭环流程

短虚线为标本不合格时重新生成条码的流程;长虚线为发生输血不良反应的处理流程。

（2）办公室护士校对医嘱:办公室护士在护士工作站校对、提交医嘱。如果有输血前用药则提交药房,后续按药物类医嘱流程处理。

（3）主管床位护士接收血袋、输血前用药:主管床位护士在病区接收血袋,检查血袋外观和血液质量,使用 PDA 扫描血袋标签,核对是否为本病区输血、血袋与输血记录单是否相符,包括患者床号、姓名、住院号、血型、献血码、血液成分及质与量、交叉配血结果、血液有效期、输血前检查、输血知情同意书,系统自动记录接收血袋时间。如果有输血前用药,则在输血前按药物类医嘱流程给药。

（4）双人输血核查:2 位护士携血袋到床旁为患者输血,使用 PDA 扫描患者腕带条码和血袋上的标签,系统自动匹配信息,确保正确的患者、正确的血型、正确的血液成分、正确的血量、已有输血前检查、输血知情同意书已签名。如信息匹配不成功,则报警提示。输血后再次使用 PDA 扫描患者腕带条码和血袋上的标签确认,录入 2 位执行护士的信息,实行双签名,并首次记录输血后患者的情况。

（5）巡视患者:输血 15min 后再次巡视患者,之后每隔一段时间巡视患者,并用 PDA 扫描患者腕带条码和血袋上的标签,观察、记录患者是否有不良反应。如有不良反应,则立即停止输血,通知医生处理并做好记录,上报不良事件。输血完成后护士拔针。血袋存放病区 24h。输血医嘱流程结束。

（六）会诊类医嘱的闭环流程

会诊按照涉及医生范围和会诊规模的不同,分为科内会诊、科间会诊、院内会诊和院外会诊。其中,以科间会诊最常见;科内会诊不需要纳入医嘱闭环管理的范围;院内和院外会诊一般由医务处协调安排,目前尚缺少闭环管理的信息化基础。因此,本章所指会诊类医嘱主要指医生科间会诊,其闭环流程的关键在于会诊类医嘱的生命周期内可以实时追踪到执行信息和执行状态,见图 7-23。

1. 申请科室医生开立医嘱 申请科室医生在住院医生工作站下达科间会诊类医嘱,同时生成与会诊类医嘱号相关联的会诊申请单,医生补充申请单信息后提交到护士工作站。

Note:

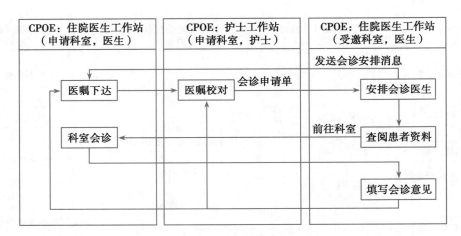

图 7-23　会诊类医嘱的闭环流程

2. 申请科室办公室护士校对医嘱　办公室护士在护士工作站校对医嘱,提交后通过集成平台向受邀科室住院医生工作站发送会诊申请消息。

3. 受邀科室安排会诊　受邀科室安排好会诊医生后发送会诊安排到申请科室住院医生工作站。受邀会诊医生在住院医生工作站中查看会诊患者的病历资料,在指定时间前往指定地点参加会诊,申请科室医生介绍情况,陪同会诊,参与讨论。受邀会诊医生进入住院医生工作站填写会诊意见,提交至申请科室住院医生工作站和护士工作站。申请科室医生根据会诊意见进行后续诊疗,申请科室护士工作站记录会诊类医嘱执行时间,会诊流程结束。

（七）其他类医嘱的闭环流程

除以上药品、检查、检验、手术、输血、会诊类医嘱外,尚有病危重、饮食、护理、生命体征监测、床位管理、入出转等其他类型医嘱缺乏精细的医嘱闭环流程,但基本上可以通过移动技术、物联网技术实现医嘱执行过程的信息记录和监控,在此一并总结,见图 7-24。

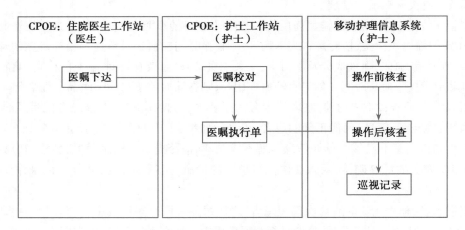

图 7-24　其他类医嘱的闭环流程

1. 医生开立医嘱　医生在住院医生工作站下达医嘱并提交到护士工作站。

2. 办公室护士校对医嘱　办公室护士在护士工作站校对医嘱,提交后生成各条医嘱对应的执行单。

3. 主管床位护士执行医嘱　主管床位护士按电子执行单,在操作前选择相应的医嘱项目,采用PDA 扫描患者腕带条码信息进行操作前核查,确认正确的患者、正确的时间、正确的医嘱。在执行医嘱过程中,主管床位护士录入相关执行信息,操作后再次采用 PDA 扫描患者腕带条码信息进行操作后核查。医嘱闭环流程结束。

Note:

三、电子医嘱系统应用的注意事项

1. **医嘱下达** 医嘱管理作为CPOE的核心功能,医嘱的开立必须由取得处方权的医生负责录入。当医生开出需紧急执行的医嘱时,须向当班护士做特别交代,护士应及时查对、执行医嘱。

2. **医嘱校对** 办公室护士应随时关注有无新开、修改、停止、取消等变化医嘱,及时提交执行。办公室护士和主管床位护士处理医嘱时均应尤其关注医嘱开立是否符合患者病情、是否有特殊备注、是否需要紧急执行等,以保证准确、安全地执行医嘱。

3. **医嘱执行**

(1) 口头医嘱:一般情况下医生不得下达口头医嘱。如果因抢救急危重患者或手术时需要下达口头医嘱,护士应当立即复诵一遍并手写记录,经医生核对无误后方能执行。抢救或手术结束后,医生应当即刻据实补记医嘱,并在嘱托中录入"(补)"字样。系统默认录入时间为该医嘱下达时间。

(2) 检验类医嘱:护士采集检验标本后需要重新扫描条码确认,以便系统得到已采的反馈信息。为保证每个标本与条码唯一对应,一旦确认,如果出现标本不合格被退回,则该条码信息应作废,医生须作废原医嘱,重新开立生成新条码,护士打印并重新进行标本采集。

(3) 做好交接班:对于当班护士本班次内未能及时处理或执行的医嘱,须做好交接班。

(张丽娜)

思 考 题

1. 如何保证安全地执行药物类医嘱?
2. 检验类医嘱的闭环流程是如何实现的?

URSING

第八章

电子护理文书系统

08章 数字内容

学 习 目 标

● **知识目标：**

1. 掌握电子护理文书的概念、数据的类型，电子护理文书系统的主要功能。

2. 熟悉电子护理文书系统的使用方法和注意事项。

3. 了解电子护理文书系统的实现、目前的局限与未来发展。

● **能力目标：**

1. 能够应用电子护理文书系统进行临床护理文书的书写。

2. 应用电子护理文书系统出现问题时，能够判断可能的原因并解决简单的故障问题。

● **素质目标：**

1. 认同电子护理文书系统对保障患者安全、提高护理质量、提升工作效率和发展护理专业的重要作用。

2. 具有一定的数据思维及应用电子护理文书系统提升护理工作质量、保障患者安全的热情和创新精神。

电子护理文书是电子病历的重要组成部分，是 HIS 中护士对患者的病情观察和护理措施实施的原始记录，是医院信息化建设的重要环节，在 HIS 中占据重要地位。电子护理文书的质量不仅反映了护士对患者个性化的病情观察过程与疾病的转归情况，也体现了医疗机构的护理质量乃至管理水平。

第一节　电子护理文书概述

一、护理文书概述

（一）概念

护理文书（nursing documentation）是护士在护理活动过程中形成的文字、符号、图表等资料的总称，反映了患者病情动态变化的真实情况，是重要的法律依据。护理文书是护士对于患者的病情、治疗及护理等活动的真实客观的记录，是病历的重要组成部分。

（二）作用与意义

1. 提供信息　护理文书是患者病情变化、诊疗护理及疾病转归全过程的客观全面、及时动态的记录，是对患者病情观察、护理措施效果评价的原始文字记载，是医护人员进行正确诊疗和护理的依据，反映了护理工作的内涵，显示了护理专业的价值，也是护士理论水平和专业能力的客观反映。

2. 提供评价依据　护理文书是衡量护理质量和护理技术水平的主要依据，是评价病房护理管理质量的依据，是评价护士专业能力的依据，是衡量医院护理水平的重要指标，也是医院进行等级评定及对护士考核的参考资料。

3. 提供教学资料　标准、完整的护理文书体现出护理理论在临床实践中的具体应用，是较好的教学资料。一些特殊病例还可以作为个案教学分析与讨论的良好素材。

4. 提供科研资料　完整的护理文书是科研的重要资料，尤其是对回顾性研究具有重要的参考价值，同时也为流行病学研究、传染病管理、防病调查等提供统计学方面的参考，是卫生管理机构制定和调整政策的重要依据。

5. 提供法律依据　护理文书是病历的重要组成部分，具有法律效力。其内容反映了患者接受治疗与护理的具体情形，在法律上可作为医疗纠纷、人身伤害、保险理赔、犯罪刑事案件及遗嘱查验的证明，可作为保护患者利益及医护人员的重要证据，是重要的法律依据。

调查处理相关案件时要将病案和护理文书作为依据加以判断，以明确医院及医护人员有无法律责任。《医疗事故处理条例》《医疗机构病历管理规定（2013 年版）》中，进一步明确了临床护理文书的法律地位。即体温单、医嘱单、护理记录单等护理有关记录属于医疗机构根据患者要求可以复印或者复制的病历资料。

6. 传递共享护理信息　护理文书的信息在护士之间、医护之间共享，维持护理的连续性。护理文书是医护人员相互沟通的媒介，是各级医护人员之间交流与合作的纽带。

7. 提供决策依据　护理文书是临床护理工作的重要组成部分之一，为护理管理者提供人、财、物和时间管理的决策依据。

（三）主要种类

根据《医疗事故处理条例》《病历书写基本规范》等规定，护理文书包括体温单、医嘱单（包括临时医嘱单、长期医嘱单）、手术护理记录、一般护理记录、病重（病危）患者护理记录、病室护理交班报告等。在临床工作中，护理文书还包括患者入院评估单、护理计划单、临时医嘱本、长期医嘱本、护理操作记录等。

（四）记录的原则

及时、准确、完整、简要、清晰是书写各项医疗与护理记录的基本原则。

1. 及时　护理记录必须及时，不得拖延或提前记录，更不能漏记、错记，以保证记录的时效性，维持最新资料。如因抢救急重症患者未能及时记录的，有关医护人员应当在抢救结束后 6h 内据实补记，并注明抢救完成时间和补记时间。

2. 准确　准确指记录的内容必须在时间、内容及可靠程度上真实、无误，尤其对患者的主诉和行为应进行详细、真实、客观的描述，不应是护士的主观解释和有偏见的资料，应是临床患者病情进展的真实记录，必要时可成为重要的法律依据。记录的时间应为实际给药、治疗、护理的时间，而不是事先安排的时间。

3. 完整　眉栏、页码须填写完整。各项记录，尤其是护理表格应按要求逐项填写，避免遗漏。记录应连续，不留空白。每项记录后签全名，以示负责。如患者出现病情恶化、拒绝接受治疗护理，或者有意外、请假外出、并发症先兆等特殊情况，应详细记录并及时汇报、交接班等。

4. 简要　记录内容应重点突出、简洁、流畅。应使用医学术语和公认的缩写，避免笼统、含混不清或过多修辞，以便医护人员快速获取所需信息。此外，护理文书可以采用表格式，以节约书写时间，使护士有更多时间和精力为患者提供直接护理服务。

5. 清晰　字迹清楚，字体端正，保持表格整洁，不得涂改、剪贴和滥用简化字。

（五）发展历程

南丁格尔在其撰写的《护理札记》中就提出了要建立标准化临床记录，用以分析、评估、改进医疗流程和治疗结果。南丁格尔提出，护士需要把对患者的观察客观无误地记录下来，认为这种记录对患者合理治疗和护理非常重要；同时通过对所收集数据进行统计分析，一方面可以更好地与其他护士、医生、保健工作者和医院管理人员交流患者状况，另一方面可以指导开发具有针对性的护理措施，以改善患者预后。

即便是目前，手写的患者记录中获取的临床数据仍然能够支持医生和护士作出关于诊断、治疗和护理措施的临床决策，作为评价治疗和护理的质量的依据。

20 世纪 60 年代初，美国一些大学医院将大型计算机应用于医院管理，护士开始介入 HIS 的使用和管理。20 世纪 60 年代末至 70 年代初，用于财务管理的会计系统开始在医院应用，用于处理付款、收款、入院、出院和转科。随着计算机技术的发展，计算机开始在医院专业部门中应用，如实验室、放射科、药房和护理部门。

20 世纪 70 年代，美国、日本等国家纷纷开发和应用 HIS。美国率先开始建设 CNIS。迈阿密的约翰逊健康系统（Jackson Health System，Miami）将围手术期护理记录纳入电子病历系统中，在围手术期护理记录中使用了统一的护理术语，体现了护理的专业性。

20 世纪 80 年代，随着微机局域网络、大容量存储设备的出现，信息系统费用大幅度下降，促进了 HIS 的推广应用和发展。20 世纪 80 年代中后期，美国开始在医院中使用专门供护士使用的护理文书系统。有些护理文书系统可以在床边，使用专门设计的键盘将生命体征输入计算机，并可按需要的格式自动绘制出来。护士使用相同的键盘进行护理记录，从菜单中选择术语，输入护理数据。有些护理文书系统可以自动测量、记录和绘制体温、脉搏和血压。有些护理文书系统使用条码技术记录患者的护理。

我国电子护理文书系统的开发始于 20 世纪 80 年代，于 20 世纪 90 年代初步使用电子护理文书，主要用于处理医嘱、计费。从 2002 年至今，多种形式的电子护理文书系统开发并应用，电子护理文书得到广泛发展。2010 年，《电子病历基本规范（试行）》对电子护理文书进行了定义和规范。这标志着在医疗护理工作过程中，通过 HIS 生成的医疗、护理记录作为病历的一种记录形式，得到了认可。《医疗机构病历管理规定（2013 年版）》中明确了电子病历与纸质病历具有同等效力。2017 年 4 月 1 日，《电子病历应用管理规范（试行）》施行，《电子病历基本规范（试行）》同时废止。通过对电子护理文书内容整理、归纳、分析,各种疾病进行护理的客观规律和实践经验得以总结出来,促进了护理学科的深入发展。

二、电子护理文书的概念、优势、作用与意义

护理文书记录的过程是数据采集的过程。电子护理文书的运用,有助于数据的采集、处理和分析,形成有价值的护理信息,有利于护理数据的再利用,产生新的知识。

(一)概念

电子护理文书(electronic nursing documentation)是护士在护理活动过程中,使用 HIS 所生成的文字、符号、图表、图形、数据、影像等数字化信息,并能实现存储、管理、传输和重现的护理病历资料;是护士根据医嘱、病情及护理级别,对患者住院期间护理过程的客观记录。

电子护理文书是将计算机网络技术和信息技术应用于临床护理记录工作,并以此建立的一种以提高效率、改进质量为目的的电子记录;是患者疾病诊断、治疗、护理、康复等行为细节和过程的客观记录,体现护理理论在临床上的实际应用,为护理教学、科研提供临床理论和实践资源;是医院信息化建设的重要组成部分,是医院病历现代化管理发展的必然趋势,可有效提高护理的工作效率和护理质量。

(二)优势

电子护理文书相较于传统的纸质护理文书有多方面的优势:

1. 数据获取的便捷性、准确性　电子护理文书可通过使用条码技术、PDA、监测仪采集传输、其他信息系统导入等方式,便捷准确地记录、获取护理数据;而纸质护理文书需通过手工记录、抄写等方式记录、获取护理数据。

2. 数据存储、保存　纸质护理文书易发生霉烂、变质;电子护理文书则在很大的程度上进行了改善,便于长久存储保存。

3. 数据查找　纸质护理文书存在查找和存取麻烦,字迹难以辨认,数据无法检索等不足;而电子护理文书可访问性更好,数据更容易检索,更容易获得信息。

4. 记录效率　电子护理文书可自动调用患者基本信息和重要信息等数据,与纸质护理文书相比,所需的文书处理时间显著减少。电子护理文书通过方便的编辑工具,可提供各种模板,极大地提高了护理文书书写效率。电子护理文书易于修改,减少了以往纸质病历撕掉重写等现象,使护理工作效率提高,节约医疗成本。

5. 数据质量　纸质护理文书的数据冗余,重要的患者信息,如过敏信息,可能重复出现。电子护理文书模板由临床专家评审认可,在临床护理过程中,普通护士按照预定的模板去填写护理记录,参考护理措施模板,有利于规范护理文书书写和其临床护理行为,客观上既全面收集了患者信息,又减少了医疗事故的发生。

6. 信息共享和数据再利用　电子护理文书与纸质护理文书相比,便于信息的共享和数据再利用。电子护理文书的数据比较容易转化成科研统计分析的数据,支持护理研究。使用标准化语言的电子护理文书便于在医护人员之间、护士之间、医疗机构之间、地域之间进行护理信息共享,有助于进行研究,更好地促进实践。

(三)作用与意义

电子护理文书收集记录的护理数据,为临床护理工作提供循证依据,将深刻影响和支持未来的护理实践,引领护理信息实践数字化转型。

1. 护理数据为临床护理工作提供循证依据　研究证实,护理领域的数字实践和护理数据的有意义使用是护理专业可持续发展和变革的重要杠杆。将护理数据转化为护理信息,然后再转化为护理知识,为临床护理工作提供循证依据。

2. 信息化深刻影响未来的护理实践　随着社会对护理需求范畴的拓展,护理专业面临在服务模

式中扩大实践范围以应对不断变化的需求。为了应对护理需求范畴的拓展,护士需改进工作方式以适应未来的服务模式,更广泛地使用信息技术和电子化记录;通过信息技术和电子化记录,在医疗环境中,与不同专业人员进行患者信息共享,与患者及其家属建立有效沟通。有意义的实时数据被认为是高效服务的关键,有利于提高护理工作效率。

3. 护理数据影响和支持护理实践　老龄化加剧,对护理的需求增加,护士对人口健康结果的影响越发重要,护理实践产生的医疗数据量规模巨大。为了分析和有效共享护理工作中的数据,须对这些护理数据进行有意义的结构化和捕获。

电子护理文书的大数据功能可以为医疗机构提供信息,协助医疗机构评估医疗决策、流程和结果;有助于量化护理贡献,用实时数据支持循证实践。

4. 大数据引领护理信息实践数字化转型　护理数字化创新可以提高护理水平。护理活动收集的大量信息,包括护理评估、干预、过程和结果,以及通过可穿戴设备、云计算、智能手机、社交媒体等收集的健康数据,可以创造知识,从而改善护理专业实践和人群的健康结果,以及改善护理的预期结果。

5. 护士在收集和使用护理数据中发挥重要作用　护士在护理工作中有意义地获取和使用护理数据,将原始数据转化为信息,然后再转化为可以支撑护理实践的知识,是未来必备的一种能力。因此,护士须学会获取、挖掘、整理和研究数据,从而快捷获得相关知识。对于护士而言,需要将收集的护理数据转变为以指数级增长的基础知识,以提高护理质量和促进科学实践。

三、电子护理文书数据的类型

护士在护理工作中获取和使用护理数据,将原始数据转化为信息,从信息中获取能够支持护理实践的知识。电子护理文书的信息内容主要来源于医疗机构中护士为患者(或保健对象)提供护理过程中产生的各类护理工作记录数据。

不同的数据在电子护理文书记录中记录方式、表达方式各不相同。电子护理文书的护理数据以一种可共享的方式表示,以结构化、半结构化和非结构化的格式输入。目前多数电子护理文书以结构化与半结构化并用方式表达和存储。数据存储结构分类如图 8-1 所示。

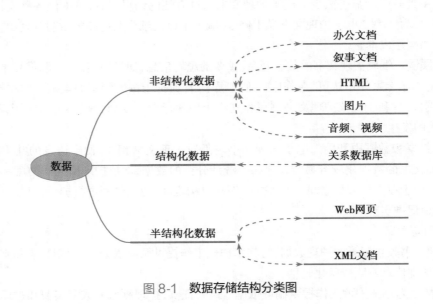

图 8-1　数据存储结构分类图

（一）非结构化数据
非结构化数据是没有固定结构的数据,数据结构不规则或不完整,没有预定义的数据模型,是不方便用数据库二维逻辑表来表现的数据。非结构化数据的类型较为多样,既可以是文本数据,也可以为非文本数据,包括所有格式的办公文档、叙事文档、图片、HTML、图像、音频、视频信息等。

非结构化文本是使用单个窗口(类似于文字处理程序)生成的自由文本或叙事文本,在病程记录、手术记录、护理操作记录、医疗报告、出院总结中应用较多。以自由文本形式输入的非结构化临床护理数据,允许叙述和表达自由,这类数据有助于记录复杂的临床表现或现象。自由文本和叙事文本符合临床医护人员的逻辑思维,使用时具有便捷性和易用性。

与高度结构化的数据相比,自由文本和叙事文本对患者的病情、治疗、护理描述得更全面。但是自由文本和叙事文本是非结构化的格式,通常包含大量文本,其中大部分可能是无用信息,存在导致重要信息遗漏或掩盖关键信息的可能,并且此类数据难以有效检索和再利用,不能有效用于诊疗护理和质量改进。

护士在书写电子护理文书时,如果使用复制、粘贴或自动填充功能将非结构化叙述数据从一张记录复制到另一张记录中,数据就更加难以有效检索和利用。

电子病历系统有许多便捷优势,如CDSS和自动数据导入功能,这些功能的实现都需要系统自动处理临床信息,这就要求使用受控词表,而非使用非结构化的自由文本。因此虽然用户可能更熟悉使用自由文本,但自由文本限制了计算机解释和重复使用数据的程度和可靠性。同时将非结构化的自由文本转换为结构化格式是一项耗时且困难的任务,需要开发用于解释自由文本的自动机制。

自然语言处理(natural language processing,NLP)指利用人类交流所使用的自然语言与机器进行交互通信的技术,是从非结构化自由文本中提取和检索数据的一种AI技术。采用自然语言处理技术可以识别提取非结构化护理文本中的关键术语,并形成结构化文本。

(二) 结构化数据

结构化数据是由二维表结构进行逻辑表达和实现的数据,又称行数据。结构化数据严格地遵循数据格式与长度规范,主要通过关系数据库进行存储和管理。结构化数据在存储时,一般以行为单位,一行数据就表示一个实体信息,且每一行的数据属性是完全相同的。例如数字、符号等都属于结构化数据。

二维表是一种数据结构,是一个关系名,指关系模型中,数据结构的表示方法。二维表在生活中的应用较广泛,如成绩单、工资表、人员花名册、价格表、物料清单等,如Excel就是一个二维表。二维表是由行列组成的,知道行号列号就可以确定一个表中的数据,这是二维表的特点。在关系数据库中,存放在数据库中的数据的逻辑结构以二维表为主。

结构化数据采集一般可采用两种方法来实现,即自然语言处理和结构化方式的数据输入(structured data entry)。自然语言处理的优点在于可应用自由文本,不限制书写用语;缺点是不能改善医护人员描述内容的完整性和清晰度。结构化方式的数据输入可获得更完整、更确切的数据。常用的电子病历系统的结构化数据采集是由这两种方法结合来实现的。

结构化方式的数据输入包括将数据输入结构化表格或模板,将记录的组成部分划分为不同的部分(如病史),从下拉列表、勾选框或单选按钮中选择选项。

结构化文档模板通常适用于不太复杂的患者陈述、CPOE、登记表、社会信息、生物数据测量和生物调查结果等。而勾选框、单选按钮和下拉列表适用于选项有限的数据输入。在实现自然语言处理能够从口述和自由文本报告中准确地生成结构化数据之前,结构化方式的数据输入是基本的结构化数据采集方法。

结构化数据有诸多优势,如有利于数据的查询和利用,有利于数据的报告和分析,有利于应用CDSS进行数据检索。对于记录人员而言,以结构化方式将数据输入电子护理文书系统中的结构化模板可以减少数据遗漏,因为检查表具有自动审核功能。另外,结构化数据有助于自动填充电子护理文书其他部分和护理文书系统集成设备(如条码、药物管理)的数据字段,提高护理文书书写的整体效率,减少系统间数据传输的错误。此外,结构化模板对于阅读人员而言更容易阅读和定位信息,对于管理人员而言能轻松聚合和检索结构化数据。临床结构化数据便于二次使用,可提升记录人员的效率。

结构化方式的数据输入也存在着局限性。在床旁输入结构化数据时,需要记录人员按照特有的格式化记录方式输入。这种输入方式需要护士记录时付出更多的精力,可能导致护士不认同护理文书系统的可用性和便捷性。此外,结构化数据的扩展性较差,倘若需要增加某个字段,就需要变更整个表结构。如果增加的字段较多,表结构的变更会变得较为困难。另外,床旁输入结构化数据特有的格式化记录方式会对护士批判性思维和决策方式产生较大的负面影响,可能导致不同患者的护理评估、护理计划、护理措施是相同的,导致患者被错误地判断为某种护理结局。

为了避免出现这些风险,护理文书系统不能强制要求记录人员在不确定的情况下勾选复选框,并且也不应以结构化模板完全取代临床叙述。对心理社会和情绪信息等类型的数据进行结构化和标准化也存在上述问题,虽然这些数据很重要,但需要进一步探索记录这些数据的最佳格式。

结构化模板的设计需要多学科工作组的参与,需要进行工作流程分析以及对前后模板的持续评估和比较。结构化文档记录和收集的是患者护理方面的最小数据集。此外,虽然结构需要与灵活性相平衡,但在结构化模板中添加太多选项可能会导致没有收集到有意义的数据。

即使注意规避上述问题,结构化模板也难以适用所有患者的陈述,尤其是针对心理社会和情绪信息类病情复杂的患者。因此,需要通过个性化输入,允许记录人员可以设置数据的输入和查看方式,从而提高结构化模板的灵活性和记录人员的满意度。

(三) 半结构化数据

使用标准化术语有时不能完全满足记录中描述的需要,并且有时难以找到准确的术语,如抑郁可能表现为失眠、疲劳、不适。因此,在护理文书系统中,通常允许选择与标准化术语一起输入自由文本,以允许添加其他背景或其他的临床相关信息。这种非结构化、结构化和编码数据的混合数据被称为半结构化数据。

半结构化数据是介于结构化数据和非结构化数据之间的一种数据,不像结构化数据那样符合关系数据库的数据模型结构,但是却包含许多标记,这些标记可以有效地分割语义元素,并且能对字段和记录进行分层。

半结构化数据一般是自描述的结构,即数据的结构和内容混在一起,没有明显的区分。半结构化数据是具有结构的数据,但是结构变化很大。由于结构变化很大,故不能够简单地建立一个表与它对应。这类数据最具有代表性的是 XML 文档。

可扩展置标语言(extensible markup language,XML)是一种用于标记电子文件使其具有结构性的标记语言。XML 将结构化数据加入文本文件(遵循标准原则,可由多种应用程序读取)的一种方法。XML 文档适合于存储病历这样复杂的内容,在表达能力方面优于关系数据库。

XML 技术可以实现结构化病历数据的存储、交换、展现和查询,为电子病历的发展提供了必要的技术支持。在电子计算机中,标记指计算机所能理解的信息符号,通过此种标记,计算机之间可以处理包含各种的信息。

在护理文书系统的结构化元素中,在记录人员无法找到适当的结构化概念或代码的地方,通常会提供输入叙述数据的选项。然而,这可能会导致记录人员过度使用自由文本输入,而不是搜索适当的代码。因此,记录人员需要理解使用编码、结构化数据、非结构化数据相结合的优点。总之,半结构化数据结合了非结构化数据的优点和使用编码和结构化数据的优点。

第二节 电子护理文书系统的功能与实现

导入情境与思考

患者,女,32岁,心脏瓣膜置换术当日拔除气管插管后,护士指导患者有效咳嗽、咳痰,患者因伤口疼痛不配合。护士评估:患者痛苦面容,静息状态下既有疼痛发生,难以忍受。

请思考:

1. 护士该如何使用电子护理文书系统评估和使用患者疼痛的信息?

2. 医嘱给予患者使用"患者自控镇痛"处置后,护士该如何使用电子护理文书收集、记录、分析相关护理信息?

一、电子护理文书系统的概念与功能

电子护理文书系统的运用,给护士提供了一个完整的护士站子系统,实现护理记录、知识库、检索、查找、统计、资源共享的一体化。电子护理文书系统的重要内容之一是电子文本的输入和检索。

(一)概念

电子护理文书系统(electronic nursing documentation system,ENDS)是将计算机网络技术和信息技术应用于临床护理记录工作,并以此建立的一种以提高效率、改进质量为目的的信息系统。ENDS涵盖了护理病历的各个环节,可与HIS、LIS、PACS嵌入,是医院信息化建设的重要组成部分,直接影响着医院的管理与工作成效。信息化技术向医学领域的融合促成了HIS的快速发展,NIS是其核心功能模块之一,ENDS是NIS的必然组分。

具有可推广性的ENDS,需以统一规范、标准化的护理术语做支撑,从而保证信息系统生命周期的可持续性,并切实将临床护理工作纳入HIS,实现护理信息的共享、存储与应用,促进护理工作的科学化、规范化、系统化。

ENDS是NIS的重要组成部分,是护理信息化和数据化的第一步,涉及护理数据的获取、记录、储存。随着NIS的功能设计的逐渐完善,如包括了体温、血压、体重和护理记录时限和频率提醒、药物过敏信息警示、医嘱签名等功能模块,还有些NIS使用了无线寻呼和PDA,使得ENDS的功能越来越智能化。研究表明,ENDS不仅能够缩短护士的病历书写时间、优化工作流程、提高工作效率,同时还能有效降低差错的发生率,保证护理文书书写质量。

(二)功能

ENDS是病历信息的一种记录方式和存储媒介,在患者治疗护理的过程中,起着信息传输媒介的作用,在护理、科研、教学和医院管理方面起着提供数据源的重要作用。在医生和护士间、护士和护士间、临床科室和医技科室间、临床科室和药品材料等供应部门间,传递的内容都应添加到ENDS中。

由于患者住院时,HIS中已经录入了患者信息,因此ENDS就可以通过调用的方式直接调取相关信息,一方面可以减少因重复录入产生的时间成本,把护士的时间还给患者,另一方面也可以减少反复重复录入导致信息错误。ENDS的功能如下:

1. 评估和诊断功能 指出入院及转科评估等,根据评估结果生成护理诊断。系统能方便、灵活地提取或录入所采集到的患者生命体征信息等基本数据,且该数据的获取应避免造成护士重复录入,并能以所有这些掌握的基本数据根据临床的需要生成各类文书,包括入院评估单、风险评估单等。

Note:

入院患者护理评估内容包括一般资料评估、健康评估和专科护理情况或特殊需求评估等。一般资料评估主要包括性别、年龄、民族、籍贯、文化程度、入院方式及时间、入院初步诊断和主诉等。健康评估包括既往病史、过敏史、饮食、睡眠、大小便、自理能力、肢体活动及生命体征等。专科护理情况或特殊需求评估的内容主要是针对与目前疾病密切相关的异常化验及辅助检验结果、阳性症状及体征和目前主要治疗及护理。

将跌倒或坠床评分、压疮评分、管道评分加入移动终端,护士便于进行现场评分。护士可以通过移动终端,临床实时采集体温、呼吸、脉搏、血压等体征信息。

2. 制订护理计划功能　指根据护理诊断,生成护理计划模板;实现护理评估与计划信息在收集、存储、发布、交换等应用中的一致性和可比性,保证护理评估与计划信息的有效交换、统计和共享。

疾病按科室分类,建立 4 个数据模块,即护理诊断、护理依据、护理目标和护理措施。4 个数据模块依据护理程序的逻辑关系相关联,每个护理诊断有相对应的护理依据、目标和措施。在使用过程中增加的护理计划,系统可自动保存,然后由有权限的护士进行审定、修改及确定后添加到数据库中。

护士可通过两条路径进入智能库,生成护理计划。一条路径是点击相应的疾病名称,系统将呈现该疾病的护理计划,其内容是护理诊断以及相关的护理依据、护理目标和护理措施。其中护理诊断遵照首优原则排序。所有内容为已选,只需要取消不符合评估患者病情的护理诊断选项,增加需要的内容,确定后即可生成符合评估患者的护理计划。护士只需要根据评估的患者病情对该护理计划进行增删或调整,确定即可。另一条路径是点击护理诊断数据模块,选择当前患者具有的护理诊断,并确认相关的护理依据、目标和措施,也可增加系统中没有的护理诊断及相关内容,确定后生成护理计划。

3. 护理记录功能　电子护理记录的形式包括体温单、健康教育单、一般护理记录单、危重护理记录单、特别护理记录单、围手术期护理记录单、产科护理记录单、血糖监测记录单、液量统计、压疮监控记录单、出院记录单等。

临床采集完成体征及出入量信息后,系统可以自动生成体温单。系统提供术前、术后巡视管理,并提供临床术前、术后的巡视记录,如手术患者交接单、术前术后访视单。系统可执行临床医嘱及三查七对,平台提供输液医嘱、注射医嘱的全过程封闭式核查管理,确保用药安全和质控,并能实时记录执行者和执行时间等信息。护士执行医嘱后自动生成签名,护士给药时可以避免反复的三查七对操作,能实现正确的患者、药物、记录、规格、时间。系统支持样本采集的核对,并记录采集时间,能自动同步检验系统,确保数据准确。

4. 条码标签管理　针对长期、临时药物类医嘱,系统支持打印输液、注射类药物瓶签;血袋的条码化管理;支持样本标签打印后重新打印功能,提供一次物品的标签打印功能,提供标签打印记录的查询和可追溯管理功能。

5. 统计分析功能　系统提供临床采集出入量数据功能,并提供自动全日统计,无须护士人工计算总值;可把数据转化为有意义的信息。

二、电子护理文书系统功能的实现

(一)系统架构

1. 系统设计原则　ENDS 基于开放的数据集成平台进行数据集成,同步 HIS、电子病历、LIS 等系统数据,并可将产生的实时临床数据回写到相关系统中,对医嘱、体征等临床数据以 web service 的方式提供规范的数据查询接口,遵循以下原则:

(1)标准性:系统数据交换遵循 HL 7、IHE 等相关标准,可通过数据集成平台接入到全院系统之中,实现全院的数据交换和共享。

（2）开放性：系统充分考虑各系统数据的整合和交互，提供开放的系统接口，包括医嘱、体征、护理记录等查询接口。

（3）可扩展性：充分考虑未来业务的发展需求，充分考虑与各种第三方系统及设备的接口，如静脉药物配置中心、包药机、心电监护仪、血压监护仪等。简明、低耦合的接口设计，可以方便地与第三方系统、设备等整合对接，扩展功能。

（4）灵活性：对数据同步策略、医嘱执行计划生成策略等提供灵活的配置，以适应护理各种特殊情况及需求。

2. 网络架构 ENDS 将医院有线网、无线网、传感网三层网络架构相互结合起来，实现对护理文书系统的功能。其中护士站的电脑和患者的床头呼叫器通过有线网络进行连接，而 PDA 和移动推车通过物联网进行连接。这些设备的连接，充分利用了医院现有的无线网络和有线网络，并在现有网络的基础上，进行改进和扩展。护理文书系统通过网络接口与医院内部的数据中心进行连接，包括财务系统、LIS、PACS、OA 进行连接。病区内部，实现无线网络全覆盖，技术利用物联网、二维码技术，进行数据实时对接。

3. 系统架构 ENDS 主要包括基础架构、临床护理、质量控制（质控）、护理管理、外部接口等部分。其系统架构一般采用传统的三层架构模式，即表现层、业务逻辑层、数据层，如图 8-2 所示。

（1）表现层：主要实现系统与用户的交互，将业务逻辑层的数据进行展现，在各种展示平台上利用业务逻辑层提供的逻辑功能提取关键数据，展示到交互界面上与医护人员互动，同时将用户输入的数据同步到业务逻辑层中，是通过系统应用程序或者网络浏览器创建的人机交互界面。

（2）业务逻辑层：是实现业务流程和规则的核心，通过对数据层的调用，实现用户输入的各种请求数据或操作的处理。

（3）数据层：通过系统提供的数据访问功能访问数据库，负责实现数据的保存与读取，为业务逻辑层提供数据支持。除了关系数据库，数据访问层还可以访问 XML 文档、二进制文件、文本文档等。

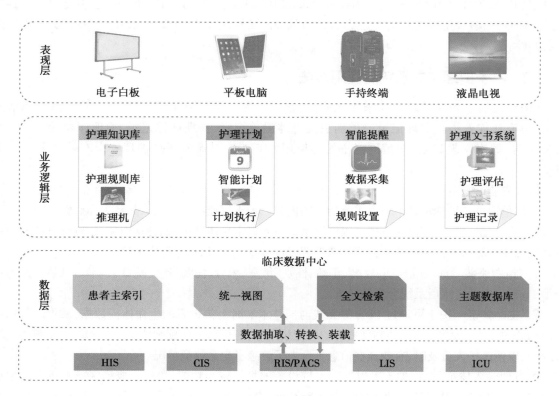

图 8-2 系统架构图

（二）实现

ENDS 不是一个独立的系统,而是建立在各类 CIS 充分发展的基础上的,CIS 构成了电子病历的信息源。护士站作为 CIS 的重要部分及电子病历系统的核心部件,既是电子护理文书的信息源,也是其最重要的展现载体。

实现护理文书系统需要的主要模块有用户登录、患者信息管理、体征信息管理、医嘱管理、护理数据的输入五个模块。

（1）用户登录:主要负责使用者的身份识别。识别用户身份(护士长或病区护士)自动选择对应的用户界面,释放当前登录用户信息。

（2）患者信息管理:详见第六章相关内容。

（3）体征信息管理:查询患者的体征信息。曲线图能直观地反映患者的体征状况。记录信息包括患者的血压、脉搏、体温等体征信息,并提供便捷的患者切换菜单。按时间点来记录患者的体温、脉搏、呼吸、血压、大便次数等体征信息。录入的数据会同步到护理记录单和体温单。

（4）医嘱管理:详见第七章相关内容。

（5）护理数据的输入:不同科室根据需求自行设置并记录患者的一般护理信息,可以对护理记录单进行插入、修改和打印的操作;通过听写等不同方法输入护理数据;通过模板定向输入叙述文本和插入存储的患者数据。

第三节　电子护理文书系统的使用

一、电子护理文书系统的主要模块

护理记录模块作为电子护理文书系统的主要模块,是护士遵照医嘱和患者病情进行护理评估、病情观察和实施护理措施等护理过程的客观记录,是临床护理工作的重要组成部分。其记录的内容复杂且来源广泛,各种记录之间相关性强,修改或处理的随机性大,质量要求高,在 ENDS 中具有重要性和必要性。

二、电子护理文书系统的使用方法

ENDS 是通过各项护理记录来体现的,记载了患者治疗和护理的全过程,反映了患者病情的演变,具有法律效力。护理记录的类别主要有体温单记录、护理评估记录、护理计划、护理记录、交班报告、健康宣教记录、知情同意书等。使用好 ENDS,对保障医疗护理安全有着重要的法律意义。

（一）体温单记录

体温单记录是护理记录中较为重要的一项内容。护士可使用系统录入如体温、脉搏、呼吸、疼痛、血压、大便、尿量、出入量等数据;还可以使用系统录入自定义体征项,如各种引流管、置管、皮瓣观察、特殊生命体征等科室常用护理项目和特殊护理项目,体现个性化和专科化护理。

1. 楣栏/表头　如入院日期、姓名、年龄、性别、科室、床号、住院号、住院日数、术后日数等无须护士手工录入,表单启用后系统会自动导入。

2. 生命体征　护士可通过 PDA 等无线通信技术实时上传患者的生命体征数据,采集的数据可形成趋势图或连续数据,动态共享到患者护理记录单中;还可以上传到智能床头屏和护士站智能大屏系统中,以便医护人员及时、有效地在信息平台上了解患者生命体征情况。

为方便录入体征信息,护士可以使用系统设置的批量录入功能,快速生成病区所有患者的智能体温单,提高护理工作效率。患者如需要远程会诊,会诊护士可通过系统对接医院其他专科信息系统,及时查看患者的生命体征信息,实现了电子体温单与其他模块之间的数据互联互通功能和保持同质性。

3. 出入液量　护士通过 PDA 或 PC 端录入每次出量或入量,系统将会自动进行入量和出量汇总统计,将前一日 24h 的总出量、总入量记录在体温单或护理记录的相应日期栏内。例如,使用输液监控管理系统与护理电子病历连接,将输液量、输注方法、输液时间等记录在护理电子病历中,统计液体入量,使护士掌握患者的液体入量更便捷,全面实现输液患者安全输液的闭环管理。记录入量的时间与完成某种药品或血液制品输注结束的时间节点一致。

（二）护理评估记录

护理评估记录包括入院护理评估单、日常活动能力评估单、疼痛评估单、住院患者坠床/跌倒风险评估单、压疮评估单和深静脉血栓栓塞风险评估记录等。护士进行护理评估时,可选择在 PDA 或 PC 端完成录入。电子护理评估单可进行修改,打印,实时查询,动态更新和长效存档。同时病房中的电子信息床头牌能显示护理评估情况,实现互联网信息共享,有助于医护人员查房时及时掌握评估情况。

1. 入院护理评估单　包括成人入院评估单和儿童入院评估单。项目内容分为楣栏、一般资料、社会心理评估、身体评估、风险评估栏等。楣栏在启用后自动生成。护士根据患者的实际情况进行评定,并关联点击相应的处理措施。

2. 日常活动能力评估单　内容包括进食、洗澡、修饰、穿衣、控制大便、控制小便、如厕、床椅移动、平地行走、上下楼梯等项目。护士评估后在每个项目评估的对应栏内选择分值,信息系统自动生成自理能力等级,按照评估等级在系统中选择相应护理措施并实施。

3. 疼痛评估单　护士通过 PDA、PC 端使用疼痛评估工具进行疼痛评估,在电子护理病历系统中自动计算出疼痛评估分值,点击相应护理措施进行观察和处理。

4. 住院患者坠床/跌倒风险评估单　护士根据患者病情,采用系统中跌倒风险评估量表进行动态评估,按照跌倒风险等级自动判定结果,并勾选采取对应的跌倒预防措施,对患者进行实施及效果评价。

5. 压疮评估单　护士通过系统中的压疮危险因素评估量表进行评估。评估内容包括感知能力、潮湿程度、活动能力、移动能力、营养状况、摩擦力和剪切力等内容。护士根据评估结果采取相应的护理措施。

压疮危险因素评估量表的 PC 端录入流程:登录系统后选择病房护士站→护理文书→评分→布雷登评分,点击新建,跳出录入界面,录入完毕后点击保存;保存后回到上一级菜单,可以浏览,修改或者删除已经录入的内容。风险评估截图见图 8-3。

6. 深静脉血栓栓塞风险评估记录　根据患者的实际情况进行评估,将每个项目评估的对应栏内勾选,电脑自动累计总分;按等级划分标准判断记录深静脉血栓栓塞形成危险等级;按照风险等级,对患者和家属进行预防深静脉血栓形成健康宣教,启动预防深静脉血栓形成措施。当患者发生病情变化时,护士须及时在电子病历系统上再评估并记录。

（三）护理计划

各个临床科室在 ENDS 中结合疾病专科特点、疾病种类制订护理计划。护士进行护理评估后在护理计划栏选择相应的护理诊断、护理目标和护理措施,并进行实时的评价。根据每个临床科室或专科特点在 ENDS 维护供临床护士选择或学习护理计划的各种模板,护士可对诊断、目标和措施中不适当的内容加以修改,也可在电子模板中选择添加及删除。

（四）护理记录

系统自动写入护理评估量表分值结果、护理计划和护理措施;根据患者入院、转入、手术（前往/返回）、出院、死亡等流转情况在相应项目进行选择;会同步自动写入。结构化勾选自动生成的护理记录支持文字编辑,导入后生成正式护理记录。

1. 护理记录模板　可根据需要在各模块中添加记录的模板。例如护士在工作中会涉及特殊用

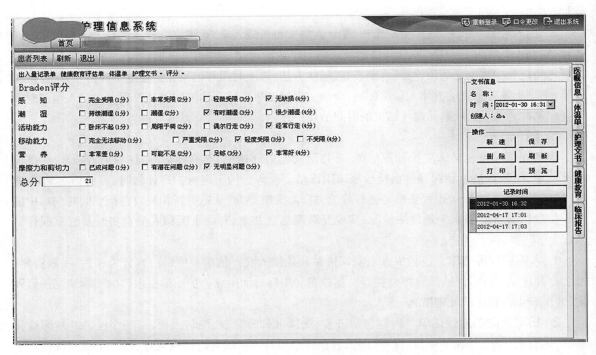

图 8-3 风险评估截图

药记录、离院记录、患者病情变化与医生沟通记录、护理会诊记录等,便于随时在对应栏内进行记录、下载打印;还可同步获取患者检查检验结果、医生病历记录、医嘱信息,降低护士书写的错误率,减少护士查阅和书写的时间。

2. **管道护理记录** 管道管理分为非血管通路和血管通路,评估的内容和记录要求不同,应在系统的相应栏目中及时录入。如有异常情况,应随时在病情观察及措施对应栏内具体记录。

3. **输血记录** 内容包括输血开始与结束时间、血型、血液制品编号、血液制品类型、输血量、输血相关用药情况、有无输血反应及处理情况等。

例如输血前双人核对无误后,操作护士使用 PDA 扫描血液制品编码和患者腕带后,核对护士使用 PDA 进行输血复核操作。输血开始,操作护士录入输血速度和体征。输血 15min 时,录入观察与输血速度调整。在输血过程中,暂停或停止用血需要注明原因。血液制品编号和类型、输血量、输血开始与结束时间、输血速度等系统应同步对应写入护理记录中。

4. **血糖监测记录** 血糖仪与 NIS 进行连接,在床边测得的血糖结果可自动保存到相应时间的病情记录栏内;遵照医嘱要求,结合测量时间,可备注血糖与饮食关系,如空腹、早餐前、早餐后、午餐前、午餐后、晚餐前、晚餐后、随机血糖等。

5. **出院护理记录** 出院当日在 ENDS 中评价护理计划的完成情况,并选择相应的出院指导内容,包括特殊用药、活动与休息、出院后需继续进行的治疗及护理措施等。例如出院时身体有植入物(双 J 管、起搏器、经外周静脉置入中心静脉导管、血液透析导管等)的护理教育、随访及复查等。

6. **专科护理记录** 各临床科室可在系统中设定专科 NIS,应用结构化模式,即是否伴有疾病的合并症、并发症以及变异性较大等方面进行设计,最后经过护理部审核后可录入护理电子病历系统中。

(1) 产科护理记录:电子病历系统可以查阅到产科专科护理记录,如分娩记录、新生儿母婴同室和母乳喂养评估单、滴注催产素产程记录单、新生儿转 ICU 交接单、新生儿出生记录单等。

其中在分娩记录中,助产士在产程各关键时间节点进行勾选,系统将自动计算产程用时,并显示在记录中的相应位置;录入分娩出血量与产后出血量时,系统将自动统计总出血量,并显示在观察记录中;完成分娩记录后,系统自动生成胎盘登记本,并记录胎盘去向。

(2) 儿科护理记录:内容包括患儿入院评估单、各项风险评估和病情护理记录单等。儿科护士可根据所需评估和记录的要求,在系统中找到相应的模块进行勾选和记录。

(3) 手术/特殊诊疗项目护理记录:包括患者交接、安全核查、各种护理风险评估,以及术中/诊疗中病情观察记录等。采用条码化核对和实时录入的方式,系统自动录入患者手术/特殊诊疗流转信息,也同时体现在护理记录中。

(4) 重症监护护理记录:系统自动采集监护仪、呼吸机和输液监控管理系统等设备数据并绘制成趋势图。例如系统自动采集生命体征趋势图、呼吸机参数数据,连接输液监控管理系统自动写入药液名称和入量。非智能化的入量数据和出量数据须手动录入。

管路护理记录:系统可自动计算并写入各类管路留置日数,护士在对应记录栏内记录并动态评价其余观察内容,包括诱因、症状、体征、采取的处理措施等。各种评估、病情观察和护理措施在相应模块中可进行勾选和记录。

(五) 健康宣教记录

在电子病历系统中,护士可根据各专科特点录入健康宣教模板,包括患者入院时相关疾病的健康宣教、饮食宣教、药物宣教、安全宣教等。健康宣教内容涵盖注意事项、常规指导、专科饮食指导、康复指导等,护士可随时从病历系统下载打印各专科疾病资料,提供给患者阅读,巩固记忆。

护士使用健康宣教记录单时,如果是首次录入健康宣教,需要先进行患者评估,点击评估录入窗口对患者的现状进行评估,评估完成后才能新建的健康宣教评估单中对患者进行宣教。通过开展健康宣教服务、适时评估、动态记录,护理服务模式会由单纯治疗服务向预防、治疗、护理、康复的一体化保健服务转变。

(六) 知情同意书

知情同意书包括入院告知书、护理知情同意书、约束患者/家属知情同意书、经外周静脉穿刺的中心静脉导管置管和拔管知情同意书等。所有表单均自动生成患者一般信息。护士根据知情同意内容逐项与患者或家属讲解、沟通,并打印纸质版请患者或家属签名确认已知晓宣教内容。

(七) 交班报告

交班报告内容包括患者类别(出院、入院、转出、转入、死亡、手术、检查、其他等)的数量统计、患者总人数、身份信息、诊断和具体交班内容等。内容采用自动导入和半自动导入方式生成。自动导入的交班内容包括患者住院号、床号、姓名、类别和具体数量等。半自动导入的交班内容包括患者的诊断和护理内容等。交班报告的导入内容医护人员无修改权限,以保证病历数据在不同处显示的同源和同质性。

三、临床电子护理文书系统的常见问题与处理

(一) 护理记录方面常见问题

问题:非结构化文本输入时出现用词、格式不规范、漏项。

对策:①将护理记录相关知识、规则和措施编入系统软件,提升系统的实用性和警示性。例如,专科使用的护理记录模板,操作中出现错项或漏项,系统弹框给予警示提醒。②建立健全电子病历质控管理机制。

(二) 操作问题

问题:护士应用信息化软件不习惯、计算机操作不熟练等。

对策:①加强计算机操作、汉字输入和系统软件功能操作等相关知识培训。②制作计算机和系统软件相关内容操作手册。③护理记录系统软件设计尽量以简洁和方便操作为原则。④不断完善

ENDS,将系统操作问题和临床使用反馈意见及时收集并反馈给信息管理人员进行调整和修改,使软件切实对护理工作起到支持作用。

(三) 信息数据安全与隐私保护问题

问题:计算机病毒植入、系统或网络不稳定、护士信息安全意识不够等。

对策:①严格管理信息系统的个人密码和权限。②采用身份认证、数字签名、电子证书、加密、角色受限控制等技术维护护理信息安全。③医院加大对软硬件的投入,为 ENDS 提供面向不同类型终端支持,包括 PC 端、智能手机或 PDA 等,并为床边护理提供相应的移动电源、网络支持。④定时对系统升级,保证网络的正常连接。⑤加强医院信息安全管理部门与人员,系统建设与运维安全等方面管理。⑥护理信息管理部门与系统研发部门、医院信息部门加强沟通,及时发现系统信息安全故障和漏洞。

第四节　电子护理文书系统存在的不足与未来发展

一、电子护理文书系统存在的不足

(一) ENDS 开发缺少统一的信息标准

目前使用的临床 ENDS 未形成统一的护理信息录入标准,即护理术语标准化。在缺乏标准的前提下,不同医院、不同平台系统间资源的部分不能共享,在一定程度上制约护理信息技术的发展。

(二) ENDS 的护理记录模板的应用使得护士产生依赖性

ENDS 的使用虽然提高了护士的工作效率,长期使用各种记录模板,对护士的主动思考和决策等能力有一定影响。这也是护理信息化建设过程中,NIS 设计者和管理者要考虑的问题之一。

(三) 电子护理文书的质量与效果可能受到的其他影响因素

ENDS 的设计的理念应以保证护理质量和患者安全为前提,同时这也是形成合格电子护理文书的基石,也是作为专业监管要求的基本护理责任。

在实际应用过程中,不同资历(如低年资或高年资、新手或专家)的护士们作为 ENDS 的用户,他们中的部分人由于缺乏有效利用电子文书工具所需的经验、计算机熟练程度和/或电子信息等相关知识,以及缺乏对患者病情准确判断和/或自身对护理专业化的熟练掌握,从而使电子护理文书的质量和决策支持效果受到影响。例如非结构化文本输入时,因护士对电脑误操作或操作不熟练,和/或对患者病情误判时,可能容易出现工作效率低和出错率高等现象,从而可能使电子护理文书的质量和决策支持的精准性大大地降低。

(四) 电子护理文书系统与其他信息系统的不完全兼容性

ENDS 在日常使用中不可避免地会与医院多个信息系统形成交集,系统功能不完全兼容获取信息数据不完整,对电子护理文书质量有所影响。例如在电子护理文书记录使用时需要链接多个系统软件如医嘱系统、检验系统、重症监护系统等之间的互联互通,但可能因各家医院存在购进的软件厂家不一致,其有可能改变护士记录、决策和/或与其他护士沟通等方式,从而可能影响电子护理文书的质量和决策支持效果。

二、电子护理文书系统的未来发展

(一) 建立统一护理标准化术语和信息表达模式

在未来结合护理程序的不同阶段,应采用护理标准化术语和信息表达模式建立统一公认的信息标准,统一向临床推广使用。临床 ENDS 可通过使用护理标准化术语,提高护理记录质量;护理数据信息共享后,能联合运用于各大卫生保健管理机构。同时还可以借鉴国外对专业术语研究的方法,让更多护理组织和专家加强对 ICNP 的研究。

（二）ENDS 将更加个性化和智能化

随着护理信息化建设在业务应用、信息平台、基础设施以及安全防护等方面的不断升级，健康大数据、云计算、AI、物联网技术等新兴技术将成为护理信息化建设的主要技术力量，ENDS 也将得到更有力的技术支撑，逐步实现资源的共享和利用。

临床 ENDS 在未来的功能不仅是对工作的简单记录，而是以 AI 为实现手段，使其以服务者的角色为患者提供健康信息，充分体现出护理工作的内涵和专业价值。目前 AI 书写功能已日趋成熟，电子护理文书记录在今后将以此为方向，让护士从繁重的护理文书记录工作中解放出来，让其拥有更多的精力照顾患者。

ENDS 在今后还将不断强化升级决策支持系统，指导护士为患者提供多方面、全方位的健康照顾，从而提升护士临床护理决策的能力。例如未来系统将能实现自动评判采集的信息，分析患者存在的问题，指导和提示护士观察病情，为患者制订个性化的护理计划等决策支持功能。

（三）ENDS 的设计将以问题和护理需求为导向发展

结合目前国内外护理领域和智慧医院发展看，现使用的 ENDS 在实际的临床护理实践中软件和硬件方面还存在不同方面、不同程度的不足，在数据共享和系统软件设计方面尚不够贴近临床护理记录的实际需求。因此，这将促使 ENDS 发展朝以问题和护理需求为导向推进，以实现满足护士的工作需求，改善护理服务体验的目的。

（四）ENDS 的大数据功能将影响护理人才的培养方式

电子护理文书的大数据功能有助于量化护理成果，还能用实时数据为临床护理工作提供循证依据。在数字化信息化医疗服务环境下，如何有意义地使用 ENDS 分析有效共享护理工作数据，是对护士的数字知识和技能的考验。

在健康医疗大数据和智慧医院不断发展的环境下，ENDS 研发和管理人员既要懂得信息技术，又要懂得护理专业知识、护理管理，要成为综合性复合型人才。因此，护理管理者和护理教育者将更加重视提升护士在处理护理专业数据的技能，同时电子护理文书的研发和管理团队将朝着高层次、创新型和应用型方向组建，从而适应社会对护理需求范畴的不断拓展，并推动护理信息建设。

（刘宏见　王雪娇）

思　考　题

1. 电子护理文书系统存在的问题有哪些？
2. 你认为应采取哪些措施改进这些问题？

URSING

第九章

护理决策支持系统

09章 数字内容

───── 学习目标 ─────

知识目标：

1. 掌握护理决策支持系统的概念、主要功能和知识体系。

2. 熟悉决策的基本过程、临床护理专家的决策过程；护理决策支持系统的相关概念、特点、主要功能、工作原理与实现，有效护理决策支持系统的基本要求；临床护理决策支持系统的构建过程及常用构建方法。

3. 了解护理决策支持系统的分类、发展、基本构架。

能力目标：

1. 能够应用决策基本过程和护理临床专家决策过程分析护理决策支持系统的工作原理。

2. 能够找出现有临床护理决策支持系统中存在的问题和原因，并提出初步改进方案。

素质目标：

1. 认同护理决策支持系统对保障患者安全、提高护理质量、提升工作效率和发展护理专业的重要作用。

2. 具有一定的数据思维和应用护理决策支持系统提升护理效率、保障患者安全的热情和创新精神。

构建护理智慧系统或专家系统是护理信息化建设的一个重要领域和要达到的重要目标。目前，护理领域主要应用的专家系统是护理决策支持系统（nursing decision support system，NDSS）。

第一节　护理决策支持系统概述

NDSS 是运用专家系统的设计原理和方法，模拟护理专家在判断患者现存和潜在护理诊断（或护理问题）与作出护理处置决策的思维过程而编制的计算机程序，可以帮助护士解决护理实践过程中的复杂护理问题，属于 AI 的范畴。在护理工作中，NDSS 通常作为护士进行护理评估、病情判断和实施护理措施决策的辅助工具，通过提醒和警示护士在适当的时间实施适当的护理、提供护理问题判断和护理问题解决方案的建议等功能，提升护士的病情判断和临床决策能力，减少护理差错和护理不良事件的发生率。

目前，NDSS 不仅在临床护理中得到广泛应用，而且在健康与慢性疾病管理、居家护理和老年护理等方面具有良好的应用前景。

一、护理决策支持系统的相关概念

（一）决策的基础知识

1. **决策的概念**　决策（decision making）指为了实现某一特定目标，根据客观存在的可能性，基于一定的资料信息和实践经验，借助一定的工具和技术方法，对各种影响目标最终实现的因素进行全面分析、计算和判断后，在众多可以相互替代的方案中选择出一个最令人满意或者最合理的方案。

护理决策（nursing decision making）指护士为了达到预防预测疾病和并发症、减轻病痛、促进康复和健康等护理目标，基于护理评估资料信息、护理及相关学科知识和护士自身的经验等，借助一定的工具和技术方法，对各种影响护理目标实现的诸因素进行全面分析、计算和判断后，在众多可以相互替代的方案中选择出一个最令人满意或者最合理的方案。护理决策贯穿护理工作的全过程，是护理工作的重点之一。在临床护理工作中，护士经常会遇到需要决策的问题。例如，最佳的输液速度需要护士根据药物的治疗目的、可能产生的副作用和患者的具体情况作出判断，这一过程就是决策过程。

2. **决策的特点**

（1）目标性：任何决策都包含着明确的目标，为方案的拟订、比较、选择、实施及效果评价提供依据和标准。例如，当护士为冠心病伴严重胸痛的患者提供护理时，首先需要确定护理目标是"5min 内患者主诉疼痛缓解"，还是"2h 内患者主诉疼痛消失"。这些目标的设定，不仅为确定护理措施提供了依据，也为评价护理措施的效果提供了标准。

（2）可行性：在决策过程中，决策者不仅要考虑采用某种方案的必要性，还要注意方案实施条件和资源的限制，即方案是否可行。例如，在 ICU 患者谵妄预防及干预计划中，家属陪伴并帮助患者进行定向功能和认知功能训练可以降低 ICU 患者谵妄的发生率；但护士是否采纳该措施，还取决于不同 ICU 的探视制度及家属探视所带来的不良后果（如交叉感染）；若 ICU 不允许探视且家属探视导致的结果弊大于利，则该措施不可行。

（3）选择性：决策必须有 2 个或 2 个以上可供选择的方案，选择是决策的关键。可选方案指能够实现同样目标的方案，但这些方案在资源要求、风险程度等方面存在着差异。例如，护士需要对机械通气的 ICU 患者进行疼痛评估，可供选择的护理评估方法包括语言评价量表、疼痛数字评分量表、行为疼痛量表和重症监护疼痛观察工具等，护士需要根据患者自我描述能力、表情、活动状态等实际情况，选择恰当的疼痛评估工具。

（4）满意性：由于决策者在认识能力、信息来源、时间等方面的限制，常无法实现最优决策原则，因此，决策的原则是追求"满意"或"合理"而非最优解。例如，患者发生胸痛时，护士选择嘱咐患者立即停止活动，安静坐下。患者在停止活动后胸痛即减轻或消除，则达到了制订的"患者主诉胸痛减轻或消失"的护理目标,护士则会对自己的决策表示满意。

（5）动态性：决策是一个从确定目标到实施反馈的动态循环过程,包括准备、决断、实施等阶段。

（6）风险性：由于决策环境的不确定性,大多决策是在不确定的条件下作出的,因此,决策都存在一定的风险。

（7）科学性：每一个备选方案都会存在优缺点,所以必须通过科学、全面、综合的分析和判断,才能在多种备选方案中选择一个最为满意的方案。

3. 决策的分类

（1）按决策问题的条件分类

1）确定型决策：指决策者已经确切知道每个方案的结局,最终方案的选择取决于各个方案结局的直接比较。

2）风险型决策：指可供选择的方案中,存在 2 种或 2 种以上的自然状态（影响决策的因素在未来所处的状态称为自然状态）,决策者不知道哪种自然状态会发生,但每种自然状态所发生概率的大小是可以估计的。例如,护士为有心功能不全病史的休克患者调节输液速度时,就需要考虑该患者的心功能能够承受多少液体负荷。

3）不确定型决策：指在不稳定条件下进行的决策,决策者可能不知道有多少种自然状态,而且每种自然状态发生的概率也无法估计。

（2）按决策的性质分类

1）程序化决策：涉及护理决策的问题是常规性问题,有规范的处理方案或常规护理方案。常见护理问题都有相应的护理常规。例如,护士对压力性损伤高危患者的护理方案决策是按照压力性损伤预防护理常规作出的,因此属于程序化决策。

2）非程序化决策：涉及的护理决策是例外问题、偶然发生的问题、极其复杂的问题等,因此尚未制订护理常规。例如,ICU 患者并发谵妄,由于针对谵妄的发生原因和护理措施并没有完全理解和明确,这时的决策就属于非程序化决策。

4. 决策的步骤

决策往往是一个迭代的过程,即决策-执行-再决策-再执行,在执行过程中可能会出现新的影响因素,因而需要对原来的决策进行修正或者作出新的决策,这个循环过程也是人们认识不断深化的过程。决策过程一般分为 4 个主要阶段：①明确目标。②拟订可行方案。③分析评价方案并作出选择。④实施和反馈调整。这一过程正好与护理程序相吻合,因此护理工作过程实际就是一个不断决策的过程。在决策的实际实施过程中,上述 4 个主要阶段又可进一步分为 8 个步骤。

（1）提出问题：每个决策都是从提出问题开始的,一般通过寻找实际情况与理想状况之间的差距,就能发现要决策的问题。例如,一位老年卧床患者骶尾部有一个 3 期压力性损伤,经过规范护理后,不仅没有好转,反而进一步恶化,此时,患者压力性损伤的实际情况（恶化）与理想状况（好转）就存在差距,因此,就出现了需要进行临床决策的问题。这一步骤相当于护理程序的评估阶段确定护理诊断或护理问题。但在实际临床护理决策过程中,需要决策的问题并不仅仅局限于护理诊断或护理问题。在作出护理诊断前,同样会存在需要决策的问题,如当护士考虑患者有可能存在"活动耐力下降"这一护理诊断时,护士就需要对评估什么内容、采用什么评估方法才能明确或排除"活动耐力下降"这一护理诊断进行决策。

（2）确定目标：发现并提出决策问题后应确定决策目标,即决策者根据各种条件对未来要达到的目的和结果进行判断。目标的确定是建立在科学预测的基础上,一般需要找出问题产生的原因,有针对性地确定决策目标。例如,在临床护理决策过程中,就需要根据问题产生的原因、各种医学护理知识及经验,确定决策要达到的目标。

（3）确定评价标准：评价标准是落实目标和选择方案的依据,可用于评价方案的效果、作用和意义等。一般而言,决策的标准遵循"最优"原则或"满意"原则。"最优"原则要选择所有方案中最好的解决问题方案,但是"最优"原则需要找出所有的解决方案,会花费很大的人力成本和时间成本。而且,在现实中,通常存在时间有限、信息不全、情况动态变化等问题,导致决策目标无法达到"最优"原则(即最优标准),因此"满意"原则(即满意标准)比较符合决策的实际情况。"满意"原则指决策者对所选方案解决问题的结果感到满意。

(4) 拟订方案:指导找备选方案的过程,需要遵循 2 个原则。①整体详尽性:应将所有可能的方案尽量全部拟订出来。②相互排斥性:不同的备选方案之间应该是相互排斥的,即执行了 A 方案就不能同时执行 B 方案。拟订可行方案是决策者根据专业知识和既往的经验,从不同角度和多种途径对决策问题拟订出所有可能的备选方案。

(5) 评估方案:在拟订出一系列可行方案后,决策者根据评价标准对每个方案从可行性、满意度、结果 3 个方面进行评价,一般包括经验评价法、试验法和数学分析法。经验评价法是使用最广泛的方法,尤其对于复杂决策问题,在其目标多、标准多和备选方案多的情况下,一般由决策者根据既往经验进行评价和选择,因此科学性相对较差。试验法是实施每个备选方案,根据效果进行评价。此方法需要投入大量时间且存在风险,一旦试验失败可能会带来严重的后果。数学分析法是用概率方法来定量描述每个方案产生各种结局的可能性,一般用效用值来定量表示。效用值可根据每个备选方案建立的模型,通过计算机计算所得,这种方法较为科学。目前在护理领域,使用最多的是经验评价法。试验法通常是护理管理者需要作出某种比较重大的决策如改变护理模式时使用,而数学分析法几乎尚未使用,是需要去发展的领域。

(6) 选择方案:根据对每个方案可行性、满意度和解决问题的可能结果的分析和评估,选择一个可行性、满意度和结果三者结合起来最佳的一个方案作为最终选择的方案。决策者通常通过主观预测和权衡的方法筛选出最终方案,如有可能,也可以通过应用模型技术,计算筛选出三者结合起来最佳的方案。

(7) 实施方案:如果是重大问题的决策,如护理模式的改革,需要在确定方案后,选择 1 个或几个典型单位或病房进行试点,来验证决策方案运行的可靠程度和可行性,为决策者做最后的决策提供依据。一旦试点成功后,就可以进行普遍实施。

(8) 结果评价:即使是经过反复推敲甚至通过试验验证的方案,在实施过程中也可能会出现偏离目标的情况,因此在实施过程中需要不断进行评价和反馈,以便及时调整方案。

(二) 护理决策支持系统的概念

决策支持(decision support)指通过应用各种逻辑规则和数据处理方法为决策者提供分析问题和模拟决策过程的环境,对决策过程起到辅助作用。NDSS 是目前护理 AI 研究最活跃和最广泛的领域之一,其应用场景包括临床护理、远程护理、移动健康管理、居家护理、老年护理、护理管理等。本章主要介绍 NDSS 在临床护理中的应用,因此在相应部分内容称 NDSS 为临床护理决策支持系统。

临床护理决策支持系统属于临床决策支持系统(clinic decision support system,CDSS)。CDSS 是医学领域各专业的一个通用概念,用来指代医学领域所有的决策支持系统,是医学专家系统中应用最广、研究最多的决策支持系统。CDSS 是充分运用现有合适的计算机技术,针对半结构化或非结构化医学问题,将医学知识应用到某一患者的特定问题,通过人机交互方式的改善,提出具有最佳成本效益比的解决方案,以提高临床决策效率的一种计算机系统。

美国医学信息学会(American Medical Informatics Association,AMIA)定义 CDSS 为:CDSS 是在适当的时间或通过智能化的过滤,为临床医生护士、工作人员、患者或其他个人提供知识和个性化信息,以提升医疗护理服务水平和质量、增强服务对象或患者自身的健康。简言之,就是在正确的时间为正确的对象提供正确的信息。

临床护理决策支持系统是以临床护理专家经验与共识、临床护理指南、护理教科书、文献、护理诊断标准等知识构建的知识库为核心,通过计算机模拟护士的临床护理思维过程作出决策建议的一种计算机系统。当临床护士将患者临床数据输入系统后,临床护理决策支持系统将患者的特征数据与知识库匹配,推理出特异性评估结果或处置决策建议并呈现给护士,帮助护士在复杂多变的临床环境下作出有效的护理决策,进而提升护理服务的质量和效率。

（三）护理决策支持系统的特点

NDSS 是根据护理的专门知识，模拟护理专家的临床思维过程，为护士解决护理过程中的问题提供决策支持。因此一个好的 NDSS 需要满足以下特征：

1. 专业知识　具有护理专家的专业知识是 NDSS 的最大特点和核心，根据不同作用，NDSS 中的专业知识可以分为：

（1）数据级知识：指具体护理问题所提供的初始事实（如评估患者过程中输入的症状、体征数据）及系统在寻找问题解决方案过程中所产生的中间结论和最终结论，数据级知识通常存放于 NDSS 数据库中。

（2）知识库知识：指 NDSS 所涉及护理领域的专业知识，是 NDSS 的基础和核心。

（3）控制级知识：是关于如何运用数据级知识和知识库知识的知识，在 NDSS 中主要指获得护理问题解决方案中的搜索策略及推理方法等。

2. 有效推理　护理专家在解决患者的临床问题时，需要根据所获得的信息和相关知识，通过推理获得最佳的解决方案。护理专家在推理过程中，有时候获得的信息和所依据的知识是确定的，但由于目前医学护理知识和技术还有很大的局限性和不确定性，因此护理专家在很多情况下，需要根据不完整的信息和不确定知识作出有效推理，找到合适的解决方案。因此，是否能够进行有效推理是 NDSS 能否发挥决策支持的关键特征，NDSS 的推理是通过系统中的知识库和推理机实现的。

3. 启发性　具有严谨理论依据的专门知识称为逻辑性知识，但由于科学认识的局限性，尤其在护理领域，实践中应用的很多知识主要来源于专家的经验积累，没有严谨的理论依据，这种知识称为启发性知识。使用启发性知识处理护理问题是护士，尤其是护理专家推理的特征之一。因此 NDSS 要达到护理专家处理和解决问题的水平，就必须能够存储和利用启发性知识，通过推理和判断来获得护理问题的解决方案。

4. 透明性　护士和护理专家在解决护理问题的逻辑推理过程中，很多是应用专家在实践中积累起来的启发性知识，这种知识通常只有专家本人掌握。但是，由于人们对专家具有信任度，因此，护理专家如何得到解决问题的方案，在护理实践中很少有人对此提出质疑。但是 NDSS 作为辅助决策的计算机系统，必须要具有向用户解释推理过程和如何得到解决方案的功能，使用户对获得的结果放心，这种特点称为透明性。

5. 灵活性　护理知识是更新速度和增加速度最快的科学领域之一，同时，要把护理专家头脑中的经验知识全部而明确地表示出来也是一个反复迭代的过程。因此，要求 NDSS 具有灵活性，便于系统中的知识能够进行随时的修改和扩充。

6. 交互性　护士在使用 NDSS 时，需要向系统输入相关信息，如系统要作出患者是否处于跌倒高危状态的判断，护士就需要向系统输入有关跌倒风险评估的数据和信息，系统获得这些数据和信息后，根据系统内的知识库进行逻辑推理，并将推理的结果输出给护士，这一过程称为人机交互，这种特点称为交互性。NDSS 的交互性通过人机界面实现。

二、护理决策支持系统的发展

NDSS 的发展是随着 CDSS 的发展而发展的。CDSS 的发展大致经历了三代。

第一代 CDSS 以 1965 年建立的 DENDRAL 系统为代表，其以高度专业化、求解专门问题能力强为特点，但在体系结构的完整性、可移植性、透明性和灵活性等方面存在缺陷，求解问题的范围小。DENDRAL 系统是生物医学领域（有机化学）的第一个专家系统，促进了后期 CDSS 的发展。

第二代 CDSS 是在 DENDRAL 系统的基础上建立的，代表性的医学决策支持系统是 MYCIN 系统，在 1972—1980 年被研发。MYCIN 系统是一个感染性疾病诊断和抗生素应用建议的 CDSS，属于单学科专科型、应用型 CDSS，体系结构较完整，移植性也有所改善，而且在系统的人机接口、解释机制、知识获取技术、不确定推理技术，增强知识表示和推理方法的启发性、通用性等方面都有所改进。

第三代 CDSS 为多学科综合型系统,采用多种 AI 语言,综合采用各种知识表示方法、多种推理机制及控制策略,运用了各种知识工程语言、骨架系统、专家系统开发工具和环境,是大型综合性决策支持系统。代表性系统如 INTERNIST I,它是美国匹兹堡大学在 20 世纪 80 年代研发的用于内科疾病诊断的 CDSS。

预计第四代 CDSS 将会是采用大型多专家协作、多种知识表示、综合知识库、多模态大模型、自组织解题机制、多学科协同解题与并行推理、神经网络知识获取及学习机制等 AI 技术来实现具有多知识库、多主体的专家系统。

与 CDSS 相比,NDSS 在自动化、智能化和复杂程度方面均远低于 CDSS。NDSS 的发展大致可以分为 2 个阶段。

1. **弱智能化决策支持阶段**　20 世纪 70—80 年代,随着计算机技术的进一步发展和管理水平的提高,出现了具有弱智能化支持功能的 NDSS。例如,克瑞顿在线多模块专家系统(Creighton online multiple modular expert system,COMMES)通过对护士输入患者各方面评估信息进行分析,可用于协助不同科室的护士制订护理计划,使用范围广;但是由于决策支持以数据分析和建模定量分析为基础,因此护理计划中的具体护理措施需要进行人工选择。

2. **智能化决策支持系统阶段**　20 世纪 80—90 年代,NDSS 在定量分析中引入了定性分析,形成了具有一定智能化的决策支持系统,但适用范围转向单个科室甚至单个问题。例如,梅奥诊所构建的基于护理指南的护理决策支持系统,通过采用一系列标准化的问题来指导分诊护士进行问诊,以免错过患者重要信息,这种决策支持系统不仅扩大了解决实际问题的方法,且智能化程度进一步提高,提高了辅助决策的能力和指南执行的依从性。

我国的 NDSS 起步稍晚,约从 20 世纪初开始研发并用于临床实践,刚开始的系统功能比较简单,具有提醒、警示等功能。2012 年,浙江大学医学院附属第一医院护理部构建了基于护理电子病历的 CDSS,整合了多个护理评估工具,可以在护士输入坠床、疼痛等评估数据后,自动计算评估得分,达到危险状态后自动警示,提醒护士注意,并自动生成指导性措施供护士参考。2016 年,首都医科大学护理学院根据 ICU 谵妄意识模糊评估法,研发了 ICU 谵妄智能化评估系统。该系统可以自动计算每个项目的评估结果,自动获取基线数据并进行比对,最后得出患者是否存在谵妄。2020 年,首都医科大学护理学院在研发的 ICU 谵妄智能化评估系统基础上,根据美国重症医学会(Society of Critical Care Medicine,SCCM)发布的《ICU 成年患者疼痛、躁动/镇静、谵妄、活动受限和睡眠紊乱预防及处理指南》构建了 ICU 谵妄智能化护理系统。这是一个基于规则的临床护理决策支持系统,由 ICU 谵妄和危险因素评估,预防和干预知识库,规则库,推理机和人机交互界面等组成,可以连接到 HIS、CNIS、实验室检查信息系统等,自动从系统中抓取谵妄危险因素,自动计算出患者发生谵妄的风险值,并且根据危险因素自动生成个性化护理措施和护理执行单。

三、护理决策支持系统的分类

(一) 按知识表达分类

1. **基于规则的 NDSS**　又称基于知识的 NDSS。基于规则推理(rule-based reasoning)是 CDSS 研发初期使用的方法,系统研发人员将专家进行护理诊断的判断、护理计划的制订和护理处置决策的经验、思维、决策的过程和步骤归纳成规则,通过启发式经验知识进行推理。规则用"IF...THEN..."表示,IF 后面代表出现的条件,THEN 代表系统经过推理给出的结论或建议。

基于规则的 NDSS 由于使用自然语言结构,因此具有易于理解、便于管理、设计和构建简单等优点。但是基于规则的 NDSS 也具有明显的缺点:①规则的构建过程耗时耗力。②一般仅用于研发具有简单功能的 NDSS,对于研制复杂的 NDSS,如需要涵盖多种疾病护理的临床护理决策支持时,很难用结构化数据表达,因此提炼规则就会变得相当困难,而且规则库会十分庞大和复杂。③如果规则之间的相互关系不明确,就难以把握知识的整体性,导致处理效率低、推理灵活性差等问题产生。④难以实现实时处理庞大繁杂的知识和规则。但由于目前 NDSS 大多功能和处理的问题比较单一,因此基于规则的 NDSS 是临床护理决策支持系统的主流。

2. 基于案例的 NDSS 基于案例推理(case-based reasoning)的方式模仿人类的类比思维,通过搜索曾经成功解决过的类似问题,比较新旧问题之间的特征及发生背景等差异,重新使用或参考以前的知识和信息,达到最终解决新问题的方法。

3. 基于模型的 NDSS 又称非基于知识的 NDSS。这种方法的知识不是通过人的加工转换成规则,而是通过学习算法自动获取,形成各种模型。基于模型的 NDSS 包括基于神经网络的 NDSS 和基于概率模型的 NDSS 等。随着大模型的出现,护理学术界也在探讨和训练基于大模型的 NDSS。

4. 基于模糊逻辑的 NDSS 很多护理诊断、需采取的护理措施具有很大的不确定性,难以给出确切的定义和标准,这种不确定性称为模糊性。其根源在于护理问题之间、需采取的护理措施之间存在一系列过渡状态,它们互相贯通,使得彼此之间没有明显的分界线。系统可以通过模糊逻辑理论建立模糊知识和模糊关系,运用护理专家的经验和知识进行启发性检索、试探性推理;但由于系统的推理能力依赖模糊知识库,学习能力不高,容易发生错误。

5. 基于 D-S(Dempster-Shafer)证据理论的 NDSS D-S 证据理论是对贝叶斯推理方法的推广,且无须知道先验概率,能够很好地表示不确定性,被广泛用于处理不确定数据。

(二)按使用时间分类

1. 护理诊断前和护理措施实施前临床护理决策支持系统 护理诊断前临床护理决策支持系统,如急诊室分诊临床护理决策支持系统,用于引导护士收集必要的患者信息,作出正确的分诊。护理措施实施前临床护理决策支持系统,如具有提醒功能的临床护理决策支持系统,在护理措施实施前给予提醒,防止护士在繁忙工作中出现护理措施实施的延误。

2. 护理诊断中和护理措施实施中临床护理决策支持系统 系统在收集完患者的主客观资料后,给出患者护理诊断或护理问题的建议。护理措施实施中临床护理决策支持系统,如在给药中使用 RFID 扫描患者腕带和药物条码后,自动完成查对,当药物或患者不正确时自动报警,提醒护士,可以有效防止给药错误的发生。

3. 护理诊断后和护理措施实施后临床护理决策支持系统 通常是在系统给出护理诊断或护理问题的建议并在护士作出最终选择后,临床护理决策支持系统给出护理措施或护理计划的建议。护理措施实施后临床护理决策支持系统,如在给药完成后,系统自动给出用药的观察内容以及出现副作用的处理方法等。

(三)按自动化程度分类

1. 信息自动获取 指临床护理决策支持系统可以通过传感器获取数据,不需要使用者通过手工的方式录入数据。例如,ICU 的信息系统直接从监护仪调取患者的生命体征数据。

2. 信息自动分析 指临床护理决策支持系统具有认知功能和推理过程,如有的糖尿病管理 CDSS 可以根据患者的各项参数和测得血糖值自动计算胰岛素的剂量。

3. 决策自动选择 临床护理决策支持系统可以根据患者的情况提出可能采取行动的建议,如 ICU 谵妄智能化护理系统可以根据患者是否发生谵妄和现有谵妄危险因素,提出个性化谵妄预防和干预措施的建议。

4. 行动自动实施 临床护理决策支持系统能够自动实施选择的行动方案或干预措施,如肿瘤临床护理决策支持系统可以将护理干预自动记录到护理记录单上。

第二节 护理决策支持系统的主要功能

NDSS 基于知识库或对临床数据进行挖掘分析,在符合护理实践规则的前提下提出护理诊断或护理问题、制订护理计划以及护理措施,在护理过程的各个环节给予决策支持。NDSS 的目的是为护士在护理现场提供必要的信息知识,帮助护士作出有效合理的护理决策,提高护理质量和效率。

一、护理评估与诊断支持功能

护理评估是护理过程的第一步,是一个有计划、有目的、有系统地收集患者资料的过程,为后续的护理诊断、护理计划制订提供依据。护理评估领域比较常用的是将护理评估量表构建为临床护理决策支持系统,系统根据输入的患者资料信息,自动作出推论,给出评估结论(即诊断)的建议,如疼痛、日常生活能力等的评估。例如,ICU 谵妄智能化评估系统,是将不同谵妄评估方法整合到谵妄评估系统中,用于帮助临床护士早期发现谵妄。护士开始谵妄评估前,系统会提醒护士根据患者的具体情况选择正确的谵妄评估方法。对于 ICU 患者,系统会提醒护士选择 ICU 谵妄意识模糊评估法或重症监护谵妄筛查量表进行谵妄评估;对于非 ICU 患者,则建议选用谵妄意识模糊快速评估法进行谵妄评估。护士根据系统的提示进行各评估项的评估并将评估信息输入系统,最后系统会自动显示评估结果,即患者目前是否发生谵妄,如图 9-1 所示。

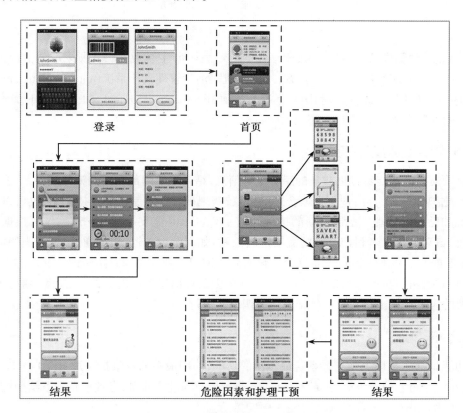

图 9-1　ICU 谵妄智能化评估系统

另有学者开发护理评估决策支持系统,将跌倒、坠床、康复、营养等评估量表植入系统中,再设计和编写逻辑推理程序,并整合到结构化电子病历中。护士通过点选表单、选项进行数据录入和采集,系统可智能化识别出患者发生跌倒、坠床等的危险程度,并能够根据各项护理评估分值自动生成动态评估曲线。

二、风险预测预警支持功能

1. 风险预测预警　通过分析护理问题的危险因素,建立风险预测预警模型,并植入 HIS 和 CNIS 中,系统通过自动抓取 HIS、CNIS 和其他系统中的相关信息,根据系统内植入的风险预测模型作出判断。例如,ICU 谵妄智能化护理系统可帮助护士预测谵妄发生的风险。护士只需在系统中输入患者的目前状况及谵妄危险因素情况,系统将自动进行谵妄风险评估并给出目前患者发生谵妄的概率。当患者发生谵妄的风险达到中度及以上时就会发出预警,如图 9-2 所示。

Note:

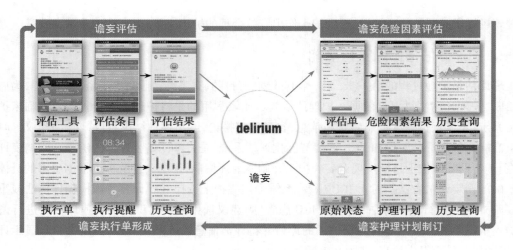

图 9-2 ICU 谵妄智能化护理系统

2. 病情进展预测预警 指通过动态匹配患者疾病诊断、主客观资料和所采取的治疗护理方案，为护士提供患者目前病情进展方向的建议。例如，抗凝治疗管理支持系统（anticoagulation management support system）可根据患者的疾病和国际标准化比值（international normalized ratio，INR），预测患者目前疾病治疗的发展方向。如果 INR 超出治疗目标值，系统就会给出预警。

三、护理计划制订支持功能

护理决策支持系统能够根据收集的患者基础信息，结合系统内部构建的策略模型，生成针对个体情况的个性化护理计划，再由护士选取合理的建议，实现护理计划制订的支持作用，也可以根据患者的特殊情况和已有的护理方案制订新的护理计划。例如，ICU 谵妄智能化护理系统可根据护士输入的患者信息，自动显示患者目前存在的谵妄危险因素（如视听力减退、机械通气、镇静剂的使用、活动受限等），并根据谵妄危险因素自动制订个性化的谵妄护理计划。再如有团队设计开发的出院计划护理决策支持系统，可以根据患者的具体情况，协助护士制订出患者出院后饮食、用药、随访等计划，并可根据患者的病情及护士每日评估的结果进行调整并执行。

四、查对功能

查对功能是临床护理决策支持系统最常用的功能，使用最多的场景是通过 RFID 技术，扫描患者腕带上的条码、药物上的条码等，并自动将患者、药物与医嘱进行核对，有效地减少了给药错误或护理不良事件发生率，保障了患者安全，提升了护理效率及质量。

五、提醒功能

提醒功能也是临床护理决策支持系统中使用非常普遍的功能。护理工作具有琐碎、繁重、突发情况多等特点，但护理措施实施通常有明确的时间要求。为了使护士能够在正确的时间实施相应的护理措施，现有的 CNIS 中大多设置了提醒功能。

六、警示功能

护理工作中，护士需要不断根据患者的各种信息作出准确的临床决策，这些信息可能来源于医院各种信息系统，如医生工作站、检验信息系统等，各系统中的信息随时都会进行更新，护士很难做到每次在信息更新时就能及时查阅各个系统中的信息。

临床护理决策支持系统的警示功能可以将各个系统中出现的与护理相关的异常信息以弹窗警示

的方式提醒护士,以帮助护士作出及时正确的判断和处理决策。例如,危急值警示,可通过设置简单的规则实现。当系统监测到相关数字超过预设值时就会报警,并提醒护士做相应的处理,如当血钾浓度低于 3.5mmol/L 或 3.0mmol/L,系统就会报警,提示医生护士注意补钾。再例如,某些 CNIS 增加了皮试模块,当医生开出某些药物的皮试医嘱后,如青霉素皮试,系统就会自动检索不同信息系统中的信息。如果检索到患者既往有青霉素过敏史,就会自动发出警示。

七、患者自我管理功能

随着互联网、移动终端、社交媒体平台的发展,以患者为用户的决策支持系统越来越多。例如,首都医科大学护理学院冠心病研究团队研发了冠心病患者个性化智能综合管理系统(intelligent individualized cardiovascular app for risk elimination,iCARE)。这是一种以患者为终端用户,以提高患者自我管理能力为目的的决策支持系统(图 9-3)。

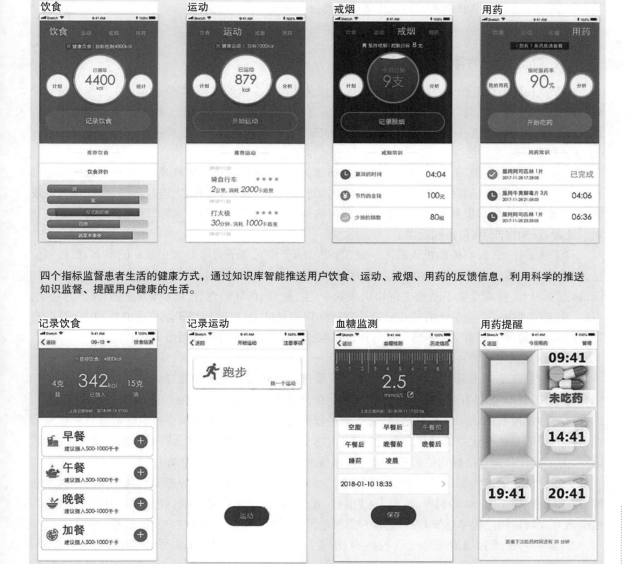

四个指标监督患者生活的健康方式,通过知识库智能推送用户饮食、运动、戒烟、用药的反馈信息,利用科学的推送知识监督、提醒用户健康的生活。

图 9-3　冠心病患者个性化智能综合管理系统

第三节　护理决策支持系统的工作原理与实现

某三甲医院急诊科的护士，刚刚接诊了一位79岁伴呼吸困难的患者。护士立即为患者测量生命体征，发现患者除呼吸困难外，还存在脉搏加快和血氧饱和度下降的情况，但暂未危及生命。因此，护士判断无须为患者进行气管插管。于是，护士通过抬高床头和给氧来缓解患者的呼吸困难，并连接心电监护仪进行心电监护；之后，对患者进行了全面的评估，提出护理诊断并制订相应的护理计划。

请思考：

1. 该护士是如何作出临床判断和临床决策的？

2. 该护士作出上述决策经历了怎样的思维过程？

3. 该护士在作出临床判断和临床决策时需要应用什么？

一、临床护理专家决策的理论基础

护士在长期护理工作中，从获取数据到形成信息并作出决策的过程，本质上是一个数据分析和处理过程；随着实践时间的延长，逐步提升为护理信息和知识（即护士的经验），并最终发展成为护士头脑中极为个性化的智慧。这一过程就是知识基础模型中的知识获取、处理、产生和传播的过程。

（一）知识基础模型

根据知识基础模型，人们在与周围环境互动时，会不断地获取新的信息或知识；知识处理则帮助人们重新定义和重组已有的知识库，并产生新的知识；然后将新知识向他人进行传播；得到他人的反馈后，又会获得新的知识并重新思考和探索获得的知识，再次启动知识的循环，即将获得的知识进行知识处理、新知识产生、传播和反馈。

对于新护士而言，当他们进入临床一线工作时，脑子中充满了无序分布和散乱的字节、数据和信息，随着临床实践经验的不断增加，这些无序分布和散乱的字节、数据和信息就形成了有序的整体知识，通过学习、实践和反馈不断地进行知识获取、产生、处理、传播的过程，新护士也逐渐成长为专家。因此，临床护理决策支持系统需要在已经建立的知识库基础上（此时相当于刚毕业的新护士），具有自学习的功能，通过学习和反馈不断地进行知识获取、产生、处理和传播，逐渐形成智慧。

（二）认知科学

护理专家在临床决策过程中，除了需要具有通过学习和实践获得并通过记忆储存在大脑中的知识和经验外，还需要具有通过思维活动，将储存在大脑中的知识和经验应用于解决新问题的能力。思维过程涉及所有的认知或智力活动，是认知过程的高级阶段。护理决策支持系统通过计算机来模拟护理专家的某些专业思维过程和智能行为（包括学习、记忆、思维、推理、认知等）来帮助护士决策。因而，为了设计和构建出成功的护理决策支持系统，需要理解护理专家的认知过程。

认知科学是研究人脑认知机制的一门新兴学科，研究内容从低层次的感知到高层次的评判性思维、逻辑分析和推理。认知科学是一门从"信息-处理"的视角来研究人脑、智力和行为的交叉学科，包括研究人脑认知过程中感知和推理，探讨思维的本质、知识的表示、问题解决、决策等。

1. 学习　护理领域专家通过学校教育、毕业后教育、阅读，参加培训、学术会议，思考和反思、研究、实践等途径获得知识，这一过程称为学习。学习的基本机制是设法把成功的表现行为转移到另一种类似的新情况中。护生在毕业后，需要通过终身学习不断获取新知识，提高和改进自己的护理专业能力、认识能力和智慧。因此任何具有智能的系统也必须具有知识获取能力和学习能力。

2. 记忆　护理专家学到的知识和获得的经验只有记忆在大脑中,才能积累和扩大自己的知识和经验,并且在需要时,可将这些储存在大脑中的知识和经验调取出来,用于解决当前需要解决的问题。由此可见,记忆包括 3 个基本过程,即信息进入记忆系统编码、信息在记忆中储存、信息从记忆中提取出来。

编码是记忆的第 1 个基本过程,把来自感官的信息变成记忆系统能够接收和使用的形式,一般而言,通过各种感觉器官获取的外界信息,首先要转换成各种不同的记忆编码。编码有不同的加工水平或不同的表现形式。例如,一个汉字,可以针对其字形结构、发音或含义,形成视觉编码、声音编码或语义编码。已经编码的信息必须在大脑中得到保存,才能在需要的时候提取出来。信息在大脑中的保存并不都是自动的,因此人在大多数情况下,必须想办法努力将信息保存下来,以便在需要时可以随时使用。因此开发护理决策支持系统也需要将数据和信息转化为系统能够接受的编码,存储于系统中,并在需要的时候能够精准调取。

3. 思维　是人接收信息、存储信息、加工信息及输出信息的活动过程,是认识的理性阶段。在这个阶段,人在感性认识的基础上形成概念,并用其构成判断(命题)、推理和论证。思维凭借人获得的知识和经验,能对没有直接作用于感觉系统的事物及其属性或联系加以反映,这是思维的间接性。例如,有经验的护理专家通过问诊和"望触叩听"等病情观察和评估手段获得患者的症状、体征信息,确定患者目前存在的主要健康问题。思维的间接性关键在于知识和经验的作用,因此,护理专家的思维是随着知识经验的不断获取和丰富而发展起来的。

由于临床护理决策支持系统通常需要应用已有知识对各种新情景(如不同患者的评估)作出合理或满意的决策,因此,在开发时需要充分分析护理专家在实现所开发临床护理决策支持系统功能的思维过程,才能确保开发的临床护理决策支持系统能够正确发挥其决策支持功能。

4. 推理　指从一个或几个已知判断推出一个新判断的思维形式。推理是理性认识阶段的一种逻辑思维形式,是人类思维活动的主要体现者。推理由概念组成的判断构成,但推理不同于概念和判断,推理依据客观事物相互之间的关系,能够从已知的判断推出未知的判断。推理是临床护理决策支持系统功能得以实现的关键要素,因此,理解推理过程有助于护士设计符合专业领域知识和护理专家经验的推理规则。推理分为演绎推理、归纳推理、反绎推理、类比推理。

(1)演绎推理(deductive reasoning):是一般到特殊的推理方法。推论前提与结论之间存在着必然的联系。数学公式的逻辑推理是演绎推理最常用的场景之一。演绎推理有三段论、假言推理、选言推理、关系推理等形式,其中三段论是最常用的演绎推理形式。三段论由两个含有一个共同项的性质判断为前提,得到一个新的性质判断。例如,高热患者需要进行物理降温,某患者正在高热,因此该患者需要物理降温。

(2)归纳推理(inductive reasoning):与演绎推理相对,是由个别到一般的推理,即根据已有的数据或事实,去寻找规律,由特殊具体的事例推导出一般原理、原则的解释方法。归纳推理普遍存在于人类认识活动中。人类在认识自然和社会现象过程中,都是通过认识个别,并对个别、特殊事物的总结,概括出各种带有一般性的原理或原则。归纳推理通常用于基于模型的 CDSS 中,系统通过机器学习、深度学习等方法,对输入的大量数据进行归纳总结,找到相应的规律。

(3)反绎推理(abductive reasoning):又称溯因推理,是由果溯因的过程,即针对目前的结果,通过给定的规则,在多个选项中推理出最佳解释的过程。因此,反绎推理适用于对一个给定的现象可能会有很多潜在解释集的情况,这种现象在护理实践中非常普遍。例如,某胸痛患者到急诊室就诊,导致其胸痛的原因可能是心绞痛、心肌梗死、主动脉夹层、心包炎、肺部疾病等。此时,分诊护士就需要根据患者的情况,提出一个假设,如心绞痛,然后根据规则可以得到一个推论"如果此患者胸痛是由心绞痛所致,那么胸痛持续时间不超过 30min。"如果该患者胸痛时间已经持续 2h,那么,这位分诊护士的推论就被证伪,就需要重新设立一个假设,以此类推,直到获得最佳解释。反绎推理可用于多学科综合型 CDSS 的推理。

（4）类比推理（analogical reasoning）：简称类推，是根据两个对象具有某些相同或相似的属性，通过比较而推断出它们在其他属性上也相同的推理过程。类比推理也是从观察个别现象开始，但又不是一种由特殊到一般的推论，而是由特殊到特殊的推论，因此不同于归纳推理。类比推理在护理决策过程中也有较多的应用，如基于案例的护理决策支持系统。类比推理包括：

1）完全类推：指两个或两类事物在进行比较的方面完全相同时的类推。例如，细菌性肺炎患者，由于肺部感染出现肺组织炎症和渗出而导致的呼吸困难，可以通过抬高床头和吸氧缓解。病毒性肺炎也是由于肺部感染出现肺组织的炎症、渗出而导致呼吸困难，因此可以推出病毒性肺炎导致的呼吸困难也可以采用抬高床头和吸氧缓解。

2）不完全类推：指两个或两类事物在进行比较的方面不完全相同时的类推。例如，肺炎患者由于肺组织的炎症、渗出而导致的呼吸困难，可以通过抬高床头和吸氧缓解。左心功能不全时也会导致肺部的渗出和呼吸困难，因此左心功能不全所导致的呼吸困难可能也可以通过抬高床头和吸氧缓解。但由于肺炎和左心功能不全是两种完全不同的疾病，只是在肺组织渗出导致呼吸困难这一点上是相同的，所以，这种推理为不完全类推。

5. **问题求解**　指由一定的情景引起的，按照一定的目标，应用各种认知活动和技能，经过一系列的思维活动，使问题得以解决的过程。

知 识 拓 展

认知任务分析与决策

掌握专家决策的认知机制对开发适用于临床护理工作的护理决策支持系统有至关重要的作用，认知任务分析（cognitive task analysis，CTA）可以有效帮助我们了解专家决策的认知过程。CTA 是一套捕捉专家在处理复杂问题时的知识、技能和处理能力的方法，具体执行该方法时，首先获取专家完成任务的整个流程，然后对每一个子任务过程进行深入剖析，观察每一个阶段专家是如何决策的，用什么样的思路来评估行动，怎样识别出潜在错误，通过不断的观察与分析，印证模型中每一个细节，让模型更为详细精确。最后绘出认知需求表，把每一个决策点罗列出来，并标注潜在错误的原因、结果以及如何预防等决策重点。

二、护理决策支持系统的实现

如前所述，护理决策支持系统可以通过基于规则（知识）或基于模型等多种不同方式实现。基于规则是目前护理中主流的 NDSS 实现方法，因此本节仅介绍基于规则的 NDSS 构建方法。基于规则的 NDSS 通过知识基础（包括知识库、规则库）、推理机、数据库、知识获取模块、解释模块和人机交互界面实现其决策支持功能。其中知识库、规则库、推理机是护理决策支持系统的核心组成部分，相当于人的大脑，进行高级认知活动。护理决策支持系统构架如图 9-4 所示。

1. **知识库（knowledge base，KB）和规则库（rule base）**　是护理决策支持系统求解护理实践问题的护理领域专门知识及其规则，为推理机通过推理求解问题提供所需的知识和所依据的规则。构建权威、全面、完整的知识库和逻辑正确的规则库是开发护理决策支持系统最

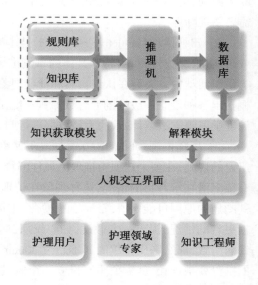

图 9-4　护理决策支持系统构架

关键的工作。知识库和规则库中的知识和规则来自护理专业教材、临床护理指南、文献中的循证证据、专家共识等，也来自知识获取模块。

规则通常采用"IF（条件）…THEN（结论）…"的产生式规则语句表示，以反映条件与结论之间的映射关系。采用该方法进行规则表达的优点是可以对单条产生式规则进行增添、删除或修改，而不用考虑它与其他规则的关系。其规则表达形式与人们求解问题时的思维形式非常相似，易于被人理解和接受。缺点是缺乏灵活性，不能很好地表示复杂及动态概念。这种规则已被广泛应用于医学护理决策支持系统的构建。

2. 推理机（inference engine） 是用来控制、协调整个护理决策支持系统的一组程序。在护理决策支持系统中，当护士输入患者信息后，推理机根据知识库中的知识和规则库中的规则，按照一定的推理策略进行查找、匹配，自动获得解决问题的方案、决策建议和提示等，因此，推理机制的恰当与否直接影响到护理决策支持系统的效率与效果。

3. 知识获取模块 知识获取是知识库能否不断更新和优化的关键，相当于人是否能够通过不断学习获取新知识或更新已有知识，通过实践不断积累经验，提升智慧。具有知识获取功能的护理决策支持系统可以扩充和修改知识库中的知识和规则库中的规则，实现系统的自学习。知识获取通常由知识工程师、护理专家与护理决策支持系统中的知识获取模块共同完成，知识工程师负责从护理专家那里抽取知识，并用适合的方法把知识表示出来。

4. 数据库 是按一定结构组织在一起的相关数据集合，包括系统初始数据、问题描述和系统运行过程中得到的中间推理数据、中间结果和最终结果等。在系统开始运行时，数据库中存放的是用户输入的初始数据，如患者的症状、体征、行为、实验室检查结果、治疗药物等，随着推理过程的进行，数据库中的内容不断增加。推理机根据数据库中的内容，从知识库和规则库中选择合适的知识和规则进行推理，并将得到的中间结果、推理过程存放在数据库中，当用户咨询问题解决方案如何获得时，这些中间结果和推理过程就可以为解释模块的回复提供依据，增加护理决策支持系统的透明度。

5. 解释模块（explanation module） 用于回答用户提出的问题，解释系统的推理过程。解释模块由一组程序组成，跟踪并记录推理过程。当用户提出询问需要给出推理过程的解释和如何得到问题的解决方案时，解释模块将根据问题的要求分别作出相应的处理，最后把解答用约定的形式通过人机交互界面输出给用户。解释模块是增加系统透明度、提升决策支持可信度的重要因素。

6. 人机交互界面 是系统与用户进行交流的界面。护理决策支持系统的运行，通常首先由用户输入患者的基本信息，回答系统提出的相关问题，触发系统通过推理机调用相关知识和规则进行推理，并将得到的答案、解决方案或建议输出到人机交互界面，实现与用户之间的沟通。例如，护士通过人机交互界面输入必要的数据和信息（提出问题），系统通过对问题进行推理得出相应的答案或对护士的提问作出的解释在界面反馈或显示给护士。

人机交互系统功能应至少包括：

（1）具有多种人机交互界面：常见的有菜单、窗口、命令及其他可视化技术。

（2）输入与输出转换：系统对输入的数据应能转化为系统可以理解和处理的命令或参数，输出的结果也应以便于用户（如护士）理解的方式输出。

（3）控制护理决策支持系统的有效运行：人机交互系统应该要将模型管理系统和数据库管理系统有机结合起来，并且能高效运行。

三、有效护理决策支持系统的基本要求

（一）知识库内容的正确性

护理决策支持系统的有效性将受到其知识库质量的影响，知识库是护理决策支持系统的基础和核心。知识库中的知识来源有多种途径，但是，如果不加评判地将所有相关知识都纳入知识库，临床护理决策支持系统就可能是基于不正确的知识和规则进行推理，那么，获得的问题解决方案和建议就

会与实际的、符合逻辑的、正确的解决方案相差甚远,使开发的系统不能投入使用,造成浪费;如果投入使用,会导致护士对护理决策支持系统产生不信任感,进而降低护士的使用意愿。因此,在构建知识库时,首先需选择权威性强、可信度高的知识源,如最新临床护理指南、循证证据、高质量文献等。在选择完知识库内容和制订规则后,需要邀请具有丰富临床经验的护理专家进行审核。另外,由于护理知识的更新和增长速度非常迅速,因此需要定期进行维护以及时更新知识库中的知识。

（二）友好性和实用性

快速录入和输出患者的信息是护理决策支持系统必备的功能。系统应具有直观、条理清晰、简洁的用户界面;支持扫描患者腕带自动输入基本信息,尽量减少手工输入。有效的护理决策支持系统应充分考虑各环节数据处理的实用性,如涉及多用户的护理决策支持系统,可以根据用户角色及任务的不同,定制不同的用户端,以满足不同用户在不同环节下的个性化需求,并对不同查询需求提供针对性的有效检索策略进行响应优化,以便在临床护理过程中为使用者提供实用的临床护理决策内容。

为了提高实用性,护理决策支持系统需要减少提醒、报警和警示的数量,去除不必要的提醒、报警或警示,以免对护士产生不必要的"噪声"干扰,造成"提醒疲劳""报警疲劳""警示疲劳",进而影响护士使用系统的依从性。另外,护士在日常工作中的决策贯穿于护理患者全过程,而目前临床上使用的护理决策支持系统以单项功能、单个规则为主,这是目前护理决策支持系统使用黏性不高、效果不好的主要原因之一。因此,在设计护理决策支持系统时,需要尽量考虑系统针对护理问题处理的全过程进行支持。

（三）可扩展性

随着收治患者的逐渐增多,以及使用者的数量增加,护理决策支持系统数据库中的数据量也会急剧增长,这要求护理决策支持系统要有近似无限可扩展的存储能力。更为重要的是,护理决策支持系统需要具有可以增加或修改知识库的功能,使知识库内的知识和规则能够得到及时更新和扩展。

（四）安全性和可靠性

由于护理决策支持系统中存储着患者的身份信息和用于决策的健康信息,因此,在设计护理决策支持系统时,要充分考虑采用哪些有效措施保障患者数据的安全和不可篡改、患者的隐私不被泄露。另外,护理决策支持系统的数据需要具有实时备份功能,避免数据的破坏和丢失,并且能够保证在意外情况发生时,护理决策支持系统还能正常运行。

（五）兼容性

有效的护理决策支持系统能够提供电子病历系统、医疗信息系统、药品管理系统、医嘱系统等系统的接口,顺利实现数据交换和资源共享,节约资源和空间。

（六）标准化和互操作性

护理决策支持系统是 NIS 的一部分,因此,在设计和开发护理决策支持系统时,需要考虑数据的标准化,以促进系统间的互操作性。然而,由于护理决策支持系统需要以其所解决护理问题的专业领域知识为基础,而目前对于护理领域知识的表示尚未形成统一的标准,因此,知识库的构建存在着很大的异质性,这种异质性不仅阻碍系统间的互操作性,增加开发和使用的成本,同时也阻碍知识和数据的再利用和形成新的知识。因此,在设计和开发护理决策支持系统时,要尽可能地使用标准化数据、标准化的服务界面,促进互操作性。

第四节　临床护理决策支持系统的构建

一、临床护理决策支持系统的构建过程

建立决策支持系统的过程,主要是获取、表示和利用知识的过程,包括 3 个方面的关键技术问题。

1. 知识获取　专家系统所需要的专门知识和推理能力存储在专家的大脑里,必须把这些知识提取出来,转化为计算机内代表的符号及数据结构。

2. **知识表示** 是指通过形式化的符号系统来描述和组织知识,使得计算机能够理解、推理和操作这些知识。它包括如何将现实世界的对象(如护理问题、护理评价指标、护理措施等)、关系、事件、概念及其属性表达为符号化的结构,以便计算机在解决问题和推理过程中能够使用这些结构进行有效的计算,并使得计算机能够有效存储、检索和推理这些知识。常用的知识表示方法包括本体、产生式规则、框架结构、语义网络等。

3. **知识利用** 应考虑如何设计推理机制利用知识来解决具体问题。目前 NDSS 常用的推理和控制策略主要有正向推理、逆向推理、混合推理、生成-测试控制、手段-目标分析及日程表控制等。

在知识获取、知识表示和知识利用中,知识获取无疑是最重要的环节,也是最关键和最困难的环节。

本节从知识库、数据库和推理策略简要介绍一个决策支持系统实例。

MYCIN 系统由美国斯坦福大学于 1972—1980 年开发,用于辅助医生为感染性疾病患者提供诊断和治疗建议,是一个在 AI 历史上占有重要地位的实用专家系统。该系统名称 MYCIN,是因很多抗生素药名都以 mycin 结尾而命名,其系统结构和技术极具代表性。MYCIN 系统采用基于规则推理的方法产生 350 种体现专家判断知识的规则,以模仿专家的推理过程。医生向系统输入患者的病史和各项化验数据,然后 MYCIN 运用系统的知识进行推理,作出诊断,并就如何用抗生素治疗疾病向医生提供治疗方案。该系统所追求的目标:①确定患者是否有严重的病菌感染需要治疗;②确定疾病可能是由哪种病菌引起;③判断哪些药物对抑制这种病菌可能有效;④根据患者的情况,选择最适合的药物。

MYCIN 系统由 3 个子系统和 2 个数据库组成,系统架构如图 9-5 所示。咨询系统相当于推理机和用户接口。当医生使用系统诊治疾病时,首先会启动这一子系统,此时系统会给出提示,要求医生输入相关的信息(如患者的姓名、年龄和症状等),再利用知识库中的知识进行推理,得出患者所患的疾病和治疗方案。解释系统主要用于回答用户的询问,在咨询系统运行过程中,可以随时启动解释系统,要求系统回答"为什么需要输入这个参数?""结论是如何得出的?"等问题。知识获取系统可以从专家那里获取知识,以不断丰富知识库的内容。系统中的所有信息都存放在动态数据库和静态数据库中。静态数据库存放着诊治疾病的知识,因此,它实际

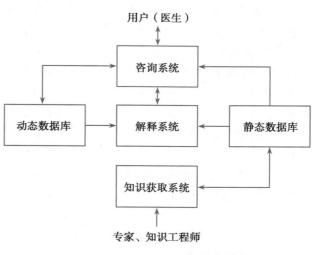

图 9-5 MYCIN 系统架构图

上是专家系统的知识库,在系统建成时一次性装入,在应用过程中跟随知识获取系统进行不断补充、修正;动态数据库存放着患者的相关数据,以及到目前为止系统所询问的问题、推出的结论等。

(一)知识库

MYCIN 系统的知识库主要用于存放诊断和治疗感染性疾病的领域知识,同时还存储了一些为方便进行推理所需的静态知识,例如,临床参数的特性表、清单、词典等。领域知识用规则表示,它的一般形式为"RULE***,IF<前提>,THEN<行为>",其中,"***"指规则的编号。该知识表示,如果<前提>成立,则执行<行为>所描述的动作。

例如规则:RULE 035

IF:

(1)这种微生物的革兰氏染色为革兰氏阴性,且

(2)这种生物的形态是杆状的,且

（3）这种生物的好氧性是厌氧的

THEN：

该病原体的鉴别名是拟杆菌，可信度为 0.6。

（二）数据库

1. 三元组　MYCIN 系统的数据库中的数据都用"（对象 属性 值）"的三元组形式描述。

（1）"对象"：又称上下文，是系统要处理的实体，MYCIN 系统中规定了多种不同类型的对象。例如，患者（PERSON）；当前培养物（CURCULS），表示当前从患者身上提取的培养物；先前培养物（PRIORCULS），表示先前从患者身上提取的培养物；当前病原体（CURORGS），表示从当前培养物中分离出来的病原体；先前病原体（PRIORORGS），表示从先前培养物中分离出来的病原体；手术（OPERS），表示已对患者实施的手术；手术药物（OPDRGS），表示手术期间给患者使用的药物；当前药物（CURDRUGS），表示当前给患者使用的药物；先前药物（PRIORDRGS），表示先前患者用过的药物；方案（REGIMEN），表示推荐的治疗方案。

（2）"属性"：又称临床参数，用来描述相应对象的特征。例如，"患者"的姓名、年龄、性别；"培养物"的提取部位；"病原体"的形态等。

（3）"值"：指相应属性的值，根据属性的不同类别，可以是一个或者多个。每个属性的值可以带有一个可信度因子（confidence factor，CF），表示对相应属性值的可信程度。CF 在 –1~1，CF>0 表示相信该属性取相应值的程度，CF<0 则表示不相信该属性取相应值的程度。

例如，"病原体-2 鉴别名 大肠杆菌（0.8）"，表示病原体-2 的鉴别名是大肠杆菌，可信度为 0.8。

2. 上下文树　MYCIN 系统中采用上下文树（context tree）来表示问题，一棵上下文树可构成对一个患者的完整描述。每当一次诊治咨询开始时，系统会首先询问患者的姓名、性别、年龄、症状等相关情况，并为该患者建立一棵上下文树。如图 9-6，表示当前从患者-1 身上提取了培养物-1，从中分离出病原体-1，对其使用药物-1 进行治疗；先前曾从患者-1 身上提取过培养物-2，从中分离出病原体-2 和病原体-3，对病原体-3 使用药物-2 和药物-3 进行治疗；对患者-1 进行手术时使用过药物-4。这棵上下文树，很明确地把患者-1 的相关培养物及其用药情况描述了出来，并且清晰地指出了哪种病原体来自哪一种培养物，对哪种病原体使用了哪种药物。

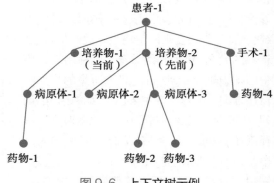

图 9-6　上下文树示例

（三）推理策略

MYCIN 系统采用逆向推理和深度优先的搜索策略。当 MYCIN 系统被启动后，系统首先会在数据库中建立一棵上下文树的根节点，并为该根节点指定一个名字 PATIENT-1（患者-1），其类型为 PERSON。PERSON 的属性为（NAME AGE SEX REGIMEN），其中，前 3 项属性都具有 LABDATA 特性，即可以通过向用户询问得到它的值。因此，系统向用户提出询问，要求用户输入患者的姓名、年龄及性别，并以三元组形式存入数据库中。REGIMEN 不是 LABDATA 属性，须经由系统推出，事实上它刚好是系统进行推理的最终目标，也是人们使用 MYCIN 系统进行咨询的根本目的。

例如，为了得到治疗方案，系统推理时首先用到的规则是 RULE 092。这条规则被称"目标规则"，反映了医生诊治疾病的决策过程，先确定患者是否有需要治疗的细菌性感染，再进一步明确引起感染的病原体，继而确定可抑制病原体的药物，最后选择出最佳的治疗方案。其内容如下：

RULE 092

IF：

（1）有一种需抑制的病原体，且

（2）可能还有其他需抑制的病原体,尽管他们还未从当前的培养中分离出来

THEN：

（1）给出能有效抑制病原体的治疗方案

（2）选择出最佳的治疗方案

OR ELSE：

指出患者不需要治疗。

二、临床护理决策支持系统的常用构建方法

（一）传统开发方法

1. 瀑布模型 是最早出现的系统开发模型,将开发工作分为制订规划、需求分析、系统设计、程序编写、系统测试和运行维护等 6 个基本活动,其开发过程严格按照线性方式进行,并且规定了它们以自上而下、相互衔接的固定次序,像瀑布流水一样,逐级下落。瀑布模型的核心思想是按工序将问题简化,为方便分工协作,将功能的实现和设计分开,即采用结构化的分析和设计方法,把逻辑实现与物理实现分开。

瀑布模型提供了系统开发的基本框架,每一项活动的输入都来自上一项活动的工作成果,每项活动完成后,都要评审该项活动的实施是否符合要求,符合则继续下一项活动;否则将返回到前面,甚至更前面的活动。

虽然瀑布模型对于系统开发具有一定的指导意义,但在实际开发过程中,用户对自己需求的描述大多是模糊多变的,同时系统应用环境亦多变,使传统的瀑布模型很难适应需求多变的系统开发。而且,瀑布模型在各个阶段之间极少有反馈,早期的错误可能要等到项目后期的测试阶段才能发现,因此只有在项目生命周期的后期才能看到结果,这增加了项目的风险。

2. 螺旋模型 强调了其他模型所忽视的风险分析,使得开发人员和用户对每个演化层出现的风险充分了解,继而作出应有的反应,进而消除或减少了风险可能带来的损害。螺旋模型的基本做法是在瀑布模型的每一个开发阶段前,增加一个非常严格的风险识别、风险分析和风险控制,把软件项目分解为一个个小项目。每个小项目都标识一个或多个主要风险,直至确定所有的主要风险因素。

螺旋模型具有 4 个象限。①制订计划:确定软件目标,选择实施方案,弄清项目开发的限制条件;②风险分析:分析评估所选方案,考虑怎样识别和消除风险;③实施工程:实施软件开发和验证;④客户评估:评价开发工作,提出修改建议,制订下一步计划。

传统的系统开发方法比较适合大型系统的开发。然而,目前国内很多企业的管理信息系统都是中小型的系统,其开发和维护常常面临着开发时间紧迫、人员不足、需求不断变化的窘境,传统的典型的软件开发方法通常难以应对这样的挑战。

（二）敏捷开发方法

20 世纪 90 年代,作为新型软件开发方法的敏捷开发方法开始逐渐引起人们的广泛关注。敏捷开发方法以用户的需求进化为核心,采用迭代、循序渐进的方式进行软件开发。进行敏捷开发时,软件项目在构建初期被切分成多个子项目,各个子项目的成果都经过测试,具有可视、可集成和可运行使用的特征。换句话说,就是把一个大项目分为多个相互联系,但也能够独立运行的小项目,并分别完成。在这过程中,软件一直处于可使用状态。敏捷开发方法强调开发人员和用户代表之间的密切配合,人与人之间面对面的交谈,经常性交付有价值的、已更新的商业软件,紧凑的、自组织的团队,以及回应需求不断变化的开发方式和团队组织方式。

具体的敏捷开发方法有很多,极限编程（extreme programming,XP）是较典型的敏捷开发方法。极限编程过程包括策划、设计、编码、测试和发布共 5 个活动。策划活动中有用户故事和迭代计划这两个任务。用户需求是通过一个个用户故事来逐步刻画的,用户故事的特点是时间、地点和人物都要具体,且越具体越好。设计活动通过简单的类-职责-伙伴（class responsibility collaborator,CRC）卡来实

现简单的功能设计。CRC卡是一个标准索引卡集合,每一张卡片表示一个类,类名在最上方,类的职责在左侧,类的协作关系放在右侧。编码活动通过配对编程实现,在配对编程过程中,代码由2位开发者共同完成,一个负责具体编码,另外一个负责单元测试和其他辅助任务,过一段时间再交换。测试活动是连续集成的。发布活动可通过控制策划阶段的迭代计划的任务工作量来控制发布进度,通常应该保证在每2周左右就有一个新版本提交给用户。

第五节 常用临床护理决策支持系统与未来发展

一、常用临床护理决策支持系统

(一) 基于规则的护理决策支持系统

1. 血糖管理决策支持系统 为规范管理糖尿病患者,对其进行血糖监测及胰岛素注射是必要且有效的监测和治疗方法。血糖监测便于护士能够及时发现患者的异常情况并及时实施有效护理措施,正确规范的胰岛素注射可防止患者皮下硬结的发生。构建血糖管理决策支持系统,可为临床护士提供决策辅助,便于正确规范地管理糖尿病患者。

(1) 系统架构:主要包括知识库、规则库、推理机及人机交互。系统将患者数据信息等与知识库和规则库内容进行分析、整合、对比,由推理机进行正向推理计算,产生决策方案信息,以动态或静态的方式呈现,供临床护士选择,进而完成决策支持过程。血糖管理决策支持系统架构见图9-7。

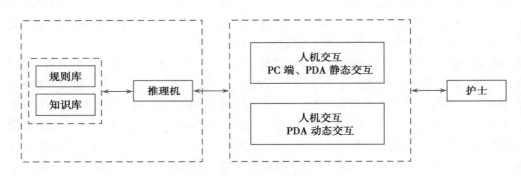

图 9-7 血糖管理决策支持系统架构

(2) 知识库:包括最新版糖尿病指南、血糖的正常值、低血糖和高血糖的异常值、血糖异常的临床表现、血糖异常的护理措施、胰岛素的使用说明及注意事项、胰岛素的注射部位、原则及注意事项等。

(3) 规则库:采用产生式规则表示。下面选择其中有代表性的规则介绍其构建方法。

RULE 1:

IF 血糖值<3.9mmol/L;THEN 系统中血糖数值显示黄色,并提示血糖过低。

RULE 2:

IF 血糖值为3.9~6.1mmol/L;THEN 系统中血糖数值显示绿色,提示血糖正常。

RULE 3:

IF 血糖值>6.1mmol/L;THEN 系统中血糖数值显示红色,提示血糖过高。

RULE 4:

IF 血糖值>6.1mmol/L;THEN选择患者现有症状体征:多尿、多饮、多食、虚弱、疲乏无力、全身不适、视物模糊、头痛等。

RULE 5:

IF 护士完成高血糖症状体征的勾选;THEN 推荐对应的护理措施:监测高血糖的症状体征,遵医嘱给予药物降糖治疗,予以糖尿病知识宣教,当血糖高于 13.9mmol/L,尤其是出现尿酮时,限制活动等。

RULE 6 :

IF 护士完成低血糖症状体征及护理措施的勾选;THEN 把结果自动导入护理记录。

RULE 7 :

IF 护士点击胰岛素注射部位;THEN 显示带有编号的部位:右上臂外侧 1、左上臂外侧 2、右侧腹部 3、左侧腹部 4、右大腿外侧 5 和左大腿外侧 6。

RULE 8 :

IF 护士点击右上臂外侧 1 ;THEN 保存记录。该区域呈现蓝色。

RULE 9 :

IF 再次点击胰岛素注射部位;THEN 显示 1 已注射,推荐注射左上臂外侧 2 的区域。

(4)推理机:在该系统中,当护士输入患者血糖信息后,推理机根据知识库中的知识和规则库中的规则进行查找、匹配,通过正向推理自动获得如异常血糖的症状体征及对应的护理措施等。例如,当护士输入测得的血糖值 5mmol/L 时,推理机将采用正向推理法,匹配规则库中的 RULE 2,进而产生系统中血糖数值显示绿色,提示血糖正常的决策方案信息。

(5)人机交互:分为静态交互和动态交互。

1)静态交互:①病区维度信息呈现交互。通过多个患者信息简卡模式呈现,登录 PC 端的主界面可清晰展示病区待测血糖患者(该类患者的简卡呈黄色),且信息自动实时更新,方便临床护士高效获取实时信息,同时可有效避免因人工筛选医嘱错误导致部分患者血糖监测或胰岛素注射医嘱漏执行、医嘱已停止但护士仍继续执行等问题。②单患者维度信息呈现交互。界面可视化呈现该患者的关键信息,如在 PC 端以表格的形式呈现某患者的血糖监测历史数据;以折线图呈现某患者血糖趋势图,直观地显示出患者近期血糖变化规律,为后续治疗和护理提供参考,见图 9-8 ;在 PDA 端以人形图展示患者已注射、禁止注射、适宜注射胰岛素的部位,见图 9-9。

2)动态交互:①判读交互。系统对输入的血糖值进行判读,以不同颜色体现,告知护士患者的血糖水平。例如,在 PDA 端输入患者随机血糖为 15mmol/L 时,数值显示红色,提示血糖过高。②预警交互。当患者血糖正常时,系统不做反应,若出现高血糖或者低血糖,PDA 端震动及响铃。③动态呈现交互。系统判读血糖水平后,自动推荐相关的症状体征,在护士勾选后,推荐对应的护理措施,为护

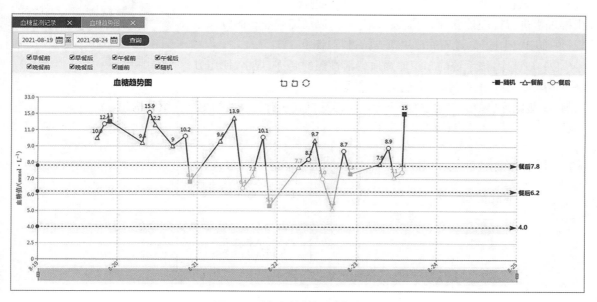

图 9-8　糖尿病患者血糖趋势图

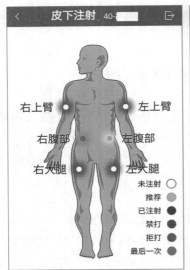
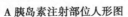
A 胰岛素注射部位人形图

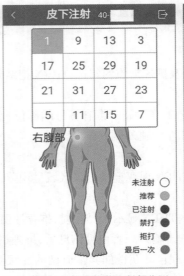
B 首次注射智能推荐注射部位图

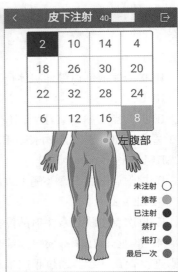
C 多次注射后智能提醒推荐图

图 9-9　胰岛素注射部位展示图

士提供决策辅助,见图 9-10。④警示交互。完成胰岛素注射后,若胰岛素剩余量不足 10 单位,系统将自动弹警示窗提醒"胰岛素余量不足",以便于护士提前做好药品准备。

2. **血管活性药管理决策支持系统**　血管活性药可改善血流动力学状态,恢复组织器官灌注,逆转器官功能损害,是重症患者重要的循环支持手段。临床上常用微量注射泵控制血管活性药的输注,以期达到精确、有效的用药。而实践中发现,如果静脉推注的药物流速、速率不准确,或者重复用药,会影响给药的准确性,甚至可能对患者造成伤害。基于此,设计开发了血管活性药管理决策支持系统,辅助护士实现对血管活性药智能化、精准化、精细化管理,保证用药安全。

（1）系统架构:主要包括知识库、规则库、推理机及人机交互。系统将患者数据信息等与知识库和规则库内容进行分析、整合、对比,由推理机进行推理计算,产生决策方案信息,以动态或静态的方式呈现,供临床护士选择,进而完成决策支持过程（图 9-11）。

（2）知识库:该系统的知识库为血管活性药的名称、规格、使用方法、用量、使用频率、药理作用、适应证、禁忌证、不良反应。

（3）规则库:采用产生式规则表示。下面选择其中有代表性的规则介绍其构建方法。

图 9-10　高血糖提醒及护理措施智能推荐图

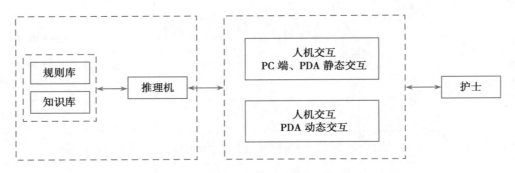

图 9-11　血管活性药管理决策支持系统架构

RULE 1：

IF 扫描药物二维码中的患者信息与手腕带二维码中患者信息匹配成功 AND 药物为血管活性药；THEN 跳转下一步。

RULE 2：

IF 扫描药物二维码中的患者信息与手腕带二维码中患者信息不匹配；THEN 弹窗警告，显示"核对错误，请重新查核"。

RULE 3：

IF 输入药物流速；THEN 按照（$\dfrac{剂量}{容量}\times$流速$\times 1\,000$）μg/（体重 kg$\times$60min）=速率μg/（kg·min）计算出药物输注速率的结果。

RULE 4：IF 按照公式计算；THEN 提取体温单中患者最近一次的体重 AND HIS 中医嘱开具的药物流速 AND 血管活性药的剂量 AND 医嘱开具的一组药的总容量。

（4）推理机：在该系统中，当护士输入患者信息后，推理机根据知识库中的知识和规则库中的规则进行查找、匹配，通过正向推理自动获得如药物二维码与手腕带二维码患者信息匹配或不匹配时，应该作出的对应决策。例如，当药物二维码与手腕带二维码患者信息不匹配时，推理机将采用正向推理法，匹配规则库中的 RULE 2，弹窗警告，显示"核对错误，请重新查核"的警示提醒。

（5）人机交互：分为静态交互和动态交互。

1）静态交互：主要为单患者维度信息呈现交互。界面可视化呈现该患者的关键信息，如在 PC 端以表格的形式呈现某患者的血管活性药流速修改的历史数据。

2）动态交互：①判读交互。系统自动判读药物二维码与患者手腕带二维码是否匹配。用 PDA 扫描药物二维码及患者手腕带，若两者匹配成功，系统会自动跳转下一步。②警示交互。当药物信息与患者信息不匹配时，系统弹警示窗提醒，显示"核对错误，请重新查核"。首次输注血管活性药时，通过扫描药品标签二维码，智能抓取 HIS 中的药品名称，生成"正在执行的药品数据库"。当续用同一种血管活性药时，扫描将续用药品的二维码，系统自动匹配"正在执行的药品数据库"内是否有相同的药品正在执行，如果有，系统界面将会弹出警示窗，提示"存在相同的药品正在执行，是否确认结束"，并显示正在输注的药物名称、剂量、条码号、执行时间、执行人，多重信息辅助护士进行核对，避免重复给药，见图 9-12。③动态呈现交互。系统可进行智能核对与计算，从双重流速及药物余量核对计算两个方面进行。双重流速核对计算：核对药品流速与速率进行确认，双重确认可防止泵速错误。当需计算核对速率时，系统抓取患者体温单最近一次的体重数据及 HIS 中该血管活性药的剂量、流速，以及一组药的总容量，根据规则库中的 RULE 3、RULE 4 进行药品速率的计算，节省护士计算的时间，提高准确度，见图 9-13。若医嘱中开具的药物流速出现变化，微量泵将自动调整速率。药物余量核对计算：给药后，系统将药品自动带入出入量统计模块，按每小时的速率扣减，并实时显示余量，见图 9-14。护士通过系统余量与实际余量的对比，可防止微量泵的流速故障，保证给药准确性。

（二）按照使用时间分类的护理决策支持系统

1. 护理诊断前和护理措施实施前临床护理决策支持系统　护理诊断前临床护理决策支持系统，如压疮风险评估决策支持系统，可辅助护士收集患者信息，作出正确的压疮风险等级评估。护理措施实施前临床护理决策支持系统，如护理排程决策支持系统，在护理措施实施前列出护士一个班次需要完成的护理措施并给予提醒，防止护士在繁忙的工作中延误或遗漏实施相关的护理措施。

2. 护理诊断中和护理措施实施中临床护理决策支持系统　护理诊断中临床护理决策支持系统，如基于护理程序的护理电子病历在对患者进行全面评估后，自动推送对应的护理诊断或护理问题，辅助护士准确进行护理诊断。以急性左心衰竭患者为例，若护士对其评估后，发现患者心电图改变、心动过速，此时系统会自动推荐该患者的护理诊断为"心输出量减少"。护理措施实施中临床护理决策

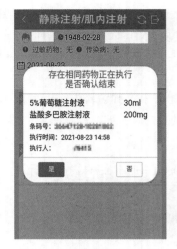

图 9-12　警示提醒示意图

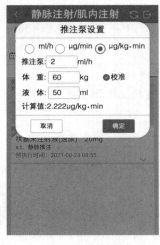

图 9-13　微量泵药物速率计算示意图

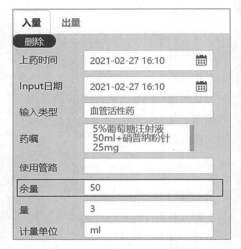

图 9-14　药液余量显示示意图

支持系统,如记录护理文书时,常常需要录入各类数据。对于数值型数据,预设正常范围或正常值,录入不符时,系统会自动弹框进行警示提醒。

3. 护理诊断后和护理措施实施后临床护理决策支持系统　如基于护理程序的护理电子病历在对患者进行全面评估后,自动推荐对应的护理诊断或护理问题,根据诊断推荐对应的护理计划和措施,完成护理诊断后决策支持。再如在静脉输液完成后,系统自动给出用药的注意事项、观察内容及出现副作用的处理方法等,完成护理措施实施后决策支持。

二、现有临床护理决策支持系统存在的不足

(一) 系统多应用于单一护理领域

目前设计开发的临床护理决策支持系统通常只针对护理领域中单一的问题提供决策支持,如风险评估,而且只是简单的提醒、警示等;尚未将系统的决策支持功能与护理程序过程很好融合,如根据护理评估智能推荐护理诊断,进而推荐护理目标及护理措施。

(二) 知识库建立与维护困难

知识库建设是构建临床护理决策支持系统的核心,知识库内容的丰富性、权威性直接影响着系统的应用效果。因此,构建知识库应严格按照循证护理标准,需要在制订严谨检索策略的基础上,广泛检索国内外文献。检索完成后,还需要对数量庞大的文献进行逐层筛选和质量评价,最终完全符合纳入标准的文献才能纳入知识库。可想而知,这个过程会耗费巨大的人力和时间成本。即使在初步建立好知识库后,后期进行维护时,又会遇到同样的问题。同时,由于知识库为人工建立,不能实时将最新的指南等纳入知识库,不能跟上护理知识不断更新的需求,可能会导致生成的决策支持过时而不适用于临床。

此外,现有护理知识是不断发展完善的,实际工作中,护士可以根据工作经验来填补缺乏的知识,从而得到一个解决护理问题的方案,但是计算机无法自动填补这一空白的知识,针对该问题,在系统中增设了知识获取模块来自动扩充、修改知识和规则,然而仍存在系统自组织、自学习的瓶颈问题。

(三) 护理术语不统一

标准化护理术语是护理信息化发展的关键问题,是撰写电子健康记录护理组分的基础,是护理信息实现交互的必要界面元素。现有的临床护理数据大多处于无序的原始状态,缺乏大量统一规范的语法、句法等,尚无统一的“金标准”可用于准确的护理过程记录,不但影响了数据的存储、交互及再利用,难以保证护理质量及工作效率的提高,而且阻碍了护理过程的标准化、流程化和自动化,妨碍了深度的数据挖掘工作,更无法达到优化资源整合的目的。由于我国尚未建立标准化护理术语,导致各

地区、各医院护理记录单形式各不相同,缺乏统一的书写标准,数据交互和共享较难实现。

(四)护理信息学人才缺乏

目前临床护理决策支持系统的开发模式主要以软件技术人员为主导,容易忽视临床中的实际问题及护士的真正需求,导致临床护理决策支持系统的规则不符合该系统的应用领域,不能促进护士的工作。由于护士需要承担繁重的临床工作,且信息化能力不足,因此参与程度、发挥作用有限,对系统认知不足,导致护士与系统之间的交互不良。

(五)护士过度依赖

护士可能会过于依赖临床护理决策支持系统生成的警示提醒和护理建议,而忽视了自己的批判性思维和临床判断能力。例如,当系统具有智能查核、警示提醒的功能时,护士可能会认为系统能捕捉到所有的差异和错误,而不去再次检查药物剂量;设置的警示提醒过于密集,可能导致护士产生警报疲劳,忽略报警信息,给患者带来风险。

(六)成本问题

目前,各医疗机构通常独立开发临床护理决策支持系统,不仅系统的开发实施和维护成本高,而且不利于开发基于模型的决策支持系统。此外,系统使用时产生的大量数据也对医院的软硬件提出了挑战,这在一定程度上导致系统应用支持率低。除资金成本外,一些医院可能没有足够的人力、时间进行系统开发、维护及培训。

三、临床护理决策支持系统的未来发展

(一)明确护理实践中的决策问题

面对临床工作中病情复杂各异的患者,要求护士快速精准地掌握患者当前所需的决策问题,才能精准施策。同时,只有明确认识到护理实践中的决策问题,才能在信息化的辅助下,制订针对性的护理对策,帮助护士快速认识问题,解决问题。

(二)明确决策的认知机制

构建决策支持系统除需要了解护理实践工作中的决策问题外,还需了解决策过程、诊断推理和批判性思维。只有清楚地掌握决策的认知机制,才能开发出适用于临床护理工作的决策支持系统,辅助不同级别护士正确安全地完成临床护理工作。

(三)开发具有多项功能的临床护理决策支持系统

尝试设计开发适用于多元、复杂护理实践中的 NDSS,将系统的决策支持功能与护理程序中的各项护理工作相结合,更加智能地辅助临床护士进行决策,提升护士面对复杂条件的护理能力。

(四)开发基于知识增强大模型的决策支持系统

随着大语言模型和多模态模型的快速发展,大模型已经成为当前人工智能的核心技术之一。然而,由于大模型的原理是基于预测,容易产生"幻觉"等问题,限制了其在护理领域的广泛应用,因此需要融合知识图谱等技术,训练知识增强的大模型,从而开发出更加智能化、决策能力更强的 NDSS,以实现实时、精准的临床护理决策支持,进一步提升护理工作的质量和效率。

(五)推进国内标准化护理术语建设进程

在国内组建护理专家团队,选择一套国际公认的标准化护理术语体系,结合我国国情进行本土化改良,或开发一套适合我国国情的术语体系,统一标准,实现国内护理术语标准化。

(六)创建培养护理信息师团队

针对人才缺乏这一局限,各单位可培养一支护理信息师队伍。选拔对护理信息感兴趣的护士,经由资深的护理信息教师培训,结合实践经验,独立开发、设计、测试适用于临床护理工作的决策支持系统,并对护士进行培训,促进护理从信息化向智能化发展。

(七)新兴科学技术的引进与融合

尝试将 5G、AI、虚拟仿真、物联网等新兴科学技术与护理工作、护理流程相结合,设计研发更加智

能化的临床护理决策支持系统来满足患者及临床护士的需要。

（八）建立合理的伦理要求及法律规范

建立明确的伦理要求及法律规范，明确界定系统开发商和系统使用者的使用权限及使用过程中数据的归属问题、隐私标准、数据安全性等，同时还要对大数据、物联网、AI 等领域进行合理监管。

（吴　瑛　陈　媛）

思 考 题

1. 某医院为提升新生儿疼痛护理质量，致力于构建基于该问题的临床护理决策支持系统，目前处于知识库建设阶段。护士应通过哪些途径做好知识库建设？后期如何实现知识与决策之间的联系？

2. 某医院开发了一款 ICU 谵妄护理决策支持系统。该系统主要包括谵妄评估、危险因素评估及智能触发的个性化护理措施。某日，护士小张在使用该系统评估完"危险因素"后，系统自动确定患者目前存在 2 个谵妄危险因素，即"呼吸道感染"和"机械通气"，并自动生成了该患者的个性化护理措施。但是，小张发现，在自动生成的个性化护理措施中有 2 个措施都是"观察患者呼吸状况"。请根据所学知识分析，该系统出现这个问题的可能原因有哪些？应如何对该系统进行改进？

护理管理系统

10章 数字内容

───── 学 习 目 标 ─────

知识目标:

1. 掌握护理管理系统的基本概念、主要作用、结构与功能。

2. 熟悉护理管理系统的应用概况和使用方法。

3. 了解护理管理系统各功能的工作原理及护理管理系统的未来发展趋势。

能力目标:

1. 能够运用护理管理系统处理简单的护理管理相关工作。

2. 能够识别护理管理系统使用过程中常见故障的原因,并解决有关故障。

素质目标:

1. 认同护理管理系统能够有效提升护理管理的科学性、高效性、准确性。

2. 在护理管理工作中,具有应用、优化护理管理系统实现护理管理信息化的意识。

随着网络信息技术的飞速发展,HIS 已成为现代化医院必不可少的重要基础设施及支撑环境。护理管理系统是建立在 HIS 下的子系统,作为 HIS 的重要组成部分,可实现对护理工作的动态管理,为护理部及各护理单元提供完整的管理和服务,对优化护理流程、提高护理工作效率、提升护理质量及满意度等具有重要意义。

第一节　护理管理系统概述

一、护理管理系统的基本概念

(一) 护理管理

护理管理(nursing management)指以提高护理质量和工作效率为主要目的的活动过程。WHO 对护理管理的定义:护理管理是为了提高人们的健康水平,系统地利用护士的潜在能力和其他相关人员、设备、环境和社会活动的过程。美国护理学专家吉利斯(Gillies)认为护理管理过程应包括:资料收集、规划、组织、人事管理、领导与控制的功能。归纳起来,护理管理就是对护理工作的诸多要素(如人员、时间、信息、技术、设备等)进行科学的计划、组织、领导、协调、控制,从而使护理系统有效运转,实现组织目标,并使护士的能力及素质得到全面发展的活动过程。

(二) 护理管理系统

护理管理系统是由计算机软硬件和医院网络通信组成,对护理管理部门及所属各部门的管理信息和业务技术信息进行采集、存储、传输、处理与加工等综合管理。护理管理系统可以快速收集、大量存储、灵活处理、检索显示所需动态数据资料,可以为护理部及各护理单元运行提供全面、自动化的管理及服务。

1. 护理管理系统的特征

(1) 面向护理管理决策:护理管理系统是继护理管理学理论、方法与护理管理实践之后的一个重要发展。它是一个为护理管理决策服务的信息系统,能够根据护理管理需求,及时提供所需要信息,帮助护理管理者作出决策。

(2) 综合性系统:护理管理系统是一个对护理工作进行全面管理的综合性系统。在建设护理管理系统时,可根据需要逐步应用人力资源管理、财务管理、业务管理等各领域子系统并进行综合,最终达到应用护理管理系统进行护理工作综合管理的目标。

(3) 人机系统:护理管理系统的目的在于辅助决策,由于决策只能由人来做,因此护理管理系统必然是一个人机结合的系统。在护理管理系统中,各级护士既是系统的使用者,又是系统的组成部分。在系统研发过程中,要正确界定人和计算机在系统中的地位和作用,使系统整体性能达到最优。

(4) 动态系统:护理管理系统是计算机软件,具有自己的生命周期。随着护理管理外部环境及内部条件的变化,护理管理系统也要不断更新维护来延长其生命周期。

(5) 现代管理方法和手段相结合的系统:护理管理系统要发挥其在管理中的作用,就必须与先进的管理手段和方法相结合,融入现代化的管理思想和方法。例如,护理管理系统融入根本原因分析法、品管圈等护理质量管理方法,以促进护理质量持续改进。

(6) 多学科交叉:护理管理系统从开发到使用需要涉及各学科内容,包括护理管理学、计算机科学等,这些学科的相应理论知识,构成护理管理系统理论基础。

2. 护理管理系统的基本要素　主要包括护理管理组织结构、流程、数据、规则与功能。从使用者角度主要关注流程,以流程为核心,通过流程贯穿其他要素;从开发者角度主要关注护理管理数据、规则与功能,以便于系统实现;从实施者角度主要关注护理管理组织结构与功能,以便于系统发布与实施。

（1）护理管理组织结构模型：护理管理组织结构关系包括岗位设置、岗位职责等。组织结构图是描述护理管理组织模型的一种常用方法，能清晰呈现护理管理各级领导关系、各岗位人员配备、职责分工等情况，是划分系统范围、进行系统规划的基础。

（2）护理管理流程模型：指护理管理工作业务流程，包括流程及流程间的关系、每个流程包括的活动、每个活动涉及的岗位等。业务流程需要业务流程图呈现，将护理管理工作中各种业务之间的关系及每种业务进行详细描述，使业务流程与岗位职责结合起来。

（3）护理管理数据模型：指护理管理系统中的信息载体以及对这些信息载体的详细刻画，如护理质量管理需要的相关报表。

（4）护理管理规则模型：指护理管理工作中的规则以及这些规则使用法则等。规则从影响的范围可划分为局部规则（如次月质控检查不得提前评分）与整体规则（如对各级管理人员权限设置）。护理管理系统规则一般隐藏在功能模型和流程模型中。

（5）护理管理功能模型：护理管理系统的功能与性能是使用者最关注的系统要素。分类可按分管工作类型设置，如人力资源管理、财务管理、业务管理等；或按功能类型分类，如计划录入、计划查看、数据导出、统计报表等。对功能的分类在不同层次可采用不同方法。功能与性能密不可分，笼统的性能需求没有任何实际意义，必须具体到某项功能需求来体现。

二、护理管理系统的主要作用

（一）护理管理系统对护理管理的作用

1. 促进护理工作信息现代化管理机制的建立　护理管理系统具有较强的数据处理功能，通过数据接口可以方便地实现各系统的数据共享和交换，使护理管理各类信息处于不断变化中，以实时提取、汇总、分析和处理，并用其来描述护理管理工作现状，帮助各级护理管理者确立管理目标、支持作出决策判断。

通过数据积累及分析，护理管理者可构建影响各护理管理领域的指标体系，从而建立护理工作信息现代化管理机制。例如，对于科室人力资源调整，护理管理系统通过对排班表、HIS 传输数据分析、计算各护理单元护患比、护士排班工时等数据，护理管理者可通过这些数据判断各科室实际人力资源现状，从而进行全院护士合理调配。

2. 规范、优化各项业务流程，实行护理质量全面管理　护理管理系统通过科学化管理，使各项护理管理工作得到全面梳理，使各项业务系统化、规范化。在此基础上，护理管理者可以更多对重点业务实行全面质量监管，做到全覆盖与重点监控并举。

例如，护理管理者在质量检查计划制订过程中，可将所有检查指标有计划地分布在每个月份，在每一次检查过程中系统对检查结果数据进行储存、汇总、计算、分析，并将结果以报表形式呈现，用于分析当前护理质量是否处于正常状态，可发现重点问题、重点护理单元、重点人群，在下一次质控计划中对这些内容进行重点监管。

3. 协调运作各个护理管理领域，提升工作效率　护理管理系统通过现代化计算机网络，使各领域、各环节的工作变成一个整体，相互协调。护理管理者如分管护理副院长、护理部主任可通过系统得到详尽的基层信息，各类信息无须由基层人员上报获取。应用护理管理系统可加快医院内部信息流动，提高信息资源利用率，同时促进信息的正确性、连续性、完整性、共享性及传输速度得到提升。

4. 推动护理管理工作的全面改革，改善患者结局　医院在实施护理管理信息化方案时，信息技术对护理管理工作的业务流程、组织结构及管理理念会产生很多影响。在应用护理管理系统前，管理者应深刻地认识到系统本身包含了很多管理思想，只有进行护理管理工作的全面改革，塑造信息化护理管理工作模式，才能实现目的。因此护理管理系统对护理工作过程重组起到关键作用，是护理工作过程重组的技术基础，也是护理过程重组成功的重要保证。

Note:

护理管理系统不仅对提高护理管理效率、降低成本具有显著作用，还具有更深层次的过程管控变革等作用。这些作用通过遵循信息规律，反查过程管控流程来实现。例如，某医院护理管理系统不良事件子系统通过对不良事件类型的分析，使该院护理管理者发现全年不良事件中住院患者烫伤时有发生，反查过程管控发现缺失预防住院患者烫伤管理制度及相关流程。由此通过对不良事件子系统进行原因分析，并有针对性地落实改进措施，如在风险评估系统中添加烫伤相关评估，可有效降低住院患者烫伤发生率，改善患者结局。

5. 实现护理管理者工作位置的分散化、移动化、虚拟化　指通过合理的网络安全管理，可实现在手机端、PC 端、院内、院外等多样使用环境中，对护理管理系统及配套手机软件的访问使用。护理管理者无须完全集中在一个工作地点，而是根据护理工作的具体情况分散在多个不同位置工作。

例如，护理管理者在质控过程中可以利用移动端在检查现场完成质控结果录入，无须在固定时间、地点完成录入；也可以在家中或差旅过程中处理公务，这种虚拟办公室随着护理管理系统的应用越来越普及。

（二）护理管理工作对护理管理系统的影响

护理管理工作组织结构及管理模式影响着护理管理系统。护理管理组织重组、人员调整、管理领域拓展、机制变化等会对护理管理系统结构和功能诸方面产生影响，因此，护理管理系统在理论和应用上应不断创新，具有适应变化的能力。

1. 护理管理工作目标决定护理管理系统开发目标　护理管理系统开发目的建立在护理管理工作目标之上，无论信息系统需求是什么、集成化程度如何、达到何种目的等，都应取决于护理管理者的决策，服务于护理管理的总体目标。因此，护理管理系统的功能体系和技术特点都应适用于护理管理的领域和目标。

2. 护理管理工作约束条件制约护理管理系统变革　护理管理组织结构和规模决定护理管理系统的开发规模和功能。护理管理系统的规模取决于护理管理组织结构的形式、规模与能力等因素。

护理管理工作模式不会一成不变，当护理工作流程、管理理念、管理机制等发生变化可能造成原有护理管理系统障碍，如果两者存在抵触，而这种抵触又不能通过管理上的调整和变革来消除，那就需要考虑改变护理管理系统以适应护理管理工作实际情况。否则，护理管理系统不但不能发挥期望的作用，还有可能给护理管理工作造成不便。护理管理系统需要适应这些约束。

3. 护理管理工作变化决定护理管理系统的适应性　护理管理工作外部环境变化和内部自身变化激发了护理管理者对护理管理系统需求的变化，从而促进护理管理系统的不断发展。

一般情况下，护理管理工作外部环境包括护理管理领域拓展、相关国家政策、法律法规出台等。护理管理工作内部环境包括医院内部护理管理组织架构调整、护理管理工作流程改变等。护理管理系统通过不断改进，保持与护理管理工作的一致性，持续满足护理管理工作内外部环境变化的需求。例如，某医院质控模式由二级质控检查模式变更为三级质控检查模式，其护理管理系统的质控检查模块也要随之进行调整。

三、国内外护理管理系统的发展历程

20 世纪 60 年代初，美国部分医院开始将大型计算机应用于医院管理；20 世纪 60 年代末，将计算机应用于护士管理。20 世纪 70 年代，美国对医院管理信息系统（hospital management information system，HMIS）进一步开发。欧洲大部分 HMIS 从 20 世纪 70 年代中期开始发展。日本也在不断对HMIS 各种功能进行开发升级，护理管理系统已得到广泛应用。

20 世纪 90 年代，我国 NIS 的研究方向开始涉及护理管理；2000 年起，我国护理管理系统研究发文量总体呈上升趋势，相关文献更新速度也在逐渐上升，在 2015 年文献更新速度呈现陡坡式增长。越来越多的管理者意识到，在大数据背景下，传统的护理管理模式显然已无法与护理信息化的发展相契合,护理管理信息化建设迫在眉睫。

《全国护理事业发展规划(2021—2025 年)》明确指出,充分借助云计算、大数据、物联网、区块链和移动互联网等信息化技术,结合发展智慧医院和"互联网+医疗健康"等要求,着力加强护理信息化建设。特别指出:建立基于问题和需求为导向,具备护士人力调配、岗位培训、绩效考核、质量改进、学科建设等功能的护理管理系统,逐步实现护理管理的现代化、科学化、精细化。此阶段,护理管理系统及护理管理信息化建得以迅速发展,其应用从采集积累原始数据,逐渐向数据深度挖掘和利用过渡。

目前国内护理管理系统主要应用于人力资源管理、物力财力资源管理、业务资源管理、护理服务管理等。尽管我国护理管理信息化建设已取得进步和突破,但由于不同地区经济、科技等发展不平衡,造成不同医院、地域间护理管理信息化建设程度参差不齐。此外,护理管理系统大多由医院和软件公司合作开发,根据医院自身需求进行构建,缺乏宏观规划和统一标准,多侧重于系统应用的便捷性,系统对大数据的深度挖掘有待进一步提高。

第二节　护理管理系统的功能与实现

 —————— 导入情境与思考 ——————

某医院预计在"5.12"国际护士节这一天为全院 1 000 余名护士发放护士鞋及护士服,护理部负责尺码统计工作。按传统工作模式,尺码统计人员需要各个科室上报不同尺码数量,并将各个科室尺码进行统计,如有更改需要逐级上报至护理部,并再次进行核对。护理部护士小王得知此项工作后,立刻与信息中心联系,由工程师在护理管理系统护士档案模块中增设鞋码、衣服尺码信息填写项,并增加筛选及统计功能,护士在档案中自行填写尺码后,系统可自行提取全院护士尺码数据,原本需要1~2d 的工作量在 30min 内完成。

请思考:

1. 还有哪些日常工作可以在护理管理系统中实现?

2. 该护理管理系统如何实现以上功能?

一、护理管理系统的指标体系

指标是一种量化的测量工具,基本特点是有效性、客观性、可量化,是对某一行为过程及结果的各个维度进行测量,进而实现对某一工作评价和监测的指南。指标体系是由若干个指标条目按照一定的规范和原则组成且具有某种内在结构的有机整体。建立科学规范的指标体系是护理管理工作中不可缺少的重要前提。由于护理管理系统内部结构的复杂性及形式的多样化,其指标体系的构建也需呈现出多层次、多维度的特点。

(一)护理管理系统指标体系信息项目标准化

护理学科信息管理指标体系是在"标准"的指导下,根据信息管理的目标要求,对相应信息管理系统中的每个管理"项目"进行概念的界定,确立其内涵"信息"之间的关系,并把所有的"信息项"依据自身作用和相互关系,按一定逻辑层次关系进行归纳整合,形成信息项集合。护理管理系统指标体系信息项目标准化工作,是依照信息管理法规并满足国家护理管理相关指导原则和护理服务工作标准及《医院分级管理办法》中对护理管理提出的各项规定与要求,在护理管理系统需求分析的基础上完成。护理管理系统具体包括对医院护理管理工作中涉及的人、财、物、业务存储方面信息项的标准化处理,是应用计算机语言编制医院护理信息管理软件的依据和基础工作之一,是系统的重要管理内容。以护士档案基本信息项为例说明如下(表 10-1)。

表 10-1　护士档案基本信息项

信息项名称	简要说明
职工号	指职工在医院的编号
档案编号	指护士的档案顺序号
姓名	指护士的姓名
身份证号	指护士身份证上的号码
性别	指护士的性别（GB）（1. 男　2. 女　3. 未填）
民族	指护士的民族（GB）
籍贯	指护士的籍贯（GB）
出生地	指护士出生于何省、市（县）、区（乡）（GB）
出生日期	指护士出生的年、月、日
家庭出身	指护士的家庭出身（GB）
婚姻状况	指护士的婚姻状况（GB）（1. 未婚　2. 已婚）
现在通信处	指护士的现在的通信联络地址，限 30 个汉字
电话号码	指护士的联系电话
邮政编码	指护士所在地区的邮政编码
学历	指护士的学历（GB）
学位	指护士的学位（GB）
毕业学校	指护士获得其学历所在的学校（GB）
所学专业	指护士在校学习的主要专业
入学日期	指护士入学的年、月、日
学习形式	指以什么形式学习（XT）
学制	指学习的年限
从事护理专业的日期	指护士从事护理专业的年、月、日
毕业日期	指护士毕业的年、月、日
工作日期	指护士参加工作的年、月、日
来院日期	指护士来医院的年、月、日
参加工作单位	指护士最初参加工作时所在的单位
所在科室	指护士现在工作所在的科室（XT）
何时转干	指护士由非干部转为国家干部的年、月、日

注：在所有的信息项中，凡属国家标准代码的指标以（GB）标识，凡属系统级标准的均以（XT）标识。

（二）护理管理系统指标体系构成

1. 护理管理系统指标选择的依据　护理管理系统中的指标主要来源包括：①国家卫生健康委员会医院管理研究所护理中心（简称护理中心）研发的适用于我国的护理敏感质量指标。②中国医院协会及省级卫生健康委员会发布的三级医院评审要求。③国家卫生健康委员会对优质护理服务的要求。④基于杜纳贝迪恩（Donabedian）提出的三维质量结构理论等。

2. 护理管理系统指标构建的基础　"结构-过程-结果"三维质量结构理论由美国学者杜纳贝迪恩于 1966 年首次提出。他指出评价医疗质量可从结构（structure）、过程（process）、结果（outcome）3 方面进行。在护理管理系统中,依次按照结构质量、过程质量和结果质量的顺序对每个环节进行有效控制,是目前护理管理最有效的办法。

(1)结构指标:是基本要素,由某项护理服务项目的各保证要素构成,相关指标包括人力资源系统的床护比、医护比、护患比、护士素质等。

(2)过程指标:是前馈控制,指人力资源管理子系统、财力与物力资源管理子系统等包含的指标,描述的是医疗机构动态运行的质量与效率,内容包括绩效管理、档案管理、物资管理等。

(3)结果质量:属于后馈控制,指通过护理管理系统的控制所产生的结果,用以判断结构与过程的实施是否成功,主要包括护理敏感质量指标、住院及门诊患者满意度情况,具体体现在护理管理系统运行下,护理工作质量的改变、不良事件上报数量的变化等。

3. 护理管理系统指标数据的提取　医院通过建立内部局域网,使得网络蕴含的通信、资料检索、客户服务等方面的潜力在医疗活动中得以充分发挥。护理管理系统通过外部接口与院内的 HIS、电子病历、移动护理信息系统等第三方系统数据互联互通,利用信息共享机制,采集与护理管理有关的数据,对各项数据进行挖掘生成指标,建立集中管理的共享数据库,提供业务数据统一存储和相互交换整合,打破"系统"壁垒,实现护理业务数据实时共享。

护理管理系统通过将原来分散、孤立、静态的信息整合为完整、连续、可共享的动态信息,提高了护理管理工作的准确性、客观性和持续性。并采用离线计算与实时计算相结合方式,利用智能数据分析工具,将孤立的数据集融汇成统一的数据流,结合机器学习和数据挖掘技术揭示护理管理系统各领域的总体情况及护理质量水平之间的关系,为临床护理管理提供辅助决策,提升护理质量。同时,在信息化平台的支撑下实现随时录入结果,实时抓取数据,后台自动计算数据,分析各类问题占比,进行各指标横向及纵向比较,实现质量指标数据的客观量化。具体如表 10-2 所示。

二、护理管理系统的功能

护理管理系统是 NIS 的重要组成部分,其主要任务是利用信息技术实现对护理活动的规范化、科学化、现代化管理。日常护理管理工作中,护理管理系统收集大量的信息,并将其以某种形式存储起来,帮助护理管理者对这些信息进行访问、分析、处理、加工和呈现,为护理管理者提供可汇总护理管理相关信息的报告。护理管理系统具有通用类型管理信息系统的基础功能,如信息处理功能、预测功能、计划功能等。同时,护理管理系统是由人力资源管理、财力物力管理、业务管理等子系统构成的综合系统,各子系统根据其特点也具有相应的功能。

(一)护理管理系统的基本功能

1. 数据处理功能　是管理活动的基本内容,也是护理管理系统的首要任务和基本功能。它包括数据的采集、加工、传输、存储、维护和使用等部分。数据采集就是将分散在各处的数据收集起来,录入到系统中。数据加工就是对杂乱无章的数据进行排序、转换、筛选等处理。数据传输就是将数据从一个地点传递到另一个地点,在传输中要注意数据的准确性和实时性。数据存储是将数据存储在数据库中,以便信息共享。数据维护是保证数据处于正常使用状态。数据使用是将经过处理得到的信息提供给使用者,为使用者服务。

2. 预测功能　指运用一定的数学方法、管理方法和预测模型,利用历史数据对未来可能发生的结果进行预测的工作,这是管理计划和管理决策的前提。

3. 计划功能　是利用护理管理系统的数据对各种具体工作进行合理的计划安排,如质控检查计划、会议计划等。这是协助各管理层高效工作的前提。

4. 控制功能　指通过信息反馈,对护理工作各环节、各部门的运行情况进行监测、协调、控制,保证护理工作良好运行,如利用护理质控趋势报表了解各护理单元护理质量情况。

5. 辅助决策功能　是运用运筹学的方法和技术,合理配置护理管理工作各项资源,及时提供反映护理工作现状的信息,为作出最佳决策提供科学依据。

表10-2　护理管理系统指标体系

三维质量结构	指标类别	指标名称	指标描述	护理管理系统			其他数据系统	
				子系统	功能模块	提取数据	系统名称	提取数据
结构指标	国家护理敏感质量指标	床护比	指统计时间内提供护理服务的单位实际开放床位数与所配备的执业护士人数之比	人力资源管理	档案管理	执业护士总人数	HIS	实际开放床位数
		某级别护士比	指统计时间内某级别护士人数占同期护士总人数的百分率			同期某级别护士人数		
		护士离职率	指在一定周期内,某医疗机构中护士自愿离职人数与统计周期内执业护士总人数的比率,是反映护士流动性与稳定性的重要指标			同期护士自愿离职人数 统计周期内执业护士总人数		
		平均每日护患比	指统计时间内当班责任护士人数与其负责照护的住院患者数量之比		岗位管理	同期每日各班次责任护士数之和	HIS	同期每日各班次患者数之和
		每住院患者24h平均护理时数	指平均每日每位住院患者所获得的护理小时数			同期住院病区执业护士上班小时数	HIS	统计周期内住院患者实际占用床日数
	护理质量管理指标	护士空缺率	指统计时间内医院护士空岗位数占护士总岗位数的百分率			同期护士岗位空缺数 统计周期内医院护士总岗位数		
过程指标	护理质量管理指标	常规指标	用于日常护理质量管理的指标,如病房管理合格率、消毒隔离措施落实率、护理文件书写合格率等	业务资源管理	质量安全管理	质控检查结果		
		专科指标	用于专科护理质量管理的指标,如手术标本合格率,手术室安全检查合格率,手术至安全核查执行率等			质控检查结果		
	绩效管理指标	工作强度	按照护理工作强度系数,对工作时长、护理患者数量、护理项目操作数进行量化	人力资源管理	岗位管理	工作时长	HIS 移动护理	护理患者数量 护理项目操作数

续表

三维质量结构	指标类别	指标名称	指标描述	指标构成				
				护理管理系统			其他数据系统	
				子系统	功能模块	提取数据	系统名称	提取数据
过程指标	绩效管理指标	护士能级	按照护士能级系数，对护士工作年限、护士层级、专业职称、学历学位进行量化	人力资源管理	档案管理	工作年限 护士层级 专业职称 学历学位		
		工作质量	按照护理工作质量系数，对护士岗位职责考核、患者满意度、不良事件进行量化	业务资源管理	岗位管理	岗位职责考核		
					护理服务管理	患者满意度		
					质量安全管理	不良事件		
		自我管理	按照护理自我管理系数，对护士继续教育、学分达标、科研业绩、获奖荣誉情况进行量化		日常业务管理	继续教育 学分达标 科研业绩 获奖荣誉		
	财力、物力资源管理指标	护理成本	指在给患者提供诊疗、监护、防治、基础护理技术及服务的过程中的物化劳动和劳动消耗	业务资源管理	日常业务管理	仪器与设备维护	财务系统	工资
							后勤系统	供应物品
结果指标	国家护理敏感质量指标	住院患者压疮发生率	指统计周期内住院患者压疮新发病例数与统计周期内住院患者总数的百分率	业务资源管理	质量安全管理	同期住院患者压疮新发病例数	HIS	统计周期内住院患者总数
		住院患者跌倒发生率	指统计周期内住院患者跌倒发生例次数（包括造成或未造成伤害）占同期住院患者实际占用床日数的千分率			同期住院患者跌倒发生例次数	HIS	统计周期内住院患者实际占用床日数
		住院患者跌倒伤害率	指统计周期内住院患者中发生跌倒伤害例次数占同期住院患者中发生跌倒例次数的百分率			同期住院患者发生跌倒伤害例次数 同期住院患者跌倒例次数		

Note:

续表

三维质量结构	指标类别	指标名称	指标描述	指标构成				
				护理管理系统			系统名称	其他数据系统
				子系统	功能模块	提取数据		提取数据
结果指标	国家护理敏感质量指标	住院患者身体约束率	指统计周期内住院患者身体约束日数占同期住院患者实际占用床日数的百分率	业务资源管理	质量安全管理	同期住院患者身体约束日数	HIS	统计周期内住院患者实际占用床日数
		导尿管相关尿路感染发生率	指统计周期内留置导尿管患者中尿路感染发生例次数占同期导尿管留置总日数的千分率			同期留置导尿管患者中尿路感染发生例次数	HIS	统计周期内患者导尿管留置总日数
		呼吸机相关性肺炎发生率	指统计周期内呼吸机相关性肺炎发生例次数占同期有创机械通气总日数的千分率			同期呼吸机相关肺炎感染发生例次数	HIS	统计周期内有创机械通气总日数
		非计划拔管率	指统计周期内住院患者某导管非计划拔管例次数占同期某导管留置总日数的千分率			同期某导管非计划拔管例次数	HIS	统计周期内某导管留置总日数
		中心血管导管相关血流感染发生率	指统计周期内中心血管导管相关血流感染发生例次数占同期中心血管导管留置总日数的千分率			同期中心血管导管相关血流感染发生例次数	HIS	统计周期内中心血管导管留置总日数
	护理服务指标	患者护理工作满意度	是患者从自身角度出发，对在医院接受护理和服务进行的主观评价	护理服务		住院患者护理工作满意度 门诊患者护理工作满意度		

Note:

（二）护理管理系统的子系统功能

1. 护理人力资源管理系统　人力资源管理系统指充分调动、收集、整理一切可利用的信息数据资源，利用现代信息技术的网络化、智能化、数字化特点，通过对物资流、资本流、人才流、信息流等要素的科学分析，推动人力资源管理向更深更广层次发展，提高护理人力资源管理影响力。护理人力资源管理系统全面管理人力资源和薪资数据，具有灵活的信息处理功能，使传统护士编配方法导致的护理人力资源分配失衡问题得到有效解决，使"非责任制""超负荷工作"等不良状况得到不同程度缓解，实现了护理人力资源动态、合理调配，护理效率有效提高，护士工作满意度逐步提升。护理人力资源管理系统包括护士档案管理、岗位管理、绩效管理等功能模块。

（1）护士档案管理：是护士职业发展的说明书，完整记录护士从入职开始到职业生涯结束的动态变化。护士档案管理子系统主要记录和管理护士各种信息及信息变动情况，如护士基本信息、工作经历、教育过程、护士执照、专业发展、继续教育、科研成果及业绩等信息，并提供多维度的统计分析功能。系统通过数据处理功能，将护士档案及岗位管理中各类信息进行数据采集、加工，以使用者所需要的不同维度进行数据筛选及呈现，如系统通过采集、筛选全院护士的学历、职称、层级等信息，为护理管理者呈现全院护士学历、职称、层级的分布情况，使护理管理人员了解全院护理梯队建设现状。

（2）岗位管理：主要包括护理岗位设置、排班、考勤管理等内容。科学合理的岗位管理影响护理工作质量，可降低人力资源运营成本及护理风险。系统可对排班表护士班次、工时数据进行采集，并将HIS的患者数据传输至护理管理系统，对数据进行加工后运用可视化数据报表呈现各护理单元护理时数、床护比、护患比等指标，实现系统预测功能，对护理人力资源进行预警提醒，为管理者人力调配提供依据。同时，系统功能应考虑管理者操作便捷性，如在排班界面增设班次复制、循环等功能。

（3）绩效管理：指为了达到医院发展战略目标，各级管理者和护士共同参与绩效计划制订、绩效实施辅导、绩效考核评价、绩效结果应用、绩效目标提升的持续循环过程。科学合理的护理绩效考核评价体系应对护士工作量、工作效率、工作难度等方面进行全面考量，传统人工计算方式难以满足各维度考评指标的统计，将护理绩效考核评价体系融入信息化系统，使护理绩效管理更加科学、高效，最大限度地调动护士积极性，如将护理绩效中各类护理操作项目的绩效权重进行数据维护，同时传输移动护士执行医嘱信息，通过数据处理，呈现每位护士每日医嘱执行数量，并通过权重分布统计了解每个护理单元从事护理操作的风险级别，实现对护士工作量、工作效率、工作难度的科学、全面考量。同时将多个个人绩效数据整合为护理单元绩效数据，并有效存储完整信息供查询及生成报表。

2. 财力物力资源管理系统　护理财力物力管理主要包括护理成本管理及科室物资管理。随着医院管理成本化意识不断提升，越来越多的管理者认识到护理成本管控的重要性。护理成本管理主要包括人工成本（护士薪资、奖金分配）、材料成本（卫生材料、低值耗品）、设备成本（固定资产折旧及维修）、药品成本（消毒灭菌等）、作业成本（卫生业务、洗涤费用）、行政管理成本、教学科研成本等综合要素。科室物资管理是根据医院成本核算管理要求，实现科室物资专业化、信息化、全程化管理，为护理单元全成本核算提供可靠依据，实现安全使用和统一管理的目标。

财力物力资源管理系统是以成本管理为目标，借助信息化手段，实现对护理成本、护理收益、物资使用等项目的综合管理。以不增加护理管理者工作量为前提，对护理财力与物力资源相关数据进行自动采集、处理和分析，能有效提升对护理财物的实时监控能力和科室内控能力。财力物力资源管理系统目前主要涉及医院财务、后勤部门数据的采集，系统功能主要体现在护理成本查询、分析等，如护理直接、间接收益的记录、查询与统计分析功能。

3. 业务资源管理系统　业务资源管理是对各项护理业务工作进行计划、组织、领导、协调、实施、控制，提高护士专业服务能力、工作效率和工作质量，满足社会健康服务需求。

（1）继续教育管理：通过互联网、计算机、多媒体、虚拟教室等多种形式进行护士继续教育管理，脱离传统教育方式，建立远程、多维度、资源共享模式。该子系统主要包括护理教学资源管理、护理教学任务管理、在线培训管理、在线考核管理、数据分析，以及文本、视频、音频、动画等可视化呈现功能。

Note:

系统开发人员依照医院要求设置课程发布条件,如部分医院通过护士层级、职称进行课程设置,系统开发人员将这些规则嵌入系统,系统通过规则要求抓取护士层级、职称、专业等条件进行课程自动发布,实现教学管理员为不同人群下发个性化学习任务。在线考核管理是继续教育管理子系统中的重要组成部分,具有题库批量导入、查询、编辑、审核的管理功能;对题库试题随机组卷,按不同科目、知识点、难易程度百分比、章节所占权重进行智能组卷的功能;考试过程防作弊、检测试卷、保存试卷,对考核结果进行成绩排行、导出、归档的功能;并对培训及考核相关数据进行处理统计,如继续教育课程的学习人数、学习次数、学习时间、学习完成率、学习通过率、在线考核的通过率、考核成绩分布、科室成绩分布等的统计分析,通过数据统计分析结果了解各护理单元的学习状态及知识掌握情况。

全面的继续教育管理子系统包含多个功能,实际应用中会根据护理部门及护士的使用而灵活改变。系统的应用并非直线式逻辑,而是闭环模式,通过不断提供新的教育课程来安排专业课程学习,通过学习数据的反馈探讨教育课程效果,改进新的教育课程,再进入新一轮循环。

(2) 护理质量安全管理:是护理管理工作当中最重要的一部分,将信息化广泛应用于护理质量的控制与评价,是现代护理思想、方法和手段的集中体现。护理质量安全管理子系统的应用使护理管理者可以随时、准确调取与护理质量相关的信息,为护理管理者提供有效支持决策,为临床护士迅速提供有效信息反馈,使护士及时了解和分析工作中存在的不足,采取管理对策以减少工作失误,提升护理质量。

护理质量安全管理子系统主要包括护理文件管理、质控管理、不良事件管理等功能。护理文件管理功能包括护理相关制度、工作流程、行业标准等文件的录入、存储、发布及查阅,护理管理者将护理制度录入发布至系统中,系统进行文件存储,并可采集全院护士阅读情况。护理制度、工作流程、行业标准等有效执行依靠日常的护理质控,因此质控管理是整个子系统中不可或缺的部分,它的功能涵盖各项查检标准录入、质控计划制订、质控结果输入及质控相关数据分析。具体体现在通过数据维护实时更新查检表单并提供反馈机制,以保证内容的优质可用,最终构建查检标准管理库。护理管理者依据系统设定的身份、层级、质控范围等规则,进行质控检查并进行问题录入。通过多层级质控管理,系统完成质控管理的数据收集统计,应用柏拉图、品管圈、追踪法等质量管理工具及多维度的数据分析实现护理质量数据直观清晰、客观量化。系统具有查阅功能使护士可随时浏览护理质量标准对标自己日常护理工作,也可及时查看自身存在质控问题,使护理质量持续改进向深度、精细化发展。不良事件管理功能具有完整的上报和审批流程,管理人员将不良事件进行分类,如住院患者给药错误、压力性损伤、跌倒/坠床、药物外渗、烫伤、非计划性拔管、失禁相关性皮炎等,并设计填报表具体内容,如事件发生的原因、过程、高危环节、途径、相关因素等。软件开发人员将其嵌入系统后,护士可依照时间、不良事件分类在系统中选择相应表单进行填报,各级管理层对填报内容进行查阅、审核。系统通过填报内容进行数据采集、抓取,通过数据处理功能,呈现全院不良事件在时间、空间等分布情况。

(3) 护理服务管理:患者满意度调查是护理服务管理的重要内容,是帮助护理管理者改进护理服务质量、缓解护患矛盾、达到患者满意目标的有效途径。信息化支持的满意度调查是将护理质量、护理环境、护士服务态度等问题转换成问卷形式嵌入系统,护理管理系统与 HIS 对接,当医生开具"出院"医嘱时,系统自动发放满意度调查问卷,并多维度呈现满意度调查结果,如各护理单元满意度排行、影响满意度主要因素等,使护理管理者根据护理单元及相关因素及时进行整改。

三、护理管理系统的结构

(一) 护理管理系统的基本结构

护理管理系统有 4 个基本组成部分,即信息源、信息处理器、信息用户和信息管理者,见图 10-1。其中,信息源即信息本体,各种类型的信息本体进入信息处理器后经过处理加工,产生更有价值的信息提供给信息用户使用。信息用户是信息的使用者,通过分析和应用信息进行决策。例如,护理质控过程中产生的原始数据,即数据源,经过信息处理器最终生成质控报表呈现给各级护理管理者,护理管理者通过数据分析进行下一步工作部署。信息用户在系统使用过程中将问题及需求反馈至信息管理者,信息管理者负责信息系统的设计和实现,并负责信息系统的维护和协调,保证护理管理系统正常运行和使用。目前多数医院信息管理者由医院信息中心或软件开发公司工作人员担任,部分医院专设信息化专科护士参与信息管理工作。

（二）护理管理系统的层次结构

划分系统的层次结构,就是将整个系统分为若干管理层次,并在每个层次上建立若干功能子系统,或将子系统依据层级进行功能权限分配。多数管理信息系统会根据各管理层处理的内容和决策的层次将管理活动分为三个层次,即决策支持层、管理控制层及运行控制层,护理管理系统亦是如此。一般而言下层系统的处理量较大,上层系统的处理量相对较小,形成一个金字塔结构（图 10-2）。

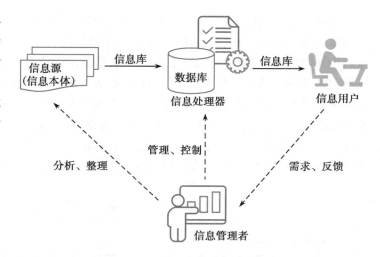

图 10-1　护理管理系统基本结构

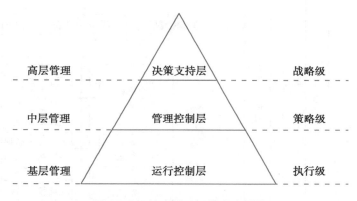

图 10-2　护理管理系统层次结构

1. **决策支持层**　支持战略级管理,该层次信息管理的任务是辅助高层管理者根据内外部环境信息确定和调整工作目标,编制长期计划,制订行动方针等,对护理工作过程进行监督,并进行统计分析和预测,调整内部工作,并向上级部门报告。该层管理活动所涉及的是医院护理工作的总体目标及长远发展规划,所以需要广泛的数据来源。此外,由于决策支持层提供的信息是为护理管理工作制订发展规划服务的,所以该层具有高度的概括性和综合性的特点。系统中的决策支持层主要面向医院内护理高层管理人员,如护理部主任,以便于其根据数据作出管理决策。

2. **管理控制层**　支持策略级管理,属于护理工作的中层管理,该层信息管理任务是辅助中层管理者根据护理工作的整体目标和长期规划,制订中期计划,分析、评价、预测护理工作现状及发展趋势,检查和修改计划,向高层管理者提供相关信息。其主要面向各项护理业务的负责人,为他们提供所需要的信息,以支持他们在护理管理过程中能正确地制订各项计划及了解计划的完成情况。管理控制层所提供的信息主要包括决策所需要的模型,各部门的工作计划和预测,计划执行的数据报告,问题分析评价,以及对各项查询的响应。

3. **运行控制层**　支持执行级管理,属于基层管理,基层管理活动包括作业控制和业务处理。基层管理按照中层管理活动制订的计划与进度,具体组织人力、物力去完成上级指定的任务。因此,运行控制层管理信息处理过程较为稳定,可以按照预先设计的程序和规则进行相应的信息处理。该层次主要面向基层管理人员,如护士长,一般具有的信息处理方式包括事务处理、报告处理和查询处理。

（三）护理管理系统的技术架构

构建护理管理系统综合架构,有利于护理管理系统建设的总体规划及系统软件模板设计,一方面可以避免系统反复开发造成的医院人力、财力的浪费,另一方面可以减少信息丢失,提高系统的使用效率。基础设施层即系统的支撑环境,包括硬件支撑环境和软件支撑环境两部分。护理管理系统依托计算机、移动终端等设备,充分利用现代信息技术中的网络技术、通信技术、数据库技术,并将这些技术集成,搭建网络架构,为现代护理管理系统提供技术支撑。基础业务层根据护理管理工作业务需求将护理信息按一定逻辑层次关系进行归纳、整合,形成各子系统。各子系统根据功能需求结合医院现有 HIS、移动护理等系统中丰富的信息资源进行数据采集,建立自己的专用数据库,而对共享程度较高的数据形成公用数据库,以便于实现子系统之间的信息交换和共享。如图 10-3 所示,每个子系统都是在基础业务层进行业务处理形成执行数据,再通过数据处理功能将处理后数据流向管理控制层和决策支持层,以满足中层的管理控制及高层的决策分析需求。值得注意的是,决策支持层发布的决策分析同样将影响管理控制层及基础业务层的执行以此来实现智能闭环形式的护理管理。

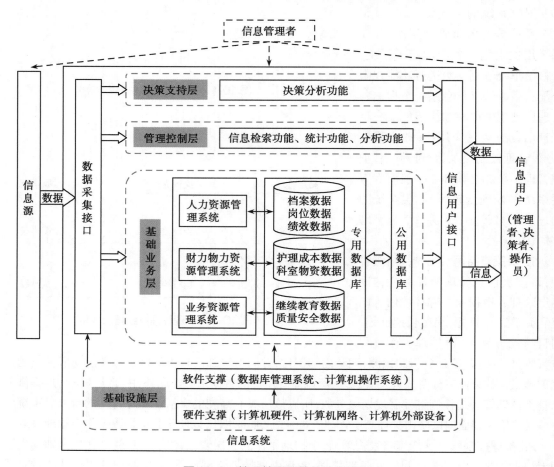

图 10-3 护理管理系统的技术架构

本节以跌倒不良事件管理来介绍护理管理系统的技术架构,以促进对护理管理系统与护理业务及信息技术直接联系的理解。

护士在护理管理系统中进行患者跌倒不良事件填报,填报所需要的患者基础信息如姓名、年龄、诊断等项目,并通过数据接口由 HIS 端传入自动生成至填报表中,护士相关信息如姓名、年龄、职称、岗位等项目直接由护理管理系统档案管理模块通过公用数据库共享至填报表单,其他项目如事件发生经过等则由护士填写形成执行数据。以上数据由基础业务层通过系统架构流向管理控制层,管理控制层的信息用户如不良事件管理工作组负责人将对此不良事件进行处理。不良事件管理工作组负责人所需要的数据可能不仅是这一例事件,还需要全院跌倒事件的发生率、全院跌倒事件的影响因素等数据,这时管理控制层通过对数据库综合检索、统计、分析功能满足管理人员需求。对于决策支持层信息用户,如护理部主任,他需要综合性更高的数据以支撑其作出管理决策。值得注意的是,决策支持层所作出的决策,也将影响下一步管理控制层及基础业务层的执行。

第三节 护理管理系统的使用方法

根据医院实际工作情况及需求,护理管理系统的功能模块及使用方法不尽相同,但大部分护理管理系统都会根据护士的工作内容及管理层级进行使用权限设定。本节以护理管理系统各子系统为维度,以应用场景的形式对护理管理系统常见使用方法进行介绍。

一、人力资源管理系统

(一)建立新护士档案

场景:某医院护理部将对全院1 050名护士进行档案信息更新,其中包括新入职护士的档案新建以及其他护士信息更改,如学分、层级、工作年限等信息的更新。传统人工工作方法需要档案管理负责人将护士档案发至不同分管业务人员进行信息变更,如需要进行学分变更的护士信息需发至分管教务的管理人员,由不同管理人员填表后发至档案管理人员,再由档案管理人员发至护士长、护士进行审核。信息变更后档案管理负责人需要将档案信息按照管理层所需要的数据进行整理,如全院学历分布情况等。护理管理系统应用后,其通过对人员信息的数据传输、存储实现档案信息自动变更、档案页面共享、数据报表自动生成,具体使用方法如下:

1. **档案信息维护** 点击"添加档案"进行档案信息维护。主要包括"基本信息""职称/职务/层级""证件信息""科研""院外培训"等内容,如图10-4所示。需进行信息变更人员可随时进入档案界面进行编辑,档案修改后系统自动保存操作痕迹作为修改记录供管理人员查看审核。部分数据,如学分、学历、层级等通过与其他系统的数据对接,实现档案自动变更。

2. **人员统计查看** 点击不同分类方式查看统计分析结果,如人员分布情况、离职率分析、床护比分析等。

(二)护士排班

场景:某护理单元护士长进行护士排班。责任制整体护理排班模式的排班规则为其工作带来了难度。传统人工排班护士长需手动填写,对于护士请假、调整班次等情况需反复修改,且数据工时统计耗时较长,易出现人工误差。护理管理系统的应用,可通过组合班次的维护、班次复制等便捷操作使得班次生成智能化,并通过系统管理员对排班规则的设置使得与班次相关的数据自动生成。

1. **排班规则设置** 系统管理员对全院排班规则设置,一般情况下排班规则设置包括各班次工时设

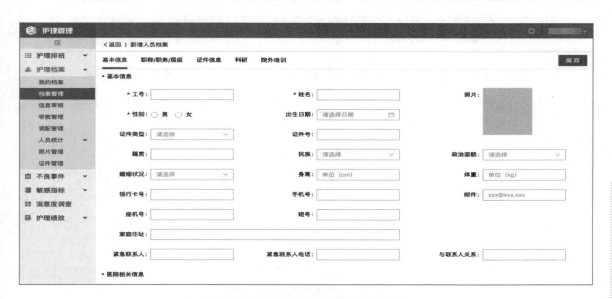

图10-4 新增人员档案维护操作界面

置、护士层级与班次规则、护士层级与患者护理等级规则、夜班费用设置、假期设置。这些规则的设置是系统进行自动数据统计的基础,如对夜班单次费用的设置,系统可通过对护士夜班次数的采集自动计算该护士当月夜班费用。系统管理员进入夜班费用设置界面,点击"新增规则"对院内夜班费用进行设置。如全院规则不适用于某护理单元,该护理单元可以进行新规则申请,护理管理部门点击"规则审批"进行审核。

2. 班次设置 排班者根据所在护理单元工作性质进行班次设置,一般情况下班次设置包括分组床单位设置、增加班次设置、组合班次设置,班次设置是系统进行智能排班的基础。排班者在排班设置界面进行班次名称、类别、时长及颜色的设置,形成护理单元的基础班次。另外可根据日常排班规律,进行班次组合,形成排班固定模板,点击已编辑的组合班次,组合班次将自动列入排班表,无须人工进行班次编辑,如图10-5 所示。系统根据排班自动生成数据分析,如统计周期床护比、护患比分析等。图 10-6 所示为某病区床护比分析。

3. 考勤管理 支持护士申请事假、病假、婚假等,管理员在权限范围内进行审批。护士进入请假申请界面,填写请假申请、开始及结束时间,并点击"确定",等待管理者审批,如图 10-7 所示。管理员进入请假管理界面,在"待确认"列表中进行审批。

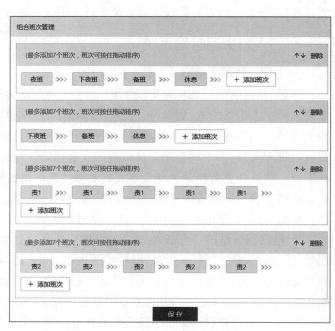

图 10-5　组合班次设置界面

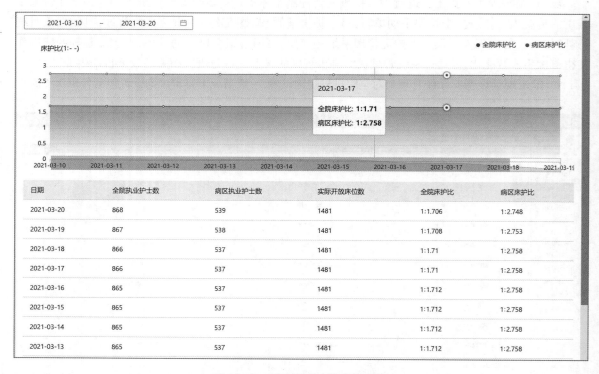

日期	全院执业护士数	病区执业护士数	实际开放床位数	全院床护比	病区床护比
2021-03-20	868	539	1481	1:1.706	1:2.748
2021-03-19	867	538	1481	1:1.708	1:2.753
2021-03-18	866	537	1481	1:1.71	1:2.758
2021-03-17	866	537	1481	1:1.71	1:2.758
2021-03-16	865	537	1481	1:1.712	1:2.758
2021-03-15	865	537	1481	1:1.712	1:2.758
2021-03-14	865	537	1481	1:1.712	1:2.758
2021-03-13	865	537	1481	1:1.712	1:2.758

图 10-6　某病区床护比分析界面

Note:

（三）护士调配

场景：某地突发大型交通事故，某医院急诊科为主要参与抢救部门，因急诊科护士不足需在全院范围内进行人员抽调，作为护理管理者应该如何选择抽调科室？

护理管理者常因外派支援、应急、学习培训等事宜需要进行人员调配。一般而言，应急调配、外派学习等为临时性调配，岗位调配为长期性调配。传统工作模式需要进行人员调配纸质版申请单，并由各级别管理人员签字审批，并需对岗位调配进行人工记录，同时因缺乏数据支撑，抽调科室的选择往往成为管理者进行人员调动的难点工作。护理管理系统应用后，实现调配流程自动流转，系统提供的护士培训记录、各护理单元床护比、护患比数据可作为选择调配科室的依据。

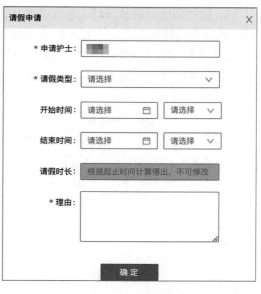

图 10-7　护士请假申请设置界面

1. 临时性调配　支持对应急、外派、注销等临时性调配进行单一及批量操作，调配时间到期后，人员信息自动回到原病区。

2. 长期性调配　可在系统调配界面点击"新增调动"，进行相关信息录入，如图 10-8 所示，调配申请自动流转审批，审批通过后的人员信息自动传输至所调配到的科室。

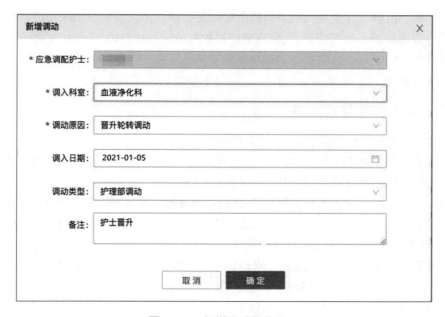

图 10-8　新增调动操作界面

（四）护理绩效垂直管理

场景：某医院实行护理绩效垂直管理，想要重新制订绩效考核标准评价体系，其指标包括护士工作年限、层级、学历、工作量、护理操作风险级别等内容，如何使绩效结果得到精准计算成为绩效考核标准实行的重点。传统的人工统计方法无法实现如此大量及精准的数据计算，而应用护理管理系统，通过调取护理排班、护理档案、移动护理、质量管理等模块相关数据信息，进行绩效权重设置，可形成护理单元及个人绩效分值，具体使用方法如下：

1. 绩效指标创建及查询 系统管理员需要将绩效考核评价标准具体内容录入系统,这是系统进行绩效自动测算的基础。管理人员进入绩效指标界面,点击"增加绩效考核标准"进行标准创建,点击"增加考核指标",填写指标名称、指标级别、设置指标权重,选择评分方式及评分来源,必要时给予指标说明,如图 10-9 所示。录入完成后,点击"启用"按钮,实现绩效考评标准启用。

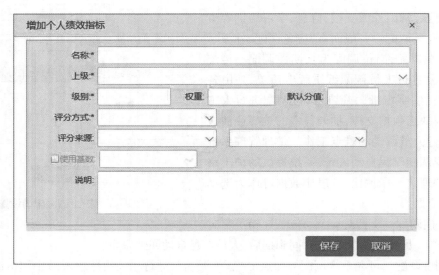

图 10-9 绩效考核标准创建界面

2. 绩效考核 由护理管理部门依照绩效考核评价标准具体内容调取护理排班、护理档案、移动护理、质量管理等模块相关数据信息,结合权重计算护理单元绩效分值。同时,支持护理管理人员对护理单元或护理个人进行奖惩,生成各护理单元绩效信息。各护理单元负责人通过护士岗位、职务、工作量等绩效指标对护理单元整体绩效进行二次分配,生成护士绩效报表。

二、财力物力资源管理系统

财力物力资源管理系统的使用场景常见于护理耗材管理等。

场景: 某医院开展成本管控工作,需对各护理单元耗材使用情况进行统计,以判断各护理单元耗材使用是否合理。传统工作方式,需对使用耗材进行出入库登记,每月对各类耗材相关数据进行统计。因统计数量较大,人工统计方式极易出现差错,且给护理管理人员带来较大工作量。护理管理系统通过数据传输,通过出入库数据自动获取耗材使用数量,根据管理者需求呈现多维度数据报表,可随时全面查询各护理单元耗材使用情况。具体使用方法如下:

1. 入库管理 护理管理系统通过医院物资管理系统数据传输,直接获取耗材出入库数据。护理管理者进入物资管理界面,点击"入库单",录入需要检索的入库时间段,选择"流转类别",可查询各类别物资在护理单元的入库记录。点击"出库单",录入需要检索的出库单时间段,选择"流转类别",即可对科室领用及科室报损的出库记录进行查询,如图 10-10 所示。

2. 财力物力统计 主要通过筛选护理耗材相关数据,系统通过数据处理,呈现不同维度数据分析图形及报表。护理管理人员可选择需要关注的数据进行查看,如护理耗材消耗金额趋势图,如图 10-11 所示。进入财力物力资源管理系统,点击"护理收益",院级管理人员可查看全院护理收益数据,科级管理人员可查看本科室护理收益相关数据。

三、业务资源管理系统

护理管理者通过应用业务资源管理系统实现护理日常业务工作的管理,其应用场景常见于教学

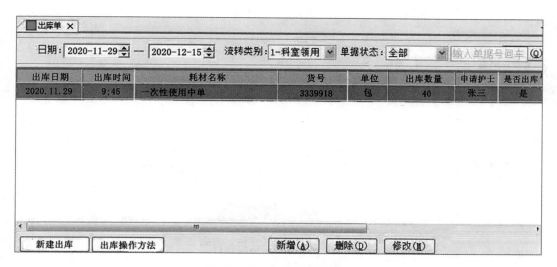

图 10-10　出库单操作界面

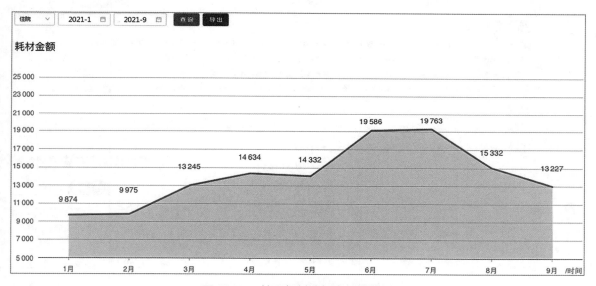

图 10-11　护理耗材消耗金额趋势图

管理、质量安全管理、护理服务管理等。

（一）培训与考核管理

场景：某三甲医院共有护士 1 500 人，由于每名护士的层级、学历、工作年限均不相同，如何有针对性地开展护理培训与考核成为教学管理工作中的难点。传统的护士培训及考核工作大部分由院里统一线下进行，常受到时间、场地限制，耗费大量的人力、物力、财力，且护理培训工作及时性、准确性、有效性难以保证。护理管理系统根据医院培训要求及课程内容，采集护士层级、学历等信息，自动发布与其匹配的培训及考核内容，使培训管理步入科学化、规范化、信息化和标准化的轨道。具体使用方法如下：

1. 培训管理　管理员将培训课件上传至系统内，进入培训管理界面，点击"课程分类"及"培训分类"对课程类型及培训范围进行维护。进入"上传课件"界面，填写课件分类、课件范围等选项进行课件上传，如图 10-12 所示。在新建教育计划操作界面，输入计划的概要内容、课程名称、简介、培训时间、讲师、课程学分等基本信息，发布内容生成培训计划。

2. 考核管理　管理人员进入试题库进行试题维护，通过点选自定义试题分类、层级、科室、科目等对试题进行分类筛选（图 10-13）；通过试题设置及属性设置完成试题创建，如图 10-13 所示。系统

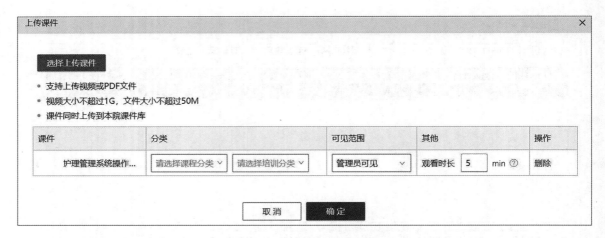

图 10-12 课件上传操作界面

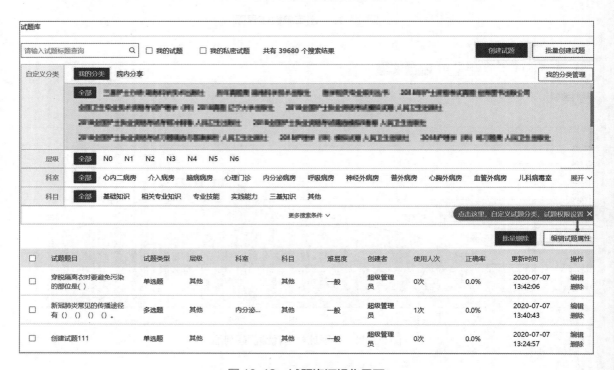

图 10-13 试题资源操作界面

可按照统一组卷、随机组卷等模式自动组卷,同时支持应用"沿用历史"功能,从既往模拟练习和试题库中增加试题。管理人员可根据考试要求设置考试名称、考试时间、考试时长、不合格重考次数等。考试结束后,系统可对考试结果进行统计,各级护士可进行考试结果查看。

(二)护理质量考评管理

场景:某医院将面临省级质控中心的护理质量考评,其考评标准中要求留存医院近3年护理质检结果、不良事件上报材料及护理制度相关文件,且提供患者对护理工作的满意度调查结果。传统工作模式若想满足以上要求,需要留存大量纸质材料,日常工作中也涉及大量的人力投入。而护理管理系统的应用,通过数据处理功能自动生成各类质量管理相关报表、自动采集护士对新发布制度文件的学习情况,具体使用方法如下:

1. 质量管理 护理管理者可对医院使用的查检标准库界面,按照分类进行查检标准创建,在查检标准库界面点击"新增标准"可进行各类查检标准维护,包括检查条目的维护、分类设定及分值设定。为使查检标准得到持续优化,系统应具有查检标准反馈功能,查检标准的各级使用者可针对表单

Note:

发起建议反馈,标准管理员可针对反馈情况进行采纳、驳回、返修操作,如图 10-14 所示。在创建质检计划时,需从质量标准库中选择查检标准进行检查,各级护理管理者可在移动端查看质控计划并完成质控检查,系统根据医院需求形成数据分析,进入数据分析界面,各级管理者可查看不同维度质控数据分析,如质控趋势图、质控问题分析、被检人员分析等。管理者依据数据分析结果选择指标进行护理质量持续改进。

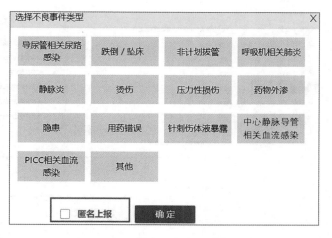

图 10-14　查检标准反馈界面

2. 不良事件管理　系统管理员将不同类型的不良事件报表维护至系统中,当护理单元发生不良事件后,由护士进行不良事件上报。点击"新建不良事件",进入不良事件类型选择,根据实际情况填写上报内容,如图 10-15 所示。填报后的表单自动进入审核阶段,各级护理管理者进入审核界面根据事件上报情况对上报内容进行核实,将案例讨论过程及结果进行汇总,给出处理意见。系统根据全院不良事件上报结果,依照医院管理需求形成不同维度的数据分析,管理员根据管理范围查询一段时间内各类不良事件的相关数据。

图 10-15　新建不良事件操作界面

3. 制度管理　系统管理员可依照医院制度文件类别进行分类设置,通过填写标题、摘要、正文完成文档创建,可设置不同级别人员上传文件的查看范围,如护理部上传文档全院可见。需要对制度进行学习的人员进入查阅界面进行学习,系统自动生成制度学习情况数据统计,护理管理者通过点选病区、分类进行筛选,可了解所查内容各护理单元学习情况,如图 10-16 所示。

4. 护理服务管理　患者满意度调查结果是护理服务管理效果的重要体现,护理管理系统的患者满意度调查可采用问卷调查形式,系统管理员需对问卷内容进行设置,录入问卷名称、问卷描述、问卷题目,设置单选题、多选题、评分题、问答题等题型及选项分值。点击"发布"进行问卷发布,如图 10-17 所示。问卷发布后患者可在手机端接收到满意度调查问卷,填写后系统将进行各护理单元的满意度统计,并根据医院需求形成不同维度的满意度数据分析。

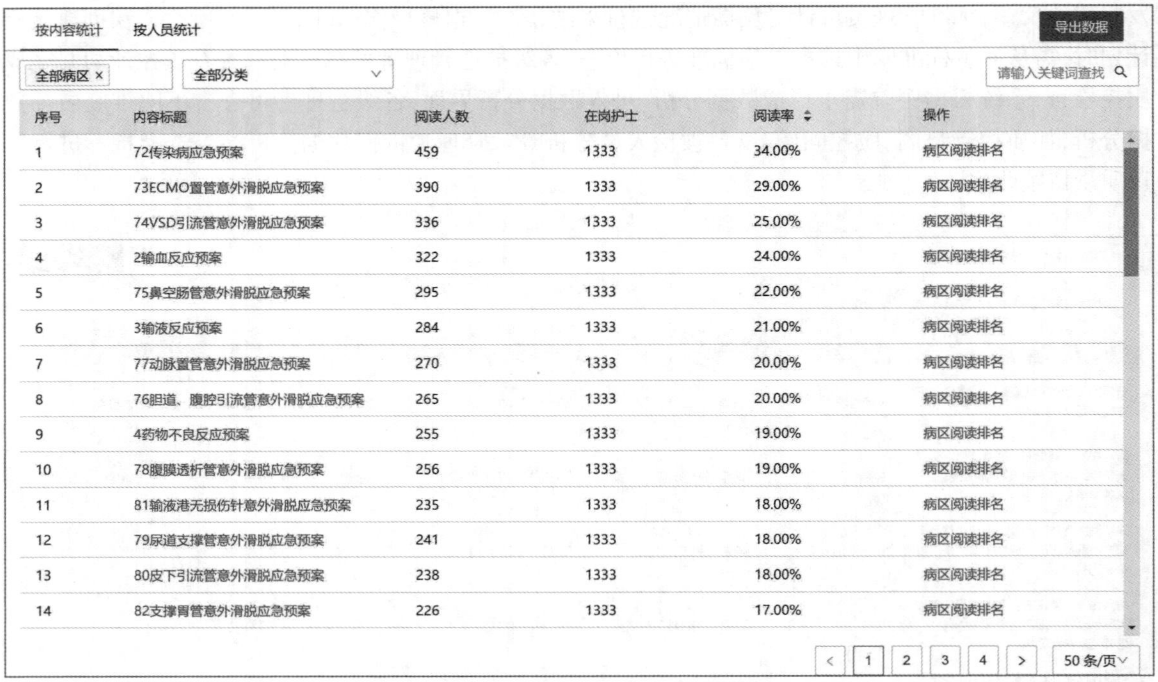

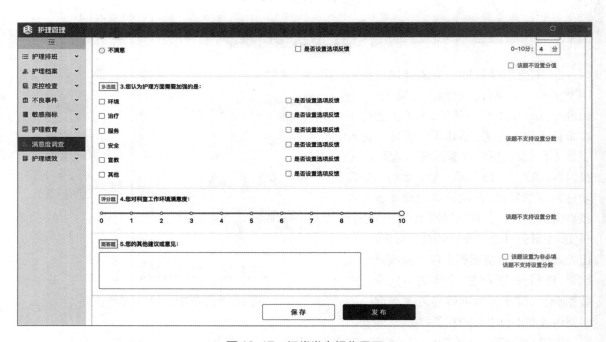

图 10-16　制度学习统计界面

图 10-17　问卷发布操作界面

四、护理管理系统使用中常见故障及解决办法

(一)因基础信息不准确导致数据统计错误

准确有效的数据可以有效辅助护理管理者进行护理决策,但系统在使用过程中往往会出现统计数据与实际结果不符的问题。例如,某医院在3月份发生2例住院患者非计划拔管不良事件,但系统中3月份不良事件分析中未发现关于住院患者非计划拔管发生率的相关数据。出现此种情况,使用者首先要查询2例住院患者非计划拔管不良事件是否已录入系统中,另外要查询在录入不良事件过

Note:

程中事件类型、发生时间是否填写正确,特别对月末发生的不良事件要重点查询发生时间,如 3 月 31 日发生的事件在 4 月 1 日录入,系统会自动判定事件时间为 4 月 1 日,相关数据分析也会计入 4 月份,从而造成 3 月份不良事件数据的缺失。类似情况在系统使用过程中很常见,使用者在系统出现数据错误或数据缺失时,应反查数据相关的基础信息。

(二)因对系统功能不熟悉导致系统使用不畅

随着信息技术的进步与发展,护理管理系统的功能也越来越体现出智能性,但这一部分智能功能需要在使用者进行设置的基础上实现,这就需要医院建立护理管理系统的使用手册或通过培训的方式使使用者熟练掌握系统使用方法。例如,护理管理系统的排班模块,支持使用者根据日常排班规律进行班次组合,形成排班固定模板,使得组合班次自动列入排班表,无须人工进行班次编辑。但如果使用者不了解班次设置的使用方法,这样的便捷功能将无法实现。使用者在使用系统的过程中,出现繁杂的操作时,可查阅护理管理系统使用手册或咨询培训人员,甚至可通过所学知识,为护理管理系统提出优化建议。

(三)因角色权限设置导致操作受限

护理管理的角色权限分配是对不同岗位人员在系统各模块的职能管理,主要涉及角色和权限两个概念,权限就是对系统中某个模块的操作,如对数据的增加、修改、删除、查看等操作动作。角色是承载权限的集合体。例如,系统中的护理制度模块,对于护理管理者的角色设置发布制度、修改制度、删除制度的权限,而对于护士角色仅设置查看权限。当系统管理人员未给使用者设置权限时,使用者会出现某个模块无法操作的现象。出现这类问题,使用者应参考医院相关制度及工作实际情况了解自己是否应具有此权限,如确实需要依照医院相关制度流程进行权限申请。

第四节 护理管理系统的发展趋势

护理管理系统整体发展过程丰富,表现出从简单到复杂、从单项数据处理到多项业务综合管理、从单机版到网络版再到人机协作、从各部门如人事财务等信息管理系统分散使用整合为各子系统综合使用的护理管理系统的特点。就功能而言,护理管理系统由单纯的流程处理转变为面向护理管理决策的综合性信息系统。随着医学新模式和人类健康新概念的产生,护理内涵和外延不断拓宽,护理学科的发展及护理管理者的需求对护理管理系统提出了更高的要求。

一、护理管理系统将不断拓宽应用领域

《中共中央关于制定国民经济和社会发展第十四个五年规划和二〇三五年远景目标的建议》中提出"全面推进健康中国建设",强调要"为人民提供全方位全周期健康服务"。护理服务是建设健康中国的重要内容,健康中国战略的推进,进一步促进了护理学科改革与发展,催生出"互联网+护理"等全新护理服务模式。"互联网+护理服务"不仅可以打破时空的局限,精准应对和满足多样化的养老需求,还能优化配置医疗资源,以确保护理工作的延续性。开展"互联网+护理服务"是医院发展的必然需求,建立该模式的管理机制势在必行。

卫生健康工作理念发生重大转变,由以疾病为中心转向以人民健康为中心,以社会需求为导向对护士专业素质与服务能力提出了新的要求和挑战。各级护理学术团体、各医院护理管理者不断建立专科护士绩效管理、专科护士考核评价管理、专科护士调配管理等制度,加大专科护士培训力度,不断提高专科护理水平。实行专科护士的分层次培训管理模式,并从质量、科研教学、履职、创新等方面全方位对专科护士实施评价,以满足不同临床专科护理领域专科护士岗位工作需要。从专科护士人才培养,到"互联网+"新型护理服务模式的产生,护理管理系统面临着不断变化的环境和应用领域,这要求护理管理系统随环境变化和应用领域的扩展而快速调整,不断适应业务变化和扩展需要,呈现崭新的视角。

Note:

二、护理管理系统将走向标准化

我国临床护理质量管理曾长期采取经验式管理模式,质量管理通常采用检查和评比的方法,没有系统的评价标准和量化指标,因此缺少科学的管理方法和行之有效的抓手。近年来,护理质量指标管理方法在护理质量管理中得到广泛应用,采用常用护理指标进行统计、分析来评价和提高护理质量,不仅可控而且有效。国家护理质量数据平台的搭建实现了用统一的标准、路径及采集方法,将各医院碎片化的数据进行整合利用,促进质量数据信息的共享与挖掘利用。但全国各地区医院信息化水平参差不齐,数据采集的自动化程度尚未统一,对指标改进的过程管控尚未形成标准。

全国各地区及不同等级医院均结合自身医院特色及现有信息资源建立了符合本医院发展需要的信息管理系统,系统形式多样,且软件开发水平参差不齐,扩展性差,缺乏与国家护理质量数据平台信息共享和交换。因此,建立和寻求一个标准化的护理质量管理系统意义重大,不仅有利于医院间资源共享,更能促进护理质量管理中的各项信息数据持续化和完整化。这对护理质量管理系统标准化建设提出了新的要求:通过建立护理质量管理流程信息标准化、护理过程管控信息标准化、管理数据自动采集标准化,实现全国护理质量管理信息数据共享。

三、护理管理系统面临更深层次的数据管理

随着护理管理系统向人力资源管理、物力财力管理、业务资源管理等多维度覆盖,其使用在一定程度上提高了信息的获取效率,但渐进式的系统建设过程也导致了大量的"信息孤岛",以及数据量的急剧增加,产生了"大数据,小信息"的现状。如何能够有效地组织管理这些数据资源,高效满足医院利益相关者的决策信息需求,是目前护理管理者面临的重大挑战。

越来越多的管理者认识到数据在数字化时代的重要性,一味地收集大量数据并不等同于获取可用的信息,过多的数据信息甚至可能会消耗管理者的精力并影响计划的精确性和敏捷性。所以,护理管理者除了获取数据外,还需要打通"数据湖泊",以业务为导向,汇总各业务最核心的、最需要共享的数据,并以此设立数据标准,以便日后将所有获取的数据信息按标准统一储存,逐渐形成护理领域专家水平的知识与经验,使得护理管理系统向专家系统发展。护理管理系统数据安全也是护理管理者关注的内容。数据安全管理应贯穿系统应用的全过程。此外,如何针对敏感数据进行安全储存,如何建立隐私管理标准以及如何开展护士信息安全意识培训等,都将是护理管理者必须思考的问题。

(马影蕊)

───────────── 思 考 题 ─────────────

1. 某医院护理部应用护理人力资源管理系统进行人力资源管理。护士根据权限维护及更新个人档案,包括个人所在科室、职称、职务、获奖情况、科研、离职等信息,提交后分别由护士长、科护士长、护理部审核归档。护理部可随时通过搜索护士信息或按具体某一类信息分类进行查看,并根据需要进行人员调配和护理决策。请根据所学知识分析,该管理系统对护理管理的作用体现在哪些方面?

2. 某医院运用护理排班系统。护理管理者根据各科室排班要求进行排班规则设置,对护士进行分组及分管床位设置,并根据不同需求创建对应的班次设置。此护理排班系统能有效提高护理管理者工作效率,减少因人工统计造成的数据误差,故被护理管理者所青睐。请根据所学知识分析,该医院护理排班系统的优势有哪些?

第十一章

远程护理与移动护理

11章 数字内容

知识目标：

1. 掌握远程护理、移动护理的概念。

2. 熟悉护理实践中常用的远程健康监测设备、技术与平台。

3. 了解远程护理和移动护理技术在护理实践中的常见应用场景。

能力目标：

1. 能够使用远程护理技术为患者提供照护。

2. 能够识别需要使用移动护理提高患者照护质量的场景。

素质目标：

具有一定的应用互联网、物联网等新兴技术拓展护理实践范畴和提升护理质量的意识和热情。

随着我国人口老龄化的增长和慢性疾病患者人数的增多,居家护理需求越来越大。与此同时,信息技术迅猛发展,涌现出更多提升护理服务效率和保障患者安全的技术手段,以信息技术为基础的远程护理与移动护理应运而生并蓬勃发展。远程护理可为居家慢性疾病患者、偏远地区患者有效提供护理服务,移动护理则能够提升临床护理工作的实时性与便捷性,两者均能为提高护理服务质量和推动护理事业发展作出重要贡献。

第一节 远程护理

 —————————————— 导入情境与思考 ——————————————

王女士是一名 65 岁的独居老人,被诊断为充血性心力衰竭合并糖尿病、高血压,刚从医院返回家中,出院后服用多种药物。王女士的居家护理服务包括了护理访视、用药监测、生命体征监测、健康教育等。远程健康监测设备可监测王女士的血压、心率、血氧饱和度,并将数据实时传回监测中心。远程护理的责任护士根据数据趋势和患者主诉确定适当的护理措施。患者每周通过远程护理系统连线远程护理的责任护士开展延续性护理,以减少并发症,降低再入院率。

请思考:
1. 上述案例体现了远程护理的哪些价值?
2. 远程健康监测设备可以实现哪些功能?

随着互联网科技的迅猛发展,采用"互联网+"有助于解决人口老龄化、慢性疾病患者人数增多等问题,促进健康中国目标的实现。远程护理(telenursing)是基于"互联网+"的一种新型医疗护理服务模式,突破了护士与患者之间的距离界限,使患者可以在舒适的居家环境中获得远程监测、专业护理知识、日常照护知识和远程护理指导等。远程护理有助于护士有针对性地解决个体化健康问题,进而有助于缓解医疗资源相对不足导致的患者监测和管理难题,对提高医疗卫生服务质量、积极应对我国人口老龄化问题具有重要意义。

一、远程护理概述

(一) 远程护理的起源与发展

远程护理来自远程医疗和远程健康。1967 年,美国的一位放射科医生在波士顿建立了第一个医生和患者可以进行互动的远程医疗系统。进入 20 世纪 90 年代后,随着通信技术的发展,远程医疗应用范围逐步扩大,逐渐出现了电子病历、家庭监护等多种应用形式。

美国远程医疗学会(American Telemedicine Association, ATA)将远程医疗(telemedicine)定义为"通过电子通信技术,进行医疗或其他保健信息的远距离交换,以改善患者的健康状况"。远程护理伴随着远程医疗和远程健康的发展而逐步发展,形成了利用远程通信技术、计算机多媒体技术和信息技术,传输影像、语音、数据等信息,以实现疾病照护、健康教育、教育培训等功能的新兴护理模式。最初的远程护理模式是"医护 to 医护",随着信息技术的迅速发展,远程护理从传统的"医护 to 医护"发展为"医护 to 患者/照护者",更多的老年人、慢性疾病患者可以居家享受快捷、全日的远程监测及护理服务,远程护理也越来越受到重视。

1999 年,美国护理科学院(American Academy of Nursing, AAN)将远程护理纳入护理实践标准中,用以指导临床护士在护理程序工作基础上开展远程护理。加拿大、日本、英国、新西兰等国也不断开展形式多样 的远程护理活动,主要有远程监护、远程咨询指导等各种远程护理实践,不仅推动了护理工作模式的转变和服务质量的提升,还进一步促进了医疗费用的降低,拓展了护理服务的覆盖范围。

国内的远程医疗活动最早于 20 世纪 80 年代开始。20 世纪 90 年代北京、上海等地进行了一些远程医疗实践。1997 年,我国的远程医疗活动逐步规范化、实用化。近年来,国家大力发展远程医疗与远程护理,推出了一系列的政策举措。2013 年,国务院印发《关于促进健康服务业发展的若干意见》,以面向基层、偏远和欠发达地区的远程影像诊断、远程会诊、远程监护指导、远程手术指导、远程教育为主要内容,指导发展远程医疗。2015 年,国家卫计委、发改委联合颁布《关于同意在宁夏、云南等五省区开展远程医疗政策试点工作的通知》,促进形成上下联通、纵横协同的远程医疗发展新局面。2018 年,国务院印发《关于促进"互联网+医疗健康"的发展意见》,推动互联网与医疗健康服务融合发展。2019 年,国家卫健委印发《关于开展"互联网+护理服务"试点工作的通知》,确定北京等 6 省市开展"互联网+护理服务"试点工作,重点为高龄或失能老年人、出院后患者、康复期患者和终末期患者等行动不便的人群提供医疗护理服务。2020 年 12 月,国家卫健委发布《关于进一步推进"互联网+护理服务"试点工作的通知》,要求原试点省份继续开展试点,其他省份至少确定 1 个城市开展试点,试点期限 1 年,多省相继发布相关政策,规范推行"互联网+护理服务"。2023 年,国家卫健委、国家中医药局发布《进一步改善护理服务行动计划(2023—2025 年)》,提出开展以"强基础、提质量、促发展"为主题,进一步改善护理服务行动,包括扩大"互联网+护理服务"覆盖面,推动护理服务高质量发展等。

（二）远程护理的概念与应用

1. 远程护理的概念　美国门诊护理协会(American Association of Ambulatory Care Nursing, AAACN)将远程护理定义为:①使用临床算法、协议或指南来系统地评估患者的需求和症状;②优先考虑患者需求的紧迫性;③与患者及其他学科合作制订护理计划,其中可能包括护理建议、回访指导和健康教育;④结果评估。

ICN 将远程护理定义为运用远程技术进行护理并指导护理实践。2008 年,美国远程医疗学会(American Telemedicine Association, ATA)为远程护理提供了可参照的政策、程序及标准,指出远程护理在医护人员与患者之间的交互作用是比较强的,这种交互作用体现在患者和护士之间的实时视频访问、来自家庭或诊所的实时监控数据以及患者的病历和护理方案等。

2. 远程护理的应用　远程护理的主要特点是突破了护士与患者之间的距离界限,患者可以在舒适的环境中获得护理,如自己的家里、保健机构等。其主要应用场景包括满足日常生活需要的护理,如生活护理;满足特定目的的护理,如术后护理、慢性疾病监测等。

(1) 远程护理在日常生活护理中的应用:通过远程监控设备进行生命体征、关键指标监测,帮助老年人完成日常护理及生活需求。例如收集传输数据、进行实时监控,并且根据数据来判断是否要派出护士。

(2) 远程护理在术后护理中的应用:通过随时或定时监测患者术后的关键数据,提前预测风险,确保康复效果,提升生活质量。例如家庭远程监测设备通过收集颅脑手术患者术后康复效果的数据以及对患者进行监督与提醒,有助于确保患者康复效果和提高依从性,从而减轻颅脑损伤后遗症对患者生命质量的影响。

(3) 远程护理在慢性疾病监控和健康教育中的应用:可用于长期的体征监测,及时提醒患者药物服用时间、用量及用法或者督促就诊,从定时去医院变成根据指标去医院检查,更加科学高效。例如通过远程心电监护进行长期监测能有效提高心脏病患者及其家庭照护者对患者身体状况的动态了解,如出现短暂性恶性心律失常时及时就医。

（三）远程护理的意义

远程护理能够提供便捷、专业的医疗护理服务,具有以下意义:

1. 拓宽护理服务的场所　远程护理打破了医院与社区、家庭的界限,可将专业护理服务从医院拓展至社区和居家环境。

2. 满足社区、居家患者专业化护理服务需求　针对社区、居家患者开展长期监测,进行针对性健康教育,出现异常情况时即可进行必要的干预措施。

3. 降低医疗护理成本 减少患者往返医院的时间成本,减少医护人员上门服务的时间成本,减少面对面交流所导致的交叉感染风险;随着信息技术的发展,远程信息的质量和及时性迅速提高,节约了时间成本和卫生资源。

4. 提高社区远程应急救护水平 通过远程护理,使老年人突发应急事件时能够得到及时且科学有效的初步处理,提高社区居民现场急救和即刻反应行动的能力,对于挽救生命、提高居家养老质量具有重要意义。

知 识 拓 展

伤口造口远程会诊系统

我国慢性伤口造口患者的数量不断上升,而造口治疗师的数量相对不足,这种人才资源的不足和分布不均,以及伤口造口患者的特殊性等,都给伤口造口患者就诊带来了不便。运用计算机通信技术,如5G、云计算等技术手段组建伤口造口远程护理会诊系统,可实现实时、高清、流畅的远程护理会诊。尤其是通过5G技术能实现患者伤口、造口等画面的高清保真以及患者病历的实时查阅,提高了护理会诊的效率和准确性。

二、远程护理的技术支持与平台架构

(一) 远程护理的主要支撑技术

1. 远程通信技术 为远程护理传输相关信息提供很强的技术支持。对于数据和文字的信息,其数据量小,对通信要求较低;而音视频信号对通信要求较高。

(1) 程控电话交换网(stored program control exchange,SPC exchange):指用程序控制的手段实现信息之间的交换。其传输速率较低,典型值为 9 600bps,目前能达到 14 400bps、19 200bps,甚至 38 400bps,常用于传送文字和数据,费用较低。

(2) 交互电视(interactive television,IATV):是近年来新出现的一种新的信息服务形式,为普通电视机增加了交互能力,使人们可以按照自己的需求获取各种网络服务,包括视频服务、多媒体信息服务等。其采用的是窄带网络,传输速率为 384kbps,可以同时传送视频和音频信息,常用于远程会议和对图片分辨率要求不高的场合。

(3) 光纤网(optical fiber network,OFN):是利用光在玻璃或塑料制成的纤维中的全反射原理而达成的光传导工具。其采用的是高速网络,传输速率为 100Mbps,传输距离可达几十千米,抗干扰性强、保真度高、重量轻、损耗低,但其成本高。

(4) 综合业务数字网(integrated services digital network,ISDN):是一种全数字网络,分为窄带综合业务数字网(narrowband integrated services digital network,N-ISDN)和宽带综合业务数字网(broadband integrated services digital network,B-ISDN)两种。N-ISDN 可利用现有的电话电缆为物理传输介质,用一个单一接口提供各种服务,其接口为 2B+D,包括 2 条 64kbps 双工的 B 通道和一条 16kbps 双工的 D 通道,总速率为 144kbps,可以同时传送音频和视频信号,实现远程会诊。B-ISDN 采用光纤传输,速率从 150Mbps 到几个 Gbps,能实现高清晰度电视信号传输。

(5) 卫星通信技术:是一种人造地球卫星作为中继站来转发无线电波而进行的 2 个或多个地球站之间的通信。卫星通信具有覆盖范围广、通信容量大、传输质量好、组网方便迅速、便于实现全球无缝衔接等众多优点,被认为是建立全球个人通信必不可少的一种重要手段。通信速率在 10kbps 到 100kbps 之间,其优点是信息传送距离远,常用于远程教育、网络会诊、监护和急救。

(6) 混合光纤同轴电缆网络(hybrid-fiber-coaxial network,HFC network):是一种经济实用的综合数

字服务宽带网接入技术。HFC 通常由光纤干线、同轴电缆支线和用户配线网络 3 部分组成,把有线电视台的节目信号先变成光信号在干线上传输,到用户区域后把光信号转换成电信号,经分配器后通过同轴电缆传输到用户。HFC 技术是一种发展前景广阔的通信技术,可以采用 HFC 技术向居民住宅提供融合了数据和视频的远程护理服务。HFC 支持现有的、新兴的全部传输技术,但这一技术还存在一些设计缺陷,网络的建设和部署成本也比较昂贵,并且存在因网络结构使每个光节点的用户数不宜过多的不足。

(7) Internet 通信(Internet communication):随着互联网的飞速发展,带宽不再是数据传输的瓶颈。Internet 通信是通过网络将各个孤立的设备进行连接,通过信息交换实现人与人、人与计算机、计算机与计算机之间的通信。Internet 在成本和技术要求上比较低、通信速率比较高,并且资源共享能力强,而数字化技术的应用,特别是 DICOM 在医疗设备中的广泛应用,使得 Internet 通信在远程护理系统中的应用得到空前的提高。

(8) 移动通信(mobile communication):指沟通移动用户与固定点用户之间或移动用户之间的通信方式,通信双方有一方或两方处于移动中的通信,包括陆、海、空移动通信。要保持物体在移动状态中的通信,它必须是无线通信,或无线通信与有线通信的结合。通常把移动体上装备的无线电通信设备称为移动台,把装备在固定点的无线电通信设备称为基地台。基地台虽是一种永久性位置的电台,但与一个或多个移动台通信。基于移动通信的远程护理结合了高速移动通信和多种模式无线通信技术,能够实现远程监护、远程教学等。它不仅融合了移动通信和多媒体网络技术,可提供足够的带宽以保证大容量多媒体数据的安全高速传输,还有助于医疗资源的高度共享。

随着远程家庭监护的推广,患者可以随时随地得到医护人员的帮助和救护,特别是在灾害、事故救援中。利用移动通信,可以实现在患者送往医院救治途中,通过救护车上的系统设备提前将患者的心电、血压、血氧和呼吸等参数上传至医院计算机系统,急救医生与护士远程可获取患者实时生命体征数据,提前准备方案,确保患者得到及时救治与精准护理。

2. 护理信息学技术

(1) 信息采集技术

1) 生物识别设备:可以由集成系统组成,如生命体征监测仪,也可以是独立的血压袖带和血糖仪。这些设备通过接口插入家用插孔,将数据发送到中央服务器,或使用蓝牙技术和体域网传输数据。目前在家庭远程护理中用到的生物识别设备包括脉搏血氧计、凝血酶原时间测试仪、国际标准化比值仪、肺活量计、峰值流量计、心电图监视器等。

2) 活动监测系统:可以跟踪老年人和其他高危人群在其居住地的日常生活活动。这种技术由无线传感器组成,这些传感器放置在住宅周围,可以 24h 监测活动。来自这些传感器的数据经无线设备和无线网络发送到接收器和基站,后者通过标准电话线定期将信息传输到中央服务器,通过复杂的算法分析数据,汇编每个人正常行为模式的数据,包括睡眠、饮食、跌倒等在内的活动水平。偏离这些规范可能是新出现了健康问题,其提供的警报有助于护士进行早期干预。

3) 药物管理设备:患者未按照处方服药已成为健康照护中的重要问题。这种不依从行为可能会给慢性疾病患者带来严重的后果。应用药物管理设备能够有效缓解这一问题。有些药物管理设备像手表一样简单,可以提醒人们吃药,有些是带有声音提醒的药丸管理器,有些可以编程为分配预装药物的容器,提醒患者或护士服用的药物剂量。此外,还有一些药物治疗工具,将数据从设备发送回中央服务器,以便跟踪患者的服药依从性。

(2) 信息处理技术:在远程护理中,需要对检测到的各种医疗护理信息,如实验室检查数据、生物信号(心电图、脑电图等)、医学图像数据等,经模拟数据转换成数字信号,以实现高采样精度和采样率,满足远程护理的需要。

(3) 信息存储技术:无论离散的临床体征数据还是实时的医学图像信息,其规模之庞大均对存储与管理提出了挑战。针对这一现状,数据仓库(data warehouse)作为一种高效的解决方案应运而生。

数据仓库并非简单的数据存储容器,它是在现有数据库系统广泛部署的基础上,为深度挖掘数据价值和辅助精准决策而精心设计的。其特点在于面向特定主题(subject-orientation)的数据组织、多源异构数据的集成(integration)处理、数据的相对稳定性(non-volatile)保障以及能够追溯历史数据变化(time variant)的能力。它有效地整合了各类复杂数据源,为医疗信息的深度分析与利用开辟了新途径。

(4) 信息显示技术:对远程医疗及护理而言,信息显示技术是关系到诊断准确性的技术。在远程护理中,所有信息都将由显示器显示,由于显示器的分辨率有限,所以保证诊断信息的无损保真显示格外重要。此外,若能将信息动态、多维、融合地显示出来,则将为咨询诊断提供更多传统方法所不能提供的信息,从而更好地为医疗、护理、科研、教学服务。革新和升级传输过程的图像信息处理技术是提高远程护理诊断正确率的前提和保证。

3. 音视频传输技术　远程护理系统中,主要应用 JPEG 压缩算法和 H.264 压缩算法。

JPEG 是一种广泛使用的图像压缩标准,特别适用于灰度或彩色图像的压缩。JPEG 压缩算法结合了有损压缩和无损压缩的特点,但主要以有损压缩为主,通过降低部分图像质量来换取更高的压缩比,非常适合于网络传输和存储需求。由于 JPEG 压缩是有损的,多次压缩和解压缩操作可能会导致图像质量的进一步下降,即"JPEG 伪影"。因此,在远程护理系统中,应根据实际需求合理选择压缩质量和压缩次数,以平衡图像质量和传输效率。

H.264 是 ISO 和国际电信联盟(International Telecommunications Union,ITU)共同提出的继 MPEG-4 之后的新一代数字视频压缩格式。其最大的优势在于具有很高的数据压缩比,在同等图像质量的条件下,H.264 的压缩比是 MPEG-2 的 2 倍以上,是 MPEG-4 的 1.5~2 倍。H.264 压缩算法将大大节省用户的下载时间和数据流量收费。值得一提的是,H.264 在具有高压缩比的同时还拥有高质量、流畅的图像,容错能力强,还提供了解决在不稳定网络环境下容易发生丢包等错误的必要工具,同时,H.264 的文件能容易地在不同网络上传输。正因为如此,经过 H.264 压缩的视频数据在网络传输过程中所需要的带宽更少,也更加实惠。

4. 物联网技术　物联网是通过 RFID、传感器、定位系统、激光扫描仪、微机电系统等信息传感设备,利用无线通信把任意物品连接起来进行信息交换和通信,以实现智能化识别、定位、跟踪、监控和管理的一种网络。医学物联网就是将物联网技术应用于医疗、健康管理、老年健康照护等领域。医学物联网中的"物",就是各种与医学服务活动相关的事物,如健康人、亚健康人、患者、医生、护士、医疗器械、检查设备、药品等。医学物联网中的"联",即信息交互连接,把上述"事物"产生的相关信息交互、传输和共享。医学物联网中的"网"是通过把"物"有机地连成一张"网",达到对医疗卫生保健服务的实时动态监控、连续跟踪管理和精准医疗健康决策。例如,利用物联网技术进行患者定位跟踪,使护士可以通过电子显示屏或监控电脑掌握患者的物理位置,从而实现对精神疾病或智力障碍患者等群体的 24h 实时动态监护,保障患者安全。

物联网技术的发展使得医疗设备、材料和患者的数据采集更加方便、快捷和准确。基于物联网技术的智能远程监护系统能够实现对远程产生的所有影像、文字、图片等资料的采集和保存,也能够采集护士在远程护理过程中所采取的护理行为数据。同时,能够将远程护理前后患者身体所产生的生理反应等信息进行智能对比和分析,也可以查看远程护理的所有数据,实现远程护理的可视化和智能化。

基于物联网技术的远程护理可以实现对患者全方位、全日的智能监控,对患者的生理数据进行实时采集,一旦有异常立即报警。同时,这种监控不会严格限制患者的行动自由,患者可以在有效监测范围内随意活动;一旦离开监测范围则会报警,同时将相关数据发给医护人员,从而在第一时间内采取应急措施,避免出现意外。

此外,物联网技术还将提高院间及院内的协同作业能力,用于区域应急救援等。基于物联网的远程护理具有以下特点:

(1) 实时性:用医疗传感器对患者的生理信号进行采集,采集后的生理信息立即被传送到系统的监控中心,使医生可以及时了解患者的生理状况。生理参数会得到实时的评估,评估结果也会立即反馈给患者,使患者实时了解自己的身体状况。

(2) 灵活性:利用移动通信技术,可以在一定范围内布置监控节点,形成一个无线监控范围,患者戴上传感器后,可以在这个监控区域内较自由地活动。

(3) 易检性:对于以前难以检测的项目,借助可穿戴监测装置,现在检测非常方便。一些微型化的传感器可以置入人体内,在监控期间不用取出。取出时也不用动手术,以减少对人体造成的伤害。

(4) 智能化:无线传感器医疗监护系统可以进行远程监护、远程诊断,患者可以在家里休养、活动,护士也不必时时在床旁守护。这一特点减轻了护士的体力负担和精神压力。

5. 云计算技术　云计算(cloud computing)是继 1980 年大型计算机到客户端、服务器的大转变之后的又一种巨变,是基于互联网的相关服务的增加、使用和交付模式,通常涉及通过互联网来提供动态易扩展且经常是虚拟化的资源。云计算是分布式计算(distributed computing)、并行计算(parallel computing)、效用计算(utility computing)、网络存储(network storage technologies)、虚拟化(virtualization)、负载均衡(load balance)、热备份冗余(high available)等传统计算机和网络技术发展融合的产物。

(1) 云计算的界定:云计算是分布式计算的一种,指通过网络"云"将巨大的数据计算处理程序分解成无数个小程序,然后通过多部服务器组成的系统进行处理和分析这些小程序得到结果并返回给用户。简单地说,云计算就是简单的分布式计算,解决任务分发,并进行计算结果的合并。因而,云计算又称网格计算。云计算可以在很短的时间内(几秒)完成对数以万计的数据的处理,提供强大的网络服务。

(2) 云计算的特点:超大规模、虚拟化、高可靠性、通用性、高可扩展性、按需服务、极其廉价。但也存在一定的潜在危险性,如数据隐私和数据篡改问题。

(二) 基于平台化技术的远程护理系统构建

如何合理整合远程护理的支撑技术是远程护理应用的关键一步,基于平台化技术的远程护理系统将各支撑技术有机结合,通过两级远程护理监管与资源服务中心、三级医疗机构终端站点、专用业务网络及应用系统整合,能有效推动远程护理业务的高效运转、远程护理信息系统管理的创新发展。

1. 基本原则　平台化包括两类,一类是基于技术层次的基础架构平台,另一类是基于业务模型的应用平台。引入平台化,是为了提升系统运行效率。基于平台化技术的远程护理系统构建的基本原则,可以从以下几个方面去阐释:

(1) 所有远程护理服务接口必须自底而上设计,并对外开放:这种设计原则使得平台服务有很高的利用率。基于平台化技术的远程护理系统对任何接入端都是可接入的,平台是利益共享的。基于平台化技术的远程护理系统可以对内开放,也可以对外开放。

(2) 建立远程护理生态,给上下游带来益处:生态指特定领域的特性和发展状态。从生态的角度来讲,一定要关注上下游的情况,否则,护理领域内的生态就会出现问题。在互联网时代,远程护理领域需要自己建设生态。如果不以生态思维去建设平台,内容提供商将无法生存,参与者也不愿意共建平台,平台建设也将无以为继。营造良好的远程护理领域生态,要以服务的心态、共赢的生态思维进行运营上的创新。在构建远程护理领域平台时,平台建设者要将提高居家护理质量、促进患者健康水平的提高,以及平台上下游参与者收支情况均考虑在内,只有这样,才能使平台得到可持续发展。

2. 总体架构　由两级远程护理监管与资源服务中心、三级远程护理服务站点、一个专用业务网络及一套应用系统组成,如图 11-1 所示。

(1) 两级远程护理监管与资源服务中心:分为国家远程护理监管与资源服务中心和区域远程护理监管与资源服务中心。两级远程护理监管与资源服务中心处于后台管理的角色,是整个架构的核心管理要素。设立国家远程护理监管与资源服务中心的主要作用是业务协调与监管,从宏观上指导和监管各级远程护理系统的建设与运营情况,提出整体建设规划和改进措施,实现全国远程护理资源的合理调配和统一管理。设立区域远程护理监管与资源服务中心的主要作用有两个:①提供统一业务应用平台,协调护理资源并支撑具体远程护理应用,为建立特色护理服务平台提供条件。②履行监管

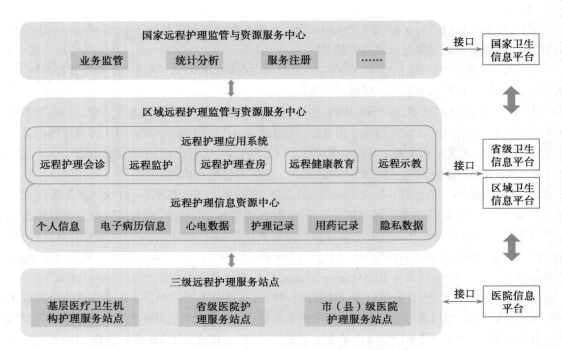

图 11-1　基于平台化技术的远程护理系统总体架构图

职责,指导和监督本区域内各级远程医疗系统的建设与运营情况,实现与国家远程护理服务中心的信息互通,组建全国统一的服务与监管网络。

（2）三级远程护理服务站点:分为省级医院护理服务站点、市(县)级医院护理服务站点、基层医疗卫生机构护理服务站点。根据国家及区域远程护理监管与资源服务中心、远程护理应用系统等需求,需要对各省级医院、市(县)级医院、基层医疗卫生机构配置相应的图像采集设备、音视频终端、医疗数据采集和显示设备以及护士站。各级医疗机构作为远程护理终端站点,具体实施与承载各项护理业务服务,进行各类护理信息交互,共享各类护理资源,并保障业务活动中的服务质量与医疗安全。

（3）专用业务网络:远程护理系统以国家远程护理监管与资源服务中心为骨干网络的核心节点,向下接入省级医院、市(县)级医院、乡镇卫生院、社区卫生服务中心、救护车等业务单元,实现入网机构互联互通。接入机构为远程护理系统的基本组成单元。

（4）应用系统:是由区域远程护理监管与资源服务中心、远程护理信息资源中心、远程护理应用系统组成的软硬件与业务应用一体化的体系。

（5）接口:与国家卫生信息平台、省级卫生信息平台、区域卫生信息平台及医院信息平台通过接口实现互联互通、信息共享。

随着远程护理的发展,其"医护 to 医护"模式也逐渐扩展到"医护 to 患者/照护者"模式,如图11-2 所示。用户通常为居家患者及其照护者,通过传感器设备进行数据采集,用户界面实现音视频等信息的呈现与互动;通过音视频传输、物联网技术等进行医疗机构和居家端的数据传输;护士通过计算机系统查看数据,以及与患者/照护者进行互动,给出相应的指导建议,必要时启动预警应急系统。

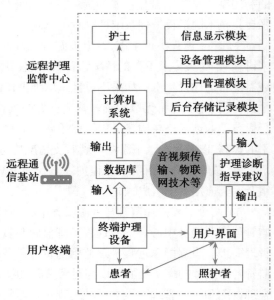

图 11-2　"医护 to 患者/照顾者"模式框架图

三、远程护理的主要功能与优势

远程护理由于其服务对象及应用方式的特殊性,存在独特的功能与优势,主要体现在满足特定患者及医护人员的需求,产生经济效益及技术价值。

（一）远程护理服务需求

1. 患者对远程护理服务的需求

（1）慢性疾病患者:通常情况下,慢性疾病患者可通过远程护理系统获取健康教育、用药指导、日常监测等护理服务。当慢性疾病患者病情急性恶化的风险增加时,及时识别这些变化,并对患者用药、生活方式或治疗进行指导干预,有助于减少慢性疾病急性发作的可能。还有一些慢性疾病患者发生急性并发症的可能性相对较小,但可以从远程护理服务健康教育中大大地受益。

（2）居家、社区老年人:居家、社区的日常照护对居家、社区老年人非常重要。然而人员短缺和覆盖范围的限制影响了老年人在家中接受照护服务的可能性,此时远程护理服务就起到了重要作用。

（3）偏远地区患者:尽管医疗技术得到了迅速的发展,但是偏远地区仍然相对落后,需要更加关注这些地区患者在医疗和照护方面的需要。借助远程护理服务,能够帮助偏远地区患者充分利用初级保健资源,使患者得到更好的治疗和照护。

2. 医护人员对远程护理服务的需求

（1）临床医护人员:医护人员的目标是提供适当的医疗护理措施,帮助患者恢复健康,降低患者再入院率。例如,护士定期通过视频通话联系最近出院的糖尿病患者,评估其居家自我照护、饮食、运动、药物治疗依从性、足部护理等的情况,这种增强患者自我管理能力的方式是远程护理非常重要和必要的一部分。远程护理服务不仅扩大了可服务的患者范围,还提高了效率。

（2）基层医护人员:远程护理有助于提高基层医护人员的照护水平。建设面向群众需求的远程护理服务系统对开展远程护理教育、推进农村基层医疗机构技术提升有重要作用。

3. 医院管理者对远程护理的需求

（1）对于具有良好医疗资源的上级医院,远程护理的开展,提高了医院数字化、信息化程度,减少了非急诊患者的就医人数,减轻了医院的拥挤程度。

（2）对于基层医院,远程护理在增加患者治愈率、减少患者上转率、提高医务人员医疗水平方面有着积极的效果。远程护理可以促进基层医疗机构的发展,提高基层医院的综合竞争力。

（3）远程护理服务中的远程教育缩小了各个地区间教育培训的差异,突破了传统继续教育的局限,优化了医疗卫生资源的配置,有效提高了各级医院医疗水平及护士的整体水平,提高了护理质量。

（二）远程护理服务流程与实施管理

1. 远程护理服务流程

（1）建设基本条件:开展远程护理服务的医疗机构要有基本的软硬件设施,以及相应的人员、技术、设备、设施条件,其设施内容符合远程护理相关卫生信息标准和信息安全的规定,能满足其开展远程护理服务的需要。此外,还需要有专门部门或人员负责远程护理服务仪器、设备、设施、信息系统的定期检查、维护、改造、升级,从而确保远程护理服务系统（硬件和软件）的正常运行。

（2）签订合作协议:医疗机构如需开展远程护理服务,需与相关单位签订远程护理合作协议,规避可能出现的医疗纠纷和法律问题,通过签订协议约定远程护理的目的、条件、服务内容、服务流程、双方权利义务、医疗损害风险和责任分担等事项。

（3）提供远程护理服务:受邀方应当按照相关法律法规和诊疗规范的要求提供远程护理服务。在远程护理会诊过程中,上级医院护理专家同基层医院患者护士通过远程技术手段共同探讨患者病情和照护问题,进一步完善并制订更具针对性的照护方案。依托远程护理会诊平台,达到各医院、地区资源共享的目的。远程护理会诊服务流程示意图如图 11-3 所示。

2. 远程护理服务实施管理 管理内容按远程护理系统的运行模式可以分为两类,即远程护理会诊业务管理与系统功能管理。

（1）远程护理会诊业务管理：包括查询并选择会诊地点，会诊专家库的管理，远程护理会诊的申请，预约会议的管理，会诊开展，远程会议，处理会诊资料等。远程护理会诊业务管理可以分为会诊前、会诊和会诊后三个阶段。

1）会诊前阶段：会诊通常由医院遴选经验丰富、责任心强、经过相关培训的护士承担，如伤口造口专科护士通过远程会诊随访伤口愈合情况，进行相应的护理指导。患者需提供可靠准确的资料，如会诊所需的足够的图文、影像等资料，确定的会诊专家要预先对患者提供的资料进行审查，负责远程护理会诊的人员、科室要

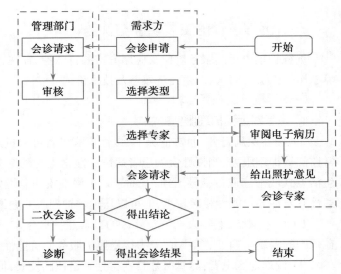

图 11-3　远程护理会诊服务流程示意图

提前和专家安排会诊时间，必要时，要提前安排多名，甚至多学科专家共同会诊。

2）会诊阶段：患者、家属或经治医护人员（患者不能到场时）简要说明疾病、照护情况，会诊专家问诊、评估并逐项核对患者的资料，若涉及相关的关键性资料要现场查阅，要在双方共享的基础上共同确认。在此基础上，会诊专家独立分析并给出会诊意见。会诊结果由专家手写或计算机录入签名后连同会诊资料传输给患者方，供当地医护人员作为照护参考。

3）会诊后阶段：对于会诊的各项资料分类建档、保存，内容包括患者方提供的患者信息，会诊过程中形成的声音、影像、图文等资料，供双方查阅、学习和总结。

（2）系统功能管理：患者通过远程护理得到异地医护专家的远程医学照护服务，患者的部分个人资料和各种检查图文资料存于网上各类数据库中，要保护患者的隐私权不受侵犯。在会诊系统的开发中，要充分考虑患者隐私权这一因素，可以采用各种技术，保证患者资料的安全，通过加密等技术保证只有患者预约的医护专家才能查看该患者资料。远程护理工作完成后，应及时对资料建档保存，专人保管，尽力解决患者资料的保密性问题。制定相应的规章制度可起到规范远程护理服务行为的作用。会诊专家库的维护是一项长期维持的工作，需管理人员不断更新和补充，必须了解医护专家、熟知各科室，才能保证远程护理的会诊效果。为此，在网上建立多学科专家体系数据库，供患者和医护人员选择，将有利于整合、应用医疗卫生系统资源。远程护理服务受到时空的限制，所能查阅的资料有限、时间有限，服务提供的诊疗护理意见仅具有指导性、参考性。在发展远程护理的过程中，也要完善各项制度措施预防医疗事故，努力避免远程护理中产生医疗纠纷。

（三）远程护理服务传递与影响因素

1. 远程护理服务传递　远程护理服务传递指服务对象（包括患者、护士等）将所需的有形资源和无形资源输出的过程。在远程护理服务传递中，"顾客"不仅包括有医疗照护需求的患者，还包括与医疗服务的提供方合作的企业以及相关员工。服务传递过程指的是通过特定的处理加工将后台的各种有形资源和无形资源，输出成前台的有形产品和无形服务交到"顾客"的手中。为了确保服务传递的高效与精准，首先要识别并确定模型的关键输入与输出要素，再以远程护理服务需求为核心驱动力，通过远程护理会诊或远程护理教育的形式传递护理服务，形成的远程护理服务传递模型如图11-4所示。

2. 远程护理服务影响因素

（1）远程护理服务的基础设施因素：在我国，计算机、公共及家庭互联网分布相对不均，尤其是偏远地区，相应的计算机基础设施缺乏严重阻碍了远程护理服务系统的建立。而硬件等设备的限制、软

件及系统的问题(信息的安全性及私密性低)等是远程护理发展的重要影响因素。有限的资源及财力也影响着远程护理在公立和私立医院的推广。

（2）医护人员的素质因素：远程护理服务的传递和应用，不仅需要配置适宜的软件及硬件设备，还需要对工作人员进行充足的技能和理论知识培训，以便工作人员能够顺利地操作运用远程护理服务系统。完备的知识水平是医护人员(远程护理实施的主要人员)能够顺利开展远程护理的坚实基础。因此，为顺利开展远程护理，就要加强医护人员理论知识水平、实践工作技能等的培训，不仅要提高自身业务能力，还要增加计算机等相关理论及实践课程设置。

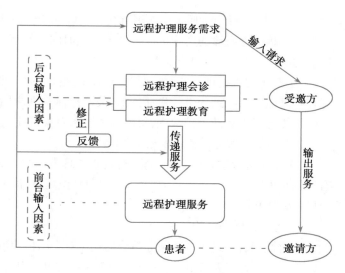

图 11-4　远程护理服务传递模型

（3）医疗机构的文化氛围因素：来自医院层面的强有力的领导保障体系对远程护理服务的开展至关重要。只有充分认识到远程护理服务对医院管理及发展的重要性，医院及科室相关领导才能在制度规划、资金保障、相关科室协调及实施过程中出现具体问题时给予充分的帮助与支持。此外，医护人员对远程护理服务系统的态度和认知也对其发展有着重要的影响。消极的态度会阻碍远程护理的实施，因此，医院应注重建立清晰的远程护理工作流程，培养良好的文化氛围，减少实施过程中的阻碍因素。

（四）远程护理服务模式创新路径

1. 结合线上服务和线下服务　远程护理服务体系汇集了医院、医学联盟等医疗照护服务资源，提供远程会诊、远程监控和急救及远程教育等线上服务。在远程护理服务体系中，线上服务和线下服务的集合体现在线上服务和线下服务的相辅相成、相互转化。例如，做完手术回到家中的患者在家中实施远程监控和术后康复，居家慢性疾病患者通过线上指导采取有效的措施进行自我照护，而线下进行的医学检测结果通过上传至远程护理服务系统来为线上的护理服务提供依据。线上服务作为线下服务的延伸和补充，与线下服务密切结合，形成了覆盖服务对象健康管理、疾病救治照护全过程的服务。

2. 整合区域性各类医疗照护服务资源　指以远程护理服务平台为核心，在远程护理服务体系覆盖的范围内，充分整合医学联盟、医院等医疗服务资源，更有效地提供医疗照护服务；通过信息资源的共享与整合医疗服务资源，形成信息驱动的实体网络和虚拟网络的融合、信息驱动的医疗服务资源汇集和应用。

3. 集合预防性和治疗性医疗照护服务功能　在远程护理服务体系中，服务对象的需求具有多样性。这些需求包括个性化健康管理、远程咨询与健康教育等预防性服务需求，远程会诊、远程监控等治疗性服务需求，所以远程护理服务体系需要提供预防性和治疗性医疗照护服务功能，以更加科学合理地配置医疗照护服务资源，从而推动"以人的疾病为中心"的传统治疗康复模式进一步向"以人的健康为中心"的预防和健康管理模式转变。

四、远程护理的应用与发展

（一）远程护理服务的应用与效益

1. 远程护理服务的应用

（1）基于远程护理的会诊：远程护理会诊应用很广泛，参加会诊的医护专家会根据患者的健康医疗信息、初步诊断结果、照护问题进行交互式讨论,进而为远端医护人员提出治疗照护建议,帮助诊治患者。远程护理会诊的实施可以节省患者的时间和经济费用,减少因为医疗资源分布的地区差异等造成的医疗照护水平不平等问题。

(2)基于远程护理的监测:远程护理监测主要是基于监测软硬件系统及各种数据采集仪器,通过远程护理监测系统远程进行生命体征、关键指标监测,帮助服务对象满足日常护理及生活需求;可以及时监控患者术后的关键数据,提前预测服务对象可能出现的风险,提高患者康复效果和生活质量;还可以及时提醒服务对象药物用量等。

(3)基于远程护理的咨询与指导:远程护理咨询与指导开展的方式以网络、社交平台为主。患者有疑问时可以及时向在线的护士咨询,以免延误病情;护士可以根据患者的情况定期开展健康教育并与患者保持联系。

2. 远程护理服务的效益

(1)社会效益:远程护理服务系统的建设对全国护理事业乃至医疗卫生事业的发展具有重要的现实意义。首先是可及性高,通过远程护理系统的开发和利用,可突破时间和地域的限制,将优质护理资源和先进技术向本地区医疗机构延伸,实现医疗资源共享和优势互补,缓解医疗资源分布不均衡的状况。其次是提高医疗资源使用的公平性,远程护理服务为医疗资源匮乏或优质医疗资源稀缺的偏远地区患者提供了相对公平的护理服务,有助于实现医疗护理信息共享、医疗资源共通。最后,远程护理服务系统可对突发公共事件及特殊环境下的伤员救治工作提供有效的支持。

(2)经济效益:远程护理服务系统的建设不仅对患者,而且对医疗水平落后地区的医护人员、相关医院等都将产生显著的经济效益。

1)对于患者而言:远程护理使居家、偏远地区患者足不出户,就能得到专业护士的照护帮助和建议,即使患者居家也能实现减少并发症和降低再入院率的目标,从而减轻经济负担。

2)对于基层医院而言:远程护理有利于部分患者在基层医院就诊,使基层医院诊疗技术水平可持续发展。

3)对于基层医护人员而言:医护人员不用离开工作岗位就能接受基于临床真实案例的高质量培训,是当前提高基层医护人员技术水平的有效途径。

4)对于国家医疗卫生事业发展而言:使更多的患者得到有效照护,既有利于满足医疗照护资源供需平衡,又可以节省医疗资源。

(3)科研效益:远程护理服务系统的建设促进了相关通信技术、视频传输、医疗影像处理等技术的发展,丰富了科研资源,提高了医学信息的采集广度和信息保存质量。但要建成更完善的系统并进行应用还需要作出很大的努力,要以相应的技术成果为基础,积极采纳新技术,实现平台的进一步开发和完善,推动远程护理的进一步发展及落地实施。

(4)管理决策效益:远程护理服务平台丰富了管理信息的来源,极大地提高了护理信息查询统计效率,规范了护理管理的内容与流程,做到了管理与服务的有效结合。

(二)远程护理面临的挑战与展望

1. 远程护理的挑战 首先,在法律层面,要结合当前已有的远程护理实践,进一步完善相关法律法规。其次,设备研发机构应加速并且优化设备研发与应用,针对使用者不同需求进行优化;要深入了解并全面探查老年人和患者的应用情况,充分考虑其身体情况,甚至要考虑电力、网络等不稳定因素;基于大数据的独特优势与特点,对数据进行医学优化,方便医护人员及时、有效关注数据,预测风险,提升治疗护理效果;做好数据优化处理以及信息安全工作。最后,目前远程护理技术应用还不够广泛。医院方面的态度对远程护理的发展极为重要,应该积极推行远程护理应用并且及时反馈,不断优化远程护理技术,提升医疗护理效果。

2. 远程护理的展望

(1)开发符合我国国情及服务对象特征的远程护理系统:面对众多挑战,应建立健全政府管理保障机制,进一步完善相关法律法规,结合国情在国家宏观层面为推动远程护理发展出台系列政策,充分调研照护对象的需求,建立与远程护理系统相配套的长期照护制度,构建基于中国国情的远程护理系统:①提高远程护理服务的基础软硬件设施、技术等,保障远程护理服务的稳定性和可及性;②结合用户需求和相关法律法规,明确远程护理服务流程;③丰富护理多学科专家数据库,不断对人员进行更新和补充,保证远程护理效果;④开发适老化远程护理服务平台,尤其针对不擅长使用手机、电脑等智能电子产品的老年人,应充分考虑服务对象的生理和心理特点、社会需求、认知能力、对新事物的接受能力、对新技术的焦虑情绪等,制作易于操作、便于理解且具有高质量画面和音频的远程服务系统,提高远程护理在临床护理中的实用性、可操作性。

(2) 提供规范化及注重隐私保护的远程护理服务:应根据远程护理服务平台整合文字、图像、音视频等信息,为服务对象提供具有针对性的规范化的远程护理服务。可从以下角度落实:①多学科联合,建立医疗、护理、康复、信息技术、社会工作一体化跨专业服务团队,进行规范化、同质化培训,使其充分了解服务对象的照护特点,而后开展远程护理相关服务;②规范管理体系,结合个人及群体特征,医疗护理专业人员带领各专业服务人员,提供服务对象远程照护的评估、转接与健康教育等服务;③建立质量评价体系,从服务对象、家属、医务人员等各方面形成较为全面的评价体系,保证服务质量,实现规范化管理,为效果评价提供依据;④构建政府监管机制,政府作为策划者、管理者及监督者,应建立健全相应的管理、监督、服务标准和规范。

此外,由于服务对象的个人信息资料均存储在云端或专网通信系统,为确保其保密安全,应做好相应安全保护措施,不论是个人健康信息的归属权、查阅信息的专属权、安装视频的决定权还是平台运转的责任归属及信息泄露后的后续处理都应达成社会共识。除了要保障网络信息数据被非法获取或恶意修改外,在电话或网络咨询时,凡涉及服务对象信息,卫生服务人员需要确认电话或视频另一端是否为服务对象本人及其周围是否有他人在场,随时保障服务对象的隐私。

(3) 建立成本效益及效果监测体系:虽然远程护理服务系统可节省长期照护成本,但是其构建成本较大,仍要注意对其的效益监测。目前,远程护理服务费用还没有列入医保报销范畴,对于服务对象,经济上是否可以承受应作为关注的重点。此外,由于远程护理服务系统构建成本较高,后期需投入的人力资源较大,在全面推行之前,还应建立相应的成本效益考量体系,进行成本测算。同样,效果监测也应从服务对象及医疗机构这两方面进行考量。服务对象及其家属的健康状况改善情况评价及照护满意度评价是远程护理系统能否全面推广的重要因素,在医护人员方面,能否提高工作满意度,减少工作量,提高工作效率也将影响远程护理的发展,因此,远程护理服务在不断改善系统、提高服务的同时,需研究出更为严谨的经济成本效益分析方案及效果监测体系。

(4) 加强远程护理相关研究:远程护理的评价体系与长期应用效果及经济效益等的研究正处于起步阶段,在大力发展远程护理技术与应用的同时,亟须通过科学的研究方法对其进行全面深入的探究,以实现远程护理科学、健康、稳步发展。

第二节　移 动 护 理

导入情境与思考

李阿姨,56 岁,身高 160cm,体重 76kg,BMI 29.7kg/m²,被诊断为乳腺癌。李阿姨今日完成了化疗疗程最后一个周期的治疗,即将进入居家康复阶段。护士小张是李阿姨的责任护士,正在对李阿姨进行健康教育。她强调了康复期体重管理的重要性和方法,并协助李阿姨下载了一款由专业医疗护理团队研发的乳腺癌患者体重管理智能手机应用程序。该程序有运动管理、饮食管理以及互动功能,可实现每日步数的目标设定、步数监测、心率监测、饮食记录、护患互动、病友互动等功能。护士可通过后台信息和记录查看注册患者的运动和饮食情况。

Note:

请思考：

1. 护士小张如何通过该程序发现患者的体重管理问题并进行干预？
2. 该程序的设计研发需要考虑哪些因素？还可以拓展什么功能？

随着互联网通信技术的发展和个人移动电话的逐渐普及，在远程护理基础上，更易被患者直接接触和获得的移动护理（mobile nursing）正在助力护理服务流程优化、效率提升、体验改善和科学管理。因此，充分利用信息技术，创新移动护理服务模式，为患者提供全流程、无缝隙、专业、便利的智慧护理服务，成为当下以及未来移动护理的重要发展目标。

一、移动护理概述

(一) 移动护理的起源与发展

WHO 将移动医疗（mobile health，mHealth）定义为：通过移动设备，如移动电话、患者监护设备、手持终端（personal digital assistant，PDA）和其他无线设备为医疗和公共卫生实践提供支持。移动医疗为医疗健康服务注入了新的发展动力，也改变了传统医疗中的信息共享和信息传播模式。美国加州的艾尔卡米诺医院（El Camino Hospital）是早期实践 LIS 的医院之一。该医院较早将条码技术及无线通信技术融入 LIS，用于患者身份识别、移动药品发放、移动护理无线查房等。此后，国外移动护理在理论和实践层面也随之不断深入发展。

国内移动护理实践开始相对较晚，北京大学第一医院于 1992 年率先开发条码计算机病案管理系统并在院内投入使用，开启了移动护理在我国临床护理中的应用。北京协和医院是国内较早开展移动护理实践的医院之一，于 2002 年 9 月率先将患者床边移动信息系统（beside mobile information system，BMIS）应用于临床，推动了我国移动信息系统的发展。自 2010 年，基于短信的移动护理干预研究数量开始呈现增加趋势，随后移动护理形式呈多元化发展，2012 年第二军医大学（现海军军医大学）开始进行移动护理相关智能手机应用程序的开发、检验，并于 2014 年将移动护理智能手机应用程序等用于临床干预，多元化移动护理的研发、应用及推广。目前仍在持续进行。2014 年起，移动设备在我国护理实践和护理管理等领域得到了较多应用，促进了实时临床信息的采集，改善了护患沟通，并为患者提供了疾病治疗信息和健康教育材料等循证医学资源。

(二) 移动护理的概念

移动护理目前尚未有统一的定义。参照移动医疗的概念，移动护理可被定义为：通过移动电话、移动监护设备、移动手持终端、可穿戴设备及其他移动无线设备等，为照护对象提供健康相关护理服务的新型护理模式。移动护理包括院内和院外两种情境，院内情境的移动护理主要包括 PDA、移动护理信息系统（mobile nursing information system，MNIS）等形式，可为患者的病情监测和临床决策提供支持；院外情境主要包括手机短信、即时通信应用程序、社交网络平台、智能手机应用程序等形式，可为延续护理、慢性疾病管理、健康教育、心理护理及症状追踪等提供支持。鉴于院内移动护理相关内容已在第六章介绍，本章主要介绍院外移动护理相关内容。

(三) 远程护理与移动护理的异同

1. 相同点　远程护理与移动护理均基于通信技术、计算机技术、多媒体技术等开展护理。两者均可消除护士与患者及照护者之间的时空距离限制，可以实现医护与患者及照护者之间的交互，具有实时性、灵活性、智能化等特点。

2. 不同点　相较于移动护理，远程护理对于医护人员、技术人员、患者及照护者之间的合作要求更高。移动护理在服务形式上更为灵活，服务内容更多样化，服务对象为患者及照顾者，也可面向健康人群。此外，移动护理对使用对象的要求相对更低。

(四) 多学科协作下的移动护理创新

个性化、精准化及智能化健康照护是移动护理的重要目标。护士是移动护理设备的主要使用者之一，也是移动护理健康服务的主要提供者，但移动护理的实现仅有护理人员是不够的，还需要多学科团队的协作，如软件工程师团队、医疗团队、大数据分析人员、医院相关管理人员等的支持。

在国家政策的积极提倡以及信息技术蓬勃发展的大背景下，互联网企业纷纷涌入医疗行业，寻找交叉学科融合发展的新契机。国内医疗机构也在积极探索新的多学科融合发展模式，以优化医疗资源分配，因而衍生出了互联网医院、掌上医院平台等一系列创新模式。有研究者与信息技术公司合作研发了针对糖尿病患者居家护理的 APP。该 APP 有护师端、监管端与患者端 3 个端口，三者均可通过各自账号与密码登录并操作；其中，护师端由糖尿病专科护士管理，监管端由内分泌科医生、药剂师、运动师、营养师、管理员等成员实施管理。这种多学科协作下的糖尿病移动护理管理有效促进了中青年糖尿病患者的自我管理行为，改善了患者的体重指数、血糖及日内平均血糖波动幅度，有利于糖尿病控制。

多学科协作下的移动护理方案在满足患者健康管理需求、促进患者健康行为和疾病康复、提升患者生活质量和满意度中发挥了重要作用，弥补了单一学科在移动护理方案构建中导致的局限性，也使得移动护理方案能够在多学科支持下切实临床落地，服务患者和家属，是移动护理发展的必然趋势。

二、移动护理的常用技术与平台

（一）MNIS

MNIS 是以医院现有信息系统为基础，依托无线网络和应用移动终端完成信息传输和共享，提高信息传输速度和效率的信息系统，包括护理管理系统、CNIS 两部分。PDA 是 MNIS 的重要组成部分之一，能显著提高护理效率，并对护理过程进行规范化管理。

（二）手机短信

手机短信是早期移动护理的主要方式之一。基于短信的干预以信息为载体，包括非交互式干预和交互式干预两种。非交互式干预指医务人员单方面向患者发送信息，内容主要包括用药提醒、健康教育等；交互式干预在非交互式干预基础上增加了患者信息的及时反馈环节，促进了医护人员与患者的有效沟通。例如，有研究者将手机短信用于慢性疾病患者的延续护理，显著提高了患者服药依从性和生活质量，降低了患者的焦虑、抑郁和疾病不确定感。

手机短信作为一种成本低、操作简便的移动护理形式，在移动护理发展早期多用于慢性疾病患者的健康管理，如提醒患者定期复查、按时服药等。然而手机短信主体为文字，难以提供多样化的内容，且信息的篇幅受限。目前即时通信普及，相对而言，手机短信相关移动护理干预较少。

（三）社交网络平台

社交网络平台作为传播信息和信息分享的重要平台，已成为移动护理的重要平台之一。社交网络平台可满足患者对疾病相关的各类健康照护信息的需求，增强患者与他人的沟通和社交，尤其在年轻患者中有较大的应用潜力。通过社交网络平台，患者可建立个人关系网络，以匿名的方式发表观点，表达内心深层次的真实情感，得到同伴支持。有研究者建立了一个由护士主导的网站，基于该网站，护士对乳腺癌患者进行了为期 12 周的移动护理干预后，患者疾病不确定感和抑郁水平下降，疾病知识水平得到提升。

（四）即时通信应用程序

即时通信应用程序可通过网络，快速发送信息，如文字、语音、视频、文档、图片等，实现群聊天、互动社交、公众平台消息推送、内嵌应用程序等功能。国内已有较多基于即时通信应用程序的移动护理实践。有研究者运用即时通信应用程序的公众号平台为乳腺癌患者提供信息和提醒服务，定期以视频、图片、文字等形式向患者推送乳腺癌术后化疗、输液港护理等相关内容。患者在阅读推送文章后若对内容有疑问或输液港部位出现不适等情况，可在公众号平台内反馈，医护人员会给予解答，这种方式有效提高了乳腺癌患者输液港知识知晓率、输液港按时维护率和患者满意度，降低了相关并发症的发生率。

Note:

即时通信应用程序逐渐普及后,有研究者开发了用户信息授权、基本信息填写、核心症状测量、获取步数4个核心模块的程序,并提供病程管理、症状管理、使用说明、联系方式等工具供患者使用。其中,核心症状测量模块使用了患者报告结局测量工具,以评估患者身体功能、焦虑、抑郁、疲劳、睡眠困扰、担任社会角色与参加社交活动的能力、疼痛影响、疼痛强度等健康维度。乳腺癌患者可随时进行健康数据的自我报告。某成人健康测评应用程序部分内容如图11-5所示。

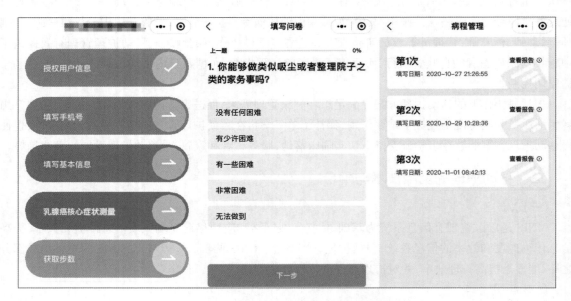

图 11-5　某成人健康测评应用程序部分内容

（五）智能手机应用程序

智能手机应用程序因其便捷性、实时性、可及性及互动性等优势,成为提供医疗保健服务、促进健康行为的有效媒介。智能手机应用程序具有强大的功能,可为患者提供文字、图片、音频、视频等形式丰富的健康照护信息,为患者提供多样化支持,加强护患互动,促进患者主动参与护理过程等,是目前移动护理的研究热点之一。例如,在针对成人的移动护理实践中,有研究者为乳腺癌患者开发了一款健康管理智能手机应用程序。该应用程序具有较高的接受度、易用性及可用性,为患者提供了信息支持,并促进患者积极进行自我管理。

三、移动护理的常见应用场景

（一）患者及照顾者健康教育

健康教育是目前移动护理最为广泛的应用场景之一。患者住院期间,医护人员会向患者及其家属进行相关知识的健康教育,但多为基础疾病知识和照护知识,缺乏对患者及其家属针对性的个性化教育。此外,受文化程度和医学知识背景的影响,有些患者及其家属在住院期间不能完全掌握健康教育所有信息,或无法将这些信息转化为自我照护行为。因此,为患者及其家属提供科学可信的、随时可及的、个性化的健康教育十分必要。

为对患者及照顾者提供有效的健康教育,有研究者为白血病患儿父母研发了一款智能手机应用程序,主要包括个人信息、治疗追踪、居家照护、社会支持、知识教育、问卷自评、互动平台、提醒模块。该应用程序有效提高了白血病患儿父母对疾病相关知识的掌握水平。应用程序部分内容如图11-6所示。

（二）患者症状管理

症状管理涉及症状预防、症状预测、症状评估、症状预警和症状反馈等多个环节,移动护理的灵活性和便捷可及性使其尤其适用于辅助慢性疾病患者进行全程症状管理。在症状管理领域,患者报告结局(patient-reported outcomes,PROs)理念日益受到关注,有研究者将中文版患者报告结局测量信息系统(patient-reported outcomes measure information system,PROMIS)用于青少年及儿童患者症状评估中,并开发了一款应用程序(图 11-7)。该应用程序以儿童报告版和父母报告版 PROMIS 8 个简表(抑郁、愤怒、焦虑、疲劳、疼痛

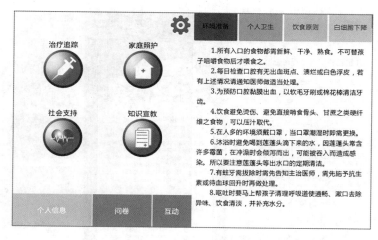

图 11-6　针对白血病患儿父母的某款应用程序部分内容示意图

影响、同伴关系、身体功能-移动性、身体功能-上肢功能)为主要症状测评工具,可测评 5~17 周岁儿童和青少年的症状感受和体验。该应用程序实现了症状相关数据的跨时间、跨地域报告和管理,强大的后台更可进行数据的收集、统计分析和挖掘。

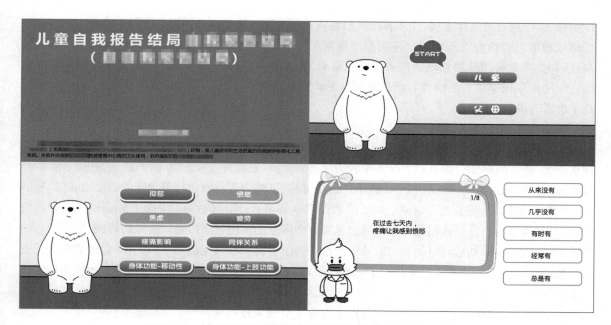

图 11-7　针对儿童症状测量的某款应用程序部分内容示意图

　　为方便慢性疾病儿童及其父母报告症状相关数据的收集及患儿症状管理干预的开展,该研究团队又基于患儿父母的需求开发了功能升级版的即时通信应用程序的内嵌程序(图 11-8)。以上基于移动护理的症状管理项目证实了移动护理辅助下的慢性疾病患者症状评估、追踪和管理的可行性,也为基于移动护理的症状管理相关护理实践提供了重要参考价值。

　　(三) 患者饮食管理

　　患者饮食管理是移动护理可以发挥作用的重要场景之一,开展基于移动护理的患者饮食管理很有必要。移动护理在患者饮食管理中的应用开展较早,早在 2011 年智能手机尚不普及之时,有研究者就开发了用于记录 2 型糖尿病患者饮食摄入量的应用程序。国内有研究者为头颈部肿瘤放疗患者开发了一款饮食管理应用程序,对患者的饮食进行在线监测、管理与随访。应用程序与有蓝牙功能的

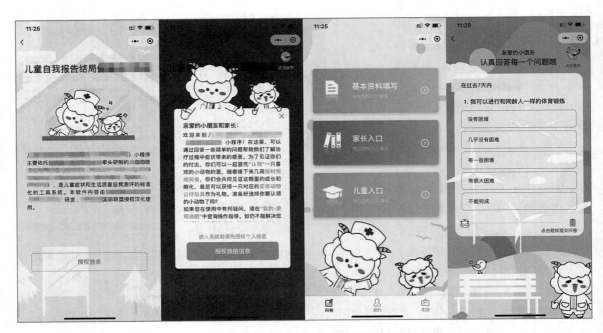

图 11-8 某款儿童健康测评应用程序部分内容示意图

食物称、体脂称通过蓝牙连接,使患者摄入的食物重量及测得体重自动同步至应用程序中,可更高效、准确地获取患者饮食管理情况。应用程序根据患者体重和专家共识,为患者自动设置营养目标值。与此同时,多学科团队协作辅助患者进行饮食管理,多学科团队的参与提升了患者饮食管理的依从性。应用程序根据患者的饮食管理情况进行的动态饮食推荐,保证了能量、蛋白质摄入达标,从而提高了患者的机体免疫力。

(四)患者运动锻炼促进

运动锻炼在慢性疾病患者康复中发挥着重要的作用,是移动护理的重要应用场景之一。对于糖尿病患者,规律的运动锻炼有利于改善患者的胰岛素抵抗,延缓并发症的发生发展。癌症患者在治疗及康复过程中加强运动锻炼有利于改善不良情绪,提高抵抗力和对放化疗等治疗的耐受力,降低癌细胞扩散和转移风险,延长生存时间。对于呼吸系统疾病患者,运动锻炼有利于加强心肺功能,提高负荷量,增加携氧能力。一款促进 1 型糖尿病患者运动康复的应用程序可通过决策树算法,根据患者的胰岛素治疗方案、计划运动时间和当前的血糖水平为患者提供个性化运动推荐,有效促进患者进行安全有效的运动锻炼。还有研究者开发了一款激励用户参与亲子运动锻炼的应用程序。该应用程序以社会认知理论为理论指导,将运动视频与游戏元素相结合,包括 18 类由健身教练和运动技能良好的儿童拍摄的运动动作演示视频;在应用程序中查看运动视频或完成亲子运动后,用户将获得不同等级的分数,并参与分值排名,以激励用户参与亲子运动锻炼。该应用程序已被证实可提高儿童的身体活动及心理健康水平。

(五)患者身体功能康复管理

身体功能康复是慢性疾病患者的主要治疗目标之一。移动护理在患者身体功能康复管理中实践较早,并得到了持续发展。目前已有较多研究者关注移动护理在精准功能康复中的应用。

移动护理在心脏疾病患者中得到了较多应用。在一款用于辅助心脏疾病患者居家期间心脏功能锻炼的应用程序中,医疗团队会为患者开具心脏功能运动锻炼处方,将信息发送至患者的应用程序中,并通过蓝牙传输至患者的智能手环。患者进行心脏功能康复锻炼时,佩戴智能手环以准确测量运动时的心率变化。患者的实时运动记录被传送至应用程序的患者端和医护人员端,为医护人员调整患者运动处方提供参考。国内也有研究者开发了一款适于慢性心力衰竭患者居家期间心脏功能康复锻炼的应用程序。该应用程序包括数据读取、运动处方、运动指导、远程指导、健康教育 5 大模块。在该应用程序的指导和辅助下,慢性心力衰竭患者的6分钟步行试验距离增加,运动耐量得到提升,有效促进了慢性心力衰竭患者心脏功能的康复。

（六）患者心理健康促进

移动护理可利用视频、漫画、文字等多种形式实现人机互动,融入认知行为治疗、接受与承诺疗法、人际心理治疗、问题解决疗法、正念疗法、积极心理治疗等,在心理健康促进中具有重要优势。基于移动护理的心理健康促进主要有5种服务模式。①课程学习+练习模式:参考面对面心理治疗,用户每周在应用程序上完成课程及家庭作业。②生态即时干预模式:利用加速度传感器、无线局域网、信息、日历等功能直接采集用户位置、手机使用、运动、社交等信息,根据算法自动评估用户出现抑郁症状的风险,并即时为用户推送最佳应对策略。③自主学习+练习模式:用户随时随地根据自身需要选择学习主题和相应练习内容。④游戏模式:将现实生活看作角色扮演的冒险游戏,将游戏中积攒道具、集结同盟、与坏人战斗等内容与现实生活结合,通过完成日常生活中的任务过关升级。⑤互助咨询模式:应用程序为同伴支持和线上专业治疗提供平台。

移动护理在心理健康促进中的应用主要集中在心理症状自我报告和心理干预中。有研究者基于认知行为疗法开发了一款心理健康促进应用程序,让有明显压力的患者每日对自己的情绪症状进行报告,并在必要时给予患者干预治疗。使用应用程序后,患者的愤怒、悲伤、焦虑等不良情绪得到良好控制,且患者报告的不良情绪出现次数也明显减少。

（七）患者疾病特征性指标监测

慢性疾病多有其疾病特征性指标,如血糖是医护人员及糖尿病患者需要密切关注的特征性指标,血压是高血压患者需要关注的特征性指标等。对疾病的特征性指标进行监测,有助于患者进行疾病自我管理,减少并发症的出现,提高生活质量,而且有助于医护人员进行临床决策,为患者提供有针对性的健康指导。移动护理可实现疾病特征性指标的实时有效监测,促进患者参与疾病自我管理。有研究者设计了一款能监测高血压患者血压变化的应用程序,该应用程序监测到患者血压出现异常值时,会提示患者重新进行测量;监测到患者血压出现极端值时,会提示患者立刻联系医疗团队。还有研究者开发了辅助肥胖患者进行运动量、饮食和体重监测的应用程序。该应用程序对患者体重、运动、饮食进行长期监测,并借助社交网络的同伴作用,激励患者坚持饮食管理和运动行为改变,从而促进肥胖患者完成减重目标;其将多角度监测、管理和激励融合的方法值得借鉴。

（八）患者治疗依从性提升

患者治疗依从性对疾病的控制和转归有重要影响。患者治疗依从性提升干预主要集中在以下方向:通过健康教育,让患者了解更多疾病相关知识,认识到服药、康复锻炼、饮食、复查等的依从性直接影响其疾病转归和预后;通过定时提醒,提醒患者服药、康复锻炼、复查等;通过依从性关键指标的追踪记录和反馈,提醒和促进患者按治疗目标进行相应指标管理。移动护理的应用打破了时间和地域的限制,可有效提升患者治疗依从性。

为提高心肌梗死患者的治疗依从性,有研究者开发了包括用药电子日记、锻炼、体重及吸烟4个主要模块的互动式应用程序,每个模块都包含相应的健康教育信息。患者可以在应用程序中记录血压、低密度脂蛋白胆固醇、血糖等数据,应用程序根据患者输入的数据,以自动反馈形式为患者提供相应反馈、丰富健康教育知识和个性化支持。这种基于患者服药情况进行的针对性服药行为提示,可以有效提升心肌梗死患者药物治疗依从性,调整患者的不良生活方式,提高其生活质量。

（九）患者就诊体验提升

移动护理在患者就诊体验提升中发挥着日益重要的作用。医疗健康应用程序多被用于寻医问诊、在线咨询和搜索疾病信息。移动问诊针对性解决了患者就诊排队、异地就医的痛点,缩短了患者就医时间,减少了异地就医交通成本,提高了医疗资源的使用效率。此外,移动护理平台可根据患者的实际就医需求,为其提供覆盖诊前、诊中、诊后的全流程、个性化、智能化服务,促进了线上线下一体化服务模式实践,实现了临床诊疗与患者服务的衔接。

各大医院在促进患者就诊体验提升中进行了一系列探索,如某医院发布的应用程序可按照"院区-门诊类别-科室-日期/医生"这一常规选择流程进行门诊预约,也可基于医生姓名与科室等关键字进行搜索查询。在预约记录模块中,电子挂号单清晰地显示患者预约的科室、医生、就诊日期等基本信息,同时显示候诊地点、候诊时间及就诊序号等就诊引导信息。信息后台将根据患者的就诊序号分配候诊时间,引导预约患者错峰抵院,在满足患者医疗需求的前提下,合理分流患者,优化诊区秩序,大大地提高了患者的就诊效率及体验。

四、移动护理产品开发及推广流程

(一)目标用户及相关使用者真实需求挖掘

移动护理产品具有其目标用户,如乳腺癌患者康复锻炼管理应用程序的目标用户为需要进行康复锻炼的乳腺癌患者,但其相关使用者则不局限于需要进行康复锻炼的乳腺癌患者,还可能包括照顾者、负责康复锻炼计划及调整的康复专家、进行康复功能评估的医护人员等。对移动护理产品目标用户及相关使用者真实需求的挖掘有助于开发团队设计移动护理产品功能。常用的需求挖掘方法为对移动护理产品目标用户和相关使用者进行个体访谈或小组访谈。

(二)功能设想及开发方案构建

在对目标用户及相关使用者真实需求进行挖掘后,建议由开发团队将需求整理分类,并通过小组头脑风暴的方法针对每类需求设计产品功能,形成移动护理产品功能设想。小组头脑风暴的方法可以创新地针对需求提出解决方案,得到可以实现解决方案的移动护理产品功能,实现了从移动护理产品用户需求向产品功能设想的转化,进而构建形成移动护理产品开发方案。此过程需要多学科团队参与和合作,如临床医护人员、护理信息人员、移动护理产品开发人员等。

(三)以人为中心的移动护理产品设计与研发

移动护理产品的设计需要遵循以人为中心的基本原则。以人为中心的设计理念是目前数字健康相关产品及服务研发中常用的原则之一。移动护理产品的设计涵盖两个方面:系统结构设计和用户界面设计。在系统结构设计中,需要确定移动护理产品体系结构的层次(如总体结构设计、模块设计、接口设计),使其易于理解、分析和实现。用户界面设计则是对软件的人机交互、操作逻辑、界面美观的整体设计。

目前常用的移动护理产品开发方法为敏捷式开发方法,即分模块、分功能完成逐步开发,在每个模块开发初步完成后进行开发团队内的成果测试,即时修正漏洞,使移动护理产品在开发过程中一直处于试用和运行的状态。基于前期形成的功能设想及开发方案,按照以人为中心的设计理念,进行移动护理产品功能模块的阶段性开发和测试及总体开发和测试,不断迭代后完成产品的最终开发,形成真正科学、严谨、实用、可持续的移动护理产品。

(四)关注用户体验的移动护理产品可用性检验

可用性一般指特定用户在特定的场景下使用某产品,有效、高效、满意地达成特定目标。基于ISO系列标准进行的可用性评价内容主要包括对基于既定可用性目标的完成有效性(effectiveness)、效率(efficiency)和满意度(satisfaction)的程度进行测量,方法包括观察法、出声思维法、访谈法等。可用性评价需要贯穿移动护理产品开发全程,其实施流程如图11-9所示。

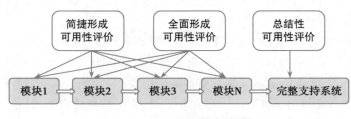

图11-9　可用性评价实施流程

（五）持续优化与临床应用推广

移动护理产品开发完成后,需要在真实临床场景中广泛应用才能真正惠及患者、提升医疗照护质量、推动健康服务体系变革。需将移动护理产品应用于临床试点单位中,检验其可用性,在临床使用中继续发现可用性问题,并与开发团队协作解决可用性问题;检验其有效性,如是否提升了目标患者/照护者/用户知识、态度、技能等,并分析原因进行改进;检验其成本效益,如对于临床结局的改善所节省的医疗费用是否高于投入的费用。不断优化移动护理产品及其临床应用模式,并在进行必要适用性调整基础上,将移动护理产品从试点单位向更多临床单位推广。

知 识 拓 展

以人为中心的设计

移动护理项目的研发过程是一个系统开发生命周期(system development life circle,SDLC),指计划、构建、检验及应用推广一个信息系统的过程,包括需求分析、设计、实施、检验、改进五大过程。

以人为中心的设计(human-centered design,HCD)是近年来 SDLC 的核心理念,指通过关注目标用户的需要和要求,应用人因工程学、可用性(usability)等知识和技术,使系统成为可用且有用的交互式系统的构建方法。这一过程加强了系统的效力(effectiveness)和效能(efficiency),提高了人的舒适度、用户满意度、可及性和持续性,避免了系统使用可能导致的对人体健康、安全和性能的不良影响。HCD 包括了解用户需求、工作流程和环境,用户参与,设定性能目标,设计,测试和评价五大要素。

五、移动护理面临的机遇与挑战

（一）移动护理面临的机遇

1. 国家相关政策积极引导和推动移动护理发展　在强力推进智慧医疗、力求实现全民健康的时代背景下,国家层面出台了一系列相关政策,都涵盖推动移动护理发展的相关内容,如 2013 年国务院印发的《国务院关于促进健康服务业发展的若干意见》,2016 年国务院印发的《"十三五"卫生与健康规划》和《"健康中国 2030"规划纲要》,2018 年国家卫生健康委员会等发布的《关于促进护理服务业改革与发展的指导意见》,2020 年发布的《国家卫生健康委办公厅关于进一步加强医疗机构护理工作的通知》,2022 年国家卫生健康委员会发布的《全国护理事业发展规划(2021—2025 年)》,2023 年国家卫生健康委员会发布的《进一步改善护理服务行动计划(2023—2025 年)》等。在国家相关政策积极引导和推动下,移动护理结合医护患实际需求,持续创新性拓展服务和应用场景,发挥其特色与优势,正朝着满足人民群众多元化健康需要的目标不断推进。

2. 医护患三方多元需求推动移动护理发展　随着我国经济社会发展进入新常态,人民群众有了多层次、多样化的健康需求。与此同时,卫生与健康事业发展面临的新挑战,如人口结构性问题日益突出,慢性疾病成为主要的健康问题,老龄化进程加速等,进一步激发了患者对于便捷且易获取的高质量医疗健康照护服务的需求。然而,我国医护人员紧缺的现实国情下,一线医护人员的高压力、高强度工作,使其难以满足患者进一步的医疗健康照护服务需求,亟需借力移动护理相关技术解决相关问题,这也在某种程度上成为了移动护理发展的强力助推器。

3. 科技助力高质量移动护理愿景加速实现　随着移动互联网、物联网、大数据、AI、虚拟现实(virtual reality,VR)等科技快速发展,移动护理服务模式和管理模式也随之发生深刻转变,为护理服务流程优化、护理服务效率提升、护理服务体验改善、科学护理管理的实现创造了有利条件。在 5G 网络的支持下,移动护理相关前端数据和信息采集设备可高效收集、传递数据和信息。物联网与移

Note:

动护理的结合将进一步扩展移动护理的应用场景,提高患者健康监测数据采集的效率和准确度。持续发展的大数据算法、AI 和 VR 技术,也都将推动移动护理不断向更个性化、精准化、智能化方向发展。

(二)移动护理面临的挑战

1. 移动护理数据安全和患者隐私保护至关重要 移动护理在诸多应用场景中会收集大量数据。在连接互联网的状态下,存在患者个人隐私、疾病信息泄露的风险。在共享数据方面,需要不断完善顶层设计,建立跨部门跨领域密切配合、统一归口的健康医疗数据共享机制,夯实大数据应用基础,标准化和规范化数据应用。在数据安全方面,需要完善相关法律法规和标准体系,强化国家、区域人口健康信息工程技术能力,制定分级分类分域的数据应用政策规范,推进网络可信体系建设,注重内容安全、数据安全和技术安全,加强健康医疗数据安全保障和患者隐私保护,使数据管理实现安全可控。

2. 紧贴医护患需求的移动护理应用场景有待创新拓展 近年来,国家层面出台多项政策积极引导护理信息化、智能化创新,医院层面也高度重视移动护理的创新与临床应用。与此同时,受益于信息技术对大众生活方式的改变,大众对于电子产品和相关技术的接受度不断攀升,创新与包容的人文社会环境为移动护理的发展提供了新契机。因此,医护人员应深度剖析医护患的多源需求,以患者为中心,不断探索如何将多源需求转化为移动护理应用场景,并在临床实践中摸索和改进,使其更好地满足医护患三方多源需求。

3. 基于数据挖掘与物联网的智能化、精准化移动护理有待探索 监测患者病情的传感器、智能互联的可穿戴设备、多功能的护理机器人,这些创新设备收集的数据,为智能化移动护理服务奠定了数据基础,使得为患者提供更具针对性、前瞻性、精准性的个性化移动护理服务成为了可能。未来,积极应用物联网技术等科技手段,高效且安全地利用医疗护理大数据,创新数据挖掘算法,探索移动护理服务新模式,强化贯穿疾病预防、治疗、康复的疾病全程精准移动护理服务,提升移动护理整体服务能力,将为智能化、精准化移动护理开创新局面。

4. 亟须培养移动护理复合型护理人才并组建多学科团队 在倡导多学科交叉融合的科技新时代,医护人员不仅应是移动护理方案的执行者,还应是患者移动护理方案的制订者,更应是移动护理设备和应用程序的设计者、参与开发者、指导者、监督者和优化者。因此,应提升护理人员的多学科知识和信息素养,以交叉学科的创新思路不断拓宽和加深护理与高新信息化技术的融合。同时,组建多学科团队,培养、打造一批护理信息方向学术带头人,吸引、稳定和培养一批具有多学科背景的护理青年骨干,协力推进移动护理的加速发展与临床应用。

(吴 雪 袁长蓉)

思 考 题

1. 某医院内分泌科护士在患者出院前将"远程照护平台"推送给糖尿病患者及其家属,详细告知患者及其家属该平台的服务目的和功能。

(1)可通过平台对患者生命体征、血糖值等进行监测,并在其出现异常数值时,如血糖达到 15mmol/L,发出预警,引起患者及其家属关注并采取相应措施。

(2)可通过平台分享糖尿病足护理相关知识,如饮食指导、活动指导、糖尿病足预防、常见愈合不良伤口的观察等内容。

(3)对患者通过平台提出的问题进行实时解答,给予专业服务,实现在线实时互动。

(4)远程护士应用平台的远程网络视频与患者进行面对面的交流,针对患者存在的问题进行可视化指导。

该案例是怎么应用远程护理的?该患者通过远程护理可获得哪些益处?

2. 体重管理对改善乳腺癌患者疾病预后和提升生活质量有重要意义。护士小张希望能够制订一个乳腺癌患者体重管理移动护理方案。如果你是护士小张的开发团队的一员，你觉得乳腺癌患者体重管理移动护理方案需要实现哪些功能？如何设计一个安全、可行、有效的乳腺癌患者体重管理移动护理方案？

NURSING

第十二章

护理人工智能

12章　数字内容

———— 学 习 目 标 ————

- 知识目标：
  1. 掌握 AI 的基本概念、基本原理和发展进程。
  2. 熟悉 AI 在护士助理、健康管理、慢性疾病管理、老年护理等护理领域的应用。
  3. 了解护理 AI 的未来发展趋势及其局限性。
- 能力目标：
  具有一定的逻辑思维能力和前沿意识，能够根据实际护理工作需求找到恰当的 AI 应用场景。
- 素质目标：
  1. 认识到 AI 对提升护理工作水平和效益的重要作用。
  2. 具有将 AI 应用于护理工作的意识和热情。

第一节 人工智能概述

一、人工智能的概念

人工智能（artificial intelligence,AI）是研究、开发用于模拟、延伸和扩展人的智能的理论、方法、技术及应用系统的一门新的综合性前沿学科。AI 尝试了解机器智能的实质,研究目的是用计算机模拟人的思维过程和智能行为(如学习、思考、推理、规划等),最终使其胜任需要人类从事的工作。尽管人们对 AI 的概念提出了多种观点,但至今仍未形成一个普遍认同的定义。随着 AI 的发展,对其内涵与外延的深入思考及讨论,将进一步塑造和改变人们对这一概念的理解。

二、人工智能的原理

（一）AI 流派

AI 流派主要包括三大流派,即符号主义、联结主义和行为主义,如图 12-1 所示。符号主义和联结主义对应着人类智能中的归纳总结和逻辑演绎,而行为主义则主要模拟人类智能中对环境先感知而后行动的能力。

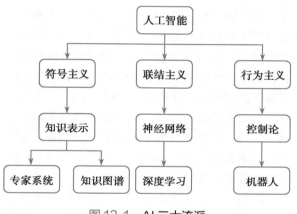

图 12-1 AI 三大流派

1. 符号主义（symbolism） 又称逻辑主义(logicism)。该学派认为人类认知和思维的基本单元是符号,而认知过程就是在符号表示上的一种运算;认为人是一个物理符号系统,计算机也是一个物理符号系统,因此计算机可以模拟人的智能行为,计算机的符号操作也可以模拟人的认知过程。这种方法的实质就是模拟人的抽象逻辑思维,通过研究人类认知系统的功能机制,用某种符号来描述人类的认知过程,并把这种符号输入到能处理符号的计算机中,模拟人类的认知过程,从而实现 AI。符号主义的核心是基于符号的知识表示,其中专家系统和知识图谱是其两个典型应用实例。

2. 联结主义（connectionism） 又称仿生学派(bionicsism),主张模仿人类的神经元,用神经网络的联结机制实现 AI。联结主义的代表是 MP 模型(McCulloch-Pitts model),即用电子装置模仿人脑结构和功能。人脑的神经元由感受部、传导部和效应部 3 部分组成,神经元之间的信息传递与多输入单输出的非线性动态传递相似。联结主义为了模拟神经元的传递信息过程,设计出了人造神经元。如图 12-2 所示,$x=\{x_0,x_1,x_2\cdots\cdots x_n\}$ 代表的是输入信息,$w=\{w_1,w_2,w_3\cdots\cdots w_n\}$ 代表的是各个外部信息的影响力,即输入信息的权重,b 为偏置项,x、w 与 b 一起被输入累加器中,由此,模拟神经元的输入信息为 $\sum_j w_j x_j$,加入偏置 b 后,输出信息为 $Z=\psi(\sum_j w_j x_j+b)$。其中,符号 ψ 为激活函数,代表该神经元的功能,即研究人员希望该神经元履行的职责。

根据解决问题的复杂程度和期望效果的不同,研究人员一般会在不同的情况下使用不同的激活函数。常用的激活函数有 Sigmoid 函数、ReLU 函数和 Tanh 函数等,不同的函数有不同的特性,应用于不同的场景,从而实现多种不同的功能。多个"单一"的神经元组合在一起,便可以组建神经网络模型,图 12-3 展示了一个简单的三层神经网络模型。联结主义开辟了 AI 的又一发展道路,从模型到算法,从理论分析到工程实现,搭建多层神经网络结构的深度学习模型在诸多领域均取得了瞩目的成果,受到了极大的关注。

Note:

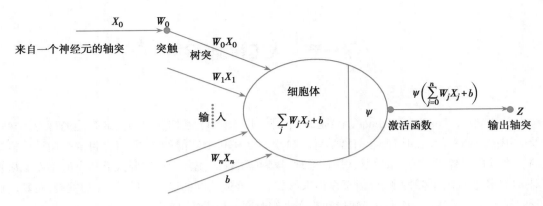

图 12-2　模仿神经元的神经网络

3. 行为主义(behaviorism)　又称进化主义(evolutionism)或控制论学派(cyberneticsism)，原理为控制论及感知-动作型控制系统。控制论把神经系统的工作原理与信息理论、控制理论、逻辑以及计算机联系起来。早期的研究工作重点是模拟人在控制过程中的智能行为和作用，如对自寻优、自适应、自镇定、自组织和自学习等控制论系统的研究，并进行"控制论动物"的研制。20 世纪 70 年代，上述这些控制论系统的研究取得一定进展；20 世纪 80 年代，诞生了智能控制和智能机器人系统。

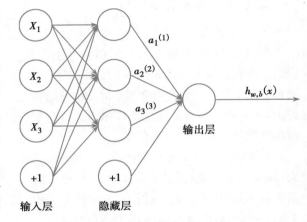

图 12-3　三层神经网络模型

行为主义流派的代表是 1990 年左右研发出来的六足行走机器人。它被看作是新一代的"控制论动物"，是一个基于"感知-动作"模式模拟昆虫行为的控制系统。模仿昆虫的六足设计使得机器人具有较好的稳定性和协调性，腿部的多个关节使其运动的自由度大大增强；可以通过调节腿的长度保证身体处于水平位置，也可以通过腿部伸展调整重心的位置，因此不易摔倒，稳定性较高。

(二) 机器学习

机器学习(machine learning，ML)是当前 AI 最受关注的领域之一。美国计算机科学家汤姆·米切尔(Tom Mitchell)于 1998 年给出了机器学习的定义：用 P 来衡量计算机程序解决某个任务 T 时的表现，如果计算机通过学习经验 E 后，在解决任务 T 时，其性能 P 得到提升，则认为该计算机具有学习能力。

1. 机器学习的基本要素　一个机器学习算法通常离不开数据、模型、学习准则与优化方法。其中，数据是算法的基础，机器学习的本质就是从有限的已观测数据(训练数据)中学习出其一般性规律(模式)，并将这些规律应用到未观测数据(测试数据)上的方法。

为了便于机器理解，需要提取出数据的各种特征，将样本表示成特征向量的形式。模型是数据规律的数学描述，可以是线性或非线性的。机器学习的过程，即求解出模型的各个参数值的过程。学习准则又称为目标函数或代价函数，是模型求解需要达成的目标或准则。优化方法是模型求解的具体方法，常见的有梯度下降算法等。

2. 机器学习的任务

(1) 分类问题：用于将样本划分到合适的类别，如判断患者是否属于需要特殊护理的类型。

(2) 回归问题：用于预测数值型数据，如预测患者的危险系数。

(3) 聚类问题：用于按照样本的相似性将样本集划分到各个类别，如对老年人群体进行细分从而提供个性化护理。

3. 机器学习的学习方式

（1）监督学习：训练数据是标注了正确答案的(称为标签)，即对于训练样本，不仅其特征是已知的，正确答案也是已知的。监督学习可以处理分类和回归问题。

（2）无监督学习：训练数据没有标签，只有特征，可主要用于聚类和数据降维。

（3）半监督学习：训练数据包含一部分有标签数据和一部分无标签数据，可减少对标签数据的依赖，同时比纯粹的无监督学习获得更好的性能。

（4）强化学习：程序直接尝试所有的可能行动，通过不断地试错进行学习，强化成功的结果，最终学会作出最佳决策。

4. 机器学习的工作流程

（1）选择数据：将数据划分为训练数据、验证数据和测试数据。

（2）训练模型：使用训练数据来学习得到相关模型。

（3）验证模型：将验证数据输入模型，根据结果调整模型。

（4）测试模型：将测试数据输入被验证的模型，获得模型性能数据。

（5）使用模型：使用完全训练好的模型对新数据做预测。

（6）调优模型：使用更多数据、不同的数据特征或调整参数来提升算法的性能。

知 识 拓 展

深 度 学 习

深度学习(deep learning, DL)是机器学习的一个分支，指利用多层神经网络处理图像、语音、文本等各类数据的算法集合。

深度学习算法的核心是特征学习。对于输入算法的样本数据，机器通过多层神经网络学习其内在规律和表现层次等特征，从而具有分析能力，具有识别图片、分析语句、了解声音等技能。目前，深度学习技术已被广泛应用于数据挖掘、自然语言处理、语音识别、搜索推荐、图片处理以及其他相关领域，均取得不错的成果。

深度学习领域有很多重要算法，且处在快速的迭代更新之中。经典的深度学习模型有卷积神经网络(convolutional neural networks, CNN)、循环神经网络(recurrent neural network, RNN)、受限玻耳兹曼机(restricted Boltzmann machine, RBM)等。使用深度学习算法处理不同问题时，需要根据实际情况选择恰当的网络模型，以达到更好的效果。

（三）主要技术领域

1. 自然语言处理（natural language processing, NLP） 是以语言为对象，利用计算机技术来分析、理解和处理自然语言的一门学科，包括自然语言理解和自然语言生成两个部分，目的是使人与计算机能够通过自然语言进行有效通信。当前 NLP 领域最成功的应用是大语言模型，其能够理解自然语言，并完成文本生成、自动摘要、文本翻译、知识问答等任务。在护理领域，大模型可以辅助护士开展技能培训、健康教育等工作。

2. 计算机视觉（computer vision, CV） 研究如何使用计算机自动分析和理解图像及视频，以实现自动视觉理解。从工程学的角度看，CV 模拟人类视觉系统能够完成的任务，利用机器代替人眼对目标进行识别、跟踪和测量。CV 的一个经典问题是判定图像中是否包含某个特定的物体或状态，如光学字符识别(optical character recognition, OCR)、肿瘤识别和姿势识别等；另外也可以执行图像跟踪、图像恢复和场景重建等任务。例如，通过摄像头或者感应器自动识别患者或独居老年人是否摔倒，需要使用 CV 作为核心技术。

3. 机器人技术（robotics） 研究机器人的设计、制造、运作和应用，以及控制它们的计算机系

 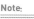

统、传感反馈和信息处理。智能机器人装备各种传感器、测量器、反应器和控制器,能够自主获取环境数据,然后利用 AI 技术进行识别、理解、推理并最后作出规划决策,通过自主行动实现预定目标。机器学习技术在机器人感知、认知和学习中发挥着重要作用。例如,深度强化学习可以训练机器人获得一种类似于视觉肌肉记忆的能力,使之具有快速反应能力。

三、人工智能的发展进程

(一)启蒙阶段

计算机科学之父、英国数学家阿兰·图灵(Alan Turing)在 1936 年提出了一种理想计算机的数学模型,即图灵机,为后来电子数字计算机的问世奠定了理论基础。他也提出将图灵测试作为衡量机器智能的标准。1943 年,第一个神经网络模型,即 MP 模型诞生,为后来人工神经网络的研究奠定了基础。

在整个 AI 的发展进程中,人们普遍认为经历了三次发展浪潮。

(二)第一次发展浪潮

在 1956 年夏季举办的达特茅斯会议上,美国计算机科学家约翰·麦卡锡(John McCarthy)首次提出了"Artificial Intelligence"这一术语。此次会议是 AI 史上的里程碑式事件,标志着"AI"这门新兴学科的正式诞生。随后十几年里,大量计算机科学家开始研究 AI 技术,从而迎来了第一个发展浪潮。

1957 年,美国心理学家弗兰克·罗森布拉特(Frank Rosenblatt)成功研制了感知机(perceptron),它能够通过学习进行简单的图像识别任务。1959 年,美国计算机科学家亚瑟·塞缪尔(Arthur Samuel)在其论文中提出了"机器学习"的概念,他开发的跳棋程序能够通过学习来提高游戏水平,在当时具备一定的影响力。1965 年,首个专家系统 DENDRAL 的开发标志着专家系统时代的开始。1966 年,麻省理工学院约瑟夫·维森鲍姆(Joseph Weizenbaum)发布了世界上第一个聊天机器人,通过键盘输入实现了计算机与人的简单交流。

(三)第二次发展浪潮

20 世纪 70 年代,对 AI 的质疑和批评使其发展受到了巨大的限制。20 世纪 80 年代,专家系统的广泛应用逐渐恢复了研究者对 AI 的信心。20 世纪 80 年代初,卡内基梅隆大学为数字设备公司设计了一套名为 XCON 的"专家系统",用于配置计算机销售订单,取得了商业上的成功。

在专家系统发展的同时,人工神经网络研究也逐渐复苏。1982 年,美国科学家约翰·霍普菲尔德(John Hopfield)提出了一种新型的递归神经网络,即 Hopfield 网络,它通过调整神经元之间的连接权重,可以"记住"一系列的模式,在模式识别和组合优化问题中体现出优势。1986 年,反向传播(back propagation,BP)网络被提出,这是神经网络发展史上的一个重要里程碑。BP 网络成为后来应用最广泛的人工神经网络之一。

(四)第三次发展浪潮

1997 年,IBM 的"深蓝"(Deep Blue)计算机战胜了国际象棋世界冠军加里·卡斯帕罗夫(Garry Kasparov),成为 AI 史上的一个重要里程碑。

2004 年,美国的杰夫·霍金斯(Jeff Hawkins)和桑德拉·布莱克斯利(Sandra Blakeslee)合著的 *On Intelligence* 一书深入讨论了全新的大脑记忆预测理论,讲述了如何依照该理论构造真正的智能机器,对后来神经网络的深入研究产生了深刻的影响。

2006 年,杰弗里·辛顿(Geoffrey Hinton)在研究工作中强调了深度学习的概念。之后,深度学习、深度神经网络、卷积神经网络等概念开始被频繁提及,各种研究成果涌现,再次吸引计算机研究人员投身于 AI。

2012 年,多伦多大学在 ImageNet 大规模视觉识别挑战赛(ImageNet Large Scale Visual Recognition Challenge,ILSVRC)中取得突破性成果,标志着深度学习在图像识别领域的重大进展。同年,谷歌推出了谷歌知识图谱(Google knowledge graph),改善了搜索引擎性能,自此知识图谱正式得名,并成为知识服务领域的一个新热点,受到了学术界和工业界的广泛关注。

Note:

2016 年，由 DeepMind 公司开发的 AlphaGo 战胜了韩国围棋职业九段棋手李世石，展示了深度学习和强化学习技术在解决复杂、策略性任务中的潜力，进一步推动了 AI 研究的发展。

（五）AI 发展的新时代

2017 年，谷歌的 Transformer 模型在 NLP 领域取得了显著成就，随后，基于该架构的 BERT（Bidirectional Encoder Representations from Transformers）模型在 2018 年发布，极大地提高了机器的自然语言理解能力，推动了 NLP 的快速发展。同年，OpenAI 公司发布了其初代生成式预训练语言模型（Generative Pre-trained Transformer，GPT），它利用大量的语言素材开展预训练，学习人类语言模式，从而预测句子中下一个词的概率分布来生成连贯的文本。

2020 年，某公司开发了蛋白质结构预测模型 AlphaFold 2，该模型利用大量蛋白质结构和序列数据库信息，通过深度学习预测蛋白质结构，其准确率极高，为生物学、医学和药物设计等领域研究提供了强大工具。AlphaFold 2 的两位主要开发者也因此获得了 2024 年诺贝尔化学奖。

2022 年年底，OpenAI 推出 ChatGPT，受到社会的极大关注。其后，国内外相继推出大量生成式预训练模型，可实现文本对话、由文本生成图像以及由文本生成视频等功能，这一类模型被统一简称为"大模型"。大模型的产生，使 AI 进一步走近了人们的生活，可能给各行各业带来深远的影响。

四、人工智能的类型

根据机器处理任务的能力和学习能力，人们通常将 AI 分为"窄人工智能（artificial narrow intelligence，ANI）"与"通用人工智能（artificial general intelligence，AGI）"。ANI 经过训练，在明确定义的任务上，能够如人类一样完成任务，但它们的智能是由人来设计和主导的，其本身并没有自主学习与思考的能力，无法拥有自己的判断思维能力。例如，机器人虽然具有一定场景下的自适应能力，也必须由人类提前对其进行编程；自动驾驶技术目前虽然比较成熟，但仍然很难应对现实生活中可能遇到的各种复杂状况。

与 ANI 不同，从理论上来说，AGI 能够进行思考与计划，具备理解复杂理念、快速学习和从经验中学习等各种类人能力，可以执行广泛的非特定范围任务。从 AI 的发展进程来看，研究界普遍认为目前的 AI 研究尚处于 ANI 阶段，尚不存在可以纳入 AGI 的智能系统，未来 AGI 的实现需要科学界的进一步努力。此外，也有学者提出超级人工智能（artificial super intelligence，ASI）的概念。ASI 指机器的智能水平可以超越人类，是 AGI 之上的层次。需要指出的是，虽然大模型的出现使得人类向 AGI 前进了一步，但科学家们普遍认为 AGI 以及 ASI 目前只是理论上的概念，离实现仍然有相当长的距离。

知识拓展

知识图谱

知识图谱（knowledge graph）是以结构化的形式描述客观世界中概念、实体及其关系，将互联网的信息表达成更接近人类认知世界的形式，提供了一种更好地组织、管理和理解互联网海量信息的能力。知识图谱为语义搜索带来了活力，也在智能问答中显示出强大威力，已经成为互联网知识驱动的智能应用的基础设施。知识图谱与大数据和深度学习一起，成为推动互联网和 AI 发展的核心驱动力之一。

第二节 护理人工智能的应用场景

AI 的快速发展推动了其在医疗健康等领域的积极应用，护理领域也在不断探索和建设以 AI 技术为基础的新护理模式。

Note:

一、护士助理

通常一个病区内的护士要同时护理几十位患者,而患者的需求是复杂且难以预测的,因此,在护理过程中难免出现信息不对称、反应不及时等情况,这不仅影响患者的住院体验,严重时还会耽误病情。因此,有必要利用信息技术手段尽可能地减轻护士工作难度,协助护士高效开展护理工作,包括病情监控、体征采集、用药给药、健康教育等,使患者获得更科学和更完善的护理体验,也使护士更有余力投入到对人力需求更高的护理工作中,把时间还给护士,把护士还给患者。

(一)临床日常护理

在临床护理阶段,可充分利用各种传感设备获取患者的体温、脉搏、心率等基本生命体征数据。此外,结合了 AI 技术的机器人可以在帮助患者进食、辅助患者转运、为患者传递物品等日常护理工作中起到协助作用。例如,护理机器人能帮助患者处理出入院手续办理、住院清单打印等流程性事务;通过人机对话可对患者的各种问题进行专业解答;静脉配液机器人还能代替人工进行配液,使配液更精准、高效和智能,同时降低人工配液的风险;康复机器人能协助患者肢体功能的恢复,提高康复训练的效果;陪伴机器人能够和患者互动,排解患者的负面情绪,提供心理安慰。

(二)护理记录

护理记录是护理过程中产生的重要文件,对于监测患者状态、分析护理效果以及优化护理流程等极为重要。由于需要记录的内容繁多,护士不得不花费大量时间用于护理记录,从而间接减少了护理患者的时间。为了解决传统护理记录的不足,需要将护理记录过程电子化并智能化,使用医疗知识图谱中的概念作为标准化术语并以此提供结构化的录入模式,利用后台的医学知识库和大规模的训练数据设计智能算法,为临床护理记录提供智能纠错与提示、记录质量评估以及护理报告自动生成等功能。大模型出现以后,目前国内已有多家医院利用医疗大模型开展病历质量控制。同样地,也可以训练出护理大模型进行护理记录质控,在提高效率的同时确保质量。

(三)智能采血系统

智能采血系统包括智能分诊、智能贴标、标本自动收集与智能分拣四大模块。智能分诊模块主要包括自助取号机、排队管理软件、叫号软件、条码阅读器等,规范了采血排队程序,方便了护士和患者;智能贴标模块与医院的信息系统无缝对接,自动提取患者信息并自动备管,规避了人工粘贴条码可能产生的差错,实现了采血过程的标准化、自动化与智能化;标本自动收集模块能将血液标本从采血台传送至标本智能分拣模块;智能分拣模块由分拣设备和对应的管理软件组成,与医院的信息系统对接,根据分拣规则批量分拣试管,并实现自动登记。智能采血系统极大地提高了采血窗口的运行效率,提高了信息标签的正确率和规范率,降低了差错率,保证了血液标本质量;减轻了护士的工作负荷,提升了采血者的体验。智能采血系统与医院现有的信息系统如 HIS、LIS 等的无缝对接使信息共享更为便捷,方便医生和护士整合患者的信息并动态调整护理方案。

(四)智能输液系统

智能输液系统通过液位传感器监控滴液剩余量,常见的有浮筒类液位传感器、电子类液位传感器、液压类液位传感器、光纤类液位传感器等。液面传感器具有非接触、稳定性好、精确度高等特点,能够与报警电路结合实现输液液面的智能监控。系统前端以直观的界面显示输液区的整体输液情况;护士能够通过系统遥控点滴的速度,通过主控制芯片控制液滴速度、报警信息以及液架的运动方向。智能输液系统能够让护士实时管辖区域的输液情况,合理安排护理时间,提升工作效率,同时提高输液安全系数,避免医疗事故。

(五)智能药柜

利用人工对药品进行核对和管理,不仅增加了人力资本,也增加了出错的可能性。智能药品管理利用分布在各科室的智能药柜与医院的信息系统进行对接,能够实时获取来自 HIS 的医嘱,并将药品的使用信息、盘点信息、补药信息等反馈给 HIS,实现药品的闭环管理。典型的智能药品管理流程如下:

1. 医生例行查房后,在 HIS 中给患者开具医嘱。

2. 护士在护士站审核医嘱后,将其同步到智能药品转运管理系统。

3. 药剂师根据医嘱配药,放入特定的药盒并关闭药盒。

4. 转运工人或转运机器人将药品配送至对应病区,期间药盒完全锁定。

5. 科室护士登录智能药品转运管理系统,扫描对应药盒的二维码,匹配后该科室的药盒自动弹出,护士将其取出放至科室的智能药柜。

6. 护士将智能药柜推至病房,扫描患者腕带后,该患者的药盒将自动打开,护士取出药品供患者使用。

智能药品管理系统将自动记录上述每个步骤,包括药品信息、执行者和执行时间等。此外,数据库对所有的药品信息进行统计后,后台的 AI 算法将根据历史数据,对药品的缺货量进行预测,从而辅助药品采购计划的制定。

(六) 智能健康教育

健康教育是护理工作中的重要步骤,对于提高患者的依从性、保障治疗效果具有积极意义。在住院前、住院时、术前术后,以及出院前的教育指导和出院后的随访等环节,护士均需要对患者开展健康教育。与传统的面对面教育不同,智能健康教育可以将健康知识点以图文或视频等形式存放于数据服务器中。通过将医院的各个信息系统与数据服务器相连接,健康教育可融入护士做的每一项治疗处置。护士可随时利用电子设备查看、添加、删除及修改教育任务和教育内容,同时患者及其家属也可在各类应用推送中获取患者须知。在指导用药方面,国内已经推出基于大模型的 AI 药品说明书,可提供基于文字和语音的一对一交互对话,并可直接在手机端使用,全方位为患者提供药品信息说明。

(七) 体征采集

在病房中,护士不仅需要采集新入院患者的身高、体重、体温等各种基础体征信息,也要频繁记录病房中各位患者的血压、血糖等数据。目前,院内使用的监护仪等医疗设备可以自动进行一部分生命体征的采集,但对于更多样化的患者信息采集,则需要医疗级智能传感设备和 AI 技术的支持。例如,借助于摄像头和姿势识别算法,可判断患者体态是否正常。未来智能传感设备的采集精度达到医疗级以后,将更容易在院内得到普及,从而辅助护士进行更丰富的患者体征采集。采集数据可以通过蓝牙、WiFi、5G 等技术自动上传至医院的各类信息系统。智能体征采集系统与CNIS 的对接可实现患者的病历、医嘱、检查结果等数据与护理数据的整合,有利于精细化和个性化护理的实现。

二、健康管理与慢性疾病管理

健康管理以控制健康危险因素为核心,针对健康人群、亚健康人群和慢性疾病患者群,通过病因预防(无病预防)、临床前期预防(早发现早治疗)、临床预防(治病防残)三级预防并举,实现个人健康实时监测与评估、疾病预警、慢性疾病筛查、主动干预,提高居民自我健康管理能力。健康管理是一个连续的、长期的、循环往复、始终贯穿的过程。

慢性疾病的管理与健康管理密不可分。慢性疾病具有控制率低、周期长、疾病负担重等特点,需要长期进行监测和管理。新型慢性疾病管理系统要具有远程监控和实时评估的能力,利用智能家居或可穿戴设备等实时感应包括血压、血糖等在内的患者生理参数,并根据相关数据对患者的健康状态进行实时评估,提供相应的用药提醒、远程咨询等服务。以数据为支撑,新型慢性疾病管理系统可实现患者的个性化管理,容易使患者信服,提高患者依从性,从而达到良好的慢性疾病控制效果。因此,针对日益庞大的慢性疾病患者群体,利用 AI 等新兴技术建立综合化健康管理系统也将对慢性疾病防治起到重要作用。一个典型的基于 AI 技术的健康管理和慢性疾病管理平台主要可以分为数据采集模块、数据处理和分析模块以及人机交互模块三大部分。

1. **数据采集模块** 指采集被管理对象的健康数据。数据主要来源于个人的日常行为数据、日常生理体征数据、体检数据和医疗行为中产生的数据等。采集方式可以分为手动采集和自动采集。

（1）手动采集：指由个人通过 APP、小程序或其他软件的用户界面手动输入数据或将数据文件上传至管理平台。数据可以是量化的（如血压、血糖），也可以是非量化的（如心电图）。对于不善使用智能设备的人群，可通过简便的语音系统与其进行对话和交流，再利用语音识别技术将语音转化为文字，获取相应信息，从而了解使用者的健康情况。

（2）自动采集：主要指由设备自动进行数据采集。一方面，指利用传感器进行的数据采集，如可穿戴设备（智能腕表、智能手环等）能够利用智能传感器实时监测人体的血压、血氧、心率、体温、运动计步等指标数据。所有采集到的信息将通过蓝牙、WiFi 或 5G 信号自动传送到健康管理平台的数据库，以实现完整、连续的人体健康信息的实时接收。另一方面，在获得许可的情况下，智能健康管理平台通过与体检中心和医疗机构的信息系统对接，也可以自动获取到系统中的个人医疗数据。

2. 数据处理和分析模块

（1）数据预处理：指对所采集到的数据进行清洗和去重等操作，并根据数据标准进行规范化处理。对于非结构化或半结构化数据，一般应首先将其转化为结构化数据。例如，对于患者拍照上传的纸质检测报告，需要先通过光学字符识别（optical character recognition，OCR）技术提取出图片中的文字，再利用自然语言处理等技术得到文字中的各个术语以及术语间的关系，从而将照片转化为机器可识别与理解的结构化数据。处理好的数据将被存入数据库中。

（2）数据整合：患者的健康数据包括非数值型的图像数据和文字数据，也包括离散型数据（如血压与心率）和连续型数据（如心电图数据）。因此，需要将个人的数据进行整合，构造个体的动态健康报表和完备的健康档案。

（3）数据分析：指将历史累积的经验数据作为训练数据，利用多模态学习等算法分析患者的各项综合数据，结合知识图谱、大模型等 AI 工具，对健康管理对象的健康状况、日常生活危险因素、生理体征变化等进行分析。例如，图像识别算法可直接学习得到图像的特征，并以此对图像进行分类，辅助医生判断其是否为健康图像。

某些智能型检测设备除了提供数据监测、远程传输和数据存储等功能，也嵌入了智能数据处理和分析等模块。例如，某些智能胰岛素泵能自动检测血糖并调节胰岛素给药剂量，实现精准给药，甚至可以整合其他传感器提供的活动数据，添加人机对话等功能。

3. 人机交互模块　是用户与智能健康管理平台的接口，主要体现在信息采集与信息反馈两个方面。

（1）信息采集：为手动采集提供数据输入与上传窗口，也为各类自动采集设备提供对应接口，方便数据的自动上传。

（2）信息反馈：主要分为健康教育、自我健康诊断、健康建议和健康预警几个方面。健康教育注重趣味性，采用漫画、视频、动画等多样化的表现形式，提高用户的观看意愿。自我健康诊断利用数据分析模块提供的功能，以可视化的形式向用户展示大数据分析结果，提高用户对自身健康或慢性疾病的管理意识。健康建议主要包括运动建议、饮食建议等，以闹钟、语音提醒、机器人等方式与用户交互，督促用户积极加强自身管理，帮助预防和控制疾病。例如，对于长期服药的慢性疾病患者，智能药箱可提醒患者按时以正确的剂量服药，护士也可通过智能药箱与患者及其照顾者保持联系，定时监测居家患者的健康状况和服药情况，并在必要的时候提供指导。健康预警通过数据的实时监测及智能算法预测健康风险，当风险超过阈值时立即启动预警机制，最大程度保障护理对象的安全。

人机交互界面的使用者不仅包括被管理对象，也包括家属、看护者、医生、护士、理疗师、营养师等来自家庭、社区、医院、政府等诸多机构的多角色用户，旨在打造一个人性化的多方协同的健康管理和服务平台。平台利用智能科技提高了医疗资源的可及性和便捷性，有助于节约护理资源，提高健康管理和慢性疾病管理质量。

Note:

2024 年,我国与新加坡的专家团队携手,通过医工交叉合作研究,构建了一个面向糖尿病诊疗的视觉-大语言模型多模态集成智能系统 DeepDR-LLM,该系统融合了大语言模型和深度学习技术优势,实现了医学影像诊断与诊疗意见的多模态生成功能,能提供糖尿病视网膜病变辅助诊断结果及个性化的糖尿病综合管理意见,为糖尿病管理提供智能化参考方案。

知识拓展

智能药箱

智能药箱一般以单片机为主控硬件,利用软硬件结合实现服药提醒、环境监测、自动定量出药等功能。用户可通过扫码等手段将手机等智能设备与药箱的设置程序相连接,对服药时间和服药剂量进行设置、监控和管理。药箱的时钟一旦到达服药时间,则通过蜂鸣发出警报,或触发语音模块提示患者服药。同时,自动出药模块利用机械装置实现精准地按剂量出药,开关控制模块可判断用户是否打开药箱服药,如果用户未服药,将再次提醒。此外,智能药箱还可对箱内的温度、湿度以及剩余药量等进行监测,以防药物不足或过期。对慢性疾病和老年患者而言,智能药箱是确保其按时按剂量服药的有力助手。

三、老年护理

(一) 智能老年护理的重要性

随着社会老龄化程度的加深,老年人的看护问题日益凸显。我国《"十四五"国家老龄事业发展和养老服务体系规划》指出,要强化老年用品的科技支撑,加快推进互联网、大数据、人工智能、第五代移动通信(5G)等信息技术和智能硬件在老年用品领域的深度应用;推广智慧健康养老产品应用,开展智慧健康养老应用试点示范建设,建立一批智慧健康养老产业生态孵化器、加速器;培育老年人生活服务新业态,引导有条件的养老服务机构线上线下融合发展,利用互联网、大数据、人工智能等技术创新服务模式。

《智慧健康养老产业发展行动计划(2021—2025 年)》同时提出,要鼓励发展能为养老护理员减负赋能、提高工作效率及质量的养老监护类智能产品,推进 AI 等新一代信息技术以及服务机器人等智能设备在居家、社区、机构等养老场景集成应用,打造智慧养老场景。

(二) 智能老年护理的途径

近年来,随着信息产业的不断升级,新一代 AI 在老年护理等多领域的应用得到了进一步加强。老年护理服务产业联合 AI、物联网、云计算、大数据等新一代信息技术,形成智慧老年护理生态,优化配置护理资源,为老年人提供更个性化的以及更符合中国国情的护理服务。当前智慧养老产业正在蓬勃发展,各大企业竞相革新智慧老年护理产品的核心技术,推进老年护理产品的多元化。企业、科研机构与社会组织也积极开展合作,形成了多种创新护理模式。

1. 智能社区居家老年护理　核心在于将老年人、政府、社区、医护人员、医疗机构、养老服务供应商等连接成居家老年护理服务网络,分析老年人需求,采集老年人信息,提供老年人护理服务,设立监督与反馈机制,形成线上线下互动的、专业化的、全方位的智能社区居家老年护理系统。智能家居等终端设备将采集到的老年人信息自动传输到社区信息管理平台,利用大数据处理技术和 AI 算法对老年人的需求进行分析,并实时提供便捷的服务,见图 12-4。同时,老年人的信息也会同步到家属和护士的智能终端设备,以便及时准确追踪监测老年人的生活和身体状况。例如,智能床垫能实时监测心率、呼吸和离床时间,数据异常时会立即传送警报,以便相关人员第一时间进行干预及处理。

2. 智能老年护理服务　智能老年护理以互联网为载体,将大数据、物联网等相关技术与自然语言处理、机器视觉、语音识别等 AI 技术相融合,是一种全新的老年护理模式。

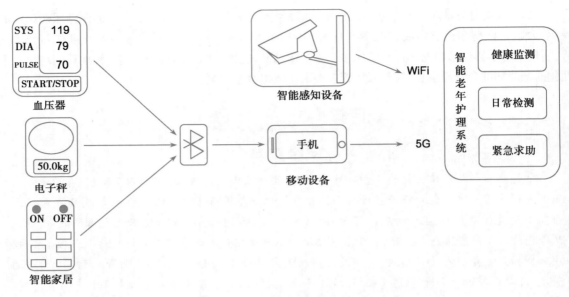

图 12-4　**智能体征采集**

（1）总体框架：智能老年护理服务系统主要由展示层、应用层、AI 技术层、数据存储层、数据采集层、数据安全层等组成。图 12-5 展示了一个典型的智能老年护理服务系统。其设计理念是以 AI 技术为核心，在政府职能部门指导和监督下，以硬件支撑层为载体，护士通过养老服务平台实时了解老年人需求，为老年人提供生活照料、健康管理、精神慰藉及紧急救助等各类服务。

（2）展示层：健康数据以图形或分析报告等可视化的形式直观呈现并实时更新，以方便相关人员调取和使用，并可与其他老年服务网站、智慧养老 APP、养老小程序等终端建立对应接口，方便用户浏览和下载各类数据分析报告。

（3）应用层：面向的主要用户是养老服务供应商、养老服务管理中心以及老年人及其照料者。老年人及其照料者可通过平台申请生活照料、健康管理、紧急求助等服务。当用户需要进行咨询或投诉时，可找到客服板块与客服进行远程文字、语音或视频交流；供应商、养老服务管理中心可以通过平台提供实时服务与监管；后台管理人员及权限管理人员可通过应用层，执行远程操作、数据处理、权限管理等操作。

（4）AI 技术层：是智能老年护理框架的核心。根据应用层的具体任务，技术人员将设计相应的 AI 算法，利用自然语言处理、语音识别、数据挖掘等技术对预处理好的规范大数据进行挖掘与分析，并随着数据的持续更新不断增强运算结果的精准度，将运算结果反馈至应用层。

（5）数据存储层：为其上层的 AI 算法提供规范化数据。该层需要完成数据清洗、去重、整合等数据预处理工作，当数据量很大时，通常利用 Hadoop 分布式文件系统（Hadoop Distributed File System，HDFS）构建分布式文件存储系统，同时使用 Hadoop 数据库（Hadoop Database，Hbase）构建分布式数据库。此外，通过 Hadoop（特别是其 MapReduce 计算组件）和 Spark 等分布式计算框架为数据处理算法提供支持。在数据的使用方众多且分布广泛等情况下，还可结合云平台、云计算实现数据共享，构建区域化老年人护理平台。

（6）数据采集层：为智能老年护理的前提。数据是 AI 算法的基础。健康护理是老年护理的一个重要部分，为更好地监测老年人的身体健康状况，可借助可穿戴设备采集老年人的血压、脉搏等基础生理数据；对于居家老年人，尤其是独居老年人，智能家居可实时监测老年人的身体健康状况和居家活动；日常饮食数据可由老年人手动输入或通过语音输入；同时，老年人平时的体检数据、就诊的电子病历数据、影像数据等均可被采集到数据库，为智能护理以及个性化护理准备数据基础。

（7）数据安全层：互联网本身存在一定的信息安全风险。由于很多老年人对智能设备操作不熟练，

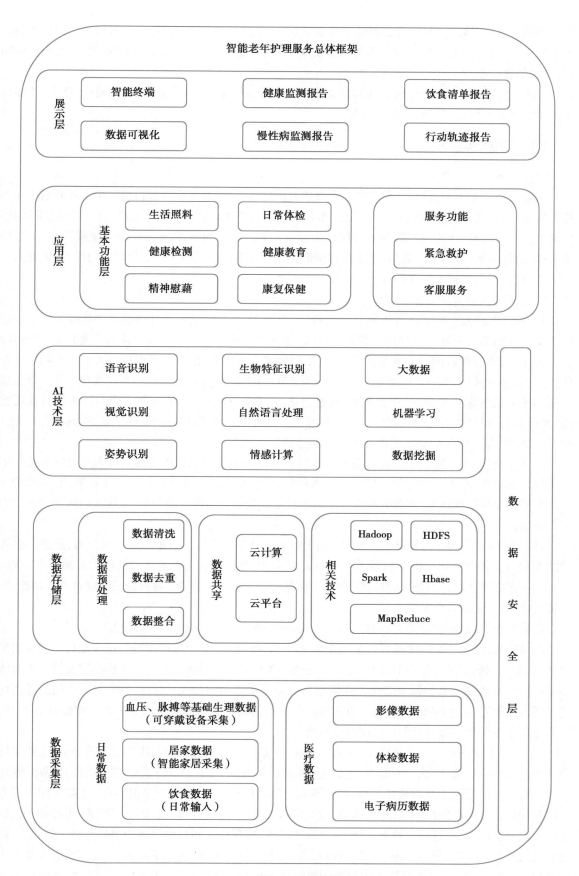

图 12-5 智能老年护理服务总体框架

可能加剧了这种风险。因此,有必要建立数据安全层,保护老年人的数据隐私。可以使用的技术包括但不限于区块链,同时结合数据加密与网络安全等技术,加强对个人信息的去隐私化、加密与传输保护,确保信息安全。

图 12-5 所展示为一个有代表性的智能老年护理服务框架,在具体应用中,其架构、技术、功能以及提供的服务可根据实际情况有所出入。

四、护理机器人

(一) 护理机器人概况

机器人技术是未来高科技、新兴产业发展的基础之一,已经在多个领域得到应用。随着数字化医疗的发展,全球医疗机器人行业发展迅猛,市场规模迅速扩大。《“十四五”机器人产业发展规划》明确提出,要重点研制手术、护理、检查等医疗康复机器人,助行、助浴、情感陪护等养老助残机器人,检验采样、消毒清洁、辅助巡诊查房、重症护理辅助操作等卫生防疫机器人。近年来,各种护理机器人产品不断涌现,吸引了越来越多的目光。

(二) 护理机器人的分类

1. 导诊机器人　利用语音识别、自然语言处理等 AI 技术模拟人类对话功能并根据用户反馈进行语言交互的语音机器人与导诊机器人,正在蓬勃发展。智能导诊机器人配备了先进的 AI 技术,能与患者交流,回答患者的简单问题,提高护士工作效率。近年来,国内外导诊机器人产品不断更新迭代。国内某公司研发的一款智能导诊机器人,自 2017 年起陆续在各大城市的各家医院上线。该机器人使用了人机智能交互技术,声音清晰,可通过语音、图像、手势等自然交互方式与患者进行沟通交流,并可识别、理解口语化的表述方式。患者可与其自然沟通,获得相应的就医信息,将其作为补充医护人员使用,从而节约了人力资源,提升了护理效率。

2. 陪护机器人　陪护工作在行动不便人群和老年人的护理工作中占据着极为重要的地位。陪护工作较为烦琐,小到日常起居,大到吸痰、换药等,都需要陪护人员来执行。对于孤寡老人,陪护人员还需要关注其精神状态,多和老年人交流。随着全球老龄化问题日趋严重,老年人的陪护问题变得更为突出。

日本 2015 年研发了一款护理机器人,用于帮助行动不便的人。它不仅能抱起患者,还能为患者的站立和行走提供支撑。但该机器人不能与人交流,因此也没有与患者互动的能力。2016 年,我国发布首款家庭智能陪护机器人,具有智能化语音交互、人脸识别、自主学习及自我健康评价等功能,实现智能化、个性化的安全陪护。

总的来说,目前研发的陪护机器人功能比较单一,适合作为辅助陪护手段使用。

3. 物流机器人　在病房的日常护理工作中,对血液、尿液、粪便等样本进行送检是必不可少的护理环节,关系到病房患者是否能及时、无误地完成各项检验。物品传送机器人或物品智能传送系统能够在病房与检验科等其他科室之间设立物品自动流通渠道,减少医疗物资在各个科室之间流通消耗的时间,也减少医疗物品传送对人力的依赖。医院物流机器人也逐渐开始在一些大医院崭露头角。目前主要存在两种类型的自动化医疗物流系统:

(1) 自动引导车(automated guided vehicle, AGV):是一类可医用的物品传送机器人,能在无线局域网络或通信网络环境中,由计算机控制实现无人驾驶与自动导航,沿程序设定路径运行、停靠到指定地点。最常见的导航方式有磁条导航、激光导航、视觉导航与惯性导航。目前,AGV 主要应用于工业生产和物流行业。在医疗领域,医用 AGV 能完成一系列医疗物品的移载、搬运等作业,主要用于代替需要人力的手推车,运送医疗垃圾、供应室消毒物品等,实现楼宇间和楼层间的物品传送。例如,匹兹堡某公司生产的 AGV 配备了激光、红外线和超声波等多种传感器,通过医院的 WiFi 与机器人系统进行通信,内置导航地图。该机器人不仅能为医院的患者运送药物和干净的床单,还能协助清理医疗垃圾。

（2）智能轨道物流传输系统：采用分布式的系统控制技术，在医院内搭建立体、高效、点到点的运输网络，可以把各个楼层、科室通过轨道进行连接，并利用智能运输小车在各科室之间来回运输医疗用品。例如，国内外多家医院通过一种轨道运输车来实现医院内部物流及药房的自动化。该运输车所有的导轨均可 360° 自由放置，机器人小车在导轨上循环往复，完成医院各个科室间医疗物资传送、样本送检等工作。

目前，5G 技术也应用到了医院物流机器人领域。例如，2020 年国内推出了一款专注于医院 5G 物流的机器人。该款机器人可运输的医疗物资多种多样，包括标本、污染器件、手术室耗材、母乳、药品、无菌包、高值耗材、显像剂等。它基于物体识别技术实现实时路况检测、调度、无人驾驶，实现人机共融，能够在医院的各个科室内低速自主行动。

4. 静脉配药机器人　在整个护理工作中，静脉配药是极为重要的一个环节。配药机器人可以非常准确地完成消毒、开瓶、抽吸、灌注等多道工序，能严格做到无菌操作，让静脉配药工作变得更精准、高效、环保、智能；同时可以规避护士配制及抽吸药液过程中可能受到的锐器伤害，以及配制化疗等高风险药品时可能遭受的身体伤害；能避免人工配药时可能出现的配药错误；能保证操作的安全性和兼容性，减少对人工的依赖，使护士增加床旁护理时间，减少错误发生，保障患者安全和健康。例如，我国深圳某机器人公司于 2013 年生产了首台可移动式智能静脉药物调配机器人，目前该类型机器人已经更新迭代到第 7 代。第 7 代机器人使用了传感器识别、视觉识别等智能识别技术，运用 AI 算法，联合运用了多臂协同交互调配等高新技术以确保配药精准度；可将患者所需的几种静脉用药按照医学要求进行抽取和混合，完成仓内紫外线消毒、药品瓶颈瓶口消毒、切割安瓿、稀释西林瓶、定量抽吸、振动摇匀、医疗废弃物自动分类处理等操作，整个配药过程均在百级净化环境中进行；也能适应不同规格的药瓶，突破了不同规格药品包装对自动化操作的限制；也可单批次同时调配多组不同规格药瓶的药物，实现了药物配制的高效率。

5. 静脉采血机器人　静脉采血是护士最基本的技能之一，也是一项非常日常的护理操作。由准确率高且采血稳定的机器人代替护士进行采血，可以很大程度上缓解医院采血工作的压力。

国内最早自主研发的采血机器人是上海某医用机器人团队在 2017 年研制成功的。该采血机器人使用了智能交互技术、智能生物识别技术，并结合了智能导航控制技术和机器人自动穿刺技术。这些先进技术的融合使得该机器人可实现比人类更为精准的自动采血工作。2020 年，北京某手术机器人公司发布了一款智能采血机器人。该智能采血机器人使用了多种高新技术：基于生物识别技术的图像导航控制技术，可以对走向各异的血管进行智能导航穿刺路径规划；多自由度自动穿刺技术，可以对不同深度的血管进行精准穿刺采血；智能交互技术，帮助用户与采血机器人沟通，以便顺利完成采血任务。

6. 转运机器人　大多数医疗机构在转运患者时，主要采用人力的方式，通过平车将患者从病床转移到手术室等其他科室。为防止患者损伤，护士在搬运患者换床时，不能采用拖、拉、推这样的动作，而是需要把患者抬起来平移离开床面。由于成年人体重大多在 40kg 以上，搬运过程通常需要 2~4 个人协作完成。搬运过程中一旦发生状况，可能造成患者二次损伤。转运机器人的作用主要是协助护士完成患者在不同医疗环境之间的转运，能充分考虑被搬运患者在搬运过程中的舒适度体验，保证安全有效地完成重症患者、术后患者、行动不便患者等的转运任务，避免对人力资源的大量依赖、二次损伤的发生，同时还能减轻护士的体力劳动负荷和可能导致的肌肉骨骼损伤。

1981 年，日本发布了一款转运机器人，该机器人在转运的过程中可以不改变患者的姿势，因而较适用于皮肤患者及脊柱系统受伤的患者，但该机器人主要基于机械原理设计，不能做到足够的智能化。2009 年，另一款转运机器人在日本发布，与前一款机器人相比，它的结构更为紧凑且更为智能，能够自主移动。之后，又出现了一款针对瘫痪、麻醉、昏迷等无自主行动能力患者的转运机器人。该转运机器人舍弃了升降、移动等操作，使用转运机械手臂插入患者身下，利用传送带将人整体移动到转运床，规避了无意识患者在转运时存在的跌落风险。此类的转运机器人还有多种，但是这些机器人

Note:

尚未做到足够的智能化,没有更灵活自主的移动能力。

2020 年丹麦某服务型机器人公司宣布在全球首发能够移动患者的转运机器人。该转运机器人由技术人员与医疗保健专业人员联合开发,是首个能在各类医疗机构中灵活游走的可移动智能型转运机器人。我国在转运机器人领域也取得了显著进展,2021 年研制了用于室外伤员转运的无人抢运车和用于室内伤员转运的救援机器人装备,在灾害环境下能够自主搜索伤员,并通过遥控操作进行远程应急处置。

总之,智能转运机器人能够安全有效地帮助护士完成患者转运工作,并且最大程度地降低转运风险,同时缓解护士身体与心理压力,有望在医疗场景中得到更广泛的使用。

第三节　挑战与未来发展

一、护理人工智能的挑战

目前 AI 技术发展得如火如荼,技术更新迭代的速度极快,但在与健康息息相关的领域,很多技术尚处在试验阶段,未能广泛投入使用。为使 AI 技术更好地助力护理工作,未来的挑战主要来自以下几个方面:

1. **数据**　AI 技术的发展离不开数据,尤其是可用的高质量大数据。要进一步促进数据的规范化与标准化;目前基于智能设备自动采集的数据在精度上尚需进一步提高;需要统一护理信息描述规范,打通数据壁垒,消除数据孤岛;要解决数据隐私与安全问题,即在不影响患者隐私的情况下充分利用数据。总之,只有提高数据质量,才可能进一步提高数据利用效果。

2. **技术**　目前 AI 技术在诸多问题上的预测精度尚达不到医疗级。虽然深度学习技术取得了不俗的成绩,但科学家尚未能够对其机制作出解释,这也在一定程度上制约了其发展。文字、图像、音频和视频等多模态数据的融合也给 AI 技术带来了很大挑战,目前 AI 尚未发展到 AGI 时代,当前的 AI 主要起到辅助作用,自主独立完成任务的能力尚且不够,未来仍有很长的路要走。

3. **观念**　AI 与护理的结合是交叉学科的碰撞,要取得成功,必定需要信息技术人员与护士的配合。只有双方放开传统观念的束缚,有效沟通形成合力,才能使 AI 更好地助力于护理。同时,AI 也将给传统护理方式带来一定冲击与改变,也需要护士与时俱进,更新思维方式,积极拥抱变化,为患者提供更高效和全面的护理服务。

二、物联网技术与护理人工智能

物联网技术指通过信息传感设备,按约定的协议将任何物体与网络相连接,并实现信息交换和通信的技术。物联网技术在医疗领域存在着巨大的应用价值,能够协助医院实现对患者的智慧化医治和对物品的智慧化管理,还能够在一定程度上协助解决医疗安全隐患。随着医疗物联网技术的不断发展,其在护理领域也将发挥越来越重要的作用。

(一)基于物联网的数据采集系统

数据采集是临床护理、远程护理、健康管理以及老年护理等过程中不可缺少的一环,主要体现在生理功能监测和行为监测等方面。传统的人工测量方法不仅耗时耗力,还容易造成数据不准不全等问题。随着物联网技术的不断发展,数据采集系统未来将在如下几个方面不断改进:

1. 采集能力增强。除了血压、心率等基础体征数据,未来数据采集系统将能够获取到诸如行为、心理等更多类型的数据,采集方式也将更加丰富和智能化。智能采集设备将不仅仅限于可穿戴设备,先进的无线传感技术将可以在无接触的情况下自动对患者进行相应的基本信息采集,并且可以不受时间限制。

2. 采集精度提高。随着硬件的升级改造与 AI 算法的不断优化,系统所采集到的数据将具有更高的精准度,只有数据精度达到医疗级,才能达到为患者智能推荐护理方案,实时调整护理措施,给予患者全面、专业、安全和个性化护理体验的目的。

3. 采集场景更丰富。目前研发的数据采集系统大部分以院内场景为主,但随着物联网的不断发展,数据采集系统将以多种方式存在于各类场景之中。多样化数据的实时采集与分析,将有助于对患者状态的全面把控,从而提高护理质量。

知识拓展

远距离无线电

远距离无线电(long range radio,LoRa)是一种基于扩频技术的远距离无线传输技术,也是诸多低功耗广域网(low-power wide-area network,LPWAN)通信技术中的一种。在同样的功耗条件下,LoRa比其他无线方式传播的距离更远,实现了低功耗和远距离的统一,并且具有极强的穿透力。

经过数年的发展,LoRa正在成为无线传感网络采用的首选技术。在护理领域,LoRa技术不仅能辅助监控护理对象所在区域的温度、湿度等环境参数,也能实时监测其心率等生理参数。

未来,LoRa技术与AI技术的进一步结合将能够更准确和快速地对护理对象进行远程姿态识别,在其发生步态不稳甚至是跌倒等状况时启动个人应急响应系统(personal emergency response system,PERS)。

(二)基于物联网的智能家居辅助护理

随着采集数据质量的进一步提高,基于物联网技术的智能采集将被应用于更多类型的家居产品中。智能家居通过将无线传感、多媒体视频技术、AI技术与家居设备有机融合,对室内情景进行感知,对居家者的活动进行辨识,未来将在护理中发挥更重要的作用。例如,应用毫米波雷达AI视觉融合感知技术,健康看护系统可非接触式无创无感监测用户的呼吸、心率、睡眠等健康状态,在婴幼儿看护和老年看护中发挥重要作用。

随着多模态集成数据处理水平的提高,智能家居系统的分析和判断能力将会更强。当出现危险情况,智能家居自带的预警系统就会引发警报。例如,一旦护理对象摔倒,智能姿势识别算法将发现老年人的姿势较长时间处于异常范围,即启动警报系统,以便护理人员快速进行干预。需要注意,由于智能家居可采集到较多的日常隐私信息,因此不仅需要在技术上对数据进行加密与去隐私化,也要合规合法地使用数据,保护用户隐私。

(三)基于RFID腕带的健康管理系统

RFID腕带不仅可以用于院内患者的护理,未来在健康管理领域也可得到广泛应用。腕带内置芯片,可以持续收集个人的基本健康数据,通过与健康管理系统接口相连,建立个人电子健康信息档案,帮助实现个人健康管理。在因病需要就诊时,根据个人历史健康数据,系统后台的智能算法可以为患者提供初步诊断支持,并以此推荐下一步处理办法。此举有助于节约医疗资源,并节省就诊时间。此外,RFID腕带也具有数据加密功能,能够保护个人隐私,实现信息安全。

总之,物联网技术和AI技术的成熟可以提高医护人员的工作效率,也能使医患关系更加和谐,使护理工作更加专业化、透明化和人性化。随着物联网技术的进一步发展,期待未来能够实现一个连接医院内部和外部,甚至直接连接患者的超级物联系统。在信息技术高速发展的时代,护理领域或将融入更多物联网、AI等高新技术,使护理服务实现真正意义上的智能化。

三、护理通用人工智能

AI技术在医疗护理领域发挥着不容忽视的作用,能够大幅度提高护理工作的效率,提供更为优质的服务。AI 技术在护理领域中的广泛应用是时代发展的需要,也是护理领域自身发展的内在需求。未来如果 AGI 得以实现,护理 AGI 也将迎来新的发展机遇。

(一)优质患者护理

未来如若实现 AGI,将有助于开发出具有独立思维能力和学习能力的护理助手。理想状态下,这些助手能执行各种类人操作,自动处理和分析护理对象的健康数据,根据患者的基本信息、病史、运动饮食习惯等开展有针对性的护理工作,以满足患者的个性化照护需求。理想的 AGI 也能应对各种场景下的护理工作,具有突发事件处理能力。AGI 护理助手的应用,将使护理对象享受到更为便捷的护理服务,提高患者满意度,促进医患关系的和谐发展。

(二)先进护理服务模式

护理 AGI 的发展将促使传统护理服务模式向新兴护理服务模式转变。

互联健康(connected health)就是一种新兴的健康管理与健康服务模式,利用物联网、AI 等技术将患者与医疗服务提供者和其他相关方紧密连接在一起,即将患者的健康问题与医护人员的解决方案很好地连接在一起,旨在实现更好的健康护理效果,同时降低成本。

互联健康通过互相关联的智能设备和系统促进患者、医疗机构和护士的有效沟通,并支持多场景下持续的数据收集,以实现信息驱动的、高效且低成本的患者护理。其护理模式旨在将恰当的服务在恰当的时间提供给需要的人,从而最大化利用医疗资源。由于互联健康模式为患者提供更多、更灵活的机会参与到临床治疗中,其也可提高患者的自我健康管理意识,最大限度提高治疗效果。

(三)全面护理能力

护理 AGI 一旦实现,将有助于进一步解决专用护士不足的问题。与当前执行特定任务的专用机器人不同,理想的 AGI 机器人具有更全面与更灵活的护理能力,不仅能在日常照料、健康监测与预警、疾病监控等方面提供服务,也能充当护理对象的虚拟同伴,与其进行沟通与交流,缓解护理对象的孤独与焦虑心理。此外,具有类人能力的 AGI 机器人不仅可以在室内开展护理工作,也能引领护理对象外出进行散步、访友等活动,有助于全面改善护理对象的身心健康。总之,此类具有综合护理能力的 AGI 机器人如果得以实现,将在护理行业发挥重要作用。

要使 AGI 真正得以实现,不仅需要在硬件上有所突破,更需要对算法进行创新,解决目前 AI 遇到的瓶颈问题。值得一提的是,目前科学界对 AGI 的态度尚不统一,因为具有独立思考能力的 AGI 必将带来一系列的伦理、道德、法律和社会问题。未来在护理领域应用 AGI,也必须考虑这些问题。

四、护理机器人

2023 年,工信部等十七部门联合印发《"机器人+"应用行动实施方案》,指出要研制咨询服务、重症护理、生命支持、康复、检验采样、消毒清洁等医疗机器人产品。未来,护理领域的机器人可以从以下几个方面发展:

1. 设计人性化 好的设计都应该遵循自然规律,以人为本。未来的智能化护理也需要关注患者的个人需求,尊重患者的隐私,保证患者的安全。因为护理机器人是与人类密切接触的机器,所以更需要结合人因工程学,并遵循人类道德伦理,确保机器人的应用符合相关法律法规。

2. 模块组合化 目前大多数机器人是为了特定的应用场景而设计的,用来执行特定的任务或一组相关任务。但是人们对护理机器人的期望是多方面的,不仅需要它能够执行各种日常护理工作,还希望它能够对被照顾者进行智能监控和看护。因此,若未来的护理机器人能够根据用户的各项需求,集成多种护理功能,发展模块化设计,使机器人可以根据不同的护理需求快速调整配置,将极大地提高用户的满意度,并节省开发成本。

3. 交互情感化 未来 AI 的发展方向包括社交、健康、情感等多方面,这意味着护理机器人将不再是一个冷冰冰的设备,而是具有一定情感交流能力,甚至可以读懂人类情绪变化的好伙伴。例如,当今的老年护理机器人虽然能够部分解决传统养老过程中存在的问题,但是并不能像亲人一样给予老年人情感慰藉。因此,未来可以利用 AI 技术在该领域进一步突破,使机器人不仅能够和人类进行简单的交流沟通,也能胜任简单的陪伴活动,如下棋、桌游等。在最理想的情况下,护理机器人甚至可能具有自主学习人类情感的能力,像朋友、家属一样和人类进行畅通无阻的交流。

4. 功能完备化 目前护理机器人的使用仍然以人机结合为主。从适用场景及能力来看,护理机器人在室内环境下已经可以完成部分基础护理工作,但是在室外,由于环境的复杂和情景的多变,护理机器人的作用仍然有限。未来随着 AI 技术的不断进步,护理机器人可以进一步发展复杂场景下的适应能力和应变能力,为人类提供更多类型复杂的护理服务。

5. 应用多样化 根据应用场景,可将护理机器人主要划分为两类,一类是针对家庭推出的护理机器人,另一类是针对养老机构等集中护理场所推出的护理机器人。

两者在功能上并无太大差别,但个人家庭市场的护理机器人需求量远不如养老院等机构,其中一个原因是目前机器人造价较高,尚不是家庭护理的首选。

可以预测,未来护理机器人技术更为成熟之后,将有机会实现量产,从而更多地在家庭中应用。此外,智能护理机器人的应用场景将会更加多样,未来将不只局限于家庭和养老机构,在其他需要护理的场景,如运动场所、教育机构等,也可以配备护理机器人,为人类提供更为丰富的护理服务。

五、5G 与护理人工智能

5G 医疗拥有覆盖诊断、检查、治疗、监护、康复和急救等全流程的应用场景,5G 与 AI 的结合将在医疗保健领域扮演越来越重要的角色。就护理领域而言,5G 的实时高宽带和低延迟访问特性可以快速准确地监测患者状态并收集数据,这将在很大程度上改善个性化护理和预防性护理效果。

近年来,可穿戴设备在健康护理领域发挥的作用已备受瞩目。准定位性能允许 5G 穿戴式监护设备在采集和处理生命体征信息之后,将此类信息连同位置等辅助信息一并实时传输到远端监控中心,医护人员可以根据患者当前状态,及时进行病情判断并开展健康干预。

（一）健康监测

凭借其低功耗、大容量等优点,5G 能够快速准确地传输数据,可以实现对患者的远程监控,如实时生命体征监测、视频咨询等,让医护人员能够远程提供护理服务,在老年护理、康复护理、慢性疾病护理与健康管理等领域均可发挥重要作用。移动终端及物联网技术采集得到的健康数据,将通过 5G 实时、快速且准确地上传至云端。数据的高质量也将进一步提高 AI 数据处理与分析的准确度,使健康监测系统反应更快、效率更高,方便专业护士及其他相关人员进行管理和干预。

（二）远程护理

5G 网络能将众多终端设备接入网络,实现数据的实时采集和汇聚,从而丰富大模型的训练数据来源,提升数据的多样性,扩大数据规模,有助于模型学习到更全面、更准确的知识和模式。同时,5G 网络超高速和超低延迟的特性,使大模型训练和推理过程中产生的海量数据能够快速、稳定地传输,既能降低数据传输成本和延迟,又能提高计算效率,为大模型的高效运行提供了非常有力的支持。

基于生成式人工智能的大模型技术,已在护理教育、临床护理、护理科研、个性化医疗等领域展现出初步的应用潜力。同时,医疗领域的垂直大模型也在业界逐渐涌现。然而,随着人工智能伦理和安全问题的日益凸显,如何在保障隐私和安全的前提下合理利用大模型,也将成为未来护理行业关注的重点。2023 年 8 月,我国首个针对生成式人工智能的监管办法《生成式人工智能服务管理暂行办法》正式施行。2024 年 3 月,联合国大会一致通过了首个有关人工智能的全球决议草案,呼吁抓住"安全、可靠和值得信赖的"人工智能系统带来的机遇,以确保其能够公平、普惠地造福全人类,并以此促进可持续发展。

Note:

综上所述，信息技术的发展为护理行业带来了前所未有的机遇，同时也带来了挑战。未来，护理人员需在充分利用 AI 技术的同时，严格遵循伦理规范和安全性原则，以实现人工智能技术在护理领域的健康、可持续发展。

（罗凌云）

思 考 题

1. 目前不少医院都引进了导诊机器人，但是在实际使用过程中其发挥的作用仍然有限，患者及其家属依然习惯于向医院前台人员咨询就诊事宜。为了使护理机器人能够被大众真正接受和使用，你觉得可以从哪些方面进行改进？

2. 老龄化社会的到来使得老年护理问题越来越突出。根据人工智能技术的现状，你认为老年护理的哪些方面可以用 AI 技术来协助？如果要开发一款照顾独居老年人的综合护理机器人，你认为应具有哪些功能？

URSING

第十三章

信息技术在护理教育中的应用

13章 数字内容

―――――― 学 习 目 标 ――――――

知识目标：

1. 掌握仿真医学教育、严肃游戏教育技术、虚拟现实技术。

2. 熟悉教育信息化建设的内涵、护理教育中常用的信息技术。

3. 了解护理教育信息化的发展历程、建设现状。

能力目标：

1. 能根据学习内容和具体环境，选择和使用恰当的信息技术。

2. 能将适宜的学习内容设计为基于虚拟现实、严肃游戏等信息技术的学习案例。

素质目标：

具有促进护理教育信息化的兴趣和动力。

信息技术是护理教育者进行教学模式变革的重要手段,可以促进教师与外界的联系并提高教师自身素质,激发学生学习兴趣。高效合理地将信息技术运用到教学实践中,需要教师本身具有较高的数字素养,在教学过程中以学生为主体,从学生的发展需要出发,合理运用信息技术。

第一节　护理教育信息化

教育信息化是一项复杂的系统工程,涉及学校教育和教学管理的各个领域,包括基础设施建设、信息资源建设、人才队伍建设、应用系统建设和保障体系建设等方面。教育信息化的本质是实现教育信息与知识的共享,即运用信息技术,创设便于师生获取、传递、加工、分享学习资源的数字化环境,在发挥教师主导作用的前提下,保障学生学习主体地位,从而实现师生、生生之间的平等沟通,并最终实现教学效果的最优化。

一、教育信息化建设的内涵

"教育信息化"一词最早于20世纪90年代出现。"信息化"的含义建立在"信息"与"化"的结合上。"化"使信息这一名词所表征的内涵、作用与功能扩大,使信息在更大范围、更广阔的领域得到体现。教育信息化指信息技术在教育教学的各个领域得到推广与应用,不是简单的计算机化或网络化,而是关系到整个教育改革和教育现代化的系统工程。教育信息化,从空间上看是在各级各类教育机构和部门中全面推进信息技术与教育教学过程的深度融合,实现教育理念、教育内容、教育模式、教育评价、教育环境等一系列的改变和革新;从时间上看是一个过程,是运用信息技术开发教育资源、优化教育过程、提高师生数字素养,并最终实现教育现代化的过程。

教育信息化建设内涵丰富,包括以下方面:①基础设施及公用信息平台的建设,这是教育信息化的物质条件和基础;②教育信息资源建设,这是教育信息化建设的核心内容,是决定信息化教学质量的关键因素之一;③教育信息技术开发及其产业化,这是教育信息化与国家信息化建设的结合点,也是高等教育的主要任务之一;④信息化人才培养与培训,这是教育信息化建设的根本任务;⑤信息化政策、法规、标准的制定,这是教育信息化建设的指导方向、规范和保障。

教育信息化建设的最终目标是在信息化教学环境下实现教育思想、教学观念、教学方式、学习方式的根本性变革。具体而言,教育思想转变为教师主导、学生主体的新型教育理念;教学观念转变为"有意义的传递—接受""教师主导下的学生自主探究";教学方式更多关注对学生的启迪、引导和点拨;学习方式转变为主动探究的"自主—合作—探究"。教育信息化的主要特点是教育信息数字化、教学设备多媒体化、教育应用网络化、教育教学智能化。

二、护理教育信息化的发展历程

(一) 国外护理教育信息化的发展历程

20世纪60年代,"信息化"一词在日本的学术文献中出现,当时的信息化主要限于产业角度的描述与界定。美国在1993年正式提出"国家信息基础设施"建设规划,开始发展以互联网为核心的综合化信息服务体系,推进信息技术在社会各方面的应用。之后许多国家陆续制订国家信息基础设施建设规划,掀起全球信息化建设热潮。西方发达国家的护理教育信息化发展,可分为以下三阶段:

1. 早期计算机应用与多媒体教学阶段　20世纪60年代,计算机技术开始在教育领域得到应用,主要用于学生管理、教务管理和基础办公等方面。随着多媒体技术的发展,多媒体教学资源如图像、音频和视频等逐步在护理教学中应用起来。发达国家护理院校早在20世纪70年代早期开始使用计算机辅助教学。

2. 远程教育阶段　随着网络通信技术的迅速发展,远程教育成为教育信息化的重要形式。在线学习平台、线上课堂和视频会议等工具被广泛应用,学生可以随时随地进行学习,并与教师和其他学生进行交流和互动。在 Pubmed 检索护理教育与在线学习（online learning 或 E-learning）的文献，护理在线教育相关文献主要始于 2000 年。2000 年初期主要以质性研究和经验分享类文章多见。质性研究是探索护理学生和护士对于线上学习的体验和看法，经验分享类文献则以介绍在线学习应用的经验为主。

3. 个性化学习和自适应教育阶段　近年来随着互联网、大数据、区块链、AI 等技术的发展，个性化学习和自适应教育成为教育教学的新趋势。通过评估和分析学生的学习数据和行为，系统可以根据学生的特点和需求提供定制化的学习内容和反馈，帮助学生更高效学习。例如，巴西圣保罗大学的研究者开展了一项在仿真模拟教学过程中测评学生情感情绪的研究，他们利用摄像机拍摄仿真模拟教学开展的全程，通过三步完成学习者情感情绪的界定。①人脸检测：自动识别面部区域。②提取面部特征：使用面部识别软件进行面部建模，即利用计算机视觉系统，基于映射特征点收集面部信息。③分类：采用一组基于机器学习的算法，并以由映射特征点构成的面部参考模型为基础，将分析的面部元素与参考模型中的元素对齐，从而实现对个体在仿真模拟实验中情感情绪的界定。该研究共设计了愤怒、快乐、悲伤、中立、惊讶、害怕等 6 种情绪，通过读取学生在模拟实验环节的面部表情而界定其学习感受和学习的投入度。

（二）国内护理教育信息化的发展历程

国内护理教育信息化的发展历程可依据不同时期的相关政策及信息技术在护理教育中的应用状况，分为起步阶段、初期发展阶段和深入发展阶段三个阶段。

1. 起步阶段　我国的教育技术从电化教育起步和发展。电化教育在 20 世纪 70 年代末期开始发展，主要表现在设立电教机构、深入开展电化教育、出版电化教育书刊、培养电化教育专门人才、发展广播电视教育等方面。这一阶段，护理教育信息化主要是电化教育，具体为应用幻灯、投影、录像、电视机等媒体于教学中，主要用作播放实景视频，如护理操作视频、患者症状与体征评估视频等。

随着以计算机为代表的信息技术的发展，计算机逐渐应用于教学中，体现在计算机辅助教学（computer assisted instruction，CAI）、计算机管理教学（computer managed instruction，CMI）、计算机辅助测试（computer aided testing，CAT）。三者在护理教育教学中均有体现。计算机辅助教学是以计算机为核心，由投影、屏幕、音响、视频展示台等设备组成的系统，可以播放视频、音频、图像、动画等教学资源，有效表达传统教学手段难以表现的教学内容，激发学生学习兴趣，提高教学质量。计算机管理教学主要体现在教学计划安排、教学文件与档案生成和管理方面；计算机辅助测试体现在应用计算机生成可自动计分的测试题目，进行考试分析等。

2. 初期发展阶段　21 世纪初，以计算机和互联网为代表的信息技术推动人类社会进入信息化时代，计算机系统逐渐迈向网络化。因特网将分布在不同地理区域的计算机与专门的外部设备，用通信线路互联，成为规模大、功能强的网络系统，从而使人们可以方便地传递信息，共享硬件、软件、数据等资源。同时，通信技术也发展为以光纤通信为主体，卫星通信、无线电通信为辅助的宽带化、综合化、个人化、智能化技术，这使我国远程教育从广播教学、电视教学发展到移动教育（mobile learning）。

在此阶段，护理教育信息化实现了从计算机辅助教学到微课、翻转课堂的应用更替。2005 年开始，网络、网络资源、网络课件开始出现在护理教学文献中；2013 年前，护理信息化教学方面已发表文献的热点词语是"计算机辅助教学、多媒体、多媒体课件"，而到 2015 年，微课、翻转课堂开始成为教育热点。

3. 深入发展阶段　教育部 2018 年 4 月印发的《教育信息化 2.0 行动计划》指出"人工智能、大数据、区块链等技术迅猛发展，将深刻改变人才需求和教育形态"，强调"构建网络化、数字化、智能化、个性化、终身化的教育体系，建设人人皆学、处处能学、时时可学的学习型社会，实现更加开放、更加适合、更加人本、更加平等、更加可持续的教育"。2022 年全国教育工作会议提出实施教育数字化战略行动，进一步推动了教育信息化的发展。随着人工智能与数字技术发展，虚拟与现实的融合、数据驱动教育教学、以数智素养为培养目标的高等教育实践活动成为新生态。

在此阶段，护理教育信息化的实施以计算机、互联网、移动终端、虚拟现实、AI 等技术和设备为主。翻转课堂、慕课、微课、多站式考核系统、实验室智能管理系统等典型应用应运而生。这些信息技术推动了护理教学改革,促进了体验式学习、参与式学习、混合式教学、过程性评价等。

三、护理教育信息化建设现状

1. **数字化学习资源日益丰富**　数字化学习基本的三要素包括数字化学习环境、数字化学习资源、数字化学习方式。合理充分的学习资源是学习的前提与效率的保证。数字化学习资源可分为在线课程类,如慕课、虚拟仿真实验等;案例类,如典型课堂案例、教学设计方案、真实案例、各类试题等;多媒体素材类,如视频、音频、动画、图片;文献资料类,如期刊、会议记录、报告、标准、专利、学位论文、政府文件、档案等;信息化学习工具类,如思维导图、概念地图、几何画板等。护理教育者和学习者对以上资源或工具的使用频率都较高,尤其是慕课(massive open online course, MOOC)。近年来我国慕课建设发展迅速,尤其 2020 年之后,不仅数量有所扩增,而且质量也得以提高。"国家高等教育智慧教育平台"汇聚国内各平台的优质在线课程资源,面向高校师生和社会学习者提供全面、优质、便利的课程搜索及相关服务。国家虚拟仿真实验教学项目共享平台为学习者提供 3 000 余项虚拟仿真实验学习项目。

2. **信息技术融合下的教学评价多维高效**　教学评价包括对教师"教"的情况评价和对学生"学"的效果评价。利用信息技术的便捷性与高效性,将信息技术与教育教学质量评价科学融合,建设和完善信息化的教学质量评价系统来辅助教学管理工作,是高校推进教育教学管理现代化的必然趋势。在"互联网+"教育的背景下,各高校借助信息技术构建教学评价平台,依托网络、云计算、无线通信等互联网技术,使信息技术在教学质量评价工作中充分发挥其高效性能,这使得教学评价更为方便、灵活、高效,且不受时空限制。国内大多数高校都构建了"教务管理系统",其中包括教学评价模块,教学督导委员会、管理者、同行教师均可以通过该平台对课堂授课质量、学生学习情况进行评价;学生可以通过该平台对教师上课情况进行评价;被评价者能及时了解评价信息。管理者可通过对平台数据的分析,了解教学质量的变化趋势,作出基于数据的决策。除此之外,课程学习平台为教师提供了监测学生学习情况、测试学生学习效果的在线评价工具。

3. **信息技术融合下的教与学多元交互**　多媒体技术使抽象的文字成为易于理解的图片、动画或音视频;3D 打印技术使内部机制和结构栩栩如生;虚拟现实技术使难以模拟又无法现场教学的技能学习更为仿真。移动设备、无线网络、通信技术、区块链、物联网及丰富的线上学习资源使学习不受时空限制,教与学成为线上远程教学、线上线下相结合的混合式教学、翻转课堂等,AI 使师生、生生之间线上互动更为便捷和流畅。例如,我国学者开发的一款在线三维虚拟社区软件,可为操作者提供一个 3D 环境下可交互的社区环境,操作者进入系统后,可用自己的"虚拟身份"与系统中的个体进行互动;跨专业学生团队被赋予不同的角色,可通过操作电脑手柄、鼠标或键盘,使各自的虚拟人物在虚拟现场中移动,共同治疗与护理患者。

四、护理教育中常用的信息技术

1. **移动教育在护理教育中的应用**　移动教育指利用笔记本电脑、平板电脑、手机、可穿戴设备等移动电子设备,依托无线移动网络等互联网、多媒体技术实现的教学活动。移动教育设备与传统的电视、收音机不同,因为它不是单维设备,而是承载着各种用户原创内容和服务系统的平台。移动设备平台使用的软件是大型数字生态系统中的应用程序。目前越来越多的学生喜欢使用移动教育设备学习,教育资源也常被开发为可通过移动教育电子设备高清晰显示的内容。这种变化对传统学习已经造成影响,并逐渐影响教育体系。例如,无论学生身在何处,都可以通过线上课程获取优质教育资源。目前大多数护理教师使用学习平台或应用程序开展线上教育,学生应用智能手机、平板电脑进行移动学习也成为一种主流学习方式。在线学习资源中,慕课是教师开展线上线下混合式教学常选择的资源,也是适合大多数学生学习的资源。

2. **多媒体技术在护理教育中的应用**　多媒体技术教学指以多媒体计算机、计算机网络、多媒体投影仪等硬件设备为基础,运用多媒体技术教学软件,开展课堂教学的一种更加交互的计算机辅助教学形式。在教学中,学生既看得见、又听得见学习内容,以及可以通过联网的计算机、智能手机等进行师生与生生之间的交互。例如,多媒体教室是护理教学中常用的多媒体教学场所,教师应用传统媒体,如黑板、书本、挂图、模型、标本等,以及多媒体,如幻灯、电视、计算机、视频展示台等教学工具开展的教学。多媒体技术还应用于实验室、讨论室等学习环境。

3. **虚拟现实在护理教育中的应用**　虚拟现实(virtual reality,VR)是以计算机技术为核心的现代高科技手段模拟生成逼真的视、听、触觉等一体化的虚拟环境,用户借助特殊的输入(如头盔式立体显示器)与输出设备(如数据手套、操纵杆)与虚拟世界中的对象交互,从而产生身临其境的感受和体验。根据呈现内容所占虚拟和现实比例的不同,虚拟现实可分为桌面式虚拟现实(desktop virtual reality)、沉浸式虚拟现实(immersive virtual reality)、增强式虚拟现实(augmented virtual reality)和分布式虚拟现实(distributed virtual reality)。近年来,混合现实(mixed reality)和全息投影(front-projected holographic display)也逐步开始应用。虚拟现实在护理教育中的具体应用见本章第二节。

4. **大数据技术在护理教育中的应用**　大数据并非一个确切的概念,指大小超出了传统数据库软件工具的抓取、存储、管理和分析能力的数据群,具有大容量、多样化、速度快、高价值的特征。大数据是在合理时间内采集、处理大规模资料,帮助使用者更有效决策的社会过程;是在分析大规模数据的基础上,获得新的认知、创造新的价值、改变某些关系的过程。例如,分析学生看微课视频的速度,可以了解学生比较感兴趣以及会花时间学习的微课的特点。教育大数据应用主要指把数据分析结果应用到优化教育业务,主要集中于精准化教学、科学化管理、个性化评价、智能化服务等。例如,通过对教育数据的挖掘和分析,教师可以更好地了解学生,观察学生的学习过程,探索最合适的教学方法,为学生提供个性化的学习服务。

5. **物联网在护理教育中的应用**　物联网是物物相连的互联网。物联网有两层含义:一是物联网的核心和基础是互联网,是在互联网基础上延伸和扩展的网络;二是用户端延伸和扩展到了物品与物品之间,进行信息交换和通信。如果将能被 RFID 识别的芯片嵌入到学生的可穿戴设备中,教师就可以轻松了解学生的到课情况。阅读专业书籍时,学生可以用数字荧光笔画出重点部分,这部分内容则通过无线网络传到手机的应用程序中,知识要点将存储到云端,学生可以随时随地编辑、搜索和查阅。2010 年开始,关于物联网应用于护理系统的研究逐渐增多,主要涉及智慧医院、远程监控、远程护理和生活辅助等。目前物联网在护理教育中的应用正处于探索展望阶段。例如,一些研究者将物联网应用于护理实践教学中,将学生身份识别、患者身份识别、物联网应用、PDA(智能手机、平板电脑)、药物类医嘱条码、其他医嘱信息等联系起来,使模拟教学更贴近临床实际。

6. **3D 打印技术在护理教育中的应用**　3D 打印是以数字模型文件为基础,运用粉末状金属、塑料等材料,通过逐层打印的方式来构造物体的技术。3D 打印与普通打印的工作原理基本相同,打印机内装有液体或粉末等打印材料,与电脑连接后,通过电脑控制把打印材料一层层叠加起来,最终实现将计算机上的蓝图变成实物。当前,3D 打印实验室在各博物馆和学校中出现,学生能将想法、概念变为实体模型,由被动的知识接收者变为主动的创造者。在护理教育中,3D 打印技术被应用于临床实践学习。例如,学生在学习人体器官的构造时,可以用 3D 打印技术打印出和人体器官一样大小的模型,如 3D 打印充血性心力衰竭的心脏模型、脊柱侧弯脊柱模型,从而进行实践学习。

知 识 拓 展

全息图在护理教育中的应用展望

全息图是以激光为光源,用全景照相机将被摄体记录在高分辨率的全息胶片上构成的图,其包括被记录物体的尺寸、形状、亮度和对比度等信息。观察者在观察全息图时,好像有个真实的物体存在,可以通过前后、左右和上下移动来观察图像的不同形象。随着图形技术的不断完善,全息图生成的图像将具有高清质量,并最终能在 4D 环境中呈现。例如,学生在学习剖宫产手术的配合时,通过全息图、增强现实和 AI 技术,可以看到一台全尺寸的剖宫产手术,能摸到、听到,甚至置身其中,能进行现场问答。

信息技术的发展日新月异,如何将增强现实、3D 打印、AI、物联网、大数据、生物识别等技术有效融入教学中,共同服务于学习领域,有待护理教育者不断探索,以更好地激发学生的学习兴趣,提高教学质量,适应新时代背景下护理教学的需要。

第二节　虚拟仿真教育

传统的教学方法已不能满足当前护理教育的需要。计算机、多媒体、仿真技术等的迅速发展与相互融合,为护理教育带来全新的视角。虚拟仿真教育可以提供安全、交互、近似真实的环境,为学生更好地理解知识、教师更好地传递知识提供机会,已成为一种新型的教学方式。

一、仿真医学教育

仿真医学教育(simulation-based medical education,SBME)可模拟真实的患者,提供近似真实情境,实现安全环境下的医疗护理培训,如抽象理论知识讲解、临床技能培训,已逐渐成为医学、护理教育的重要方式。高质量、高真实度的仿真医学教育可实现实时反馈、重复练习、课程整合、难度级别范围设定、多种学习策略制订、临床动态变化捕捉、个人学习、团队合作训练等功能。

(一)仿真医学教育设备的主要类型

1. 高仿真模拟人 可模拟不同年龄段的患者,如早产儿、婴儿、幼儿、成人等。高仿真模拟人可以显示生理迹象和信号,如心率、脉搏、血压、血氧饱和度、呼吸频率、呼吸音、心音、肠鸣音、瞳孔、癫痫样运动、眼鼻口分泌物等;可以模拟正常、异常生命体征和多种病理生理改变;头部可进行逼真的气管插管练习;可触诊颈动脉、股动脉、肱动脉和桡动脉;可显示多种心电图,可做心脏监护、除颤和体外起搏。根据教学需要,高仿真模拟人可呈现不同的病例,如心肌梗死、休克、心室颤动、哮喘等,学生可以按照事先建立的病例进行病情观察和护理操作,高仿真模拟人能根据学生的处理过程呈现相应的病情演变过程和护理效果,如图 13-1 所示。

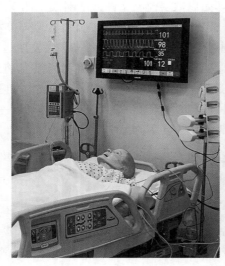
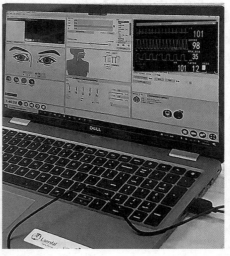

图 13-1　高仿真模拟人

高仿真模拟人具有复杂性,使用这类设备时,需要一位接受过培训的工作人员进行操作。工作人员通过使用计算机控制模块或手持遥控器来远程控制生理信号,根据学习者的操作情况,对高仿真模拟人的生理功能进行适当的调整。工作人员可对高仿真模拟人预先编程,设定特定时间范围内,出现特定的生理变化(如心率、血氧饱和度、血压等)。例如,设定某场景中,若 5min 内患者没有得到正确护理,心率将从 100 次/min 降至 30 次/min。一些高仿真模拟人可以识别特定药物的用法,并通过预先编程的生理变化作出反应。

2. 仿真模拟训练器　以任务为中心,使教师和学生将时间、精力投入某项特定的技能教学中;常为部分身体模拟器,用于特定任务和护理程序技能的训练,如静脉穿刺训练器、急救模拟训练器等。大部分仿真模拟训练器有高度的保真度,如胎心声音的模拟,可为学习者提供反馈,以确认操作成功与否。仿真模拟训练器比高仿真模拟人经济、易维护。仿真模拟训练器可以和高仿真模拟人联合使用,并在学习者需要执行特定护理任务时从高仿真模拟人切换到仿真模拟训练器。

（二）仿真医学教育所面临的挑战

1. 对课程设置要求较高　仿真医学教育的课程设置须基于学习目标,以核心能力培养为目标。仿真教育只为课程实施提供工具,在课程教学前必须有明确的课程目标和教学设计,不同目标所需要的仿真教学设备类型及护理场景设置不同,有些仿真教育场景设置较为复杂,以尽可能模拟临床患者的病情变化,对课程设置的要求很高。

2. 经济成本较高　虽然已有较多证据支持仿真医学教育可以显著改善学习者的知识、技能和行为,然而其程序的建立和模型的维护需要较高的经济成本。

3. 缺乏专职教师　在大多数医学院或临床教学医院,熟悉仿真医学教育设备、训练有素的专职教师相对较少。仿真教育课程需要尽可能反映真实临床情景,课程实施过程中需要根据学生的反应和情景教学的过程,进行相应的软件程序设置,这对开展仿真教学的老师要求较高。

二、严肃游戏教育

随着数字化教育发展,游戏教育在医学教育中的应用越来越广泛。其中,严肃游戏是专门针对特定教育目的而开发的游戏,是由精确的教育规则主导的活动,学习者通过使用知识或技能进行竞争,试图达到指定的目标,具有教育性、互动性和娱乐性并重的特点。在医学教育领域中,严肃游戏专指以教育为目的的数字化游戏。

（一）严肃游戏教育的应用

严肃游戏教育将医学知识、技能与视频游戏相结合,以实现主动、体验式、情景式和基于问题的学习,体现了一种以学习者为中心的教育方法。学生可以通过游戏互动,控制学习过程。严肃游戏教育通常用于培训,可以为学生提供培训工具、具有挑战性的环境,以及练习临床推理和决策技能的机会。例如,学生扮演首次进入手术室者,以第一视角,在游戏中熟悉手术过程,协助主刀医生完成护理任务,促进对知识的理解和能力的提升。

严肃游戏教育为学生提供了解决问题的情境,使学生在具体的情境中学习知识和技能。例如,心肺复苏(cardiopulmonary resuscitation,CPR)闯关游戏,模拟真实抢救环境,通过流程构建,让学生在短时间内体验整个抢救过程,加深其对心搏骤停患者抢救流程的熟悉程度;同时让学生选择操作并迅速给予反馈,使其对操作可能带来的后果加深印象。此严肃游戏教育可以作为心肺复苏术讲授的辅助资源,用于知识更新和不断复训。

（二）严肃游戏的设计与开发

一个完整的严肃游戏的开发流程包括需求调研、游戏策划、游戏开发、游戏测试、游戏应用等阶段(图 13-2)。

1. 需求调研　通过调查、访谈等形式了解用户特点和开发需求,形成调研报告,使游戏有一个明确和清晰的定位,使策划和开发过程更有目的性和针对性。在该阶段通常要考虑五大方面:

Note:

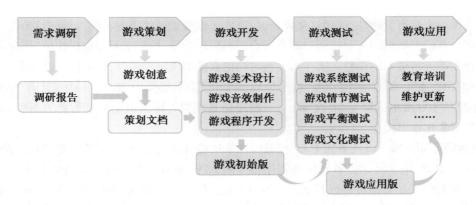

图 13-2 严肃游戏开发流程

（1）用户规模：包括性别结构、年龄、受教育程度、知识和技能需求等。

（2）用户学习行为分析：如学习方式、学习模式偏好等。

（3）用户游戏习惯：如游戏频率、风格喜好、时间分配等。

（4）游戏所面向的教育环境、现状和前景分析。

（5）成本估算。经过需求调研和分析，形成游戏产品的可行性分析报告，结合现有的技术资源、技术能力和经济成本，初步估算必要性、可行性，确定开发重点和主要目标。

2. 游戏策划 主要任务是策划方案的提出及游戏制作过程的规划和协调，具体包括游戏构思和编写策划文档。

（1）游戏创意阶段：在策划阶段首先要根据教学目标设计好的游戏创意，对游戏进行设计，包括游戏背景、主题、类型、任务、规则、交互、数值、角色、道具等。

（2）策划文档编写阶段：在完成游戏构思后，应把对游戏的构思和设计，清晰明确地表达出来，并根据游戏制作的需求撰写各项可执行文档，指导程序、美术、音效、市场等相关人员工作。游戏策划文档内容包括：

1）游戏名称和类型。

2）游戏概述：阐述游戏的特色、玩法、背景故事等。

3）游戏元素：介绍各类角色、道具、装备的形态与属性、主要场景特征等。

4）游戏规则：介绍游戏的基本操作规则、角色技能、晋级规则及奖励规则等。

5）游戏任务：介绍单人或多人模式下的初级任务、特殊任务等。

6）游戏进程：介绍游戏的推进过程、界面操作等。

7）系统菜单：介绍系统主菜单、帮助菜单、道具菜单等。

3. 游戏开发 主要包括游戏美术设计、游戏音效制作及游戏程序开发三部分。

（1）游戏美术设计

1）角色造型设计：主要是设计与绘制游戏中出现的角色、道具、装备、用品等。角色设计除了要具有与众不同的特征外形外，还要注意其个性特征、身份，使之符合用户的心理需求。角色造型设计包括角色的头像和形体两个部分，需要先建模，建模后再调整动作。

2）场景设计：主要用来交代时空关系、营造情绪气氛、刻画角色形象，包括场景效果图、场景平面图、立体图、结构鸟瞰图、场景细部图和气氛渲染图。

3）界面设计：界面的亲和性与方便性直接关系着用户的体验。界面设计应遵循五大原则：界面设计应有利于用户目标的完成；界面设计应简洁易懂，容易学习与使用；界面设计从色彩到质感，应该和游戏世界保持协调；界面设计应做到布局平衡、重点突出、避免视觉疲劳；界面设计应将效率问题考虑在内。

4）动画与特效制作：包括游戏中的游戏角色动作动画、游戏特效，以及一些片头、片尾和过场的动画等。应根据策划文档的要求,制作出音效十足的动画,以增添游戏的娱乐性、真实性、现场感等,从分镜设计、切片动画、特效贴图制作、粒子特效制作到后期合成,按特效设计思想制作出局部和全屏美术特效。

(2) 游戏音效制作

1) 游戏音乐:指能够创作出游戏中令人感动,甚至足以影响玩家情绪的长的音乐旋律,主要包括背景音乐、片头片尾音乐、情绪音乐等。游戏音乐需要与游戏的主题、内涵与背景相吻合。

2) 游戏音效:包括环境音效、角色音效、材质音效、动作特技音效等。

(3) 游戏程序开发:依照游戏策划确定的游戏主题和玩法,通过编辑构建游戏世界,将游戏美术设计与音效制作阶段的设计成果,集成到游戏平台,从而形成一个集视觉、听觉和交互操作的多媒体交互系统,满足用户的需求。程序开发的工作包括:

1) 编写游戏功能:编写策划书上的各类游戏功能,包括编写各种编辑器工具。

2) 游戏引擎制作:制作游戏核心,而核心程序足以应付游戏中发生的所有事件及图形管理。

3) 合并程序代码:将分散编写的程序代码加以结合。

4) 程序代码除错:在游戏的制作后期,程序人员处理错误程序代码,重复进行侦错的动作并完善游戏程序。

常用的游戏编程语言包括 C/C++程序设计语言、Java 程序设计语言、C# 程序设计语言、Flash 脚本语言等。此外,一些开发套件含有封装好的图形、物理、粒子、声音等模块,内部嵌入了各种游戏中使用的函数。程序员通过写好接口、加入针对性的运算函数利用这些中间件加入游戏制作。

4. 游戏测试　主要目的是检测游戏中的 Bug,以便改进游戏,从而提升游戏产品的质量。除了对游戏系统进行测试外,还要重点对游戏的娱乐性、可玩性、流畅性等进行测试。游戏测试还包括:

(1) 游戏情节测试:测试游戏世界中的任务系统组成,检查游戏是否按预定的流程运行。

(2) 游戏平衡测试:测试经济平衡、能力平衡(包括技能、属性)等,保证游戏竞争公平。

(3) 游戏文化测试:测试游戏风格,大到游戏整体,小到游戏人物对话,需要符合预先定义的风格。

游戏测试贯穿于开发全过程并延续到应用阶段。游戏测试除了游戏公司或游戏开发团队的专业测试师外,还会邀请一些用户参与游戏测试。

5. 游戏应用　经测试完善后的游戏会投入使用,在应用过程中,用户从认识、接触到实际线上操作,最终达到游戏目的和应用效果,体现游戏价值。应用过程中需要保证售后服务,包括技术服务和用户服务。

(三) 严肃游戏教育的特点与挑战

首先,严肃游戏教育能够产生吸引力、竞争性和激励性的互动,具有反馈、挑战和互动元素,可促进教和学的过程。学习者参与到游戏中,可以促进认知、情感和技能的提升,允许学习者个性化设置游戏,改善学习过程和学习结果。其次,教育游戏的应用提供了一个安全的虚拟课程和课外教育空间,超越了传统教与学的情境,使教师和学生更好地合作。游戏教育能够激发学生快乐学习,并使其沉浸于学习过程,并实现多重身份的变化和学习体验,训练学生创造性和批判性思维能力。在游戏过程中,可以提供新信息,将想法付诸实践等。例如,老年模拟游戏,可以让游戏者暂时体验与衰老有关的动态变化,包括记忆、感官和功能状态等。

严肃游戏在护理教育中的应用越来越广泛,同时也面临着挑战。严肃游戏教育需要一定的设备支持,要求学生具有台式电脑、便携式笔记本电脑或者平板电脑等,对电脑系统也有一定的要求。因此,需要学校提供必要的设备,以支持学生进行学习。严肃游戏教育虽然在不断进行技术革新,但一些教育游戏所呈现出的真实性和沉浸感与真实的临床情景实践还具有一定的差距,技术上还需要不断完善。

此外,当游戏的内容过于严肃时,可能会导致游戏特性、乐趣和激励能力减弱,影响学习的愉悦感。因此,需要教师在游戏设计时考虑严肃性与趣味性的有机结合,更好地促进学生学习。游戏教育

Note:

创造的竞争性学习环境也可能给学习者带来额外的压力,学习者可能不仅关注知识的掌握,还可能把注意力放在赢得游戏上,导致注意力被分散。因此,需要教师在使用游戏时进行合理的引导和考核,以充分发挥游戏的教育价值。

三、虚拟现实

虚拟现实是一种模拟真实世界、创造数字环境的交互式教育工具。虚拟现实可提供一种受控的、三维的、计算机生成的环境,允许通过不同程度的沉浸感来获得第一人称的主动学习体验,具有交互性、沉浸性和想象性等特点。学习者通过用户终端,观看电脑模拟产生的虚拟世界的影像、聆听声音、感受动作等,在视觉、听觉、触觉多感官中进行沉浸式的体验,并与虚拟现实系统进行互动,在相互的反应和反馈中获得身临其境的感受。

在虚拟现实环境中,学生通过评估、反复实践、重复练习和不断反思来发展其专业技能和职业信心。与传统教学相比,虚拟现实可以提供学习环境,实现标准化模拟,使学习者在近似真实的动态体验中,增强学习动机和成就感,从而提高学习效果。由于学生学习动机和参与度的提高,以及虚拟教学的优势,基于虚拟现实的医学护理教育受到越来越多的重视。

(一) 虚拟现实的分类

1. 桌面式虚拟现实 即利用个人计算机和低级工作站实现仿真,计算机的屏幕作为用户观察虚拟世界的一个窗口,通过各种输入设备实现与虚拟世界的充分交互,属于基于普通计算机平台的小型虚拟现实系统。学习者可以坐在屏幕前通过鼠标、触摸屏、触摸板或手持控制器等工具与界面进行交互。桌面式虚拟现实系统购置成本较低,易于使用,可进行远程操作,应用较为广泛。例如,一些医学院校基于该技术开发新生儿护理虚拟系统,将三维动画、动态图片和音频等素材集结成一个交互平台,学生可以在电脑上进行操作,训练临床护理思维和新生儿护理技巧;一些医院基于该技术开发植入式静脉输液港给药护理的虚拟培训系统,对新护士进行培训。

2. 沉浸式虚拟现实 即采用头盔式显示,以交互手柄、头部跟踪器为交互装置,把学习者的视觉、听觉和其他感觉封闭起来,使学习者暂时与真实环境隔离而真正成为虚拟现实系统内部的一个学习者,并可以利用各种交互设备操作和驾驭虚拟环境,给学习者一种充分投入的感觉,能够达到视觉剥离、视觉空间、立体透视、全景展示的视觉感受和体验。

常见的沉浸式虚拟现实系统有头盔式和洞穴式虚拟现实系统,具有高度的实时性、高度的沉浸感、先进的软硬件以及良好的系统整合性等特点。例如,可利用该技术开发更为逼真立体的助产教学系统,学习者通过智能头盔显示器,能清晰地看到胎儿的形态和特征,并通过平移、旋转、放大、缩小、分层等,了解胎儿、子宫、骨盆、胎盘、脐带的三维空间位置关系。

3. 增强式虚拟现实 将桌面式与沉浸式虚拟现实的优势结合起来,在成本可控的范围内实现较为理想的沉浸体验。增强式虚拟现实通过虚拟信息叠加到真实应用场景中,实现虚拟信息与真实场景的融合,从而在真实世界、虚拟世界和用户之间搭建起一个交互平台,以增强用户体验的真实感。例如,应用增强式虚拟现实,融合人体模型,进行心肺复苏练习。

4. 分布式虚拟现实 又称网络式虚拟现实系统,是在原有沉浸式系统的基础上,将不同地方的虚拟现实系统通过互联网连接起来,使使用者共同参与相同的一个虚拟空间,并在彼此之间形成有效互动。例如,护理远程教学、护理虚拟教研室的互动。

5. 混合现实 是增强现实的延伸,也是虚拟现实的进一步发展,通过计算机图形技术和可视化技术产生现实环境中不存在的虚拟对象,并通过传感技术将虚拟对象叠加到真实环境中,真实的环境和虚拟的对象实时地显示在同一个画面或空间,用户利用显示设备,便可以看到一个感官效果真实的新环境。例如,腹部四步触诊虚实结合系统、宫腔检查虚实结合系统等。

6. 全息投影 分为投射全息投影和反射全息投影,是全息摄影技术的逆向展示,利用干涉和衍射原理记录并再现物体真实的三维图像,还可以使三维图像与使用者进行互动。例如,胎儿发育与孕期护理全息投影展示、老年照护全息投影。与传统的立体显示利用双眼视差原理不同,三维全息投影可以通过将光线投射在空气或者特殊的介质上真正呈现三维影像。人们可以从任何角度观看影像的不同侧面,得到与观看现实世界中物体相似的视觉效果。

（二）虚拟现实在护理教育中的应用

1. 临床护理技能教学　护理学是实践性很强的专业,虚拟现实可应用于护理综合技能训练,可以使技能训练过程具有更好的真实性和反馈性,增加技能训练的效果,有效降低学生临床真实操作给患者带来的风险,减少医源性伤害。例如,外伤救治、急诊训练、新生儿窒息复苏、助产士接生训练等。

2. 护理理论知识教学　虚拟现实可以再现现实生活中无法看到的自然现象或事物变化过程,将抽象的概念和理论直观化、形象化,为学习者提供生动的、逼真的、直观的学习材料,帮助学习者理解学习过程中理论知识的难点。例如,虚拟现实系统可以向学习者展示癌细胞发展变化过程、眼睛的结构和功能等,通过将抽象的知识形象化,加深学生对知识的理解,并提高学习的积极性。例如,基于虚拟现实,将分娩机制直观地呈现出来,同时虚拟组织或器官还可以及时给予学生感官反馈,有利于增强学生对分娩过程的理解,提高学习效率,减少不必要的认知负荷。

3. 护理情感教育　学生除了能够为患者提供精准的护理服务,还需要发展心理社会技能,以解决患者的心理和社会层面的问题。做好这些护理的前提是护士要有良好的共情能力。虚拟现实可以通过一系列情景互动帮助学生增强同理心。例如,在一项对痴呆患者的虚拟护理教育中,基于虚拟现实,模拟阿尔茨海默病患者的生活,创建一个虚拟网络世界,学生能够在虚拟公寓里开展多种护理工作,与患者进行日常生活互动。

（三）虚拟现实系统的基本设计与开发流程

1. 关键技术　虚拟现实系统的开发需要多种技术的综合,涉及的关键技术包括立体显示、空间定位、感知等。

（1）立体显示:视觉是人类重要的感觉。对于同一场景,两眼得到的图像存在水平误差,大脑对图像中的细节进行解释,使得原本在二维平面上的图像被重构成了虚拟立体的空间,呈现距离感和深度感。

（2）空间定位:主要是通过头戴式显示器、数据手套、数据衣来确定用户在空间中的位置,可以利用多种技术对位置进行跟踪。光学系统可以使用各种探测器,通过检测环境光或物体发出的光从而进行位置的跟踪和控制。超声系统使用麦克风和发射器,通过三角测量发生源和接收器之间的距离来定位。

（3）感知:包括视觉感知、声音感知、触觉感知和嗅觉感知等。

2. 开发环境

（1）硬件设备:虚拟现实中的硬件设备主要包括建模、立体显示、听觉感知和交互设备。建模设备主要为三维扫描仪。立体显示设备目前应用最多的是头戴式显示器,另外还包括立体眼镜、大屏立体显示设备、洞穴式立体显示、自动立体显示(裸眼 3D)等。虚拟现实交互设备包括力反馈设备、数据手套、数据衣、位置跟踪设备等。

（2）软件平台

1）内容制作软件:使用建模软件构建虚拟世界的三维模型,使用图像处理工具制作材质、纹理、光照贴图。

2）程序语言:使用专门为 2D 和 3D VR 应用程序开发的编程语言,如 Java、C# 等。

3）虚拟现实引擎:提供虚拟场景的快速组织、管理、发布平台和可视化控制界面,用于场景渲染、物理模拟、特效制作、界面设计等。

3. 设计与开发主要流程(图 13-3)

（1）脚本设计与信息采集:通过前期调研、资料查询、小组讨论等多种形式明确开发需求、了解用户特点、定位目标和内容、确立拟达到的效果。由专业团队对该系统进行脚本设计,包括系统名称、主要内容和功能、系统菜单、情节设计、场景设计、互动设计等，根据脚本需要进行信息采集，准备合适的素材。

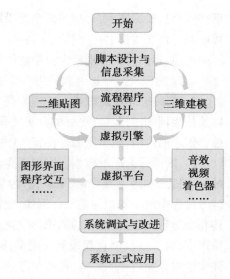

图 13-3 虚拟现实系统开发流程

（2）三维建模：使用三维建模工具软件建立所有场所、实体设备的三维计算机模型，为虚拟视景提供基本素材，为流程程序设计提供素材。一般而言，场景中的模型、纹理、光照贴图等均来自真实场景，需要事先通过三维扫描仪或建模软件构建三维模型，然后通过摄像机采集材质和纹理贴图，再将采集的图片适当处理后导入建模软件中以构建真实场景的三维模型。

（3）流程程序设计：对虚拟设备配置驱动变量，编辑响应事件，设置流程程序。一些响应事件规定了驱动变量响应虚拟设备操作动作的方式，以及虚拟设备的状态与其驱动变量的值之间的对应关系；另一些响应事件仅规定了虚拟设备的状态与其驱动变量的值之间的对应关系。驱动变量可分为两种：①操作者完成设备操作之后不会改变的变量，如新生儿抢救虚拟系统中新生儿的身长等。②完成设备操作之后值会随着时间流逝继续改变的变量，如新生儿抢救虚拟系统中，新生儿的生命体征。

（4）系统调试与改进：虚拟系统刚开发时，难免存在流程错误，进而降低系统的实用性，需要进行系统调试，以发现问题并加以改正。调试好的系统通过虚拟引擎，发布到虚拟现实平台，可供用户使用。

（四）虚拟现实应用特点与挑战

1. 虚拟现实技术在护理教育中的应用特点

（1）调动多感官功能，沉浸感强：虚拟现实可从多感官刺激出发，对人的视觉、听觉、触觉、嗅觉等进行联动式的刺激与触动，营造身临其境的沉浸效果，从而提升学习者的积极性、临床思维能力、理论知识掌握度、现场反应能力等。

（2）一定程度上降低实践风险：学生使用虚拟现实进行练习，通过近似真实的感知促进主动学习，为进入临床实践奠定较为充分的知识和实践基础，可以减少面向患者的实践恐惧和操作风险。

（3）打破时空限制，灵活性好：虚拟现实不依赖实践课程所需的物品准备、人员和时间安排，打破教育时间及空间的局限，提升教学的灵活性。

（4）可提供标准化且可重复的环境：虚拟现实刺激可控，能够对学习者进行可控的刺激和引导，创造科学化的、标准化的教学内容，控制潜在的变化和影响，促进学习者学习和练习的标准化。

（5）动态的学习数据采集，便于分析和反馈：多数虚拟现实系统含有嵌入式软件，包括加速计、摄像机或其他能够收集数据的模块，可以对学生的学习数据进行收集、分析和反馈。

2. 虚拟现实技术在护理教育中的应用挑战

（1）设备技术限制：虚拟现实教育在护理院校中的应用逐渐增加，但由于需要必要的设备支持，总体应用比例偏少。有些学生对设备不熟悉、操作不当等原因，也可能导致学习过程不顺利，失去练习的耐心。此外，虚拟现实的运行速度、图像的立体化和交互性、系统的稳定性等还有待进一步提升。

（2）成本限制：基于虚拟现实的教育往往需要较高的成本支出，包括软件开发、模拟实验、投放平台、定期维护与升级等。

（3）用户限制和不良体验：在使用沉浸式头盔设备时，有部分使用者出现头晕的问题，其中女性比男性更容易受到影响。

（张莉芳　肖　倩）

思 考 题

1. 简述三维打印人体模型教学相比通常的人体解剖模型教学的异同点。

2. 某学院开发了基于虚拟现实的新生儿窒息复苏培训系统,学习者通过佩戴智能头盔显示器进行学习,完全沉浸在虚拟的临床情景中。请思考:该系统属于哪一类虚拟现实? 通过虚拟现实进行学习,与传统的实验室练习相比,学生的学习体验具有哪些特点?

URSING

第十四章

大数据技术在护理科研中的应用

14 章 数字内容

───── 学 习 目 标 ─────

● 知识目标：

1. 护理大数据的定义、特征、常用研究方法及应用。

2. 熟悉护理大数据分析和挖掘的基本原理、方法及应用。

3. 了解临床护理、社区护理、护理管理和护理教育领域的大数据研究现状、存在问题和未来发展趋势。

● 能力目标：

1. 能够运用大数据相关技术开展护理科研设计。

2. 能够选用合适的方法进行护理大数据分析和挖掘。

● 素质目标：

1. 认同大数据技术对提升护理科研、加快护理发展的重要推动作用。

2. 形成一定的护理大数据科研思维，具有利用大数据技术开展护理科研的基本素养。

护理是健康医疗的重要组成部分,护理学的发展离不开以大数据、AI 为代表的新一代信息技术的支撑。依托信息技术开展护理科学研究,已成为数字信息时代护理发展的趋势。学习护理大数据采集、管理、分析、挖掘的基本理论,掌握护理大数据研究的基本思路和方法,运用大数据分析工具,围绕护理科研选题,进行临床护理、社区护理、护理管理、护理教育等领域的问题探索,从真实世界数据(real world data,RWD)中发现潜在的知识和规律,能有效推动护理科研的发展。

第一节　护理大数据

一、护理大数据概述

(一) 护理大数据的定义

大数据是一个比较抽象的概念;从字面来看表示"数据规模的庞大",但是无法看出其和"海量数据"(massive data)、"超大规模数据"(very large data)等有何区别。对于大数据,国内外存在多种不同的理解和定义。我国标准《信息技术 大数据 术语》(GB/T 35295—2017)将"大数据"定义为"具有体量巨大、来源多样、生成极快且多变等特征,并且难以用传统数据体系结构有效处理的包含大量数据集的数据。"维基百科对"大数据"的定义为"大数据指所涉及的数据量规模巨大到无法通过人工,在合理时间内达到截取、管理、处理、并整理成为人类所能解读的信息"。美国国家标准与技术研究院(National Institute of Standards and Technology,NIST)发布的研究报告中,对"大数据"的定义为"大数据指数据的容量、数据的获取速度或者数据的表示,限制了使用传统关系方法对数据的分析处理能力,需要使用水平扩展机制来提高处理效率的技术和方法体系"。

护理大数据(nursing big data)是所有与护理和生命健康相关的医护、教育、研究等活动中产生的数据集合。它不仅在于数量的大,"数据"的深度分析和利用也尤为关键。

(二) 护理大数据的特征

大数据常具有 4V 特征,即容量大(volume)、类型多(variety)、产生速度快(velocity)、价值密度低(value),如图 14-1 所示。

护理大数据作为健康医疗大数据中的重要组成部分,具有如下特点:

1. 数据规模巨大　随着医院信息化的发展,EMR、LIS、PACS 等应用于医院,电子化的诊疗数据呈现爆炸式增长。蛋白质组学、代谢组学、基因组学技术的兴起,使得一个人的数据量变大。将这些数据进行有效的组织和管理,会形成前所未有的大数据。

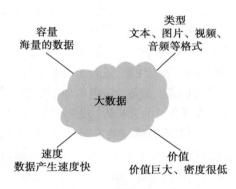

图 14-1　大数据的 4V 特征

2. 数据类型多样　护理大数据的研究对象是人,人的复杂性和诊疗的多样性导致数据的类型多样和结构复杂。从数据的类型来看,护理大数据包括文本、影像和声音数据等;从数据的结构化程度来看,护理大数据包括结构化、半结构化和非结构化数据。不同的数据类型需要相应的处理技术。例如,临床文本数据需要利用自然语言处理相关技术;影像数据需要利用图像分析处理相关技术;声音数据需要利用语音识别处理相关技术。

3. 数据集成度高　护理大数据以患者为中心,涉及患者各个方面,因此对数据整合式的展现、管理、分析和挖掘的要求特别高。从数据的集成方式来看,临床数据往往以"患者主索引(master patient index,MPI)"为唯一标识,以实现不同系统、不同来源的数据的高度集成。

4. 数据生命周期长　与其他行业不同,护理大数据需要管理的数据生命周期较长。以健康管理系统中的护理数据为例,从出生到死亡的数据都要进行存储和管理。这种以患者为中心的连续性、整体性的诊疗数据采集和管理,不仅是护理大数据的特征之一,也是当前区域医疗共享及连续医疗所提倡的核心内容。

（三）护理大数据的数据类型

护理大数据分类方法有很多,除了可以按照上述的来源分类,还可以分为主观数据和客观数据、定量数据和定性数据。按照信息学领域常用分类方法,护理大数据可分为非结构化数据、结构化数据和半结构化数据。

1. 非结构化数据　指没有固定模型或结构的数据,包括无固定格式的自由文本或叙述性文本、以视频和音频为代表的多媒体数据等。临床医疗记录、临床护理记录、手术记录、医疗报告或出院小结等均为非结构数据。非结构化数据蕴含众多有价值信息,通常能够储存量化数据所不能记录的复杂信息,提供更全面的患者健康信息;同时因为记录便捷、记录速度快而受到医护专业人员的青睐。

然而非结构化数据因为没有特定输入要求,会导致相同信息因为表达不同而容易产生冗余和重复信息,也可能导致重要信息遗漏和关键信息被掩盖等问题。从数据分析角度,非结构化数据在快速检索、自动分析、有效使用信息等方面远低于结构化数据。CDSS需要数据在电子病历的不同数据模块之间能够快速调用、整合、分析,并最终用于临床决策,这需要受控词表（controlled vocabulary）来表达非结构化数据中的信息。

2. 结构化数据　与非结构化数据相反,包括:①使用固定模板输入规定数据,如体温单中的体温、脉搏、呼吸、血压;②从下拉列表、勾选框选项中选择相应的数值。结构化数据具有容易检索、读取和计算等优势,可以提高临床数据使用效率,减少系统之间数据传输错误,但通常不适合复杂信息存储。

3. 半结构化数据　为了满足复杂临床病例的存储需求,临床数据常常以结构化和非结构化的混合方式进行记录和存储,这种方式既具有非结构化数据的灵活性,也具有结构化数据的规范性和可计算性等优势。例如,护理记录中的患者病情观察。护士除了记录患者生命体征等结构化数据外,还要记录患者病情动态变化情况,这些病情动态变化由于变化大而需要借助非结构化数据进行描述。

（四）护理大数据研究

护理大数据研究和应用的核心步骤可以概括为数据收集、数据处理、数据分析和展示。首先,围绕不同的研究主题,进行护理数据收集。其次,由于采集的数据结构不同,或者数据存在噪声(重复值、缺失值、错误值等),需要对原始数据进行处理,形成高质量的数据集。最后,根据研究目的和数据规模,选择合适的分析方法进行数据分析,利用可视化图表对分析结果进行展示。

根据研究领域的不同,护理大数据研究主要分为临床护理大数据研究、社区护理大数据研究、护理管理大数据研究和护理教育大数据研究。研究者围绕精准化护理、护理流程优化、护理效率提升等多方面进行选题和设计。此外,也有专门的护理机构和团体围绕护理大数据标准、护理大数据共享机制、护理大数据分析挖掘等进行研究和探索。

二、护理大数据的收集和管理

（一）护理大数据的来源

随着信息技术和临床医学的快速发展,护理数据来源已经从传统医护信息系统单维度数据源转变为多维度数据源。根据信息提供者的不同,护理大数据的来源可分为患者来源、家属及其他照顾者来源、医务人员来源、医学信息系统来源及其他来源。

1. 患者来源　是最佳数据来源,可通过观察、访谈、体格检查等方法获取主诉、心理、行为、日常活动等数据。

2. 家属及其他照顾者来源　家属及其他照顾者是婴幼儿,以及意识丧失、病情危重或精神疾病患者的主要数据提供者。对于意识清醒的患者,家属及其他照顾者也可作为患者资料的澄清和进一步扩充者。

3. 医务人员来源　患者照护团队中的其他医疗工作人员,如康复师、营养师等也可作为患者信息的重要提供者。

4. 医学信息系统来源　医学信息系统包括各类医疗业务系统,含有大量临床数据。以电子病历为例,其全面系统地记录了患者的临床信息,包括病历首页、病程记录、医嘱、检查结果、手术记录、护理记录等。

5. 其他来源　指来自社交媒体、基因检测等的数据。这些数据可以从多角度描述影响个体健康的多维度整体视图,尤其是揭示社会和环境因素对健康的影响。

(二)护理大数据收集和管理

1. 护理数据收集方法

(1)自我报告法:是最常见的服务对象主观资料获取方法,可以通过问卷调查或访谈等方法获取服务对象信息。护士在问卷调查或访谈前需要对服务对象的基本信息、现病史、既往病史等信息进行了解和熟悉,并根据护理程序评估步骤有序进行。

(2)观察法:是通过观察者的感官,有目的地观察服务对象的外貌、表情、精神状态、运动与活动、步态、体位等情况而获得资料的方法。观察法可以作为患者自我报告数据的佐证和澄清,甚至是某种特定情况下非常重要的资料收集方法,如涉及隐私服务对象不愿意自我报告或服务对象无法自我报告时。

(3)生物医学测量法:指通过先进仪器设备或技术进行客观数据的收集和获取。随着可穿戴设备和移动设备的普及,通过健康腕表、智能手环、智能手机、平板等设备,进行睡眠、心率、运动等健康行为数据的收集,已经逐渐成为现代健康评估的重要组成部分。

(4)自动数据抓取:随着信息技术及人类活动维度的拓展,护士除了可以手动获取数据以外,还可以借助大数据技术自动抓取数据。此种方法需要注意遵守网络通信协议,在合理合法范围内抓取数据。

2. 护理数据管理　指对护理活动有关数据进行收集、存储、分析处理、交流使用、记录、维护、再使用等的一系列过程。为了更好地理解数据管理的重要性,首先需要理解数据生命周期这一重要理念。数据生命周期包括数据规划、数据收集、数据质量、数据描述、数据存储、数据发现和再利用、数据整合、数据分析这8个步骤,如图14-2所示。基于数据生命周期理念进行数据管理是护理信息学进行数据管理的重要方法,其不仅可以保证数据质量,也能保证数据不断更新和再利用。

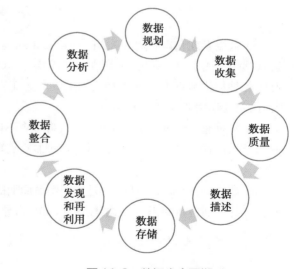

图14-2　**数据生命周期**

(1)数据规划(data planning):是数字生命周期的起始规划阶段,研究者需要详细规划数据标准、收集目的、收集方法、质量保证、数据存储等数字生命周期所有步骤的安排与计划,以及整个数字生命周期内管理和访问要求。这一阶段起到引领作用,往往需要团队成员通力合作完成。

(2)数据收集(data collection):研究者可借助量表/问卷、传感器、生物医学测量法等工具与方法收集一手数据,也可根据研究目的收集现有二手数据,但研究者需要事先明确收集数据的类型、格式、标准、数据量等信息。

(3)数据质量(data quality):高质量数据是数据分析的基础。研究者可以通过数据输入的双重检查、标记可能存在质量问题的数据、标记异常值和不可能数据值、识别缺失值和错误值等操作,最大限度地确保数据质量。

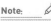

（4）数据描述（data description）：为了促进数据的可查找、可访问、可互操作和可重复使用，信息学家通常使用元数据对数据进行系统、规范、全面和完整的描述。元数据（metadata）通常又称关于数据的数据（data about data），包括：①数据所有者或相关利益者；②数据创建、修改、更新的人、时间、地点等管理信息；③数据科学背景信息，如收集目的、数据类型、收集方法、收集工具、收集时间与地点；④数据参数信息，如计量单位、代码信息、精度、准确度、不确定性等。

（5）数据存储（data storage）：可呈现多种方式，较为常见的存储方式有临床数据库（clinical data repository，CDR）和临床数据仓库（clinical data warehouse，CDW）。临床数据库是以临床业务管理为核心、面向事务与实时更新的数据集合，用于存储患者分布在不同业务系统中的信息。临床数据仓库是以数据分析为核心，面向主题、集成、不可更新的数据集合。两者是数据挖掘、CDSS 的基础（图 14-3）。

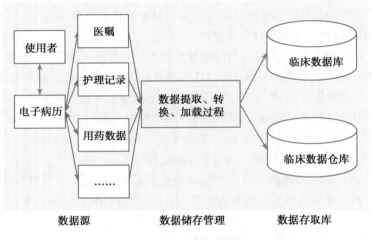

图 14-3　数据存储管理

（6）数据发现和再利用（data discover and reuse）：随着现代可重复研究（reproducible research）的兴起，数据除了用于自身研究外，研究者还需要分享数据及数据相关元数据，以利于其他研究者再使用。因此，各种促进数据发现和再利用的工具应运而生，如生物医学数据集常用开源查找工具 DataMed、蛋白质相互作用数据库 STRING 等。

（7）数据整合（data consolidation）：指将多个不同数据源的数据按照一定的策略进行汇聚，整合成一个易于分析的形式。数据整合过程烦琐复杂，详尽的数据整合记录对于后期数据分析和验证至关重要。

（8）数据分析（data analysis）：是数据生命周期的最后步骤，是科研活动非常关注的步骤，可用于发现科学规律、创造新知识、补充完善现有知识、指导临床实践。

三、护理大数据的处理

（一）护理大数据的处理目标

护理大数据的处理目标是从大量的、有噪声的、难以理解的数据中，抽取、变换和整合出有价值、有意义的高质量数据。现实世界产生的护理大数据来源多样、格式不一，极易受到噪声、缺失值和不一致数据的侵扰。而高质量的数据和有效的技术一样，决定着工作成效。因此，需要对原始数据进行有效处理，提高数据质量。

数据处理的技术有很多，常用的有数据清洗、数据集成、数据归约、数据变换等。数据清洗可以用来清除数据中的噪声，清除无效、虚假的数据；数据集成将来自多个数据源的数据合并成一个一致的数据仓库；数据归约指通过一定的约简技术缩小数据的规模；数据变换指通过特定方法将数据压缩到较小的区间。

（二）护理大数据的处理过程

在数据处理过程中，并非所有的数据处理技术都要使用，而应根据数据的具体情况选择相应的方法进行处理。就护理大数据而言，用得最多的是数据清洗。数据清洗是对数据进行重新审查和校验的过程，目的在于删除重复信息、纠正存在的错误，并提供数据一致性。

数据仓库中的数据是面向某一主题的数据的集合，其数据从多个业务系统中抽取而来，因此会包括历史数据，难以避免错误数据、冲突数据的存在。这些数据被称为"脏数据"，在数据清洗过程中，要按照一定的规则把"脏数据"洗掉，即过滤掉不符合要求的数据。其过程如图 14-4 所示。

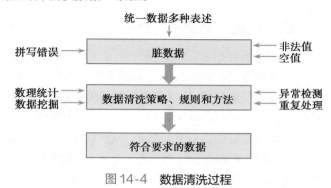

图 14-4　数据清洗过程

不符合要求的数据主要是残缺数据、错误数据、重复数据三大类。

1. 残缺数据　应该有的信息出现残缺，如患者的主索引缺失、待分析关键信息缺失、业务系统中主表与明细表不能匹配等。对于这一类数据，应按缺失的内容分别写入的文件向数据提供者反馈，并进行相应的补全，补全后才写入数据仓库。

2. 错误数据　指由于录入问题而导致的非法值、拼写错误、格式错误等，如数值型数据输成全角数字字符、字符串数据后面有一个回车操作、日期格式不正确、日期越界等。对于错误数据，可以通过编写数据库的结构化查询语言（structured query language，SQL）进行排查，之后再采用人工或自动化方式修正，修正之后再进行后续的数据抽取。

3. 重复数据　数据集中存在完全相同的数据记录。对于这一类数据，可以利用 SQL 查询将重复数据记录的所有字段和内容导出来，进行审核确认，删除重复数据。

数据清洗是一个反复的迭代过程，不可能在短时间内完成，需要不断发现和解决问题。对于是否需要过滤和修正，一般要根据具体需求加以确定。

（三）护理大数据的处理方法

1. 一致性检查（consistency check）　是根据每个变量的合理取值范围和相互关系，检查数据是否合乎要求以及发现超出正常范围、逻辑上不合理或者相互矛盾的数据。例如，用 1~7 级评分的量表测量的变量出现了 0 值，体重出现了负数，都应视为超出正常值域范围；临床调查问卷多个问题前后矛盾的答案，逻辑上不合理等。很多数据编辑和分析软件都集成了数据一致性检查功能。例如，SPSS、SAS 等软件都能够根据定义的取值范围，自动识别每个超出范围的变量值，发现不一致时，会列出记录序号、变量名称、错误类别等，便于进一步核对和纠正。

2. 无效值和缺失值的处理　由于调查、编码和录入误差，数据中可能存在一些无效值和缺失值，需要给予适当的处理。常用的处理方法有数据估算、整例删除、变量删除和成对删除。

（1）数据估算（data estimation）：指用某个变量的样本均值、中位数或众数代替无效值和缺失值，办法简单，但没有充分考虑数据中已有的信息，误差可能较大；还可以通过变量之间的相关分析或逻辑推论进行估计，如体重指数（body mass index，BMI）可以通过体重和身高进行计算。

（2）整例删除（casewise deletion）：指剔除含有缺失值的样本。这种做法的结果可能导致有效样本量减少，无法充分利用已经收集到的数据。因此，只适合关键变量缺失，或者含有无效值或缺失值的样本比重很小的情况。

（3）变量删除（variable deletion）：指将不重要的变量删除。如果某一变量的无效值和缺失值很多，而且该变量对于所研究的问题不是特别重要，则可以考虑将该变量删除。这种做法减少了供分析用的变量数目，但没有改变样本量。

（4）成对删除（pairwise deletion）：指用一个特殊编码标识（如 null、nan 等）代表无效值和缺失值，同时保留数据集中的全部变量和样本。但是在具体计算时只采用有完整数据的样本，不同的分析因涉及的变量不同，其有效样本量也有所不同。这是一种保守的处理方法，最大限度地保留了数据集中的可用信息。

四、护理大数据的分析

（一）分析目标

护理大数据的分析目标是知识发现。学者们在研究如何从海量数据信息中获取有价值的知识，以提高有效信息使用、促成基于数据的决策的过程中，一个新的领域被催生出来，即知识发现和数据挖掘（knowledge discovery and data mining，KDDM）。知识发现和数据挖掘，特指应用机器学习和统计方法从大量数据中提取有效数据，识别数据中的潜在模式，为决策者提供重要的新知识，以利于临床决策。知识发现和数据挖掘离不开数据库、数据整理、标准化术语，以及机器学习、自然语言处理等数据挖掘技术，已经成为医疗护理、金融等众多领域的研究重点内容。

知识发现取决于研究问题，不同的研究问题决定不同的知识类型。不同的研究者提出了研究问题不同的分类方法。较常见的分类方法包括：

1. **描述性问题** 旨在描述样本数据特征，但不做样本代表人群的推断。例如，描述某样本老年人的平均新鲜蔬菜摄入量这一客观事实，但不对老年人群的平均新鲜蔬菜摄入量做个体到人群的统计推断。

2. **探索性问题** 旨在描述数据分布，比较变量之间的关系和趋势，并根据数据特点生成研究假设。与推断性问题、预测性问题、因果问题的假设检验不同，探索性问题强调生成假设，其余强调检验假设。

3. **推断性问题** 是研究的核心，研究者致力于根据样本信息推断总体特征。例如，研究者根据某样本老年人的平均新鲜蔬菜摄入量推断老年人群的平均新鲜蔬菜摄入量。

4. **预测性问题** 指研究者对事物未来发展做定量推断。以新鲜蔬菜摄入为例，预测性问题则致力于回答"将来 1 年内什么样的人会摄入高含量的新鲜蔬菜？"

5. **因果问题** 是科学研究的追求目标，旨在回答改变某一因素是否改变另一因素。经典的、可以回答因果问题的研究设计是随机对照试验（randomized controlled trial，RCT）。

一般而言，研究者在一项研究中往往需要回答多个类型的研究问题，描述性问题常常是其他类型问题的基础。例如，研究者在回答推断性问题时，往往需要先对数据做基本描述。

（二）分析流程

护理大数据根据分类不同，数据处理过程略有不同。以定量数据为例，分析流程主要包括读取数据、整理数据、转换数据、数据可视化、建立数据模型及交流和传播。整个流程如图 14-5 所示。

1. **读取数据（read data）** 有效读取数据是数据处理的第一步。由于医疗和护理数据往往存储在关系数据库或数据仓库中，因此使用结构化查询语言获取其中的数据是非常必要的步骤。为了完成此步骤，研究者需要非常熟悉数据库结构及相互关系，并且明确所需变量存储的数据库。

2. **整理数据（tidy data）** 读取数据后需要对数据进行整理，形成整洁数据（tidy data），以行（row）为观察样本（case）、列（column）为变量（variable）。在数据科学领域，样本（行）可称为观察值（observation），变量（列）可称为特征值（eigenvalue）。

3. **转换数据（transform data）** 是将数据行或列根据需求进行调整的过程。常见转换方式包括根据需求减少或增加行数、减少或增加变量、合并变量等。在数据科学领域，有时将数据整理和数据转换统称为数据整理（data wrangling），描述将

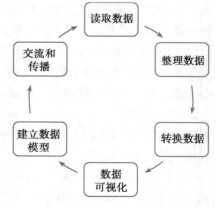

图 14-5 定量数据处理流程

数据从非结构化映射为可支持自动处理的格式的过程。

4. 数据可视化（data visualization）　利用图像方式描述和表达数据,以便于研究人员快速、清晰、直观地提取关键信息。数据可视化是探索性数据分析的重要内容。

5. 建立数据模型（data model）　是将实际问题或客观事实通过一种数学模型或算法方式进行表达。每个模型的构建均基于一定的假设,不同的假设构建出不同的模型。构建模型是数据处理的重要步骤。根据不同的研究问题和数据类型,数据模型有所不同。

6. 交流和传播（communication）　由于每个模型建立于一定的假设之上,模型是否满足研究者需求,以及不同模型所发现的知识是否能够指导实践,是研究者与其他同行专家进行交流和传播的重要工作内容。

（三）分析方法

根据不同的研究问题和研究范式,护理大数据的处理可以简略分为一般意义的数理统计和数据挖掘。数理统计方法一般分为探索性数据分析和预测性数据分析。数据挖掘方法可以分为分类（classification）、回归（regression）、聚类（clustering）、降维（dimensionality reduction）等。数理统计和数据挖掘并不是割裂的,其中有很大部分的重叠。数理统计更侧重于小规模样本的统计描述和推断,数据挖掘更侧重于大样本数据中隐性知识的分析挖掘。

1. 数理统计方法

（1）探索性数据分析（exploratory data analysis,EDA）:指通过对历史数据的分析发现隐藏在数据中的特征、模式或趋势的过程。探索性数据分析过程通常包括描述性数据分析、数据可视化和简单的相关性分析等统计推断方法。其揭示的信息和知识通常用于生成新的科学假设,以便进一步使用数据来回答这个假设,进而支持决策活动。

（2）预测性数据分析（predictive data analysis,PDA）:是数据分析常见方法,指根据历史数据和实时数据,通过数据模型来预测某事件的未来趋势。常用:①回归（regression）,指预测患者某一连续变量结局,如患者抑郁水平;②分类（classification）,指预测患者新的类别归属,如是否跌倒。

2. 数据挖掘分类方法

（1）分类:已知若干个类别,将给定的样本放入对应的类别中。常用的方法有 K 近邻（k-nearest neighbors,KNN）、人工神经网络（artificial neural network,ANN）、决策树（decision tree,DT）、随机森林（random forest,RF）等。

（2）回归:用特定的函数拟合样本数据,主要用于连续性结果的预测,如风险预测、指标预测等。常用的方法有线性回归、多项式回归、岭回归等。

（3）聚类:指通过样本之间的相互关系自动地将样本划分为若干类别。常用的方法有 k 均值聚类（k-means）、层次聚类、谱聚类等。

（4）降维:指采用某种映射方法,将原高维空间中的数据点映射到低维度的空间中,减少随机变量的数量。常用的方法有主成分分析（principal component analysis,PCA）、线性判别分析（linear discriminant analysis,LDA）、局部线性嵌入（locally linear embedding,LLE）等。

第二节　护理大数据的挖掘

一、数据挖掘的基本概念

（一）定义

数据挖掘是从大规模海量数据中抽取人们所感兴趣的非平凡的、隐含的,事先未知的和具有潜在用途的模式或者知识。回顾数据挖掘研究的历程,不同的名称都被赋予了数据挖掘的含义,包括从数据库中发现知识（knowledge discovery in database,KDD）、知识抽取（knowledge extraction）、数据模式分析(data pattern analysis)、数据考古(data archeology)、数据捕捞(data dredging)、信息收获(information harvesting)和商业智能(business intelligence)等概念都被赋予了数据挖掘的含义。

数据挖掘是一个多种应用学科有机交叉形成的广泛的领域,与 AI、机器学习、模式识别、统计学、数据库技术、并行计算、分布式计算等技术具有紧密的联系。

(二) 相关概念

1. 数据库与数据仓库　数据库(database)是面向事务的设计,按照数据结构来组织、存储和管理数据的载体,数据存储需要满足特定的范式要求,能给予多个用户共享,具有尽可能小的冗余度,是与应用程序彼此独立的数据集合。数据仓库(data warehouse,DW)是一个面向主题的、集成的、随时间变化的、但信息本身相对稳定的数据集合,用于对管理决策过程的支持。数据仓库的数据可以冗余存储,且不可更新,数据装入以后一般只进行查询操作,没有传统数据库的增、删、改、查操作。数据库和数据仓库都是数据的载体,只是用途和存储要求不同。数据库一般用来存储当前数据,存储结构较为紧致,冗余数据较少;而数据仓库主要存储历史数据,存储结构较为松散,冗余数据较多。

2. 模式与模型　模式(pattern)是对分类识别对象进行科学的抽象,用以描述和代替识别对象,从而更好地让机器执行和完成识别任务。模型(model)在数据科学领域分为数据模型、算法模型等。其中,数据模型是数据特征的抽象,从抽象层次上描述了系统的静态特征、动态行为和约束条件,为信息表示与操作提供一个抽象的框架。算法模型是利用某一种算法对特定数据进行建模(训练和测试)所形成的模型。

3. 监督学习、半监督学习与无监督学习

(1) 监督学习(supervised learning):来自训练数据集中标记的实例。例如,在疾病诊断问题中,一组患者的信息(x)与其对应的疾病(y)作为训练样本,构造分类模型,其中的 y 作为监督信息监督分类模型的学习。

(2) 无监督学习(unsupervised learning):指学习过程是无监督的(没有监督信息),因为输入实例没有标记(y)。例如,通过患者的基本信息、临床诊断、行为能力等对患者进行聚类,划分出不同的护理级别。

(3) 半监督学习(semi-supervised learning):是模式识别和机器学习领域研究的重点问题,是监督学习与无监督学习相结合的一种学习方法。半监督学习同时使用未标记数据和标记数据建模,让学习器不依赖外界交互、自动地利用未标记样本提升学习性能。例如,在进行计算机辅助阅片时,可以从 PACS 中获取大量医学影像。若是希望所有的病灶都被专家标注(即对病灶进行人工标记和注释)是不现实的,因此根据"相似的样本有相似的诊断"这一假设,利用半监督学习可以建立影像诊断模型,实现自动化阅片。

二、数据挖掘的原理及方法

(一) 基本流程

数据挖掘的基本流程包括数据清洗、数据集成、数据选取、数据挖掘和模式评估。其中,数据清洗、数据集成和数据选取是数据处理的核心步骤,而数据挖掘和模式评估是数据挖掘关注的重点。模式评估指由行业专家来验证数据挖掘结果的正确性。通过上述流程,实现数据到知识的发现。

数据挖掘过程是一个反复循环的过程,每一个步骤如果没有达到预期目标(即发现"知识"),都需要回到前面的步骤,重新调整并执行。但并不是每项数据挖掘的工作都需要这里列出的每一步,如在某个工作中不存在多个数据源时,"数据集成"便可以省略。数据挖掘步骤如图 14-6 所示。

(二) 常用方法

1. 关联规则　是形如 $X{\rightarrow}Y$ 的蕴涵表达式,表示在 X 出现的条件下,同时出现 Y 的可能性。其中 X 和 Y 是不相交的项集,即 $X{\cap}Y{=}\varnothing$。关联规则的强度常用支持度、置信度、提升度等指标来度量。

(1) 基本概念

1) 项集:项(item)是事务中出现的每个元素。项的集合称为项集,包含 k 个项的集合称为 k 项集

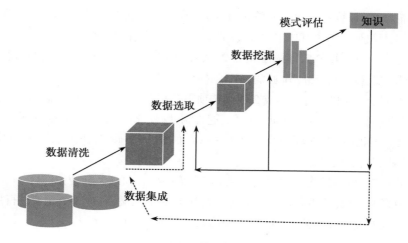

图 14-6　数据挖掘步骤

(itemset),如 {医生,护士,患者} 是一个 3 项集。

2) 事务:关联规则的分析对象是事务(transaction),事务通常由事务标识和项元素集合(itemset)组成。

3) 支持度(support):指项集在事务集中出现的频率。关联规则 $X{\rightarrow}Y$ 表示项集 X 和 Y 同时出现的概率,其公式表达为:

$$support(X{\rightarrow}Y)=P(X\cup Y) \tag{式 14-1}$$

4) 置信度(confidence):是事务集中包含 X 和 Y 的事务个数与事务集中包含 X 的事务个数的比,其公式表达为:

$$confidence(X{\rightarrow}Y)=P(Y|X)=P(XY)/P(X) \tag{式 14-2}$$

5) 提升度(lift):事务中含有 X 的条件下同时含有 Y 的概率,与 Y 在总事务集中出现的概率之比,反映了 X 和 Y 的相关性,其公式为:

$$lift(X{\rightarrow}Y)=confidence(X{\rightarrow}Y)/support(Y) \tag{式 14-3}$$

也可以表示为:

$$lift(X{\rightarrow}Y)=support(X\cup Y)/support(X)/support(Y) \tag{式 14-4}$$

同时满足最小支持度和最小置信度的规则称之为强关联规则。强关联规则也可分为两种:一种是有效的强关联规则,另一种是无效的强关联规则。

$lift(X{\rightarrow}Y)>1$,则规则 "$X{\rightarrow}Y$" 是有关联的强关联规则,即 X 和 Y 相互关联;$lift(X{\rightarrow}Y)<1$,则规则 "$X{\rightarrow}Y$" 是无效的强关联规则,X 的出现会使得 Y 的出现频数下降,即 X 和 Y 相互排斥;$lift(X{\rightarrow}Y)=1$,则表示前项 X 和后项 Y 相互独立,不会相互影响,即 X 和 Y 没有关联。

6) 频繁项集:若项集 X 的支持度小于预先设定的最小支持度阈值,则称 X 为频繁项集。寻找频繁项集可以说是一种计数活动,一般搜索的是较大组中共同出现的项集。例如,对于合并用药问题,已知一组原发性高血压患者的合并用药数据,通过分析可发现项集 {氯地平片、替米沙坦} 出现频繁,那么该项集就是一个频繁项集。

(2) 分析步骤:假设存在表 14-1 这样一组数据,从中提取疾病之间的关联规则。

表 14-1　患者入院诊断

患者编号	入院诊断
1	高血压、糖尿病、冠心病
2	肺心病、冠心病、脑梗死
3	高血压、肺心病、冠心病、脑梗死
4	肺心病、脑梗死

Note:

第一步,扫描数据,计算各个元素的数量,得到 1 项候选项集 C_1 = [{高血压:2},{糖尿病:1},{冠心病:3},{肺心病:3},{脑梗死:3}],其中 {} 中的数字表示"项"出现的频数。

第二步,根据最小支持度 0.5,即最小频数 2,从 C_1 中筛选频数大于等于 2 的元素,得到 1 项频繁项集 L_1 = [{高血压:2},{冠心病:3},{肺心病:3},{脑梗死:3}]。

第三步,由 L_1 的元素两两组合,构成 2 项候选项集,得到 C_2 = [{高血压、冠心病:2},{高血压、肺心病:1},{高血压、脑梗死:1},{冠心病、肺心病:2},{冠心病、脑梗死:2}、{肺心病、脑梗死:3}]。

第四步,从 C_2 中筛选得到 2 项频繁项集 L_2 = [{高血压、冠心病:2},{冠心病、肺心病:2},{冠心病、脑梗死:2}、{肺心病、脑梗死:3}]。

第五步,以此类推,得到最终 3 项频繁项集 L_3 = [{肺心病、冠心病、脑梗:2}]。

第六步,提取规则,并计算置信度和提升度。L_3 中有 3 个元素,对这 3 个元素进行排列组合,根据支持度、置信度和提升度的计算公式,可以从 L_3 提取如下规则,见表 14-2。

表 14-2　关联规则

编号	规则	支持度	置信度	提升度
1	肺心病→冠心病、脑梗死	2	0.666 7	1.333 3
2	冠心病→肺心病、脑梗死	2	0.666 7	0.888 9
3	脑梗死→肺心病、冠心病	2	0.666 7	1.333 3
4	肺心病、冠心病→脑梗死	2	1.000 0	1.333 3
5	肺心病、脑梗死→冠心病	2	0.666 7	0.888 9
6	冠心病、脑梗死→肺心病	2	1.000 0	1.333 3

可以看出,规则 4 和规则 6 的置信度和提升度最高。以规则 4 "肺心病、冠心病→脑梗死"为例,提示"肺心病、冠心病"患者,罹患"脑梗死"的可能性较大。

2. 因子分析 指从研究指标相关矩阵内部的依赖关系出发,把一些信息重叠、具有错综复杂关系的变量归结为少数几个不相关的综合因子的一种多元统计分析方法。

基本思想:根据相关性大小把变量分组,使得同组内的变量之间相关性较高,但不同组的变量不相关或相关性较低,每组变量代表一个基本结构,即公共因子。利用因子分析可以简化变量维数,即以最少的公共因子对总变异量做最大的解释,因而抽取的因子数目越少越好,但抽取因子的累积解释的变异量越大越好。

假设观测 5 个生理指标:收缩压 X_1、舒张压 X_2、心跳间隔 X_3、呼吸间隔 X_4、舌下温度 X_5。这 5 个指标受交感神经和副交感神经支配,而交感神经和副交感神经状态无法直接测定。若用 F_1、F_2 分别表示交感神经和副交感神经这两个因子,那么可测的 5 个生理指标就是这 2 个不可测因子的线性函数,其关系可以表示为:

$$\begin{cases} X_1 = a_{11}F_1 + a_{12}F_2 + \varepsilon_1 \\ X_2 = a_{21}F_1 + a_{22}F_2 + \varepsilon_2 \\ X_3 = a_{31}F_1 + a_{32}F_2 + \varepsilon_3 \\ X_4 = a_{41}F_1 + a_{42}F_2 + \varepsilon_4 \\ X_5 = a_{51}F_1 + a_{52}F_2 + \varepsilon_5 \end{cases}$$

其中 a_{ij} 是第 i 个变量在第 j 个公因子上的因子载荷;ε_i 称为 X_i 的特殊因子。

因子分析的适合度检验是决定能够使用该方法的前提。若发现变量间的相关度普遍偏低,如大部分载荷系数的绝对值低于 0.3 且没有通过显著性检验,则说明这些变量间的结构松散,也很难得到有效的公共因子或实现对数据的简化,就不适合因子分析。

Note:

常用的适合度检验方法有巴特利特球形检验(bartlett-test of sphericity)、反像相关矩阵检验(anti-image correlation matrix)和KMO取样适合度检验(kaiser-meyer-olkin measure of sampling adequacy)等。因子分析的适合度检验和计算过程可以在统计分析软件中完成。

因子提取的方法有很多种,使用最多的是主成分分析法。此外,还有最小二乘法(least squares method)、极大似然法(maximum likelihood method)、α因子法(alpha factoring method)、映像分析法(image factoring method)等。每个因子的解释能力都是有限的,只能反映原变量中一部分的变化信息,需要进一步确定因子数目,以便更好地表达原始数据信息。确定因子数目的常用方法主要有:

1) 使抽取的 m 个因子对原变量方差的解释率达到一个适当的比例,一般建议或要求达到80%以上。

2) 选取的因子的特征值应该达到一定的阈值,一般根据领域知识进行阈值确定。

3) 通过碎石检验确定因子数,一般是以碎石曲线从迅速下降到突然变平缓的那个拐点对应的因子数来确定。

3. 决策树　是以树结构为基础的归纳学习算法,通过给定的数据集学习一个模型用于对数据进行分类。一棵决策树包含一个根决策节点、若干个决策节点和叶子节点,其中决策节点为数据分类的依据;叶子节点为决策结果。其结构如图14-7所示。

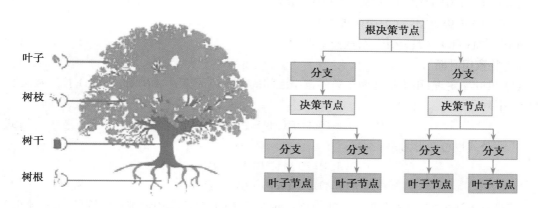

图14-7　决策过程

决策分析通常分为以下四个步骤:

(1) 创建决策树。此步骤最为复杂,需要对所决策的问题公式化,分配相应的概率数据,并计算结果。

(2) 对每一个决策选项进行评分。

(3) 选取期望货币价值(expected monetary value, EMV)最高的决策选项。

(4) 使用敏感度分析法检查分析得出的结论。敏感度分析是在一个较大范围的概率和取值条件下检验分析结论的有效性。

本节以下面案例说明分析过程。

某类患者的平均生存期为10年,如不进行手术,患者会行动不便;如果实施髋关节置换手术,5%的患者有手术死亡风险,手术成功的患者中有5%因为感染的情况需要进行再次手术,第2次手术有5%的患者死亡,其余的只能通过轮椅行动;在第1次手术没有感染的情况下,60%的患者几乎恢复完全的行动能力,其余40%的患者与不接受手术治疗患者的结果基本一致。决策树如图14-8所示。其中,生存指数(survival index, SI)为决策的依据,生存指数越高,生活质量越好。那么患者应该如何根据生存指数作出是否手术的决策呢?

由图14-8决策树可以分别计算B、C、D、E对应的期望价值。具体如下:

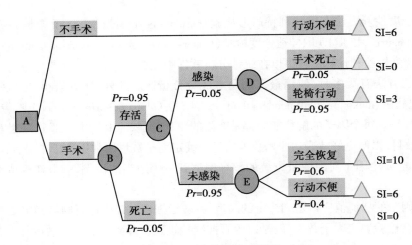

图 14-8 决策过程(举例)

EMV(D)=0*0.05+3*0.95=2.85

EMV(E)=10*0.6+6*0.4=8.4

EMV(C)=EMV(D)*0.05+EMV(E)*0.95=8.12

EMV(B)=0.95*EMV(C)+0*0.05=7.71

由于 EMV(B)=7.71>6,因此,选择手术。

4. 朴素贝叶斯

(1) 贝叶斯定理:用来描述两个条件概率之间的关系。计算 $P(A|B)$ 和 $P(B|A)$,按照乘法法则,可以导出下列公式:

$$P(A \cap B)=P(A)*P(B|A)=P(B)*P(A|B)$$ (式 14-5)

上述公式也可变形为:

$$P(A|B)=P(B|A)*P(A)/P(B)$$
$$P(B|A)=P(A|B)*P(B)/P(A)$$ (式 14-6)

若理解上述公式,首先要理解公式中符号的含义:$P(A)$ 是概率中最基本的符号,表示 A 出现的概率。例如,在投掷骰子时,$P(2)$ 指的是骰子出现数字 2 的概率,这个概率是 1/6。$P(B|A)$ 是条件概率的符号,表示事件 A 发生的条件下,事件 B 发生的概率。条件概率是"贝叶斯定理"的关键所在,又被称为似然度。同理,$P(A|B)$ 表示事件 B 发生的条件下,事件 A 发生的概率,这个计算结果又被称为后验概率。

从上述描述可知,贝叶斯定理可以预测事件发生的概率,两个本来相互独立的事件,发生了某种相关性,此时就可以通过贝叶斯定理实现预测。

(2) 贝叶斯分类:假设 $x=\{a_1,a_2,\cdots,a_m\}$ 为一个待分类项,而每个 a 为 x 的一个特征属性。类别集合为 $y=\{y_1,y_2,\cdots,y_n\}$。那么如何通过贝叶斯定理计算 x 属于 y 中的哪一个类别?

首先,计算条件概率 $P(y_1|x),P(y_2|x),\cdots,P(y_n|x)$;其次,求出在各属性条件下,所有类别的概率,选取概率最大的类别作为 x 的类别。然而,现实情况下,往往 $P(y|x)$ 是未知的,而 $P(x|y)$ 是可以得到的,问题就转化为通过 $P(x|y)$ 求解 $P(y|x)$。根据贝叶斯定理,需要求解 $P(y|x)$,只需要求出 $P(x|y)$。把 x 分解为各个特征属性,求出每个类别的每个特征属性即可。具体如下:

1) 找到一个已知分类的待分类项集合,这个集合称为训练样本集。

2) 统计得到在各类别下各个特征属性的条件概率估计。

3) 如果各个特征属性是条件独立的,则根据贝叶斯定理有如下推导:

$$P(y_i|x)=\frac{P(x|y_i)P(y_i)}{P(x)}$$ (式 14-7)

因为分母对于所有类别为常数,因为只要将分子最大化即可。又因为各特征属性是条件独立的,所以:

$$P(x|y_i)P(y_i)=P(a_1|y_i)P(a_2|y_i)\cdots P(a_m|y_i)P(y_i) \tag{式 14-8}$$

上式等号右边是条件概率的连乘形式,每一项都可以从统计资料中得到,由此就可以计算出每个类别对应的概率,从而找出最大概率的那个类。

本节以案例说明该算法分析过程。

某个医院早上收了 6 个门诊患者,如表 14-3 所示。此时又来了第 7 位患者,是一个胸闷的建筑工人。请问其患冠心病的概率是多少?

表 14-3　患者信息表

症状	职业	疾病
胸闷	护士	冠心病
胸闷	农民	心肌炎
心慌	建筑工人	肺气肿
心慌	建筑工人	冠心病
胸闷	教师	冠心病
心慌	教师	肺气肿

求解:

设 x 为"冠心病", y 为有胸闷症状的建筑工人,记为"胸闷 × 建筑工人",求解胸闷的建筑工人患冠心病的概率"P(冠心病 | 胸闷 × 建筑工人)"。根据贝叶斯定理可得到:

P(冠心病 | 胸闷×建筑工人)=P(胸闷×建筑工人 | 冠心病)×P(冠心病)/P(胸闷×建筑工人)

假定"胸闷"和"建筑工人"这两个特征是独立的。那么上面的等式就变成了 P(冠心病 | 胸闷×建筑工人)=P(胸闷 | 冠心病)×P(建筑工人 | 冠心病)×P(冠心病)/[P(胸闷)×P(建筑工人)]=2/3 × 1/3 × 1/2 ÷ (1/2 × 1/3)= 2/3

因此,这个胸闷的建筑工人,有约 66.7% 的概率是得了冠心病。同理,可以计算这个患者患上"心肌炎"或"肺气肿"的概率。比较概率大小,选择最大概率的疾病作为其最终诊断。

5. 人工神经网络(artificial neural network,ANN)　是模拟生物神经系统结构和功能而设计的一种信息处理的数学模型。其工作原理如图 14-9 所示。

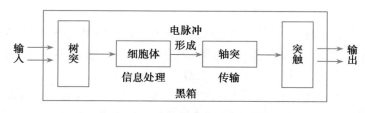

图 14-9　神经网络工作原理

ANN 由大量的神经元节点相互连接构成。图 14-10 描述的是一个目前研究最为成熟的神经网络(只含有单层隐藏层神经元的结构),即前向网络。第一层为输入层(input layer),第二层称为隐藏层(hidden layer),最后一层为输出层(output layer)。

神经元之间都是由低层出发,终止于高层神经元的一条有向边进行连接,每条边都有自己的权重。ANN 中的权值、阈值等超参数可以通过样本学习和优化算法(梯度下降、最小均方差等)自动学习得到。每个神经元都是一个计算单元。在前向网络中,除输入层神经元外,每个神经元为一个计算单元,当输入神经元的值超过一定阈值的时候,神经元的状态就会发生改变(激活或未激活)。ANN

Note:

一般采用概率的方式表示神经元是否处于激活状态,用 $h(x)$ 来表示。x 代表神经元的能量值,$h(x)$ 代表该能量值使得神经元的状态发生改变的概率大小,能量值越大,处于激活状态的概率就越高。图 14-11 为经典的 Sigmoid 和 Tanh 激活函数。

前向网络是结构较为简单的 ANN 模型,其他常用的还有径向基函数(radial basis function,RBF)神经网络、反向传播(back-propagation,BP)神经网络,以及各类深度神经网络,如卷积神经网络(convolutional neural networks,CNN)、长短时记忆网络(long short term memory network,LSTM)等。

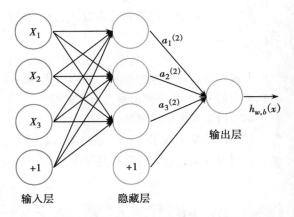

图 14-10　前向网络

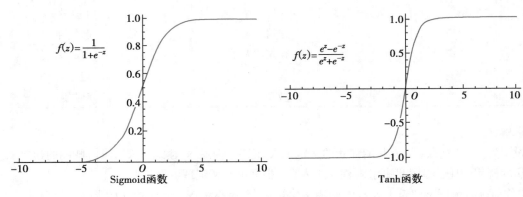

图 14-11　激活函数

ANN 最重要的用途是分类和预测,在临床上应用广泛。例如,利用神经网络进行心脑血管疾病风险评估;通过采集大量患者的人口学信息、临床信息等,筛选其中的有效特征作为 ANN 的输入 x,患病风险作为输出 y。一般选择 80% 的样本数据作为训练样本,20% 作为测试样本。当模型训练完毕,利用测试样本评估模型效果,达到要求后,可以将模型进一步应用于临床。

三、护理大数据挖掘的应用

(一)多源异构护理大数据抽取和整合

对多源异构数据的有效抽取和整合是大数据分析与挖掘的前提。护理大数据来源多样,如临床数据、检验数据、影像数据等,需要将这些不同来源的数据按照一定的规则进行抽取和整合。

首先,设计抽取规则,利用数据抽取、转换、装载方法(extract transformation load method,ETL method)与外部数据源(data source)进行连接,解析输入数据的格式,将其与元数据映射表中的源数据格式进行语义匹配。之后,利用并行机制汇总数据并转换为目标系统要求的数据格式,并将结果写入其存储。这里的目标系统指具有大数据处理能力的 Hadoop-HDFS、MongoDB 等具有高鲁棒性(robustness)和容错性分布式文件系统。

(二)海量数据统一存储

对海量数据的统一存储是大数据分析的基础。异构数据整合完毕之后,根据护理大数据冗余信息存储要求,以患者为中心,设计海量数据统一存储的模型。围绕用户医疗和护理数据,按照统一的格式和规范,实现对体征、体检、病历、住院、妇幼、疾病控制和社保等数据的统一存储,实现数据孤岛之间的数据共享和交互。海量数据统一存储面临以下挑战:

(1)随着 HIS 中的数据量飞速增长,在数据存储达到一定规模时,能够实现存储容量的自动增长

Note:

和负载均衡。

（2）要支持对多源异构数据的增加、删除、查询和修改操作，并保证这些操作的安全性和可靠性。

（3）要支持对海量数据的并行增量分析，实现高效的数据分析和结果展示。

（4）要有对关键数据的隐私保护、安全存储和访问能力，包括隐私数据加密存储、高可靠的数据存储和访问能力、数据容灾备份等。

（三）分布式并行数据处理

高效的分布式数据处理是大数据分析的关键。为了支持各类复杂多样的大数据应用场景，需要建立高效的复杂数据处理引擎，实现对这些数据的高效分布式并行处理。常见大数据处理包括数据抽取、数据转换、数据加载、数据校验、异常分析和数据迁移等。根据数据特征和应用场景的不同，大数据处理（或计算）通常包括 3 种模式，即离线处理、流式计算和内存计算。

（1）离线处理：也称为"批处理"，指对已收集的大量数据进行批量处理和分析，通常是定时（例如每天、每周）执行的任务。它涉及一次性处理大量数据，通常在固定时间段内执行，适用于业务报表、数据仓库、历史数据分析等场景。

（2）流式计算：主要用于对动态产生数据进行实时计算并及时反馈结果，可以很好地对大规模流动数据在不断变化的运动过程中实时进行分析，捕捉可能有用的信息。该计算模式适用于数据增量更新，需要实时响应数据变化的应用场景。

（3）内存计算：将计算任务直接在存储数据的内存中执行，以减少数据在处理单元和存储单元之间的传输，从而提高能效比和计算性能。该计算模式适用于内存密集型的应用，如大数据分析、深度学习等领域的应用场景。

（四）护理大数据挖掘

护理大数据挖掘的目的是从海量多源异构数据中挖掘和发现新的知识。例如，基于患者医疗和护理过程的大量门诊和临床数据，针对特定需求和应用场景，可以设计计算模型，实现护理大数据分析智能服务，如护理效果预测、护理工时测算、患病风险预测、慢性疾病发展趋势分析、关键致病因素发现、多维数据可视化等。因此，辅助医护团队和患者实现临床辅助诊疗、疾病自诊自测、关联疾病分析、疾病预后分析、有效用药推荐等显得尤为重要。这也是大数据时代，护理大数据的重要研究方向。此外，利用护理大数据可以直观地对各项医疗和护理业务进行汇总统计、构成分析、对比分析、因素分析、增量函数分析等，进而增强医疗卫生机构的数据治理能力，提高管理水平。

第三节　护理大数据的研究

护理信息学相关研究和其他护理领域研究相似，遵循严谨的科研过程。本节主要介绍护理信息学相关研究方法，尤其是护理大数据在临床护理、社区护理、护理管理和护理教育等领域的应用。

一、临床护理大数据的研究

（一）研究方向

1. 临床健康信息系统构架　临床护理大数据离不开临床健康信息系统。临床健康信息系统是临床护理大数据至关重要的来源。如图 14-12 所示，临床健康信息系统构架由临床数据存储库、临床决策支持系统、知识库、患者主索引、临床应用、数据字典（data dictionary）、接口引擎（interface engine）、区域健康信息组织/健康信息交换网（regional health information organization / health information exchange，RHIO/HIE）、临床数据仓库、其他医疗机构信息系统等构件组成。

（1）临床数据存储库：是数据报告、分析和决策的重要数据源。

（2）临床决策支持系统：为临床工作者提供临床决策支持的工具，是提升医疗护理质量、减少医疗差错和控制医疗费用的重要辅助系统。

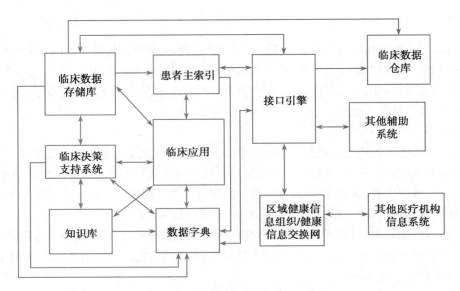

图 14-12　临床健康信息系统框架

（3）知识库：有效的知识组织和存储单元，是 AI 和数据库技术的有机结合。知识库的组织形式有多种，如符号逻辑规则、语义网络、知识图谱等。

（4）患者主索引：将来自不同系统的患者标识统一成具有唯一性的主标识，以实现在复杂医疗系统内将患者信息有效关联，实现各个系统间信息共享和信息互通，保证患者资料的完整性和准确性。

（5）临床应用：是机器与人的交互端，可用于数据采集、审查和报告、患者管理、临床护理方案实施等。

（6）数据字典：是对数据项、数据结构、数据存储等数据信息进行定义和说明。

（7）接口引擎：是临床健康信息系统关键的集成组件，用于保障信息传递和术语的互操作性。

（8）区域健康信息组织/健康信息交换网：用于跨区域信息共享，又称网络的网络。

（9）临床数据仓库：和临床数据存储库一样，用于存储数据。

（10）其他医疗机构信息系统：不同医疗机构之间可以通过区域健康信息组织/健康信息交换网进行信息互通。

2. 研究方向与挑战　目前，国内外临床护理大数据的研究方向可以概括为基于患者特点的精准护理，全生命周期健康照护，跨机构、跨系统的延续性健康照护。从健康信息系统的构成可以看出，这些研究目标的实现需要知识库、数字字典等各个环节的实现与完善。国内外学者在知识库构建及术语标准化等领域取得系列研究成果，同时也面临众多挑战。例如，如何将分布于不同医疗机构、不同系统之间的患者健康信息形成无障碍的沟通与共享；如何将患者可穿戴设备数据、移动健康数据等与电子病历系统进行整合，以促进精准、全生命周期和跨系统的延续性护理。

（二）研究方法

临床护理大数据的研究方法可以简略分为量性研究、质性研究和混合性研究。量性研究以检验和验证研究假设为主要目的，主要使用调查量表或实验方式收集资料，资料以数字形式呈现。质性研究以形成理论和解释现象为主要目的，主要使用访谈方式收集资料，在大数据领域，质性研究主要以社交媒体数据为主，资料以文本形式呈现。混合性研究具有上述两种研究方法的特征。

对不同的研究主题或研究目的，研究方法不同。目前，针对文本的大数据技术主要以自然语言处理技术为主，针对量性数据的大数据技术主要以机器学习为主，深度学习可以处理文本和量性数据。例如，针对临床应用的相关研究，主要是从使用者角度理解人机交互操作界面是否满足临床工作人员需求及工作流程，因而研究方法通常以质性研究或混合性研究为主。

（三）研究过程

护理信息学研究和其他领域护理研究具有一定的共性，但也具有自身特色。本节将分别介绍一般护理研究过程和护理信息学研究过程。

1. 一般护理研究过程 通常从确定护理领域相关主题和现象开始，而后通过系统的文献回顾了解和确定该主题研究聚焦点、已回答研究问题和亟待解决研究问题，从而确定自己的研究问题，回答或解决文献回顾中发现的研究缺口或未解决研究问题；在系统回顾文献的基础上，结合临床需求，确定研究问题是整个研究过程中最核心的步骤；随后，根据提出的研究问题制订和实施研究方案。典型量性研究过程如图 14-13 所示。

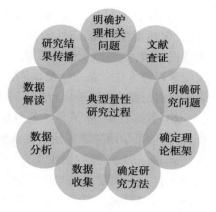

图 14-13　典型量性研究过程

2. 护理信息学研究过程

（1）明确护理相关问题：在临床护理领域，随着信息技术与护理的深度融合，潜在研究课题也相应增加。其中使用大数据技术，挖掘电子健康数据，解答护理问题是非常典型的临床护理科研案例。国内外护理专家在取得一定成绩的同时也面临众多挑战。例如，不同部门、不同系统数据标准化；如何促进信息技术与护理工作流程深度融合，提高护士工作效率，提升护理质量等。

（2）文献查证：数字信息的快速增长给护理信息学家提供了数据来源和研究契机，但同时从众多数据中提出有意义的研究问题是研究者面临的普遍问题。文献综述可以给研究者提供包括研究主题、研究意义、国内外研究动态、已有研究、研究空缺和可能的研究方向等关键信息，从而帮助研究者掌握现有研究现状，提出有学术价值、可以回答的科学问题。

文献归纳总结建立于文献管理基础之上。数字管理工具为研究者提供了高效便捷的文献管理工具。随着社交媒体的普遍应用，研究者也开始使用社交平台宣传、分享自己科研项目，同时关注、了解其他研究者的最新研究动态。这些方法为研究者提供了获取文献信息及研究相关领域最新进展的途径。

（3）明确研究问题：根据文献综述提出未回答或未解决的研究问题是核心步骤。在护理信息学中，研究问题可以是理论性科学问题，也可以说应用性科学问题。目前的护理信息研究以应用研究为主，包括护理新信息技术开发、临床应用、评估等。

（4）确定理论框架：与其他研究一样，护理信息学研究一般较复杂，因此需要理论框架进行研究变量之间复杂关系的解释与应用。跨学科的理论框架对于指导护理信息研究具有重要作用。例如，从应用研究信息技术角度考虑，罗杰斯扩散创新理论（Rogers diffusion of innovation theory）和技术接受与使用整合理论（unified theory of technology acceptance and use of technology，UTAUT）是护理信息研究领域较为普遍使用的情景理论。

创新理论提出，人们对新技术或新理论的采纳和使用呈钟形曲线分布。其中新技术采纳者大致可以分为创新者（爱好者）、早期采纳者（远见者）、早期多数（实用主义者）、后期多数（保守派）和落后者（怀疑论者）5 类对象。创新往往从较少数的具有创新意识的创新者开始，将新的理念传播到社会尊敬和具有远见的早期采纳者，因这些早期采纳者具有较好的信息传递网络，信息快速传递呈现指数增长和传播，而后早期多数实用主义者开始逐渐认识和思考这个创新，在早期多数实用主义者验证了创新的有效性之后，后期多数的保守派继而加入，最后剩下落后者缓慢变迁或者不变。这一过程并不是必然，而是需要创新者进行推动。护理信息学研究人员可以利用这一理论框架解释和明确新技术在护士使用过程中的潜在规律和可能障碍及促进因素。

技术接受与使用整合理论认为绩效期望（performance expectancy）、努力期望（effort expectancy）、社会影响（social influence）、促进条件（facilitating conditions）这 4 个因素是个体信息技术接受和采纳行为的重要决定因子。该理论框架在使用过程中，也在不断更新与补充，目前已经更新为 UTAUT 2，与最初 UTAUT 相比，增加年龄、性别、经验、自愿性等因素解释用户信息技术接受行为（图 14-14）。

Note:

（5）确定研究方法：根据研究问题确定研究方法，包括量性研究、质性研究、混合性研究；在大数据领域，主要涉及机器学习、自然语言处理、深度学习等方法。基于社交媒体、线上论坛等新媒体数据挖掘已经逐渐成为热点研究方向。

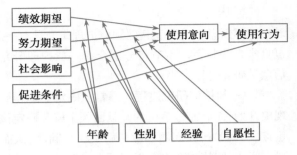

图 14-14　UTAUT 2 理论框架图

（6）数据收集：除了传统的数据收集方法以外，护理信息学研究者还使用在线问卷调查及众包（crowdsourcing）等数据收集方法。一般而言，这些平台拥有大量对科学研究感兴趣的普通民众，可方便快捷地招募大众参与者，但数据质量会存在偏差可能性。研究者需要严格根据研究纳入和排除标准招募研究对象，根据需求设定特殊的应答要求，如完成 10 道题的应答时间在 4min 以上，以确保数据质量。

（7）数据分析：不同的研究目的和研究设计需要不同的数据分析方法。一般而言，数据分析方法按照数据类型可以简略分为定量分析和定性分析；按照分析方法可以分为统计分析、数据挖掘、机器学习、深度学习等。

（8）数据解读：研究者要遵循科研诚信的原则，尊重客观事实，而非单纯追求统计学有意义的结果。统计学意义需要和临床意义紧密结合。

（9）研究结果传播：除了通过学术会议传播以外，使用社交媒体进行传播也成为现今流行趋势。

（四）研究案例

临床护理记录及时、准确、完整、简要和清晰地记录了患者住院期间的病情和护理情况，是非常重要的数据源。护理记录多以无结构化叙事文本形式呈现，使用自然语言处理技术，从复杂文本数据里挖掘有用信息，是大数据技术在临床护理研究的重要应用。

例如，跌倒是临床护理工作中的常见问题。我国医疗系统将跌倒定义为临床护理质量的重要指标之一。如何预防住院患者跌倒极为重要。本节以"跌倒预防"为例，重点介绍使用自然语言处理技术，挖掘护理记录中"住院患者跌倒"信息的案例。

重症监护医学信息数据库（MIMIC-Ⅲ）通过自然语言处理技术，挖掘护士电子记录笔记中与跌倒风险及跌倒预防有关的内容。研究者使用了 Java 语言和数据库管理系统 MySQL，并遵循数据库知识发现的传统方法，进行数据筛选、数据预处理、数据转换、数据挖掘、数据解释和评价。具体包括：

1. **MIMIC-Ⅲ数据的选择和获取。**

2. **预处理**　包括使用 SQL 语言提取数据库中的数据和数据的清理以支持数据分析。

3. **数据转换**　在对初始数据预处理之后，研究者将数据通过 MySQL 的 N-gram 解析器转换成 N-gram 模型。N-gram 是一个特定的序列，其中 N 表示单词串中的单词数。例如，与本研究相关的 N-gram 的例子是"意外"（unigram）、"跌倒 | 风险"（bigram）和"跌倒 | 风险 | 评估"（trigram）。这项研究使用了 unigrams、bigrams 和 trigrams 的组合，相比于只用一种，组合使用方法在文本分类中具有更高的准确性。

4. **数据挖掘**　首先，需要确定临床上或理论上与患者相关的词汇和术语词典。该词典通过文献系统回顾中出现与跌倒风险预测模型相关的初始标识词汇和术语开发，作为文本挖掘的参考词典；其次，研究通过分析分层和 Morse 跌倒评估量表（跌倒风险评估工具），将相关术语加入词典；再次，将美国卫生保健研究和质量管理局开发的预防跌倒工具包中的相关单词或术语添加到词典；同时，将 ICD-10、SNOMED CT,逻辑观察标识符名称和代码和 NANDA 国际术语中相关的单词或短语添加到词典中；最后，与相关领域专家讨论词典内容。基于此词典进行 N-gram 提取和识别，并不断迭代，将匹配条目或术语添加到新库中，反复循环直到终止。

5. **数据解释和评价**　研究发现，患者和环境因素是住院患者跌倒的重要危险因素。此研究从数据挖掘角度进一步验证先前调查研究结果，对护士使用数据挖掘方法指导临床护理实践提供了可借鉴经验。

二、社区护理大数据的研究

(一) 研究方向

社区护士的工作核心是提供以患者为中心，具有安全性、有效性、及时性的高质量护理服务。电子健康记录、移动健康等信息技术对社区护理质量有着重大影响。目前社区护理信息技术研究主要围绕促进医疗团队沟通和协作，建立以患者为主导的个人电子健康记录，促进患者及其家属主动参与健康管理和促进跨机构、跨系统的数据整合与共享等。常见技术有移动健康、远程医疗、远程监测、社区老年人跌倒检测等。

目前社区护理大数据的研究与临床护理面临同样的挑战。如何推动可共享、可计算且具临床实践意义数据的实现，是社区护理大数据研究中的关键瓶颈问题，问题核心是如何促进"数据-信息-知识-智慧"的转化与实践。

(二) 研究方法

社区护理大数据的研究方法可以简略分为量性研究、质性研究和混合性研究。结合案例，简略介绍几种常见的机器学习技术。机器学习是一种通过计算的方法从历史数据中自我学习和不断改善系统自身性能的过程。机器学习是算法的总称，常见任务有分类和回归。分类输出结果为离散值，回归输出结果为连续值。常见算法包括决策树、支持向量机、神经网络和随机森林等。

(三) 研究过程

社区护理大数据研究过程与其他研究类似(如临床护理大数据的研究)，遵循类似的研究步骤。机器学习的研究过程与普通研究类似，首先要确定护理相关问题，并进行文献检索和查证、收集数据等过程，但也具有自身特色。概括而言，机器学习过程可以归纳为原始数据准备、数据分割、模型训练、模型验证与性能评价。整个过程如图 14-15 所示。

1. 原始数据准备　与一般数据分析步骤类似。数据准备包括数据清洗、缺失值和异常值处理等步骤。同时，研究者需要根据不同数据处理软件要求，确定数据格式。例如，Python 机器学习库需要列表形式数据。有时，在数据准备阶段还需结合特征工程技术对数据进行缩放、可视化、描述性和探索性分析等步骤。

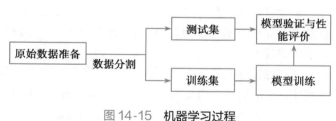

图 14-15　机器学习过程

2. 数据分割　机器学习的核心是对新数据进行预测，这要求模型训练和验证需要使用不同数据集，以免沾染数据。因此，研究者需要将数据分割为训练集和测试集，分别用于模型训练、模型验证。这是数据处理过程中非常重要的步骤。一般将 60%~80% 的原始数据作为训练集，剩余的数据作为测试集。

3. 模型训练　根据任务重点选择合适的模型，并使用训练集进行训练。为了保证模型的性能，避免欠拟合与过度拟合，研究者需要对模型高参数进行优化，直至最佳模型产生。

4. 模型验证与性能评价　使用测试集数据验证模型并评估模型性能是模型构建过程的最后步骤。不同模型的评估指标有所不同。

(四) 研究案例

老年人跌倒是社区老年人面临的健康挑战。跌倒引发的身体伤害也给家庭带来巨大的照顾负担，严重影响家庭成员的身心健康与生活质量。目前国内外普遍采用量表评估跌倒风险，但该方法存在特异性及阳性预测值低、测量危险因素少、忽略因素间交互作用、难以识别个体间异质性等缺点，因而无法得出精确跌倒风险值。

与量表不同，大数据方法中的机器学习模型，能自我学习，挖掘数据中的隐藏特征，识别因素间复杂的交互作用,在风险预测时,具有较高的精确度,弥补了量表评估法的不足,可为跌倒风险评估提供新方法。基于此背景,研究者通过机器学习方法,以美国健康行为监测系统数据(the behavioral risk factor surveillance system,BRFSS)为例,构建社区老年人跌倒风险预测模型。在此研究中,研究者选择有监督学习方法随机森林模型。随机森林模型具有如下优点:①是一种集成学习,能结合各个树的信息,吸纳集体智慧进行跌倒预测;②可避免过度拟合,从而提高模型在新样本中的使用效率。研究者遵循大数据挖掘基本流程,从数据清洗、特征选择、模型培训及模型评估角度阐述了模型构建过程。此研究项目为促进社区老年人健康管理提供了新的方法,凸显了护理信息学家在社区人群健康管理中的重要作用。

三、护理管理大数据的研究

(一)研究方向

目前国内护理管理大数据的研究主要集中于患者安全管理、临床工作流程管理、大数据精准统计与质控、绩效考核等领域。例如,质控管理者可以通过智能手机客户端和护理管控平台及时查询护理质控情况;通过标准化不良事件上报系统进行护理质量和风险管理。国外护理管理大数据的研究与国内相似,重点突出患者安全与护理流程管理。

护理管理大数据的研究大致分为理论研究和应用研究。理论研究以患者安全和质量研究设计框架(patient safety and quality research design,PSQRD)为代表,并已经逐渐成为患者安全和护理质量评价的重要理论框架,尤其以"结构-过程-结果"的三维质量评价模型最为经典。PSQRD不仅用于科学研究,也被广泛应用于临床管理。基于此理论框架,护理大数据技术致力于护理术语标准化和互操作性、构建通用数据模型和信息结构,整合来自"结构-过程-结果"的护理相关数据,并集成到数据仓库以利于报告、分析和决策等应用研究,如用药安全、慢性疾病管理等。

(二)研究方法

护理管理大数据的研究方法与临床护理、社区护理大数据等领域的研究方法类似。结合案例,以自然语言处理技术在护理管理大数据研究中的应用为例,简略介绍以主题模型为代表的几种常见的文本挖掘技术。

文本挖掘(text mining)指通过算法对文本数据进行分析,识别和发现隐藏在数据中有意义的关系或规律。文本挖掘包括文本分类(text classification)、文档聚类(document clustering)、情感分析(sentiment analysis)、主题分析(topic modeling)等。主题分析以隐含狄利克雷分布(latent Dirichlet allocation,LDA)模型为代表,是一种文本主题生成模型,用来发现隐藏在文档中的抽象主题。LDA是包含词、主题和文档3层结构的贝叶斯概率模型,是自然语言处理运用比较广泛的模型。

(三)研究过程

根据不同的研究目标和研究问题,研究过程略有不同。以LDA为例,简略介绍文本挖掘的基本过程,即数据收集、数据预处理、模型构建。文本挖掘过程和机器学习过程类似,但相对于定量数据,文本数据预处理过程略有特殊性,表现为分词、去除停用词和特殊符号、词干提取、词型还原、英文单词转小写、特征处理等步骤。如果文本数据来自网页爬取,数据收集步骤通常包括发起请求、获取响应内容、解析内容及存储数据等。完成数据预处理后,就可以构建模型,如LDA,通过该模型可以发现文本数据中的潜在主题结构。最终,通过模型输出的结果,可以进行主题分析和挖掘,从而提取有价值的信息。

(四)研究案例

LDA主要用于从文档中揭示隐藏的主题结构。它假设每个文档由多个主题组成,每个主题由多个单词构成,并通过统计方法来识别这些主题。LDA旨在为每个文档确定最可能的主题分布,同时为每个主题找到最相关的单词。在护理管理领域,LDA的主题建模能力有助于护士更好地优化护理实践,从而提升患者护理质量和管理效率。例如,LDA可以用来分析患者的电子健康记录,提取常见的健康问题和护理方法,揭示患者的常见症状和护理干预措施,从而帮助医院改进治疗方案和优化资源配置。此外,LDA 还可以对大量护理相关的研究论文进行分析,识别主要的研究主题,如"慢性病护理""老年护理""患者安全"等。这种分析有助于研究人员了解领域内的热点问题和研究趋势,为未来的研究方向提供指导。

四、护理教育大数据的研究

(一)研究方向

护理教育和人才培养需要借助护理大数据技术,如将人脸识别、图像识别、语言处理等用于教育管理和教育服务中,提升护理学生获取知识的效率和精确度;同时需要能够通过数据分析、数据驱动的方式找出护理教育问题之间的逻辑性和关联性,创新性地提出新的护理教育和管理模型,解决护理教育过程中的难点问题。实践证明,将大数据技术应用于护理教育中,可以提升教育质量、提高学生学习效率。总结起来,大数据在护理教育中的研究较为缺乏,主要以信息技术辅助教学管理、改进教学评价和个性化教学应用为主。

(二)研究方法

目前护理教育大数据研究以数据挖掘、量性调查、实验法、社交媒体等方法为主。护理教育者利用大数据资源,构建课上课下相互结合、线上线下共同监督的学习机制,督促学生进行学习,并利用大数据技术及时准确地分析、反馈并解决相关问题,提升护理学生的学习效率。

(三)研究过程

护理教育大数据研究过程与其他研究类似,遵循同样的研究步骤,包括明确护理相关问题、文献查证、明确研究问题、确定理论框架、确定研究方法、数据收集、数据分析、数据解读与结果传播。

(四)研究案例

护理教育大数据可以帮助教育工作者和研究人员更深入地分析护理教育中的各种数据,从而优化教学策略、提升教育质量,并实现个性化学习支持。例如,通过数据挖掘技术,可以分析学生的考试成绩、学习行为和反馈信息,识别出影响学习表现的关键因素,并据此制订改进策略。利用机器学习模型预测学生的未来表现,或识别可能需要额外支持的学生群体。通过数据可视化工具,展示学生的学习进度、课程反馈和成绩分布,帮助教育者更全面地理解数据,进而作出数据驱动的决策。此外,利用社交媒体网络分析技术,可以了解学生之间的互动模式,识别出关键的学习社群和知识传递路径,从而优化团队合作和协作学习的策略。

(杨如美　杨　涛)

思 考 题

1. 某医院 1 年有数百万的门诊量,现要进一步加强临床大数据治理能力。请问该医院需要从哪些方面入手? 整个大数据的分析利用包括哪些核心环节?

2. 某科室积累了近 10 年的护理记录数据,详细记录了患者信息和护理信息。现该科护士长想了解不同的护理操作对患者疾病康复的影响,请问需要建立什么样的模型? 可以选用哪些建模方法?

Note:

| Internet 通信 | Internet communication | 221 |
| IP 地址 | internet protocol address | 24 |

B

半结构化数据	semi-structured data	25
半双工传输	half-duplex transmission	27
保密性	confidentiality	21
变量删除	variable deletion	277
并行传输	parallel transmission	27
并行计算	parallel computing	223

C

操作系统	operating system，OS	20
沉浸式虚拟现实	immersive virtual reality	263
成对删除	pairwise deletion	278
城域网	metropolitan area network，MAN	23
程控电话交换网	stored program control exchange，SPC exchange	220
传输介质	transmission medium	22
传输控制协议/互联网协议	transmission control protocol/internet protocol，TCP/IP	24
串行传输	serial transmission	27
存储区域网	storage area network，SAN	26

D

大矩阵影像	large matrix image	96
大数据	big data	4
单工传输	simplex transmission	27
低功耗广域网	low-power wide-area network，LPWAN	255

电子护理文书	electronic nursing documentation	155
电子护理文书系统	electronic nursing documentation system, ENDS	159
电子数字积分计算机	electronic numerical integrator and calculator, ENIAC	17
电子医嘱	computerized physician order	131
电子医嘱系统	computerized physician order entry, CPOE	131

F

反绎推理	abductive reasoning	179
防火墙技术	firewall technology	22
仿真医学教育	simulation-based medical education, SBME	264
非结构化数据	unstructured data	25
分布式存储	distributed storage	32
分布式计算	distributed computing	223
分布式虚拟现实	distributed virtual reality	263
负载均衡	load balance	223

G

个人应急响应系统	personal emergency response system, PERS	255
光纤网	optical fiber network, OFN	220
光学字符识别	optical character recognition, OCR	30, 248
广域网	wide area network, WAN	23
归纳推理	inductive reasoning	179
规则库	rule base	180
国际标准化比值	international normalized ratio, INR	176
国际标准化组织	International Organization for Standardization, ISO	23
国际疾病分类	international classification of disease, ICD	36, 54
国际医学信息学学会	International Medical Informatics Association, IMIA	2

H

合理用药监测系统	prescription automatic screening system, PASS	104
互操作性	interoperability	39
互联健康	connected health	3
互联健康保健	connected healthcare	2
护理管理	nursing management	194
护理决策	nursing decision making	169
护理决策支持系统	nursing decision support system, NDSS	169
护理信息能力	nursing information competency	13
护理信息学	nursing informatics	2
患者报告结局	patient-reported outcomes, PROs	233
患者报告结局测量信息系统	patient-reported outcomes measure information system, PROMIS	233
混合光纤同轴电缆网络	hybrid-fiber-coaxial network, HFC network	220

| 混合现实 | mixed reality | 263 |

J

机器人技术	robotics	243
基础设施即服务	infrastructure as a service, IaaS	4, 33
基带传输	baseband transmission	27
基于规则推理	rule-based reasoning	173
基于位置服务	location based service, LBS	30
计算机辅助测试	computer aided testing, CAT	261
计算机辅助教学	computer assisted instruction, CAI	261
计算机管理教学	computer managed instruction, CMI	261
计算机视觉	computer vision, CV	243
计算机网络技术	computer network technique	22
技术引发性差错	technology-induced error	128
加密技术	encryption technique	22
健康信息技术	health information technology, HIT	6
健康信息学	health informatics	2
交互电视	interactive television, IATV	220
结构化数据	structured data	24
解释模块	explanation module	181
近场通信	near field communication, NFC	28
静脉血栓栓塞症	venous thromboembolism, VTE	121
局域网	local area network, LAN	23
决策	decision making	169
决策支持	decision support	171

K

开放系统互连参考模型	open system interconnection reference model, OSI-RM	23
可用性	availability	21
宽带传输	broadband transmission	27
宽带综合业务数字网	broadband integrated services digital network, B-ISDN	220

L

类比推理	analogical reasoning	180
临床护理信息系统	clinical nursing information system, CNIS	91, 106
临床决策支持系统	clinic decision support system, CDSS	171
临床数据仓库	clinical data warehouse, CDW	276
临床数据库	clinical data repository, CDR	276
临床信息系统	clinical information systems, CIS	109

M

美国护士协会 American Nurses Association, ANA 2

美国信息交换标准码 American standard code for information interchange, ASCII 18

慕课 massive open online course, MOOC 262

N

耐甲氧西林金黄色葡萄球菌 methicillin resistant staphylococcus aureus, MRSA 127

耐万古霉素肠球菌 vancomycin resistant enterococcus, VRE 127

P

频带传输 frequency band transmission 27

平板电脑 tablet computer 7

平台即服务 platform as a service, PaaS 4, 33

Q

期望货币价值 expected monetary value, EMV 283

情感分析 sentiment analysis 292

全球移动通信系统 global system for mobile communications, GSM 28

全双工传输 full-duplex transmission 27

全息投影 front-projected holographic display 263

R

热备份冗余 high available 223

人工神经网络 artificial neural network, ANN 34

人工智能 artificial intelligence, AI 4, 241

人脸识别 face recognition 29

人因工程学 human factors engineering, HFE 84

认知任务分析 cognitive task analysis, CTA 180

容灾系统技术 disaster recover system technology 22

入侵检测技术 intrusion detection technology 22

软件即服务 software as a service, SaaS 4, 33

S

射频识别 radio frequency identification, RFID 30

生物识别 biological recognition 29

实验室信息系统 laboratory information system, LIS 96

手持终端 personal digital assistant, PDA 230

手术麻醉管理系统　　　anesthesia information management system，AIMS　　　103

数据　　　data　　　8

数据仓库　　　data warehouse　　　221

数据传输　　　data transmission　　　27

数据估算　　　data estimation　　　277

数据库　　　database，DB　　　26

数据库管理系统　　　database management system，DBMS　　　20

数据整理　　　data wrangling　　　278

随机对照试验　　　randomized controlled trial，RCT　　　278

T

探索性数据分析　　　exploratory data analysis，EDA　　　279

通用分组无线业务　　　general packet radio service，GPRS　　　28

同步传输　　　synchronous transmission　　　27

图像识别　　　pattern recognition　　　29

推理机　　　inference engine　　　181

W

完整性　　　integrity　　　21

网络操作系统　　　network operating system　　　22

网络存储　　　network storage technologies　　　223

网络管理系统　　　network management system　　　23

网络接入存储　　　network-attached storage，NAS　　　26

网络连接设备　　　network connection equipment　　　22

网络通信协议　　　network communication protocol　　　23

卫星通信技术　　　satellite communication technology　　　28

文本分类　　　text classification　　　292

文档聚类　　　document clustering　　　292

物联网　　　internet of things，IoT　　　4

X

系统开发生命周期　　　system development life circle，SDLC　　　237

小矩阵影像　　　small matrix images　　　96

效用计算　　　utility computing　　　223

信息　　　information　　　8

信息安全　　　information security　　　21

信息和通信技术　　　information and communication technology，ICT　　　2

信息技术　　　information technology，IT　　　22

信息学　　　informatics　　　2

虚拟化　　　virtualization　　　32，223

虚拟现实　　　virtual reality，VR　　　263

Y

演绎推理	deductive reasoning	179
医疗信息系统	medical information system，MIS	109
医生工作站	doctor workstation，DW	87
医学数字成像和通信	digital imaging and communication in medicine，DICOM	38
医学信息学	medical informatics	2
医院管理信息系统	hospital management information system，HMIS	196
医院信息系统	hospital information system，HIS	73
医嘱	physician order	131
医嘱闭环管理	closed loop management of physician order	112，142
医嘱生命周期	lifecycle of physician order	131
移动护理	mobile nursing	230
移动护理信息系统	mobile nursing information system，MNIS	230
移动教育	mobile learning	261
移动设备	mobile device	7
移动通信	mobile communication	221
移动医疗	mobile health，mHealth	230
以人为中心的设计	human-centered design，HCD	237
异步传输	asynchronous transmission	27
隐含狄利克雷分布	latent Dirichlet allocation，LDA	292
影像存储与传输系统	picture archiving and communication system，PACS	95
应用程序接口	application program interface，API	25
语音识别	speech recognition	29
预测性数据分析	predictive data analysis，PDA	279
远程护理	telenursing	218
远距离无线电	long range radio，LoRa	255
云计算	cloud computing	4，223

Z

增强式虚拟现实	augmented virtual reality	263
窄带综合业务数字网	narrowband integrated services digital network，N-ISDN	220
掌上电脑	personal digital assistant，PDA	7
真实世界数据	real world data，RWD	273
整例删除	casewise deletion	277
知识	knowledge	9
知识发现和数据挖掘	knowledge discovery and data mining，KDDM	278
知识库	knowledge base，KB	180
直连式存储	direct-attached storage，DAS	26
指纹识别	fingerprint recognition	29
智慧	wisdom	9
中央处理器	central processing unit，CPU	19

主题分析	topic modeling	292
嘱托医嘱	instruct order	131
桌面式虚拟现实	desktop virtual reality	263
自动标识与数据获取	automatic identification and data capture，AIDC	29
自动引导车	automated guided vehicle，AGV	252
自然语言处理	natural language processing，NLP	243
综合业务数字网	integrated services digital network，ISDN	220

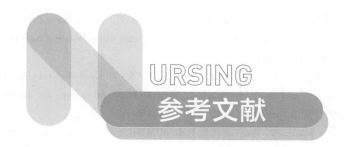

［1］焦李成,刘若辰,慕彩红,等.简明人工智能［M］.西安:西安电子科技大学出版社,2019.

［2］林榕.大数据背景下高校教育管理信息化发展与创新研究［M］.长春:吉林大学出版社,2019.

［3］刘文清.医院信息化管理［M］.哈尔滨:黑龙江科学技术出版社,2020.

［4］眭碧霞,张静.信息技术基础［M］.北京:高等教育出版社,2019.

［5］孙春玲.大学计算机——计算思维与信息素养［M］.北京:高等教育出版社,2019.

［6］唐子慧.医学人工智能导论［M］.上海:上海科学技术出版社,2020.

［7］李小华.医疗卫生信息标准化技术与应用［M］.2版.北京:人民卫生出版社,2020.

［8］袁同山,阳小华.医学计算机应用［M］.6版.北京:人民卫生出版社,2018.

［9］张会丽.教育信息化2.0时代的智慧教学新探索［M］.长春:吉林科学技术出版社,2020.

［10］赵霞,周毅,吴庆斌,等.智能护理技术与应用［M］.北京:人民卫生出版社,2019.

［11］韩媛,刘卓.临床护理信息学的研究现状与未来发展［J］.中华现代护理杂志,2020,26(17):2241-2246.

［12］胡钦太.回顾与展望:中国教育信息化发展的历程与未来［J］.电化教育研究,2019,40(12):5-13.

［13］黄庆萍,张建荣,农礼荣,等.ICU医疗器械相关性压力性损伤闭环管理系统的构建及应用［J］.中华护理杂志,2021,56(4):545-549.

［14］李嘉欣,彭歆,付莹,等.聊天机器人在护理领域的应用进展［J］.护理学杂志,2020,35(24):17-20.

［15］李茜,于鹏丽.医学教育技术:发展历程、现状与趋势［J］.中国医学教育技术,2020,34(4):418-421,428.

［16］李欣,李小寒.护生护理信息能力研究进展［J］.护理研究,2021,35(11):1979-1982.

［17］刘宏见,牟绍玉,罗静,等.基于临床护理分类系统的重症监护室电子护理记录系统的开发与应用［J］.解放军护理杂志,2021,38(8):85-88.

［18］倪红波.智慧医院信息系统技术架构设计［J］.电子技术与软件工程,2021,(8):253-254.

［19］田雨同,张艳,余自娟.欧美发达国家护理信息系统应用现状［J］.医学信息学杂志,2019,40(11):13-18.

［20］涂爱清,曾铁英.人工智能技术在临床护理中的应用问题及展望［J］.护理研究,2020,34(2):269-272.

［21］熊亮,朱丽辉,谢鑑辉,等.护理质量管理信息系统的设计与应用［J］.中国卫生质量管理,2021,28(2):54-56.

［22］杨俊锋,施高俊,庄榕霞,等.5G+智慧教育:基于智能技术的教育变革［J］.中国电化教育,2021(4):1-7.

［23］AKBAR S,LYELL D,MAGRABI F. Automation in nursing decision support systems:a systematic review of effects on decision making,care delivery,and patient outcomes［J］. Journal of the American Medical Informatics Association,2021,28(11):2502-2513.

［24］CHUNG H,LEE H,KIM C,et al. Patient-provider interaction system for efficient home-based cardiac rehabilitation exercise［J］. IEEE Access,2019,7:14611-14622.

［25］DJHA H,VAN L,DE J G,et al. Neuroanatomy learning:augmented reality vs. cross-sections［J］. Anat Sci Educ,2020,13(3):353-365.

[26] GRASAAS E, FEGRAN L, HELSETH S, et al. iCanCPOE with pain: cultural adaptation and usability testing of a self-management app for adolescents with persistent pain in Norway [J]. JMIR Research Protocols, 2019, 8 (6): e12940.

[27] MOBERG C, NILES A, BEERMANN D. Guided self-help works: randomized waitlist controlled trial of pacifica, a mobile app integrating cognitive behavioral therapy and mindfulness for stress, anxiety, and depression [J]. J Med Internet Res, 2019, 21 (6): e12556.

[28] YANG R, PLASEK J M, CUMMINS M R, et al. Predicting falls among community-dwelling older adults: a demonstration of applied machine learning [J]. Comput Inform Nurs, 2021, 39 (5): 273-280.